U0595702

LINCHUANG HULI JISHU YU
CHANGJIANBING HULI

临床护理技术与
常见病护理

主编 孙海英 相 云 张媛媛 杨东兰
张佳佳 韩春蕾 陈广燕

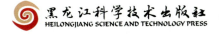

黑龙江科学技术出版社
HEILONGJIANG SCIENCE AND TECHNOLOGY PRESS

图书在版编目（CIP）数据

临床护理技术与常见病护理 / 孙海英等主编. -- 哈
尔滨：黑龙江科学技术出版社，2024.4
ISBN 978-7-5719-2370-9

Ⅰ．①临… Ⅱ．①孙… Ⅲ．①常见病－护理 Ⅳ.
①R47

中国国家版本馆CIP数据核字（2024）第070038号

临床护理技术与常见病护理
LINCHUANG HULI JISHU YU CHANGJIANBING HULI

主　　编　孙海英　相　云　张媛媛　杨东兰　张佳佳　韩春蕾　陈广燕
责任编辑　包金丹
封面设计　宗　宁
出　　版　黑龙江科学技术出版社
　　　　　地址：哈尔滨市南岗区公安街70-2号　邮编：150007
　　　　　电话：（0451）53642106　传真：（0451）53642143
　　　　　网址：www.lkcbs.cn
发　　行　全国新华书店
印　　刷　黑龙江龙江传媒有限责任公司
开　　本　787 mm×1092 mm　1/16
印　　张　22.75
字　　数　576千字
版　　次　2024年4月第1版
印　　次　2024年4月第1次印刷
书　　号　ISBN 978-7-5719-2370-9
定　　价　238.00元

【版权所有，请勿翻印、转载】

编委会

主　编

孙海英　相　云　张媛媛　杨东兰

张佳佳　韩春蕾　陈广燕

副主编

蔡秀芬　向　静　刘国美　吴卫卫

毛　媛　张又敏

编　委（按姓氏笔画排序）

毛　媛（江山市人民医院）

向　静（四川省绵阳市中心医院）

刘国美（东营市垦利区董集镇卫生院）

孙海英（枣庄市中医医院）

杨东兰（郓城诚信医院）

吴卫卫（武安市第一人民医院）

张又敏（鄄城县人民医院）

张佳佳（无棣县小泊头镇中心卫生院）

张媛媛（山东省滕州市北辛社区卫生服务中心）

陈广燕（利津县陈庄中心卫生院）

相　云（枣庄市山亭区水泉镇卫生院）

韩春蕾（青州市人民医院）

蔡秀芬（山东省滨州市无棣县信阳镇便民服务中心）

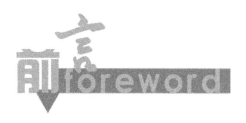

在医疗保健体系中,护理工作占据着至关重要的地位。规范化护理是护理实践的标准和指南,对于提升护理质量、保障患者安全具有深远影响。随着医疗技术的进步和公众对健康需求的提升,常见病规范化护理的重要性日益凸显。众所周知,不同疾病的护理有其特殊要求,对于某些慢性病,如高血压、糖尿病等,需要长期的疾病监测和健康指导;对于急症患者,如急性心脏病发作或外伤等,则需要迅速的急救措施和对应的专科护理。因此,在临床实践工作中护理人员需要根据不同疾病制订合适的护理方案。但是,现阶段一部分护士由于工作时间较短、有关经验不足及护理意识较为薄弱,很难实现以上需求。基于以上情况,我们在参阅国内外最新护理指南的基础上,结合自身工作经验编写了《临床护理技术与常见病护理》一书。

本书以保障患者安全、提高护理质量为编写原则,以针对不同疾病的特殊性进行专业化护理为编写宗旨,系统地整合了临床常见疾病的护理相关知识。本书涵盖了临床护理技术与路径管理的内容,反映了护理规范化要求,体现了护理学科本质及特色。本书详细讲解了疾病的病因、发病机制、临床表现、诊断、治疗与护理的内容,并着重强调了护理诊断、护理措施等。本书内容详略得当,章节逻辑清晰,在编写过程中侧重理论与实践相结合,适合广大临床护理工作者、护理教育工作者和在校学生阅读及参考。

我们在深入临床实践之余,怀揣着对护理事业的满腔热忱,将自身在临床护理工作中的点滴感悟呈献给护理同行。但由于编写时间仓促,学识水平及经验有限,且护理学知识也在不断更新,书中难免出现不足之处,敬请使用本书的读者积极指正,以便日后修订。

《临床护理技术与常见病护理》编委会

2023 年 12 月

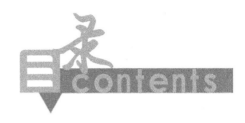

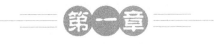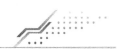

第一章

总 论

第一节　护理工作与护士角色

护理实践是临床医学实践中不可替代的重要组成部分。护理人员不仅担负着护理诊断、护理治疗的责任,同时还担负着配合医师使患者处于最佳健康状态和延长生命等重任。因此,要求护理人员在护理道德理论和护理道德原则指导下,掌握护理道德基本要求,扎扎实实做好护理工作。

一、护理工作

(一)护理工作的特点

护理工作是整个医疗卫生工作的重要组成部分,但又有其自身的相对独立性和特殊性,其主要特点如下。

1.服务性

为人类服务是护士的首要职能,也是护士职业存在的理由。护理服务是需要全人类性的。职业性护理服务以人类的需要为基础,所以不受对国籍、种族、信仰、肤色、政治和社会状况的考虑的限制。就是说,护理工作以服务患者为天职,强调服务性才能准确为护理工作定位。

2.艰巨性

俗话说,"三分治疗七分护理",可见护理工作的艰巨性和重要性。护士护理患者,担负着建立有助于康复的、物理的、社会的和精神的环境,并着重用教授和示范的方法预防疾病、促进健康。护士为个人、家庭和居民提供保健服务,并与其他保健行业协作。概括而言,护士的基本任务有四个方面:增进健康、预防疾病、恢复健康和减轻痛苦。

3.沟通性

沟通性要求护理人员与患者以及家属之间,在思想与感情传递和反馈过程中,思想达成一致、感情达到通畅。随着社会进步、市场经济深入、现代医学发展、社会医疗保险制度改革以及法律、法规的健全和完善,患者就医时有了更多的自主权和选择权。护士只有充分地沟通,才能和患者达成对病情、用药等治疗方案的知情同意或拒绝,最终达成护理方案的一致性。

4.综合性

医疗护理,不仅要求护理人员具有良好的职业道德,热爱护理工作、具有热爱生命的崇高情感,而且必须熟练掌握护理专业理论知识和操作技术;要求护理人员不仅要能够减轻患者痛苦,在承受最小痛苦的同时,取得满意的治疗、护理效果,而且护理模式的转化也使护理工作的职能拓宽和延伸,在护理患者时要以"人"为中心,不仅要掌握常规的护理技能,而且要掌握人文、心理、社会等方面的知识,以满足患者身心及社会适应的护理需求;要求护士不但要具备快速识别反应、应急能力,而且要善于与患者沟通,建立良好的护患关系。

(二)护理工作的道德特点

护理道德是社会一般道德在护理领域中各种道德关系的反映,是依靠社会舆论、人们内心信念和传统习俗来维系,通过护理人员的自觉遵守来规范行为的。护理工作的道德,就是以社会主义的人道主义、社会主义核心价值观为基础的高度的责任心、高水平的护理技术,为患者提供良好的、优质的护理服务,以促进患者早日康复。护理道德直接反映出社会的文明程度和护士的文化素质,是衡量护理人员护理道德的标准。在社会主义初级阶段,护理人员仍需努力成为白求恩式的"毫不利己、专门利人"的贴心人,仍需为解除患者病痛而辛勤工作甚至无私奉献。

护理人员在医院技术人员中所占比例大、专业性强、涉及面广、工作量大,与患者接触的时间最长。一个患者从入院到出院的流程中约有90%是与护士接触和配合完成的,因此一个医院的护理人员技术水平的高低,特别是道德修养的好坏,直接反映着该医院医疗水平和道德风貌,其道德的特殊性表现如下。

1.诊疗和护理的协调一致性

护理工作的服务性决定着在执行诊疗和护理过程中,护士必须恪守道德,时时配合医师的诊疗需要,尽力为患者创造适合于诊疗的环境和条件,使诊疗和护理得到协调一致性。

2.护理工作的道德严格性

护理工作的艰巨性和科学性,要求护理工作必须以医学知识、护理学知识等科学理论为指导,严格执行操作规程,严格执行医嘱,不容许有丝毫个人马虎。护士是否严格遵守护理制度,认真做好各项护理工作,做到准确、及时和无误,直接关系到医疗质量,关系到患者的生命安危,因此特别要求道德的严格性。

3.护理工作的道德灵活性

护理道德在强调严格性同时,护士还要有灵活性、积极主动性,尤其在一些特殊情况下,如危重患者的抢救、急诊患者的临时处置等情况发生时,不能消极等待医师、等待医嘱,而要灵活机智、采取果断措施,具有应急能力,主动承担一定的治疗和抢救任务,这是特殊情况下,对护士的特殊道德要求。

4.护理工作的道德责任性

强调护理工作沟通性强和综合性强的同时,要认识到护理工作是一项具有科学性、连续性、继承性、时间性很长的专业,其道德水平如何,关系到能否协调医师、护士和患者三者的关系,直接影响着医疗质量,所以护理道德的责任性显得尤为重要。

(1)护士道德责任:强调尊重和爱护患者,因为护患双方联系最多、关系密切,患者不仅需要从护士那里得到医疗技术服务和生活的照料,还希望从护士那里获得精神支持和心理的安慰。因此,尊重和爱护患者是护患道德最起码的要求。

(2)护士与患者家属的道德责任:要重视与患者家属的沟通,经常换位思考,切实体会家属的忧虑和困难,在不违背原则的情况下,尽可能满足患者及家属的要求,做到以情服人,增加患者和家属对护理工作的理解和信任。耐心解答家属提出的护理工作的问题,对病情和治疗工作的问题尽可能让医师回答,以免医护回答不一致而引起不必要的纠纷。根据家属的文化素质选择相应的语言,尽量使用非医用术语,避免家属误会或不理解。护士要做到病情、治疗、护理心中有数,这是与家属进行有效沟通的前提。

(3)护际间的道德责任:护士和护士之间的道德原则是团结合作、主动配合、相互支持、相互学习、同心同德为患者服务。在护理队伍中,老、中、青三代共同承担着护理任务,所以,搞好护士团队建设,对于提高医院的护理质量,提供优质护理服务十分重要。

二、护士角色

"角色"一词源于戏剧,自米德首先运用角色的概念来说明个体在社会舞台上的身份及其行为以后,角色的概念被广泛应用于社会学与心理学的研究中。社会学对角色的定义是"与社会地位相一致的社会限度的特征和期望的集合体"。每个社会角色的扮演者,都要按照该角色的行为模式进行活动。护士角色的扮演者,也应通过角色的学习和实践来调整、规范自己的行为,遵守职业道德,承担角色所赋予的义务和责任。作为合格称职的护士,不仅要掌握医学理论和护理学知识,同时还要具备良好的美学修养,以高尚的职业情操、健康的职业情感、优雅端庄的风度,出现在临床护理工作岗位上。因此,护士已不单是打针、送药、铺床的简单"操作工",而是多重角色扮演的技术人员。

(一)照顾者和管理者的角色

护理人员工作的服务性决定了其照顾者和管理者重要角色。给患者提供高质量、高技术的服务,护士必须掌握高级复杂仪器的使用,具备能处理突发事件的应变能力,同时应考虑生理、心理、社会等诸多因素对患者健康的影响,要用整体护理的规范要求为患者提供服务。

护理工作的连续性和相对独立性,要求护士除完成各种治疗护理外,对所负责病区的人、财、物应统筹安排和管理,如各种仪器设备管理、药品管理、探视人员的管理、治疗区和病房环境管理等。

(二)教育者和协助者的角色

随着现代医学新健康理念的推进,护士在临床工作中科学、准确、及时、有针对性地教育患者按照符合健康标准的方式生活,显得尤为重要和迫切。护士要采用各种方法,因人而异,对患者进行健康教育,使其了解有关疾病的知识和康复保健知识,教会患者自理护理和技能,使患者减轻心理负担,主动配合治疗和护理,促使身心积极转变以适应社会健康需要。

护士是促使患者早日康复的协助者。在直接接触患者、与患者朝夕相处中,护士最易了解患者实际身心状况,容易取得第一手相关资料。同时,现代医学护理科学新技术的不断介入,使得护理工作的高新技术成分不断增加,护士不仅要指导和教育患者做好诊疗护理、心理护理等专业护理工作,还要协助医技人员做好其他专业性很强的特殊检查、辅助治疗、解释和准备工作。

(三)沟通者和代言人的角色

护理工作注重沟通的特点,迫使护理人员一定要在沟通技能上下大力气。医院是个小社会,患者的经济条件、社会地位以及文化背景差异性很大,所以护士务必要学会与人沟通的艺术。除注意自身形象外,还要讲究语言艺术,任何不利于患者健康的语言都应避免使用,避免因语言和行为不当给患者造成不安全感。在沟通中要注意方式方法,针对不同的患者和家属,采取不同的应对方法。同时,医护之间、护技之间、护理人员与行政及后勤人员的沟通,都要做到互相协作、密切配合,使整个护理工作处于有机和谐的运转中。护士通过倾听、询问、观察、操作和交谈等手段获取的患者各方面有用信息,要及时加工、传输、反馈和贮存给相关医务人员、社会支持系统以及患者家属,要抱着积极负责和客观公正的态度扮演好患者代言人的角色。

(四)学习者和监督者的角色

较之医师,护士学历层次和知识水准不足,必须不断地接受继续教育和终生学习,才能适应现代护理学的发展。在护理实践中,要求护士活到老学到老,不断学习新技能,将更多的未知变成已知,由知之不多到知之甚多,才能不断提高护理工作质量,促进护理专业的高水平服务。

(相　云)

第二节　基础护理的特点与要求

基础护理工作永远是护理职责中不变的基本内容,全面加强临床基础护理工作,涵养基础护理人员的职业道德,才能全面提高护理质量,满足人民群众日益增长的健康需要。

一、基础护理的特点

基础护理主要包括生活护理、精神护理和技术操作,以及填写有关患者情况的各种护理表格。基础护理学是护理学的一门基础课程,它包括护理基本理论、基本知识和基本技能,它是各专科护理的基础与保障。基础护理的宗旨是为患者提供最佳的护理服务。其特点表现如下。

(一)工作的经常性

基础护理是为不同科室的各种患者提供安全和适合于治疗及康复的环境,提供基本的个人卫生护理,解除疼痛、不适和避免伤害,保证足够睡眠,维护合理的营养与正常的排泄,做好辅助检查和采集标本,给予心理护理和咨询,执行药物及其他治疗,观察病情,监测生命体征及做好各种护理记录等。各项工作都带有经常性和周期性的特点。

(二)工作的协调性

基础护理在为患者提供医疗、休养环境的同时,还承担着为基本的医疗诊断工作提供必要物质条件和技术协作的任务。如医师需要使用的一般器械、辅料、仪器设备等,大都由护理人员支领、保管、消毒备用,同时医疗计划与医嘱的落实,有的是医师操作护士配合,但多数时候则是护士单独执行。因此,医护彼此间必须相互配合,协调一致,彼此监督方能完成医疗任务。另外,基础护理工作还对护士之间、护士和患者之间、护士和各科室间的关系起着协调作用。

(三)工作的科学性

基础护理工作的内容既平凡、琐碎,又有很强的科学性。患者在患病过程中,由于不同的致病因素和疾病本身的特性,使病体的功能活动、生化代谢、形态结构等方面都可能发生某种程度的变化,这些变化又会导致生理需要和生活上的变化。因此,在护理上特别要求护士必须运用所学的医学理论和护理学技能精心护理患者,以保证和促使患者早日康复。

二、基础护理的要求

(一)热爱专业,安心本职

护理专业在现实的中国还是一个高尚而欠稳定、光荣而不太受护士热爱的专业,由于社会消极因素的影响,加之个别护理人员对基础护理的意义认识不足,以致不安心本职工作,影响基础护理工作的质量。通过护理道德教育,要求护理人员摒弃对护理工作的种种偏见,充分认识到基础护理工作是实现自己人身价值的一项有意义的、人道的、科学性的技能,从而逐步增强对护理事业的安心与热衷。

(二)认真负责,一丝不苟

基础护理工作的质量直接影响着患者的生命和健康,护理人员必须经常深入病房巡视患者,密切观察病情变化,仔细周密、审慎地对待每项工作环节,防止出现差错。严格执行"三查七对"制度(三查:摆药后查、服药注射处置前查、服药注射处置后查;七对:对床号、姓名、药名、剂量、浓度、时间、用法)和各项操作规程。不放过患者的任何病情变化,时刻把患者的安危放在心上。

(三)团结协作,彼此监督

为了治病救人的共同目的,护士与其他医务人员尤其是与医师之间必须团结合作,协同一致地完成各项医疗护理任务。护士同其他医务人员之间的协作是相互的、互利的,不能以自我为中心,更不能被动等待,要采取积极主动的态度,才能达到与其他医务人员实质性、持久性的合作。医护人员在彼此协作过程中,要互相监督和批评。对待同行的忠告、揭发和批评,不能认为是有意刁难,要抱着虚心的态度认真对待,不能置若罔闻。

(四)刻苦学习,精通业务

护理学是一门理论性和实践性很强的学科,又是一门自然科学和社会科学相结合的综合性应用学科,护理人员只有刻苦学习才能掌握过硬的护理本领。随着医学高科技的发展,护理学和其他学科一样也在突飞猛进地发展。例如,电子计算机、激光、同位素、显微外科在临床上的应用;人工心脏起搏、心脏电击复律、心功能测定等监护系统的应用,以及大面积烧伤的治疗、康复医学的兴起和各种先进医疗设备的使用,均使护理学的内容和范围不断扩大,这就需要护理人员具有多层次的知识结构,努力学习,使自己的知识不断更新,以适应护理工作的发展和需要。事实证明,只有掌握了丰富的护理知识、护理操作技能和医学人文知识,才能胜任和出色地完成各项护理工作。

(五)严密观察,谨慎处置

"审慎"即严密观察,谨慎操作,是护理人员履行自己道德责任的重要手段。严密观察患者细微变化对诊断、治疗、康复都很有益处,要求护士必须具备丰富的护理知识与临床实践经验。以往的教训说明,许多医疗差错和事故的发生,除部分是技术原因外,大多数是医护人员缺乏应有的责任心和审慎的医疗作风造成的。如发错药、打错针、输错液、开错刀等;医护人员良好审慎的作风,又往往可以使垂危的患者转危为安。因此,护理人员必须养成审慎的护理作风,加强责任感,避免因疏忽大意、敷衍塞责而酿成医疗差错和事故。

(相　云)

第三节　整体护理的特点与要求

整体护理是在现代护理观指导下的护理实践,通过确立整体护理观,发掘护理工作内涵,全面实施规范化管理,从而调动各级护理人员积极性,使患者对护理工作满意率稳步上升,护理质量得到全面提高。

一、整体护理的特点

(一)整体护理的含义

整体护理是以患者为中心,以现代护理观为指导,以护理程序为核心,并且把护理程序系统化地用于临床护理和护理管理中的一种工作模式,是美国乔治梅森大学护理与健康学院袁剑云博士,总结国外近 20 年来的护理经验,根据中国的护理现状和需要所提出的一种临床护理模式。整体护理的宗旨是根据生物-心理-社会医学模式,深层次地了解疾病和健康,帮助患者改善和适应各种环境,从而达到最佳的身心健康状态。

(二)整体护理的特点

1.护理过程的整体性

护理过程的整体性一方面表现在护理工作中应把患者视为生物的、心理的、社会的、发展的人,应达到身心的统一与环境的统一。在重视人的共性时必须注重每个患者的个体差异。强调以患者为中心,根据患者实际需要主动安排护理工作内容,解决患者的整体健康问题。另一方面,整体护理的开展是护理管理、护理制度、护理科研、护理教育等各环节的整体配合,共同保证护理整体水平的全面提高。

2.护理手段的科学性

整体护理强调以护理程序为框架、对患者进行身心整体护理。这种护理程序提供了动态的、连续的、有反馈的科学工作方法,使护理工作中以患者为中心思想具体体现出来。"动态的"是指把静态的关系引入动态的运行中,根据患者整个病程的各个阶段,因患者需求的变化采用不同的护理手段;"连续的"是指护理程序虽然分评估、计划、实施、评价和修订计划等阶段,但整个护理过程围绕患者进行工作,使护理工作有根有据、有条不紊、环环相扣、有始有终地进行;"有反馈的"是指这一过程是通过采用护理措施后经过评价来决定下一步护理决策和措施,不仅是对患者提供更高质量的服务,也是护理工作本身的提高。这实际上就是 PDCA 工作循环(即计划、执行、检查、处理),这个工作循环是一个螺旋式上升的过程,每一次循环,工作都上升到一个新的台阶。

3.护理对象的参与性

整体护理变革了过去单纯的疾病护理,强调身心的整体性。在整体护理中,只有调动护理对象的主观能动性,患者有了达到身心健康和适应环境的要求,树立对自己健康负责的意识,认识到自己在战胜疾病中的主体地位,才能主动积极地配合医护人员为个体的健康恢复而共同努力。护理人员为调动患者的主观能动性,需指导患者掌握必要的医疗卫生知识和自我护理方法,正确认识疾病,消除顾虑,自觉纠正不良的卫生习惯;同时护理人员要激励患者树立信心和勇气同危害健康的因素作顽强斗争,促使整体护理取得良好效果。

二、整体护理的要求

整体护理是随着现代社会的文明进步及护理学科的发展而出现的一种以护理程序为基础的现代护理工作模式。其主要道德要求如下。

(一)整体意识,协调统一

整体意识旨在护理管理、护理服务质量和护理队伍的建设要有整体观念。它要求护理人员树立整体护理观,视护理对象为生物的、心理的、社会的人。从患者身心、社会文化的需要出发,去考虑患者的健康问题及护理措施,去解决患者的实际需要。在整体护理中要求护理表格的书写及护理品质的评价与保证等均要以护理程序为框架,环环相扣,协调一致。护理工作的特性决定了要解决任何一个护理问题都需要多种专门知识、技能及多科室的相互合作,所以,护理人员必须要有协调统一的整体意识,才能产生最佳的护理效果。

(二)勇挑重担,积极主动

整体护理以护理程序为基础,这就使护理工作摆脱了过去多年来被动的医嘱加常规的工作局面,护理人员的主动性、积极性和潜能都将得到充分发挥。医院新业务、新技术的开展(如ICU、CCU、器官移植等),使护理职能不断扩展和延伸,护理的任务越来越繁重。因此,护士要真正地为服务对象解决健康问题,就必须积极主动、勇挑重担。

(三)周密分析,体现差异

现代医学模式指导下的医学研究成果表明,心理、社会因素能够引起疾病并影响疾病的转归,"心因性疾病"的增多,要求护理人员要对影响患者健康的诸因素进行认真、具体的比较分析,然后,对患者健康问题做出评估,找出体现患者病因、病情、病态、护理等方面的差异,制订出相应解决健康问题的护理计划并及时对患者实施身心整体护理。在这一过程中,要求护理人员认真分析调查收集来的资料,抓住主要矛盾,有的放矢地进行护理工作,认真分析患者的不同情况及各自的基本需要,制订并付诸实施有利于每个患者康复的合理需求的护理计划,使整体护理更具有针对性和可行性。

(四)勇于开拓,不断进取

整体护理的宗旨就是以服务对象和人的健康为中心,不断提高人们的健康水平。开展整体护理是我国临床护理改革的"突破口",是与国际先进护理模式接轨的正确途径。系统地贯彻护理程序,是我国护理现代化发展的基础,也是护理学理论的新发展,它不仅扩大了护理学的范围,也丰富了护理学的内容。在整体护理过程中,始终贯彻着"以护理对象为中心,以满足护理对象需要为基础"的理念。因此,要求护士必须不断充实和扩大自己的知识领域,变平面型的知识结构为立体型的知识结构,必须以锲而不舍的钻研精神和坚忍不拔的毅力,刻苦学习护理专业及相关学科的知识和技能,在注重知识的积累和更新的同时,不断加强护理道德的学习,全方位塑造自我。

（相　云）

第四节　心理护理的特点与要求

心理护理又称精神护理,是运用心理学的理论和方法,通过探索患者的心理活动规律,采取相应的心理护理措施,解决患者在疾病过程中出现的心理问题,使其趋向康复的过程。

一、心理护理的特点

护理的服务对象不仅仅是一个患者,同时是有感情、有主见的人。心理护理要求在护理过程中,通过护理人员的语言、行为、态度、表情和姿势等,改变患者的心理状态和行为,使之有利于疾病的转归与康复,其目标是满足患者的心理需要,调整患者的社会角色,调节患者的情绪变化,缓解患者的心理社会压力,帮助患者增强适应及应对能力,处理患者的身心反应。心理护理的特点是全面满足患者的正常需要,尽管患者往往产生许多心理需要,但基本心理需要主要有以下几点。

(一)需要得到尊重

健康人一旦患病,心境会发生改变,情绪容易激动,产生抑郁和自卑的心理。因此护理人员要了解患者的心理状态,帮助患者认识自己,感到自己仍然是被重视的,是受人尊敬的。如护士主动关心患者,礼貌地称呼患者,倾听患者的意见,详细回答患者的问题等,当患者需要帮助时,积极主动为他们排忧解难。同时要保守患者提供的各种隐私,尊重患者的个性和正常的生活习惯,从而增加患者的自尊感和被尊重感,振作精神,积极配合护理工作。

(二)需要得到理解

患者就诊时,有倾诉自己的病痛、心情、顾虑和治愈疾病的强烈愿望,非常希望得到医护人员的理解和支持,特别是在病情发生变化或处于紧急抢救中,更希望得到更多的关心和理解。护士的一句话、一个眼神、一个动作,常常能使患者情绪稳定。因此,理解患者的心情,主动与他们交流,进行深入的心理沟通,就能使患者感到医护人员是理解和关心自己的,从而以一种良好的心理状态接受护理,积极参与疾病的诊治过程。

(三)需要得到信息

患者往往因疾病侵害已经影响了正常的工作和学习,因而非常渴望了解疾病的相关知识,以便能达到早日痊愈的目的。特别是对那些临床诊断有困难,或者虽已诊断明确但对疾病预后等情况不甚了解的住院患者,由于进入到一个特殊环境,他们既担心疾病对健康的影响,又对周围环境感到陌生,因此会产生焦虑和不安,这类患者迫切需要得到有关疾病诊治和如何尽快痊愈的信息。当患者能及时了解情况,满足信息上的需要时,就会增强与疾病作斗争的信心和勇气。因而,护理人员应向患者介绍、传达必要的信息,并在医师的允许下,恰当解释相关问题,同时鼓励和安慰患者,以取得良好的护理效果。

(四)需要得到安全

马斯洛心理需求理论告诉我们,当人的基本生理需要得到满足后,就需要得到安全的满足。患者到医院就诊,不仅需要医院环境舒适、和谐安静,而且需要医护人员仪容整洁、态度和蔼、技术精湛、医院管理规范以及医护人员操作有序等,这样患者才会感到安全,从而对疾病痊愈充满信心。尤其是一些住院患者离开家庭、亲人、熟悉的环境后,常常感到寂寞、空虚、不安和恐惧,护理人员如能经常接触患者,主动谈心,随时排除对患者健康造成危险的各种因素,认真负责地完成各项护理工作,就会增强患者的安全感,消除患者的烦恼,从而保持良好的精神状态,达到早日康复的目的。

二、心理护理的要求

(一)要求护理人员是具有广博人文知识、健康身心素质,拥有"三心"的"天使"

护理人员除具有医学、护理学的专业知识外,还必须掌握人文医学知识,如心理学、社会学、美学、人际沟通学等知识,才能适应护理工作的需要,真正做好心理护理工作。同时,护理人员自身应具有健康的身心素质,才能用健康、稳定的心态来影响、帮助患者。护理人员应具备的"三心"如下。

1.事业心

护理事业是党和人民需要的事业,从事这个专业的护士应该热爱事业,有高尚的道德情操,忠诚卫生事业,一心扑在工作中,刻苦钻研护理科学,把自己的主要精力献给护理事业。

2.责任心

高度的责任心是做好心理护理的关键。护理科学要求护士辛勤付出、尽到责任,审慎、准确、理性等,护士要全面了解每一位患者的心理特点,满足患者的心理需求,充分认识心理护理在治疗和康复中的重要地位,帮助患者克服各种心理疾病,配合医师做好康复工作。

3.同情心

在各项临床护理中,护士都要以真诚的同情心对待每一位患者,关注患者的心理需求,耐心、细心、轻柔、体贴,一视同仁,尊重患者的人格,尊重患者的隐私,培养"共情心"。"共情"是指一种能设身处地从别人的角度去体会并理解别人的感觉、需要与情绪的一种人格特质和能力,在医疗实践中,要求医务人员能感受到疾病给患者带来的痛苦以及所带来的各种压力,体会到患者在就医过程中的情绪和需求,并以恰当的方式表达自己对患者情绪与意图的感受、理解与尊重。

(二)要求护理人员深入了解和满足患者心理,做好目标性心理护理

患者的心理需要是多种多样的,因病情、年龄、性别、地位、经济等各种社会角色不同,心理状态和心理问题也不同,护理人员要针对性地做好目标性心理护理。

1.病情不同,心理状态和需要不同

恶性肿瘤患者的心理过程大体上经过疑虑期、惊恐期、悲观期、认可期、失望或乐观期,需要护士保密、开导、关心、鼓励和优化护理措施,给予患者情感指导;瘫痪患者一般要经过痛苦期、悲观期、达观期,需要护士尊重、体贴、耐心、关心等,尽量使患者减轻痛苦,平稳心态,早日康复;急性患者病势猛,常因无思想准备和身心痛苦而急躁,需要护士理解、同情、尽快配合医师诊治;慢性患者往往缺乏信心、悲观、低沉,需要护士针对性安抚,介绍疾病当今研究进展的信息,并鼓励患者积极与医师配合争取最佳疗效;对于发热、休克、垂危、手术后患者,应根据不同的心理特点,理解、体贴、换位思考,善意地对待每一位患者,将患者不良心理因素转化为积极心理因素,以利于病情向良性态势转化。

2.年龄不同,心理状态和需要不同

老年人有自尊心强、行动不便、孤独执拗和顾虑多等心理生理特点,需要护士给予尊敬、体谅、关照以及耐心、诚恳地解释,细致、精心地护理;青年患者常有焦虑、悲观、苦恼和自卑心理,需要护士同情、安慰和鼓励,护士要理解其角色转换困难的特点,细心、耐心,做好心理护理;少儿患者易产生孤独、恐惧、认生等心理特点,往往行为退化,对疼痛的耐受力也差,需要护士和蔼可亲、爱护体贴,建立起感情和信任,使其配合治疗和护理。

3.性别不同,心理状态和需要不同

女性较男性的羞怯心理较重,护士需要在同室病友或男医师面前进行技术操作时,必须要遮盖好其乳房、臀部、腹部和阴部;同时女性患者对痛苦的忍耐力较男性差,娇气、依赖、恐惧心重,喜欢夸大病情引起他人关注,这就需要护士更多的理解、开导和帮助。

4.经济条件、地位不同,心理状态和需要不同

有些患者收入少、经济负担重、生活困难,既想尽快治好病而又担心花费太多,导致心理负担加重,需要护士与医师配合,尽量节约费用而又不影响疾病的诊治;有些患者家庭富裕,需求苛刻,护士要尽量满足需求,无法满足时要耐心解释,互相协商、目标一致,避免患者投诉;有些患者社会地位高,对疾病的认知和健康知识需求多,就要求护士提高自身素质,增加科学护理知识,及时与其沟通,使其积极配合达到良性互动的目的。

(三)要求护理人员努力创造有利于患者康复的环境

创造一个有利于患者康复的安全、安静(相对)的环境,是医疗保障的重要内容,也是心理护理的要求。环境主要指病房环境,包括病房色调、空间及病房安全布置等。护理人员要努力保持病房的清洁和安静,防止交叉感染和噪声,保持病房空气清新,温度、湿度适宜等。清洁卫生的病房可给患者带来心理上的安全感;安静的病房可保证患者休息和睡眠;空气新鲜的病房常保持通风,随时消除患者带来的"恶性刺激"气味,使患者处于一种洁净、舒适和美好的环境中。总之,安全、安静、美观的就医环境,能促使患者建立良好的心理效应,有助于治疗和康复。

(四)要求护理人员尽力促使患者角色转换

患者从社会角色转换为患者角色时,会出现适应不良状况,如角色行为冲突、角色行为减退、角色行为强化等。这些适应不良,均会影响患者的康复。因此,护理人员应探究患者的心理状态,找出原因,积极创造条件,配合家属、社会做好促进患者角色转换的工作,以利于其诊治和康复。

(相　云)

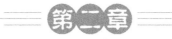

第二章

临床护理技术

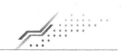

第一节 病史采集

一、病史采集的基本原则

为使病史采集能有效进行,达到预期的目标,护士在采集过程中必须遵循以下基本原则。

(一)平等原则

对待患者一视同仁,尊重、平等、公正的给予理解和关怀,不因其经济状况、社会地位、文化程度及家庭背景等采取不同态度和言行。

(二)以人为本

严守职业操守,接待热心,诊查细心,询问耐心,重视对患者的关怀,使患者能信任医护人员,建立合作心态,消除患者紧张不安的情绪。

(三)整体原则

导致患者疾病的不仅有生物因素,而且还有心理因素和社会因素,因而应注重生物-心理-社会各方面对患者的影响,除了询问疾病方面的问题,还要注重患者的心理状态和所处的环境,全面地对患者进行诊疗、治疗、预防、康复和护理。

(四)实事求是

了解患者的实际情况,客观、真实、完整的反映患者情况,如为急诊、危重患者,需进行重点评估,同时进行抢救。

(五)保密原则

注意保护患者的隐私,不向他人泄露可能造成医疗不良后果的患者的相关隐私。

二、病史采集的基本内容

根据整体护理的理念,对患者进行病史采集的内容应包含生理、心理、社会各个层面,其基本内容如下。

(一)一般资料

1.基本资料

包括姓名、性别、年龄、民族、籍贯、职业、婚姻状况、文化程度、宗教信仰、家庭住址及电话号码、联系人及电话、医疗费用负担方式、入院时间、入院类型、入院诊断、入院方式、记录时间,病史资料陈述者及可靠程度等。病史陈述者若非患者本人,应说明与患者的关系。

2.主诉

即患者本次就诊最主要的原因和持续时间的概括。主诉力求高度概括、用词简明扼要,记录应尽可能使用患者自己的语言,对于症状复杂多样的主诉,应根据症状的演变过程进行全面分析,再归纳主诉,按序排列。如"活动后胸闷 2 年,再发加重伴双下肢水肿 3 天"。

3.现病史

现病史是病史的主要组成部分,是对主诉的扩展和细化,反映患者从患病初始到本次就诊时健康问题的发生、发展及其变化、诊疗和护理的全过程。主要内容如下。

(1)起病情况:包括起病时间、地点、环境、轻重缓急、可能因素。时间应询问至某年、某月、某日,急骤起病者必须询问具体时刻至某时甚至某分,难以确定者应仔细询问后再分析和判断。

(2)主要症状的特点:按发生的先后顺序描述主要症状出现的部位、性质、持续时间和发作频率、程度,加重与缓解因素。

(3)病因与诱因:尽可能详细了解,分析与本次发病有关的病因(感染、外伤等)和诱因(气候、环境改变,情绪、饮食、睡眠改变等)。

(4)病情的发展与演变:是指患病过程中主要症状的变化或新症状的出现,主要症状呈进行性或间歇性,反复发作或持续存在,逐渐好转或加重恶化,症状的规律性有无变化,变化原因和时间。如稳定型心绞痛的患者本次发病程度较重、时间较长、服药无法缓解,应考虑是否有急性心肌梗死的可能。

(5)伴随症状:常常是疾病鉴别诊断的主要依据。在主要症状的基础上展开对伴随症状的询问,不应放过任何一个主要症状之外的细微伴随迹象,应详细询问其特点。如胸痛伴咳嗽,干咳有可能为部分血管紧张素转化酶抑制药(ACEI)类药物不良反应所致;伴有咳痰,则有可能为肺部感染所致。

(6)诊疗和护理经过:简明扼要询问患者患病后至本次就诊前的诊疗和护理经过,包括接受检查、诊断、治疗详细经过及效果,接受的护理措施及效果,这不仅是诊断治疗的参考,也为选择护理措施提供了依据。

4.既往史

收集既往史的主要目的是了解患者过去存在的健康问题、就医经验及其对自身健康的态度,为制订护理计划提供依据。应按时间顺序自幼年起详细询问:既往健康状况和疾病、传染病史及传染病接触史、预防接种史、手术史与外伤史、输血史、中毒、过敏史。

5.系统回顾

系统回顾是为了避免在病史采集过程中所忽略或遗漏的其他各系统疾病与本次疾病可能存在的因果关系,包括呼吸系统、循环系统、消化系统、泌尿系统、造血系统、内分泌代谢系统、神经精神系统、肌肉骨骼系统等。

6.个人史

(1)出生和成长:出生地及居留地,传染病接触史及预防接种史等。儿童应仔细询问出生、喂养、生长发育等情况。

(2)月经与婚育史:对女性患者询问月经史,记录格式如图 2-1。

初潮年龄 $\dfrac{\text{行经期（天）}}{\text{月经周期（天）}}$ 末次月经时间（LMP）或绝经年龄

图 2-1　月经与婚育史记录格式

相关疾病询问患者经血量、颜色，有无痛经，是否规律，白带情况；有否停经或闭经；具体的孕产情况；避孕措施等。对男性患者询问有无影响生育的疾病及避孕措施。

7.家族史

主要了解其直系亲属，包括父母、兄弟、姐妹、子女的健康状况，有无相关疾病发生，死亡者需询问死亡原因及年龄。家族中有无传染病、先天性疾病、遗传性疾病或与遗传有关的疾病，必要时应询问非直系亲属的健康状况。

8.心理社会状况

心理社会方面的资料多数是主观资料，涉及较广，包括认知能力、情绪与情感、自我概念、健康行为、应激与应对、价值观与信念、职业、生活与居住状况、家庭关系等，以发现患者现存和潜在的心理健康问题，为制订相应的护理措施提供依据。心理社会方面资料的收集、分析和判断比较困难，不能简单定义为"正常"和"异常"，而且在我国大多数患者并不愿意提及社会心理方面的问题，甚至会有抵触的情绪，所以要了解患者的心理社会状况，首先要多与患者沟通，建立良好的护患关系，并向患者作好必要的解释工作，更好地收集患者相关的真实资料。收集心理社会方面的资料主要是运用心理学的技术、方法和工具获取资料，常用的方法是观察法、交谈法、心理测量学，必要时可以采用作品分析法、医学检测法、实地考察和抽样调查等来进行评估和分析。

（二）日常生活状况

了解患者患病以来的饮食、营养、大小便、体重、体力、睡眠与休息情况、生活自理能力、依从性等，有助于发现患者可能存在的不良生活行为，为改善和促进患者的健康提供依据。

1.营养与代谢

评估患者的基本饮食（普食、半流质、流质、禁食、鼻饲、是否有治疗饮食：高热量饮食、高蛋白饮食、低蛋白饮食、低脂肪饮食、低盐饮食、无盐低钠饮食、少渣饮食、高膳食纤维饮食、低胆固醇饮食、要素饮食）、膳食搭配、进餐次数、进餐量、近期体重是否改变，是否有咀嚼、吞咽困难等。

2.排泄

包括患者排便的次数、量、形状和颜色、排便习惯，是否使用辅助排便的措施，是否服用缓泻剂，是否有大便失禁、造瘘（能否自理）等；包括患者小便次数、尿量、颜色、性状是否正常，是否有尿失禁、尿潴留、排尿困难、留置尿管等。

3.睡眠与休息

指患者睡眠、休息及放松的方式和习惯。包括患者入睡及晨起的时间、是否午睡及时间，有无规律，是否服用安眠药辅助睡眠，休息后体力能否恢复等，此次患病是否对以上有影响。

4.日常生活活动与自理能力

评估患者的活动和生活自理能力，临床常用 Barthel 量表对患者日常生活自理能力进行评定，评估项目包括进食、洗澡、修饰、穿衣、如厕、床椅之间的移动、平地走 45 米、上下楼梯等项目，分值等级为是否能完全独立、需部分帮助、需极大帮助或完全依赖帮助。Barthel 指数记分为0～100 分。分数越低，生活自理能力越差。

5.个人嗜好

询问患者有无烟、酒、麻醉品或其他特殊嗜好，如有应询问量、时间、戒断情况。

6.健康感知与管理

询问患者的健康行为及遵医依从性,评估患者是否主动寻求促进健康的信息等。

(三)护理体检

护理体检是护士运用自己的感官或者借助体温表、听诊器、血压计、电筒、压舌板等检查工具,客观的了解患者身体状况的最基本的检查方法。护理体检虽与医疗体检有部分雷同,但是护理体检的主要目的是发现和解决患者现存和潜在的健康问题,为确定护理诊断和制订护理计划提供客观的依据。护理体检内容主要包括一般护理检查(包括全身状态、皮肤、浅表淋巴结)、头颈部、胸廓与肺脏、乳房、心脏、血管、腹部、肛门与直肠、男性生殖器、脊柱、四肢与关节、神经系统检查,这里详细介绍临床中常用的全身状态和皮肤检查。

1.全身状态

全身状态是对患者一般状况的概括性观察。检查内容主要包括性别、年龄、生命体征、意识状态、发育和体型、营养、面容与表情、体位与步态等,一般以视诊为主,有时会配合触诊。检查工具为体温表、血压计、听诊器、皮尺、电筒等。

(1)性别:采用视诊判断。某些疾病的发病率与性别有关,而有些疾病可以引起性征的改变。

(2)年龄:一般采用问诊,特殊情况可通过观察估计。某些疾病的发病率与年龄密切相关,如冠心病、高血压多见于老年人。

(3)生命体征:包括体温、脉搏、呼吸、血压,它是评估生命活动存在与否及质量的重要征象,护士应重点关注,尤其是生命体征不稳定的患者,应及时报告医师并处理。

(4)意识状态:是人对周围环境与自身的认识与观察能力,为大脑功能活动的综合表现。包括:①清醒状态。②以觉醒状态改变为主的意识障碍:嗜睡、昏睡、昏迷。③以意识内容改变为主的意识障碍:意识模糊、谵妄。④镇静状态。

(5)发育和体型:发育是否正常,应综合年龄、智力和体格成长状态(包括身高、体重等及第二性征)及其之间的关系来进行判断。如年龄、智力和体格成长变化是相称的、彼此协调和相互适应的,则说明发育正常。发育通常受年龄、性别、地区、种族遗传、内分泌、营养代谢、环境状况、生活条件及体育锻炼等多种因素影响。

体型是身体各部发育的外观表现,包括骨骼肌肉的成长和脂肪分布状态等。临床上通常将成人体型分为三种:无力型(即瘦长型)、超力型(即矮胖型)、正力型(即匀称型,正常人多为此型)。临床上常见的异常体型包括矮小体型(常见于遗传因素、青春期延迟、营养不良、内分泌疾病、代谢紊乱、全身性疾病等),高大体型(包括体质性高身材、青春期提前和疾病所致的高大体型)。

(6)营养状态:与食物的摄入、消化、吸收和代谢密切相关,且受心理、社会、文化等因素的影响,其好坏是评估健康和疾病程度的标准之一。通常用肥胖和消瘦来对营养状态进行描述,临床常用的营养评估方法主要有以下几种。①综合评价:主要依据皮肤、毛发、皮下脂肪、肌肉的状况,结合身高、年龄、体重等进行综合的评价,通常用良好、中等、不良三个等级来进行描述。②测量体重:是最常用的营养评估方法。患者应于清晨、空腹、排空大小便后,穿单衣裤站立状态测量体重。由于体重受身高的影响较大,临床上常用体质指数(BMI)作为评估体重是否正常的指标之一,其计算公式为体质指数(BMI)=体重(kg)/身高²(m²)。根据世界卫生组织的标准,亚洲人的BMI如高于22.9即属于过重。由于亚洲人和欧美人属于不同人种,WHO的标准并不完全适合中国人的情况,为此制订了中国参考标准,详见表2-1。③测量皮褶厚度,皮下脂肪是推断人体的脂肪含量的重要指标之一,与营养状态密切相关。测量常用部位有肱三头肌、肩胛下和脐部,成人最常测量肱三头肌处皮褶厚度。正常范围为男性(13.1 ± 6.6)mm,女性为(21.5 ± 6.9)mm。

表 2-1　BMI 及相关疾病发病危险性

分项	WHO标准	亚洲标准	中国标准	相关疾病发病危险性
偏瘦		<18.5		低(但其他疾病危险性增加)
正常	18.5～24.9	18.5～22.9	18.5～23.9	平均水平
超重	≥25	≥23	≥24	
偏胖	25.0～29.9	23.0～24.9	24.0～27.9	增加
肥胖	30.0～34.9	25.0～29.9	≥28.0	中度增加
重度肥胖	35.0～39.9	≥30.0	—	严重增加
极重度肥胖		≥40.0		非常严重增加

(7)面容与表情:是评价个体情绪状态及身体状况的重要指标之一。正常人表情自然、神态怡然。某些疾病发展到一定程度时,会出现特征性的面容与表情,临床上最常见的典型面容如下。①急性面容:面色潮红、躁动不安、表情痛苦,有时可有鼻翼翕动、口唇疱疹等出现。临床常见于急性发热性疾病,如大叶性肺炎、疟疾、流行性脑脊髓膜炎等患者。②慢性病容:面容憔悴,面色灰暗或苍白,目光暗淡,表情忧虑。临床常见于慢性消耗性疾病如肝硬化、恶性肿瘤、严重结核病患者等。③贫血面容:面色苍白,唇舌色淡,表情疲惫。临床常见于各种贫血患者。④甲状腺功能亢进面容:表情惊愕,眼裂增大,眼球突出,烦躁不安,兴奋、易怒。临床见于甲状腺功能亢进患者。⑤黏液性水肿面容:面色苍白,颜面水肿,脸厚面宽,目光呆滞,反应迟缓,眉毛、头发稀疏,舌色淡、肥大。临床见于甲状腺功能减退。⑥二尖瓣面容:面色晦暗,双颊紫红,口唇轻度发绀。临床见于风湿性心脏病二尖瓣狭窄。⑦肾病面容:面色苍白,睑部水肿。临床见于慢性肾病患者。⑧肝病面容:面色灰褐,面部可有褐色色素沉着,有时可见蜘蛛痣。临床见于慢性肝病患者。⑨满月面容:面圆如满月,皮肤发红,常有痤疮,唇周可有小胡须。临床见于库欣综合征及长期应用糖皮质激素患者。⑩肢端肥大症面容:头大脸长,下颏增大且前突,眉弓及颧部隆起,唇舌肥厚,耳鼻增大。临床见于肢端肥大症患者。⑪伤寒面容:表情淡漠,反应迟钝,呈无欲状态。临床见于肠伤寒、脑脊髓膜炎、脑炎等高热衰弱患者。⑫苦笑面容:牙关紧闭,面肌痉挛,呈苦笑状。临床见于破伤风患者。⑬面具面容:面部呆板,无表情变化,像戴着面具一样。临床见于震颤性麻痹、脑炎、脑萎缩等患者。⑭病危面容:也称 Hippocrates 面容。面部瘦削,面色铅灰或苍白,眼窝凹陷,目光无神,表情淡漠。临床见于大出血、严重休克、脱水、急性腹膜炎等患者。

(8)体位:是指身体所处的状态,常见体位如下。①主动体位:身体活动自如,不受限制。见于正常人、病情较轻或者疾病初期的患者。②被动体位:不能自己随意调整或变换体位。见于极度衰弱或意识丧失的患者。③被迫体位:患者为了减轻痛苦,被迫采取的某种体位,如端坐位、半坐卧位、侧卧位、俯卧位、蹲位、停立位、辗转位、角弓反张位等。

(9)步态:是指走动时所表现的姿态。健康人步态稳健。步态异常可因运动或感觉障碍引起,其特点与病变部位有关。某些疾病会导致特征性的步态,常见的异常步态如下。①蹒跚步态:走路时身体左右摇摆(如鸭步)。见于佝偻病、进行性及营养不良、大骨节病等。②醉酒步态:走路时躯干重心不稳、步态紊乱(如醉酒状)。见于酒精或巴比妥中毒等。③共济失调步态:起步时一脚高抬,骤然垂落,并且双目下视,两脚间距非常宽,身体摇晃不稳,闭目时患者不能保持平衡。见于脊髓疾患者。④慌张步态：走路时起步困难，起步后小步急速前进，身体前倾，越走越快而难以止步。见于帕金森患者。⑤跨阈步态：因胫骨前肌、腓肠肌无力而导致垂足，行走时需抬高患肢（如跨门槛样）才能起步。见于腓总神经麻痹、腓骨肌萎缩症等患者。⑥间歇性跛行：步行中因单侧或双侧腰酸腿痛，下肢软弱无力，以至呈跛行状，休息片刻后可继续行走一段，之后上述症状再度出现，其跛行呈间歇性出现。见于脉管炎、腰椎管狭窄患者。⑦剪刀步态：表现为肌张力增加，腱反射亢进，行走时双下肢内收过度，双膝互相摩擦，甚至两腿完全交叉，呈"剪刀式"步态。临床见于脑瘫及截瘫患者。

2.皮肤

皮肤是身体与外界环境间的屏障，具有重要的生理功能。当外界患者发生改变、皮肤本身发生病变或者全身性疾病的影响，均可使皮肤组织和/或生理功能发生变化，具体表现为皮肤颜色、温度、湿度和弹性的改变，水肿及各种皮损。常用的检查方法为视诊、触诊。

（1）颜色：皮肤颜色与种族和遗传有关，因毛细血管的分布、血液充盈度、皮下脂肪厚度及色素含量不同而不同。正常人皮肤颜色均匀、有光泽，常见的皮肤颜色异常有苍白、发红、发绀、黄染、色素沉着、色素脱失等。

（2）湿度：皮肤湿度主要和汗腺排泄功能、气温和湿度变化有关。病理情况下，出汗过多见于风湿病、结核病（盗汗）、甲状腺功能亢进、佝偻病等。大汗淋漓伴四肢皮肤湿冷称为冷汗，见于虚脱和休克。皮肤无汗见于维生素 A 缺乏症、硬皮病、尿毒症和脱水等。

（3）温度：正常人皮肤温暖，气温低时可稍冷。全身皮温高见于发热性疾病或甲状腺功能亢进等；局部皮温高见于疖、痈、丹毒等；全身皮温低见于休克和甲状腺功能减退等；肢端发冷见于雷诺病。

（4）弹性：皮肤弹性与年龄、皮下脂肪、营养状态和组织间隙含量有关。病理状况时，皮肤弹性减退见于营养不良、严重脱水、长期消耗性疾病。发热时皮肤弹性可增加。

（5）水肿：指皮肤及皮下组织液体潴留。凹陷性水肿是指水肿局部受压后可出现凹陷；而非凹陷性水肿指局部受压后并无凹陷，如黏液性水肿和象皮肿。根据水肿的严重程度可分为轻、中、重度水肿。轻度水肿仅见于眼睑、眶下软组织，胫骨前、踝部等局部皮下组织，指压后可见组织轻度凹陷，回复较快。中度：全身疏松组织均可见水肿，指压后可出现明显的或较深的组织凹陷，回复较慢。重度：全身组织严重水肿，身体下垂部皮肤紧张发亮，严重时有液体渗出，可伴有胸腔、腹腔、鞘膜腔积液。

（6）皮肤损害：可分为原发性、继发性和血管皮肤性损害。可为皮肤本身病变或全身性疾病在局部皮肤的反应。如皮疹、压力性损伤、皮下出血、蜘蛛痣和肝掌等。这里主要介绍压力性损伤。

美国国家压疮咨询委员会（NPUAP）将"压疮"更改为"压力性损伤"，并更新了压力性损伤的分期系统。压力性损伤是位于骨隆突处、医疗或其他器械下的皮肤和/或软组织的局部损伤。可表现为完整皮肤或开放性溃疡，可伴有疼痛感。损伤是由于强烈和/或长期存在的压力或压力联合剪切力导致。

压力性损伤可分为六期。①1 期：指压不变白的红斑，皮肤完整。局部皮肤完好，出现压之不变白的红斑，深色皮肤表现可能不同；指压变白红斑或者感觉、皮温、硬度的改变可能比观察到皮肤改变更先出现。此期的颜色改变不包括紫色或栗色变化，因为这些颜色变化提示可能存在深部组织损伤。②2 期：部分皮质缺失伴真皮质暴露。此期部分皮质缺失伴随真皮质暴露。伤口创面,呈粉色或红色、湿润,也可表现为完整或破损的浆液性水疱,未暴露脂肪及深部组织,不见肉芽组织、腐肉、焦痂。此期不用于描述潮湿相关性皮肤损伤,如失禁性皮炎、皱褶处皮炎以及创伤伤口(皮肤撕脱伤、烧伤、擦伤)或医疗黏胶相关性皮肤损伤等。③3期:全层皮肤缺失。此期常常可见脂肪、肉芽组织和边缘内卷,可见腐肉和/或焦痂。不同部位组织损伤的深度有差异;脂肪丰富的区域可发展成深部伤口,出现潜行或窦道。未暴露肌肉、筋膜、韧带、肌腱、骨和/或软骨。如果腐肉或焦痂掩盖组织缺损的深度,则为不可分期压力性损伤。④4期:全层皮肤和组织缺失。此期可见或直接触及肌肉、肌腱、筋膜、韧带、骨头或软骨,也可见腐肉和/或焦痂,常常出现边缘内卷、窦道和/或潜行。不同部位组织损伤的深度存在一定差异。如果腐肉或焦痂掩盖组织缺损的深度,则为不可分期压力性损伤。⑤不可分期:全层皮肤和组织缺失,损伤程度被掩盖。此期全层皮肤和组织缺失,由于被腐肉和/焦痂掩盖,不能确认组织缺失的程度。通常只有去除腐肉和焦痂,才能判断是3期或4期损伤。⑥深部组织损伤:持续指压不变白,颜色为深红色、栗色或紫色。完整或破损的局部皮肤可出现持续的指压不变白深红色、栗色或紫色,或表皮分离呈现黑色的伤口创面或充血水疱。疼痛和温度变化通常比颜色改变出现早。该期伤口可迅速发展而暴露出组织缺失的实际程度,也可能溶解而不出现组织缺失。如果肉眼能见皮下组织、坏死组织、肉芽组织、肌肉、筋膜或其他深层结构,说明是全皮质的压力性损伤(不可分期、3期或4期)。该分期不可用于描述血管、创伤、神经性伤口或皮肤病。

压力性损伤好发部位:多发生于身体易受压部位,如骶尾部、髋部、脚跟、内外踝、枕部、耳郭、肩胛、膝关节内外侧等部位。

压力性损伤常见的原因如下。①压力因素:主要包括垂直压力、摩擦力和剪切力。局部组织遭受持续性垂直压力是引起压疮最主要的原因,易发生于身体骨头粗隆凸出处,如长期卧床或坐轮椅、石膏内不平整或有渣屑、夹板内衬垫放置不当等。摩擦力易损害皮肤的角质层。如患者在床上活动时,皮肤可受到床单、床垫表面的逆行阻力摩擦。剪切力是一个作用力施于物体上后导致产生一平行反方向的平面滑动,由摩擦力和垂直压力相加而成,与体位密切相关。如半卧位时,皮肤与床铺出现平行的摩擦力,加上皮肤垂直方向的重力,导致了剪切力的产生,从而引起局部皮肤血液循环障碍而发生压疮。②营养障碍:当全身营养缺乏时,肌肉萎缩,骨隆突处受压却缺乏肌肉和脂肪组织的保护,引起血液循环障碍出现压疮。见于长期发热及恶病质患者等。③皮肤抵抗力降低:皮肤经常受潮湿、摩擦等物理性刺激(如大小便失禁、床上有碎屑、床单皱褶不平、石膏绷带和夹板使用不当等),使皮肤抵抗力降低。

临床常用的评估量表如下。①Norton评分量表:该量表是由Norton及其同事制订,包含5个参数,每项1～4分,共20分。由于Norton量表是在研究如何预防老年患者发生压疮时提出的,未涉及其他病因,因此具有一定的局限性,对高危人群有一定的鉴别能力。②Braden评分量表:该评估量表包含6个被认为是压疮发生的最主要危险因素,即感觉、潮湿、活动力、移动力、营养、摩擦力和剪切力。每个因素分为4个分值等级,分别赋分1～4分,摩擦和剪切力为3个分值,总分23分,分值越少,压疮发生的危险性越高。Braden评估量表特异性和灵敏性较高,适用性较广。

3.病史采集的基本方法和技巧

病史采集的方法包括问诊、护理体检和病史资料查看,护理体检的方法在前面体检内容的介绍中已经说明,病史资料的查看要求新护士细致、完整查看,以下主要介绍问诊中常用的方法和技巧。

（1）合理组织安排：指整个病史采集的结构与组织，分为以下 3 个部分。①引言：恰当的称呼患者，自我介绍姓名、身份、职责等，说明问诊的目的，简单的交谈后开始问诊。②病史采集主体：主诉、现病史、既往史、个人史、系统回顾、家族史等。③结束语：在结束前应该有所暗示，比如总结问诊内容或者看手表，不要突然结束话题，简明交代下一步的护理计划或患者要做的准备等，感谢患者的合作。

（2）营造环境：营造一种宽松、和谐、平等、尊重、私密的医疗环境，以解除患者不安的心情，取得患者的信任和合作。①行为举止：仪表端庄、穿着整洁、态度和蔼有助于发展与患者的和谐关系。②自我介绍：佩戴胸牌，态度和蔼可亲，说明自己的身份和职责，可以使用恰当的语言表明自己会尽己所能帮助患者解决问题，以建立良好的护患关系。③以礼节性语言开始交谈：采用尊称。对于职业特征比较明确的患者，可以采用职业称呼如师傅、老师等，以表对对方职业和劳动技能的尊重；对于国家干部或有明确职衔的患者，可以采用职衔称，如书记、主任、科长、教授、法官、军官、警官等；如对方是比自己年纪大的男性，且德高望重者，则称"姓后加个老"，如王老、李老等。④非语言性沟通技巧：微小的非语言行为变化，会对患者产生微妙的心理和情绪影响。如与患者保持合适的距离、微笑、点头、目光的接触、必要的手势、安慰性的触摸、沉默等，用心倾听患者的诉述，让患者充分陈述和强调他认为重要的情况和感受，并有所回应。在问诊中恰当地运用非语言沟通技巧，能使患者感到轻松自如，易于交流。⑤掌握语言的艺术性："良言一句三冬暖，恶语伤人六月寒"，患者的情绪在很大程度上受到护士语言的影响。礼貌用语可使患者感到温暖、亲切；保护性用语使患者易于接受；安慰性用语使患者感到满足和对生活充满希望，护士应让自己处于愉快的状态，给患者以开朗、豁达、亲切感，使病史采集能在轻松的环境中顺利进行。⑥尊重患者隐私：在问诊中要注意保护患者的隐私，护士应避免询问病情隐私被其他患者或他人"旁听"；不应有非法触摸、窥视患者隐私部位；不应有以口头形式宣扬患者隐私；对其本人或家人的任何隐私决不能嘲弄、讥笑等。对患者提供的任何资料都只能作为解决患者疾苦的科学依据，绝不作他用。

（3）采用适当的提问形式：应根据具体情况采用不同类型的提问，以便系统有效地获得准确的资料。①一般提问：一般用于病史采集之初和询问现病史、既往史、个人史等每一部分的开始。如"您是哪里不舒服？"如果患者一来就显示胸痛状，可以说"谈谈您的胸痛情况吧"。当获得一些信息后，再侧重地追问一些具体问题。进行一般问话时注意运用关怀的语气，以便获得某一方面的大量资料，让患者以讲故事的形式叙述他的病情。②直接提问：常用于收集一些特定的细节，如"您胸痛有多久了？""什么时候开始胸痛的呢？""您哪一年行的心脏支架手术？"，提出特定的问题时获得的信息更有针对性。③直接选择问题：要求患者给予肯定或否定的答案，或者对提供的选择作出回答，如"你胸痛与活动有关吗？""您腹痛是饥饿时痛还是进餐后痛？"提问形式应遵循从一般提问到直接提问的原则，初始提问时应尽量避免用直接或选择性问题，以免限制患者交流信息的范围，难以获得必要的资料，并使获取资料的过程生硬、耗时过长。另外不正确的提问可能会得到错误的信息。④避免以下提问方式。a.诱导性提问：是指询问者为了获得某一回答而在所提问题中添加有暗示被询问者如何回答的内容。由于患者易于默认医护人员的诱问，不会轻易否定。如："您口含碘剂之后嘴巴、舌头发麻吗？"（而应采用："你口含碘剂后感觉如何？"），"你的胸痛在活动后容易发生吗？"（而应采用："你的胸痛在什么情况下会发生呢？"），"你的大便发黑吗？"（而应采用："你的大便是什么颜色？"）。b.逼问：可见于逼迫患者同意医护人员的看法或观点。当患者的回答与医护人员的看法有差距时，应耐心启发患者思考、回忆，以便得到可靠的答案,切不可通过逼问迫使患者同意自己的想法。c.审问:连珠炮式的提问方式,且只允许回答"是"或"否",或者在两三个答案中选择一个。这样的提问容易将患者置于"受审"的境地,限制了患者的主动精神,同时会使患者感到不自在,一般情况下尽量少用。但可以用于弄清楚某个症状的确切部位和性质等,如"是不是这里疼?""这样按得疼不疼?"d.诘难性提问:常使患者产生防御心理,如"那不可能""你能证明给我看吗?"等,带有很强的攻击性,容易让患者感觉医护人员不仅对这一问题或事实有看法,而且对他本人也有意见,而造成不愉快。如需要了解相关情况,医护人员可以用征询的语气与患者就某一点进行友好的探讨,或说明具体的原因,以便患者易于接受,愿意听医务人员表达自己的观念。e.连续提问:连续提出过多的问题要求患者回答,可能会造成患者对要回答的问题混淆不清。如"胸痛什么时候发作? 每天发几次? 是刀割样痛,还是烧灼样痛? 有没有头晕、出汗等?""你家族中谁有冠心病、高血压、糖尿病或肿瘤吗?"f.重复提问:有时为了核实资料的真实性,需要就同样的问题重申要点。例如,"你刚才说大便是黑色,这很重要,请再给我详细讲一下你解大便的情况"。但无计划的重复提问会降低患者对医护人员的信任,认为医护人员并没有认真倾听。如在病史采集中患者已经提到其父亲和哥哥有冠心病,后又问家中有无冠心病患者。

(4)时间顺序:在病史的采集中应按症状和体征出现的先后顺序询问,问清首发症状的确切时间及起始情况,病情演变的过程直至目前的情况。如有几个症状同时出现,必须将清症状出现的先后顺序及主、次和伴随症状,准确反映疾病的发生发展过程,以减少遗漏重要的资料。护士在问诊中可以用"嗯……,然后呢? ……""接着往后说……"。例如,患者在使用 ACEI 药物时可以使病情得到缓解,而有时也会导致患者出现咳嗽的症状,仔细按时间线索询问可获得有效的资料,找到问题的症结。

(5)使用过渡性语言:病史采集时需要转换到另一个项目时,需向患者说明将要讨论的新话题及其理由,使患者易于合作。例如,过渡到既往史:"现在我们已经了解了您目前的状况,现在我还想知道您过去的病情,可能会与这次病情有关,您以前的身体情况如何?"过渡到家族史:"现在我想了解您家族中的患病情况,您也知道,冠心病有遗传倾向。那先从您的父母开始吧,他们都还健在吗? 身体怎么样?"

(6)掌握问诊进度:掌握问诊的时间和进度。询问者应多听少问,不要轻易打断患者讲话,让患者有足够的时间回答问题,如果患者偏离主题,可以委婉地把患者的思路引导到病史线索上来,如"您刚才讲的我了解了,现在谈谈您当时的胸痛情况吧。"

(7)引证核实:引证核实患者提供的信息,收集到尽可能准确可靠的病史。如患者回答对青霉素过敏,应问明过敏这个结论是如何得知的,是做皮试的时候还是曾经输液时发生过变态反应,是何种具体表现,如过敏性休克、发热、皮肤瘙痒、荨麻疹、腹痛、哮喘等。如患者诉三个月内有跌倒史,应询问患者跌倒时的具体情形,包括时间、地点、跌倒时身体有无不适,有无受伤、意识丧失等。这些都直接影响到对病情真实情况及对护理计划抉择的判断。需要护士核实的资料还有体重、出入量等情况。

(8)讨论问题:应鼓励患者提问和讨论问题。让患者有机会提问,用适宜的目光,言语帮助患者更深刻的理解并表达其内心感受,提供良好的互动环节,从而进行更有效的交流。

(9)避免医学术语:护士应尽量使用通俗易懂的语言代替难懂的医学术语,或者作适当的解释,以免患者不懂装懂,引起误解或使交谈中断。例如,"有没有里急后重的感觉?"应改成"有没有总想大便或者总有拉不完的感觉?"。例如,"你有没有夜间阵发性呼吸困难呢?"应改为"你有没有晚上睡觉的时候突然憋醒的情况发生?"例如,医护人员经常向患者解释心脏病"心脏就像一栋有4个房间的房子,冠状动脉像房子的水管一样给心脏供血供氧,心脏的传导系统像房子的电路系统一样给心脏供电……"。

(10)采取接受和尊重的态度:护士问诊时要做到态度和蔼、举止端庄,对患者始终关切,富有同理心,在患者谈话时给予鼓励、肯定和同情,如点头或简单地以"嗯""哦""我明白""接着讲""作为一个母亲我理解你的感受""那你一定很不容易""你已经戒烟了? 太好了,有毅力"等作为回应和鼓励,避免使用"你怎么还在抽烟?"这种反问、责备的语气,这可以让患者感受到你的关心和理解,达到心理学上的"共鸣",促进患者与护士的合作。对于患者不能肯定的问题,要给予患者适当的时间考虑和回答;对于患者不愿意提及的话题,不可逼迫患者,应给予理解,如为特别重要的信息,可以向患者说明原因,取得患者的配合。

(11)诚实的态度:当患者提出的问题超出自己的知识范围时,可以建议患者去何处咨询能解决这一问题,或请教他人后再回答,不要简单回答"不知道"3个字。

(12)患者的看法:护士应了解患者对这些知识的理解程度或误区,以便进行有针对性的教育。如患者认为心绞痛发作时,担心对药物产生耐药性而不愿服用药物,应告知患者心绞痛发作时的正确处理方法,解释用药的作用,解除患者的后顾之忧。护士在询问时应敏锐地发觉、分析并问明情况。

(13)关切疾病的影响:疾病对患者家庭成员和家庭生活方式有巨大影响。例如,心力衰竭患者由于长期治疗、需人看护,必然给家庭带来经济压力,影响家庭成员和家庭生活方式。乳腺切除术的患者,自我形象会大不相同,同时伴侣也会有相应的心理和行为变化,应与患者、家属深入探讨这些问题,以消除患者的顾虑。

(14)关心患者的经济状况:了解患者的经济状况、支持的来源、医疗保险的类型。针对不同情况作恰当的解释可增加患者对护士的信任。对于经济困难的患者,鼓励其设法寻找资助,包括家庭其他成员、朋友、工作单位等。

(15)归纳小结:在问诊结束之前,可以向患者复述一遍病史的重要内容,以便唤起患者的记忆,理顺思路;让患者知道问询者如何理解他的病史,纠正错误。对症状较多较复杂的患者,尤其应注意及时总结,以便核实获得资料的正确性。

(16)结束语:病史采集结束前应给予暗示,如看表或总结问诊内容,不可直接生硬的结束问诊,同时应感谢患者的合作,并说明下一步患者需做的准备和护理计划等。

4.病史采集的基本流程

(1)准备工作。①病室环境:安静、温湿度适当、光线适宜、床单位整洁舒适、无异味、布局合理。②工具准备:护理病历夹、笔、电子病历 PDA 等用物。③着装仪表服装、鞋帽整洁,仪表大方,举止端庄。④行为举止:自信、大方、调整姿势,通过行为来改变心境。⑤精神心态:心情舒畅、态度亲切、努力构造良好的氛围。⑥评估思维:从医学、心理学、语言和社会学的角度、患者定位等方面入手。

(2)接待工作。①自我介绍:礼貌、自信地向患者介绍自己责任护士的身份,将患者带入病室。②入院宣教:请患者坐下,向患者行入院宣教,住院须知请患者签字;双人核对患者腕带信息,为患者佩戴并讲解其作用及使用注意事项。③解释交谈目的:向患者说明此次交谈的目的,取得患者的配合。

(3)病史采集:对于患者病史采集的内容,前面已有详细的介绍。

（4）书写护理病历：入院患者首次评估单、护理记录单、护理计划单、风险评估单等。

5.特殊情况的病史采集

（1）危重和晚期患者：如患者病情危重，需将评估的重点放在目前主要的问题上，并与抢救同时进行，若患者因疼痛、不适等导致表达受限时，可以让患者用点头、摇头来表达，或者询问患者的家属。病情危重者反应变慢，甚至迟钝，不应催促患者，应理解患者。经初步处理，待病情稳定后，再详细询问病史。重症晚期患者可能因治疗无望有拒绝、孤独、抑郁等情绪，新护士应首先评估患者对于疾病和预后的了解程度，对其回答应恰当和力求中肯，避免造成伤害。亲切的语言、真诚的关心、多与患者沟通，都可以给予患者极大的情感支持。

（2）老年患者：老年人因体力、视力、听力的减退，部分患者还存在思维障碍或反应缓慢，可能对病史采集有一定的影响。应注意以下技巧：①先用简单清楚、通俗易懂的一般性问题提问。②减慢病史采集进度，提高音量，使之有足够时间思索、回忆，必要时作适当的重复。③注意患者的反应，判断其是否听懂，有无语言障碍、思维障碍、精神失常，必要时请翻译或向家属和朋友收集补充病史。④对于思维迟缓尤其是伴有脑血管疾病者，应注意甄别其叙述内容的可靠性，取得其家属或共同生活者的配合，帮助纠正错误信息，提供更多的资料。⑤注意精神状态、外貌言行、与家庭及子女的关系等。

（3）儿童患者：了解儿童生长发育、心理及行为的特点，注意问诊时的面容、语调。小儿大多不能自述病史，须由家长或保育人员代述，所提供病史材料的可靠性与其观察小儿的能力、接触小儿的密切程度有关，对此应予注意并在病历记录中说明。病史采集时应注意态度和蔼，体谅家长焦急的心情，重视家长所提供的每个症状，因为家长最能早期发现小儿病情的变化。5岁以上的小儿，可让他补充叙述一些有关病情的细节，但应注意小儿记忆及表达的准确性。

（4）残疾患者：残疾患者在接触、提供病史上较为困难，需要更多的同情、关心和耐心，需要花更多时间收集病史。采集时注意以下技巧：①对听力损害或聋哑人，可用简单明了的手势或其他肢体语言；可请患者亲属、朋友解释或代述，同时注意患者表情；必要时进行书面交流。②对盲人，给予更多安慰，先向患者自我介绍，尽量保证患者舒适，这有利于减轻患者的恐惧，获得患者信任。聆听病史叙述时及时作出语言的应答，可使患者放心与配合。

（5）不合作患者。①依从性差：对于依从性差的患者，应了解其具体原因，并耐心解释疾病、诊疗和护理的相关知识，强调疾病控制或治愈，减少并发症的发生，减少精神上和经济上的负担，以进一步增强患者对护士的信任度。②焦虑与抑郁：对于焦虑患者，应鼓励患者讲出其感受，注意其语言和非语言的各种异常线索，以确定问题性质，给予宽慰和保证时应注意分寸，以免适得其反，使患者觉得护士不可信，产生抵触情绪。对于抑郁的患者，应多与患者沟通，建立友好的护患关系，以便了解其抑郁的具体原因，对因处理，同时注意患者有无自杀倾向，必要时请精神科会诊。③多话与唠叨：应注意以下技巧。a.提问应限定在主要问题上。b.当患者提供与病情不相关内容时，巧妙地打断。c.让患者稍作休息，同时仔细观察患者有无思维奔逸或混乱，如有则按精神科要求采集病史和进行精神检查。d.分次进行病史采集，告知患者病史采集内容及时间限制等，但应有礼貌、诚恳表述，切勿无耐心而使患者失去信任。④忧伤与缄默：对这类患者，护士在病史采集前应注意情感上的交流，最大限度地取得信任，在询问过程中，适当的安抚、理解患者，允许有必要的停顿或沉默，待患者平复情绪后再继续询问，同时尽量避免过多、过快的提问，以免造成患者缄默加重甚至产生反抗情绪而拒绝进行任何陈述。⑤愤怒与敌意：患病和缺乏安全感，导致患者可能表现出愤怒和不满，其愤怒的具体原因可能会是经济压力、病情恶化、家庭关系等问题,也有可能连患者自己也说不清。患者一般可通过口头、自虐行为、不合作等形式来表达愤怒,也可能会迁怒于护士,不管是哪种情况,护士应采取坦然、理解、不卑不亢的态度,尽量发现患者发怒的原因予以说明,注意切勿使其迁怒他人或医院其他部门。提问应缓慢而清晰,采集内容主要限于现病史较好,对个人史及家族史或其他可能比较敏感的问题,询问要十分谨慎,或分次进行,以免触怒患者。同时,护士应注意保护自己,注意自身的安全。⑥理解能力低下患者:患者理解能力及医学知识贫乏可能影响回答问题及遵从医嘱。护士问诊语言应通俗易懂,减慢提问速度,注意必要的重复及核实。由于对医护人员的尊重及环境生疏,使患者通常表现得过分顺从,有时对问题回答"是"仅仅是一种礼貌和理解的表示,实际上可能并不理解或同意,对此应特别注意。⑦精神异常患者:自知力是人们对自我心理、生理状态的认识能力,在医学上表示患者对自身疾病的认识能力。对于有自知力的精神异常者,病史采集对象是其本人。对缺乏自知力的患者,护士可以通过患者家属或相关人员进行病史采集,但应注意其对患者的了解程度综合分析,确保资料的可靠性。

(相　云)

第二节　生命体征的测量与护理

生命体征是体温、脉搏、呼吸及血压的总称,是机体生命活动的客观反映,是评价生命活动状态的重要依据,也是护士评估患者身心状态的基本资料。

正常情况下,生命体征在一定范围内相对稳定,相互之间保持内在联系;当机体患病时,生命体征可发生不同程度的变化。护士通过对生命体征的观察,可以了解机体重要脏器的功能状态,了解疾病的发生、发展、转归,并为疾病预防、诊断、治疗和护理提供依据;同时,可以发现患者现存的或潜在的健康问题,以正确制订护理计划。因此,生命体征的测量及护理是临床护理工作的重要内容之一,也是护士应掌握的基本技能。

一、体温

体温由三大营养物质氧化分解而产生。50%以上迅速转化为热能,50%贮存于 ATP 内,供机体利用,最终仍转化为热能散发到体外。正常人体的温度是由大脑皮质和丘脑下部体温调节中枢所调节(下丘脑前区为散热中枢,下丘脑后区为产热中枢),并通过神经、体液因素调节产热和散热过程,保持产热与散热的动态平衡,所以正常人有相对恒定的体温。

(一)正常体温及生理性变化

1.正常体温

通常说的体温是指机体内部的温度,即胸腔、腹腔、中枢神经的温度,又称体核温度,较高且稳定。皮肤温度称体壳温度。临床上通常用口温、肛温、腋温来代替体温。在这 3 个部位测得的温度接近身体内部的温度,且测量较为方便。3 个部位测得的温度略有不同,口腔温度居中,直肠温度较高,腋下温度较低。同时在 3 个部位进行测量,其温度差一般不超过 1 ℃。这是由于血液在不断地流动,将热量很快地由温度较高处带往温度较低处,因而机体各部的温度一般差异不大。

体温的正常值不是一个具体的点,而是一个范围。机体各部位由于代谢率的不同,温度略有差异,常以口腔、直肠、腋下的平均温度为标准,个体体温可以较正常的平均温度增减 0.3～0.6 ℃,健康成人的平均温度波动范围见表2-2。

表 2-2　健康成人不同部位温度的波动范围

部位	波动范围
口腔	36.2～37.0 ℃
直肠	36.5～37.5 ℃
腋窝	36.0～36.7 ℃

2.生理性变化

人的体温在一些因素的影响下,会出现生理性的变化,但这种体温的变化,往往是在正常范围内或是一闪而过的。

(1)时间:人的体温 24 小时内的变动在 0.5～1.5 ℃,一般清晨 2～6 时体温最低,下午 2～8 时体温最高。这种昼夜的节律波动,可能与人体活动代谢的相应周期性变化有关。如长期从事夜间工作的人员,可出现夜间体温上升、日间体温下降的现象。

(2)年龄:新生儿因体温调节中枢尚未发育完全,调节体温的能力差,体温易受环境温度影响而变化;儿童由于代谢率高,体温可略高于成人;老年人代谢率较低,血液循环变慢,加上活动量减少,因此体温偏低。

(3)性别:一般来说,女性比男性有较厚的皮下脂肪层,维持体热能力强,故女性体温较男性高约0.3 ℃。并且女性的基础体温随月经周期出现规律变化,即月经来潮后逐渐下降,至排卵后,体温又逐渐上升。这种体温的规律性变化与血中孕激素及其代谢产物的变化相吻合。

(4)环境温度:在寒冷或炎热的环境下,机体的散热受到明显的抑制或加强,体温可暂时性的降低或升高。另外,气流、个体暴露的范围大小亦影响个体的体温。

(5)活动:任何需要耗力的活动,都使肌肉代谢增强,产热增加,可以使体温暂时性上升1～2 ℃。

(6)饮食:进食的冷热可以暂时性地影响口腔温度,进食后,由于食物的特殊动力作用,可以使体温暂时性地升高 0.3 ℃左右。

另外,强烈的情绪反应、冷热的应用及个体的体温调节机制都对体温有影响,在测量体温的过程中要加以注意并能够做出解释。

3.产热与散热

(1)产热过程:机体产热过程是细胞新陈代谢的过程。人体通过化学方式产热,即食物氧化、骨骼肌运动、交感神经兴奋、甲状腺素分泌增多,以及体温升高均可提高新陈代谢率,而增加产热量。

(2)散热过程:机体通过物理方式进行散热。机体大部分的热量通过皮肤的辐射、传导、对流、蒸发来散热;一小部分的热量通过呼吸、尿、粪便而散发于体外。当外界温度等于或高于皮肤温度时,蒸发就是人体唯一的散热形式。①辐射:热由一个物体表面通过电磁波的形式传至另一个与它不接触物体表面的一种形式。在低温环境中,它是主要的散热方式,安静时的辐射散热所占的百分比较大,可达总热量的 60%。其散热量的多少与所接触物质的导热性能、接触面积和温差大小有关。②传导:机体的热量直接传给同它接触的温度较低的物体的一种散热方法。

③对流:传导散热的特殊形式。是指通过气体或液体的流动来交换热量的一种散热方法。④蒸发:由液态转变不气态,同时带走大量热量的一种散热方法。

(二)异常体温的观察

人体最高的耐受热为40.6～41.4 ℃,低于34 ℃或高于43 ℃,则极少存活。升高超过41 ℃,可引起永久性的脑损伤;高热持续在42 ℃以上24小时常导致休克及严重并发症。所以对于体温过高或过低者应密切观察病情变化,不能有丝毫的松懈。

1.体温过高

体温过高又称发热,是由各种原因使下丘脑体温调节中枢的调定点上移,产热增加而散热减少,导致体温升高超过正常范围。

(1)原因:①感染性,如病毒、细菌、真菌、螺旋体、立克次体、支原体、寄生虫等感染引起的发热,最多见。②非感染性,如无菌性坏死物质的吸收引起的吸收热、变态反应性发热等。

(2)以口腔温度为例,按照发热的高低将发热分为如下几类。低热:37.5～37.9 ℃。中等热:38.0～38.9 ℃。高热:39.0～40.9 ℃。超高热:41 ℃及以上。

(3)发热过程:发热的过程常依疾病在体内的发展情况而定,一般分为3个阶段。①体温上升期:特点是产热大于散热。主要表现:皮肤苍白、干燥无汗,患者畏寒、疲乏,体温升高,有时伴寒战。方式:骤升和渐升。骤升指体温在数小时内升至高峰,如肺炎球菌导致的肺炎;渐升指体温在数小时内逐渐上升,数天内达高峰,如伤寒。②高热持续期:特点是产热和散热在较高水平上趋于平衡。主要表现:体温居高不下,皮肤潮红,呼吸加深加快,脉搏增快并有头痛、食欲缺乏、恶心、呕吐、口干、尿量减少等症状,甚至惊厥、谵妄。③体温下降期:特点是散热增加,产热趋于正常,体温逐渐恢复至正常水平。主要表现:大量出汗、皮肤潮湿、温度降低。老年人易出现血压下降、脉搏细速、四肢厥冷等循环衰竭的症状。方式:骤降和渐降。骤降指体温在数小时内降至正常,如大叶性肺炎、疟疾;渐降指体温在数天内降至正常,如伤寒、风湿热。

(4)热型:将不同时间测得的体温绘制在体温单上,互相连接就构成体温曲线。各种体温曲线形状称为热型。有些发热性疾病有特殊的热型,通过观察体温曲线可协助诊断。但需注意,药物的应用可使热型变得不典型。常见的热型如下。①稽留热:体温持续在39～40 ℃,达数天或数周,24小时波动范围不超过1 ℃。常见于大叶性肺炎、伤寒等急性感染性疾病的极期。②弛张热:体温多在39 ℃以上,24小时体温波动幅度可超过2 ℃,但最低温度仍高于正常水平。常见于化脓性感染、败血症、浸润性肺结核等疾病。③间歇热:体温骤然升高达高峰后,持续数小时又迅速降至正常,经过一天或数天间歇后,体温又突然升高,如此有规律地反复发作,常见于疟疾。④不规则热:发热不规律,持续时间不定。常见于流行性感冒、肿瘤等疾病引起的发热。

2.体温过低

体温过低是指由于各种原因引起的产热减少或散热增加,导致体温低于正常范围,称为体温过低。当体温低于35 ℃时,称为体温不升。体温过低的原因如下。

(1)体温调节中枢发育未成熟:如早产儿、新生儿。

(2)疾病或创伤:见于失血性休克、极度衰竭等患者。

(3)药物中毒。

(三)体温异常的护理

1.体温过高

降温措施有物理降温、药物降温及针刺降温。

(1)观察病情:加强对生命体征的观察,定时测量体温,一般每天测温4次,高热患者应每4小时测温1次,待体温恢复正常3天后,改为每天1～2次,同时观察脉搏、呼吸、血压、意识状态的变化;及时了解有关各种检查结果及治疗护理后病情好转还是恶化。

(2)饮食护理:①补充高蛋白、高热量、高维生素、易消化的流质或半流质饮食,如粥、鸡蛋羹、面片汤、青菜、新鲜果汁等。②多饮水,每天补充液量3 000 mL,必要时给予静脉点滴,以保证入量。

由于高热时,热量消耗增加,全身代谢率加快,蛋白质、维生素的消耗量增加,水分丢失增多,同时消化液分泌减少,胃肠蠕动减弱,所以宜及时补充水分和营养。

(3)使患者舒适:①安置舒适的体位让患者卧床休息,同时调整室温和避免噪声。②每天早、晚刷牙,饭前、饭后漱口,不能自理者,可行特殊口腔护理。由于发热患者唾液分泌减少,口腔黏膜干燥,机体抵抗力下降,极易引起口腔炎、口腔溃疡,因此口腔护理可预防口腔及咽部细菌繁殖。③发热患者退热期出汗较多,此时应及时擦干汗液并更换衣裤和大单等,以保持皮肤的清洁和干燥,防止皮肤继发性感染。

(4)心理调护:注意患者的心理状态,对体温的变化给予合理的解释,以缓解患者紧张和焦虑的情绪。

2.体温过低

(1)保暖:①给患者加盖衣被、毛毯、电热毯等或放置热水袋,注意小儿、老人、昏迷者,热水袋温度不宜过高,以防烫伤。②暖箱:适用于体重低于2 500 g,胎龄不足35周的早产儿、低体重儿。

(2)给予热饮。

(3)监测生命体征:每小时测体温1次,直至恢复正常且保持稳定,同时观察脉搏、呼吸、血压、意识的变化。

(4)设法提高室温:以22～24 ℃为宜。

(5)积极宣教:教会患者避免导致体温过低的因素。

(四)测量体温的技术

1.体温计的种类及构造

(1)水银体温计:水银体温计又称玻璃体温计,是最常用的最普通的体温计。它是一种外标刻度为红线的真空玻璃毛细管。其刻度范围为35～42 ℃,每小格0.1 ℃,在37 ℃刻度处以红线标记,以示醒目。体温计一端贮存水银,当水银遇热膨胀后沿毛细管上升;因毛细管下端和水银槽之间有一凹陷,所以水银柱遇冷不致下降,以便检视温度。

根据测量部位的不同可将体温计分为口表、肛表、腋表。口表的水银端呈圆柱形,较细长;肛表的水银端呈梨形,较粗短,适合插入肛门;腋表的水银端呈扁平鸭嘴形。临床上口表可代替腋表使用。

(2)其他:如电子体温计、感温胶片、可弃式化学体温计等。

2.测体温的方法

(1)目的:通过测量体温,了解患者的一般情况及疾病的发生,发展规律,为诊断、预防、治疗提供依据。

(2)用物准备:①测温盘内备体温计(水银柱甩至35 ℃以下)、秒表、纱布、笔、记录本。②若测肛温,另备润滑油、棉签、手套、卫生纸、屏风。

（3）操作步骤：①洗手、戴口罩，备齐用物，携至床旁。②核对患者并解释目的。③协助患者取舒适卧位。④根据病情选择合适的测温方法。测腋温：擦干汗液，将体温计放在患者腋窝，紧贴皮肤屈肘臂过胸，夹紧体温计。测量 10 分钟后，取出体温计用纱布擦拭。测口温法：嘱患者张口，将口表汞柱端放于舌下热窝。嘱患者闭嘴用鼻呼吸，勿用牙咬体温计。测量时间 3～5 分钟。嘱患者张口，取出口表，用纱布擦拭。测肛温法：协助患者取合适卧位，露出臀部。润滑肛表前端，戴手套用手垫卫生纸分开臀部，轻轻插入肛表 3～4 cm。测量时间 3～5 分钟。用卫生纸擦拭肛表。④检视读数，放体温计盒内，记录。⑤整理床单位。⑥洗手，绘制体温于体温单上。⑦消毒用过的体温计。

（4）注意事项：①测温前应注意有无影响体温波动的因素存在，如 30 分钟内有无进食、剧烈活动、冷热敷、坐浴等。②体温值如与病情不符，应重复测量。③腋下有创伤、手术或消瘦夹不紧体温计者不宜测腋温；腹泻、肛门手术、心肌梗死的患者禁测肛温；精神异常、昏迷、婴幼儿等不能合作者及口鼻疾病或张口呼吸者禁测口温；进热食或面颊部热敷者，应间隔 30 分钟后再测口温。④对小儿、重症患者测温时，护士应守护在旁。⑤测口温时，如不慎咬破体温计，应立即清除玻璃碎屑，以免损伤口腔黏膜；口服蛋清或牛奶，以保护消化道黏膜并延缓汞的吸收；病情允许者，进粗纤维食物，以加快汞的排出。

3.体温计的消毒与检查

（1）体温计的消毒：为防止测体温引起的交叉感染，保证体温计清洁，用过的体温计应消毒。先将体温计分类浸泡于含氯消毒液内 30 分钟后取出，再用冷开水冲洗擦干，放入清洁容器中备用。集体测温后的体温计，用后全部浸泡于消毒液中。①5 分钟后取出清水冲净，擦干后放入另一消毒液容器中进行第二次浸泡，半小时后取出清水冲净，擦干后放入清洁容器中备用。②消毒液的容器及清洁体温计的容器每周进行 2 次高压蒸汽灭菌消毒，消毒液每天更换一次，若有污染随时消毒。③传染病患者应设专人体温计，单独消毒。

（2）体温计的检查：在使用新的体温计前，或定期消毒体温计后，应对体温计进行校对，以检查其准确性。将全部体温计的水银柱甩至 35 ℃以下，同一时间放入已测好的 40 ℃水内，3 分钟后取出检视。若体温计之间相差0.2 ℃以上或体温计上有裂痕者，取出不用。

二、脉搏

（一）正常脉搏及生理性变化

1.正常脉搏

随着心脏节律性收缩和舒张，动脉内的压力也发生周期性的波动，这种周期性的压力变化可引起动脉血管发生扩张与回缩的搏动，这种搏动在浅表的动脉可触摸到，临床简称为脉搏。正常人的脉搏节律均匀、规则，间隔时间相等，每搏强弱相同且有一定的弹性，每分钟搏动的次数为60～100 次（即脉率）。脉搏通常与心率一致，是心率的指标。

2.生理性变化

脉率受许多生理性因素影响而发生一定范围的波动。

（1）年龄：一般新生儿、幼儿的脉率较成人快。

（2）性别：同龄女性比男性快。

（3）情绪：兴奋、恐惧、发怒时脉率增快，忧郁时则慢。

（4）活动：一般人运动、进食后脉率会加快；休息、禁食则相反。

(5)药物:兴奋剂可使脉搏增快,镇静剂、洋地黄类药物可使脉搏减慢。

(二)异常脉搏的观察

1.脉率异常

(1)速脉:成人脉率在安静状态下超过 100 次/分,又称为心动过速。见于高热、甲状腺功能亢进(甲亢,由于代谢率增加而使脉率增快)、贫血或失血等患者。正常人可有窦性心动过速,为一过性的生理现象。

(2)缓脉:成人脉率在安静状态下低于 60 次/分,又称心动过缓。颅内压增高、病窦综合征、二度以上房室传导阻滞,或服用某些药物如地高辛、普尼拉明、利血平、普萘洛尔等可出现缓脉。正常人可有生理性窦性心动过缓,多见于运动员。

2.脉律异常

脉搏的搏动不规则,间隔时间时长时短,称为脉律异常。

(1)间歇脉:在一系列正常均匀的脉搏中出现一次提前而较弱的脉搏,其后有一较正常延长的间歇(即代偿性间歇),亦称期前收缩。见于各种心脏病或洋地黄中毒的患者;正常人在过度疲劳、精神兴奋、体位改变时也偶尔出现间歇脉。

(2)脉搏短绌:同一单位时间内脉率少于心率。绌脉是由于心肌收缩力强弱不等,有些心排血量少的搏动可发出心音,但不能引起周围血管搏动,导致脉率少于心率。特点:脉律完全不规则,心率快慢不一、心音强弱不等。多见于心房纤颤者。

3.强弱异常

(1)洪脉:当心排血量增加,血管充盈度和脉压较大时,脉搏强大有力,称洪脉。见于高热、甲状腺功能亢进、主动脉关闭不全等患者;运动后、情绪激动时也常触到洪脉。

(2)细脉:当心排血量减少,动脉充盈度降低时,脉搏细弱无力,扪之如细丝,称细脉或丝脉。见于大出血、主动脉瓣狭窄和休克、全身衰竭的患者,是一种危险的脉象。

(3)交替脉:节律正常而强弱交替时出现的脉搏,称为交替脉。交替脉是左心衰竭的重要体征。常见于高血压性心脏病、急性心肌梗死、主动脉关闭不全等患者。

(4)水冲脉:脉搏骤起骤落,有如洪水冲涌,故名水冲脉,主要见于主动脉关闭不全、动脉导管未闭、甲亢、严重贫血患者,检查方法是将患者前臂抬高过头,检查者用手紧握患者手腕掌面,可明显感知。

(5)奇脉:在吸气时脉搏明显减弱或消失为奇脉。其产生主要与吸气时,左心室的搏出量减少有关。常见于心包腔积液、缩窄性心包炎等患者,是心包压塞的重要体征之一。

4.动脉壁异常

由于动脉壁弹性减弱,动脉变得迂曲不光滑,有条索感,如按在琴弦上,多见于动脉硬化的患者。

(三)测量脉搏的技术

1.部位

临床上常在靠近骨骼的动脉测量脉搏。最常用和最方便的是桡动脉,患者也乐于接受。其次为颞动脉、颈动脉、肱动脉、腘动脉、足背动脉和股动脉等。如怀疑患者心搏骤停或休克时,应选择大动脉为诊脉点,如颈动脉、股动脉。

2.测脉搏的方法

(1)目的:通过测量脉搏,可间接了解心脏的情况,观察相关疾病发生、发展规律,为诊断、治疗提供依据。

(2)准备:治疗盘内备带秒钟的表、笔、记录本及听诊器。

(3)操作步骤:①洗手、戴口罩,备齐用物,携至床旁。②核对患者,解释目的。③协助患者取坐位或半坐卧位,手臂放在舒适位置,腕部伸展。④以示指、中指、无名指的指端按在桡动脉表面,压力大小以能清楚地触及脉搏为宜,注意脉律,强弱动脉壁的弹性。⑤一般情况下所测得的数值乘以2,心脏病患者、脉率异常者、危重患者则应以1分钟记录。⑥协助患者取舒适体位。⑦将脉搏绘制在体温单上。

(4)注意事项:①诊脉前患者应保持安静,剧烈运动后应休息20分钟后再测。②偏瘫患者应选择健侧肢体测量。③脉搏细、弱难以测量时,用听诊器测心率。④脉搏短细的患者,应由2名护士同时测量,一人听心率,另一人测脉率,一人发出"开始""停止"的口令,记数1分钟,以分数式记录:心率/脉率,若心率每分钟120次,脉率90次,即应写成120/90次/分。

三、呼吸

(一)正常呼吸及生理变化

1.正常呼吸的观察

在安静状态下,正常成人的呼吸频率为16~20次/分。正常呼吸表现为节律规则,均匀无声且不费力。

2.生理性变化

(1)年龄:一般年龄越小,呼吸频率越快,小儿比成年人稍快,老年人稍慢。

(2)性别:同龄的女性呼吸频率比男性稍快。

(3)运动:运动后呼吸加深加快,休息和睡眠时减慢。

(4)情绪:强烈的情绪变化会刺激呼吸中枢,导致呼吸加快或屏气。如恐惧、愤怒、紧张等都可引起呼吸加快。

(5)其他:环境温度过高或海拔增加,均会使呼吸加深加快,呼吸的频率和深浅度还可受意识控制。

(二)异常呼吸的评估及护理

1.异常呼吸的评估

(1)频率异常:①呼吸过速,在安静状态下,成人呼吸频率超过24次/分,称为呼吸过速或气促。见于高热、疼痛、甲亢、缺氧等患者,因血液中二氧化碳积聚,血氧不足,可刺激呼吸中枢,使呼吸加快。发热时,体温每升高1℃,每分钟呼吸增加3~4次。②呼吸过缓,在安静状态下,成人呼吸频率少于10次/分,称为呼吸过缓。常见于呼吸中枢抑制的疾病,如颅内压增高、麻醉剂及安眠药过量等患者。

(2)节律异常:①潮式呼吸又称陈-施呼吸,是一种周期性的呼吸异常,周期0.5~2.0分钟,需观察较长时间才能发现。特点表现为开始时呼吸浅慢,以后逐渐加深加快,又逐渐由深快变为浅慢,然后呼吸暂停5~30秒后,再重复上述状态的呼吸,如此周而复始,呼吸运动呈潮水涨落样,故称潮式呼吸(图2-2)。发生机制:当呼吸中枢兴奋性减弱或高度缺氧时,呼吸减弱至暂停,血中二氧化碳增高到一定程度时,通过颈动脉和主动脉的化学感受器反射性地刺激呼吸中枢,使呼吸恢复。随着呼吸的由弱到强,二氧化碳不断排出,使其分压降低,呼吸中枢又失去有效的刺激,呼吸再次减弱至暂停,从而形成了周期性呼吸。常见于中枢神经系统疾病,如脑炎、颅内压增高、酸中毒、巴比妥中毒等患者。②间断呼吸又称毕奥呼吸,表现为呼吸和呼吸暂停现象交替出现的呼吸。特点是有规律地呼吸几次后,突然暂停呼吸,间隔时间长短不同,随后又开始呼吸,然后反复交替出现(图 2-3)。其发生机制同潮式呼吸,是呼吸中枢兴奋性显著降低的表现,但比潮式呼吸更为严重,多在呼吸停止前出现,预后不佳。常见于颅内病变、呼吸中枢衰竭等患者。

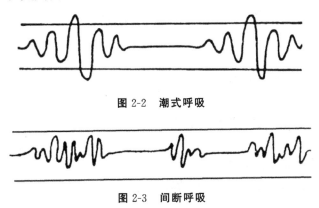

图 2-2　潮式呼吸

图 2-3　间断呼吸

(3)深浅度异常:①深度呼吸又称库斯莫呼吸,是一种深而规则的大呼吸。见于尿毒症、糖尿病等引起的代谢性酸中毒等患者。②浮浅性呼吸是一种浅表而不规则的呼吸。有时呈叹息样,见于呼吸肌麻痹或濒死的患者。

(4)音响异常:①蝉鸣样呼吸,吸气时有一种高音调的音响,声音似蝉鸣,称为蝉鸣样呼吸。其发生机制多由于声带附近有阻塞,使空气进入发生困难所致。见于喉头水肿、痉挛、喉头有异物等患者。②鼾声呼吸,呼气时发出粗糙的呼声。其发生机制由于气管或支气管内有较多的分泌物蓄积,多见于深昏迷等患者。

(5)呼吸困难:指呼吸频率、节律和深浅度都有异常。呼吸困难的患者主观上表现空气不足、呼吸费力;客观上表现用力呼吸、张口耸肩、鼻翼翕动、发绀,辅助呼吸肌也参与呼吸运动,在呼吸频率、节律、深浅度上出现异常改变,根据临床表现可分为如下几种。①吸气性呼吸困难:是由于上呼吸道部分梗阻,使得气体进入肺部不畅,肺内负压极度增高所致,患者感觉吸气费力,吸气时间显著长于呼气时间,辅助呼吸肌收缩增强,出现明显的三凹征(胸骨上窝、锁骨上窝和肋间隙及腹上角凹陷)。多见于喉头水肿或气管、喉头有异物等患者。②呼气性呼吸困难:是由于下呼吸道部分梗阻,使得气体呼出肺部不畅所致,患者呼气费力,呼气时间显著长于吸气时间,多见于支气管哮喘和阻塞性肺气肿患者。③混合性呼吸困难:呼气和吸气均感费力,呼吸的频率加快而表浅。多见于重症肺炎、大片肺不张或肺纤维化的患者。

(6)形态异常:①胸式呼吸渐弱,腹式呼吸增强。正常女性以胸式呼吸为主。当胸部或肺有疾病或手术时均使胸式呼吸渐弱,腹式呼吸增强。②腹式呼吸渐弱,胸式呼吸增强。正常男性及儿童以腹式呼吸为主。当有腹部疾病时,如腹膜炎、腹部巨大肿瘤、大量腹水等,使膈肌下降,腹式呼吸渐弱,胸式呼吸增强。

2.异常呼吸的护理

(1)观察:密切观察呼吸状态及相关症状、体征的变化。

(2)吸氧:酌情给予氧气吸入,必要时可用呼吸机辅助呼吸。

(3)心理护理:根据患者的反应,有针对性地对患者做好患者的心理护理,合理解释及安慰患者,以消除患者的紧张、恐惧心理,有安全感,主动配合治疗和护理。

(4)卧床休息:调节室内温度和湿度,保持空气清新,禁止吸烟;根据病情安置舒适体位,以保证患者的休息,减少耗氧量。

(5)保持呼吸道通畅:及时清除呼吸道分泌物,必要时给予吸痰。

(6)给药治疗:根据医嘱给药治疗,注意观察疗效及不良反应。

(7)健康教育:讲解有效咳嗽和正确呼吸方法,指导患者戒烟。

(三)呼吸测量技术

1.目的

(1)测量患者每分钟的呼吸次数。

(2)协助临床诊断,为预防、治疗、护理提供依据。

(3)观察呼吸的变化,了解患者疾病的发生、发展规律。

2.评估

(1)患者的病情、治疗情况及合作程度。

(2)患者在30分钟内有无活动、情绪激动等影响呼吸的因素存在。

3.操作前准备

(1)用物准备:有秒针的表、记录本和笔。

(2)患者准备:情绪稳定,保持自然的呼吸状态。

(3)护士准备:着装整洁,修剪指甲,洗手,戴口罩。

(4)环境准备:安静、整洁、光线充足。

4.操作步骤

见表2-3。

表 2-3 呼吸测量技术操作步骤

流程	步骤	要点说明
1.核对	携用物到床旁,核对床号、姓名	*确定患者
2.取体位	测量脉搏后,护士仍保持诊脉手势	*分散患者的注意力
3.测量呼吸	(1)观察患者胸部或腹部的起伏(一起一伏为一次呼吸),一般情况测30秒,将所测数值乘以2即为呼吸频率,如患者呼吸不规则或婴儿应测1分钟 (2)如患者呼吸微弱不易观察时,可用少许棉花放于患者鼻孔前,观察棉花纤维被吹动的次数,计数1分钟	*男性多为腹式呼吸,女性多为胸式呼吸,同时应观察呼吸的节律、深浅度、音响及呼吸困难的症状
4.记录	记录呼吸值:次/分,洗手	

5.注意事项

测量患者呼吸时,患者应处于自然呼吸的状态,以保证测量数值的准确性。

四、血压

血压是指血液在血管内流动时对血管壁的侧压力。一般指动脉血压,如无特别注明均指肱动脉的血压。当心脏收缩时,主动脉压急剧升高,至收缩中期达最高值,此时的动脉血压称收缩压。当心室舒张时,主动脉压下降,至心舒末期达动脉血压的最低值,此时的动脉血压称舒张压。

（一）正常血压及生理性变化

1.正常血压

在安静状态下,正常成人的血压范围:(12.0~18.5)/(8.0~11.9)kPa,脉压为 4.0~5.3 kPa。

血压的计量单位,过去多用 mmHg(毫米汞柱),后改用国际统一单位 kPa(千帕斯卡)。目前临床仍用 mmHg(毫米汞柱)。两者换算公式:1 kPa=7.5 mmHg、1 mmHg≡0.133 kPa。

2.生理性变化

在各种生理情况下,动脉血压可发生各种变化,影响血压的生理因素有以下几种。

(1)年龄:随着年龄的增长血压逐渐增高,以收缩压增高较显著。儿童血压的计算公式如下。

$$收缩压=80+年龄×2$$
$$舒张压=收缩压×2/3$$

(2)性别:青春期前的男女血压差别不显著。成年男子的血压比女性高 0.7 kPa(5 mmHg);绝经期后的女性血压又逐渐升高,与男性差不多。

(3)昼夜和睡眠:血压在上午 8~10 小时达全天最高峰,之后逐渐降低;午饭后又逐渐升高,下午 4~6 小时出现全天次高值,然后又逐渐降低;至入睡后 2 小时,血压降至全天最低值;早晨醒来又迅速升高。睡眠欠佳时,血压稍增高。

(4)环境:寒冷时血管收缩,血压升高;气温高时血管扩张,血压下降。

(5)部位:一般右上肢血压常高于左上肢,下肢血压高于上肢。

(6)情绪:紧张、恐惧、兴奋及疼痛均可引起血压增高。

(7)体重:血压正常的人发生高血压的危险性与体重增加呈正比。

(8)其他:吸烟、劳累、饮酒、药物等都对血压有一定的影响。

（二）异常血压的观察

1.高血压

目前基本上采用 1999 年世界卫生组织(WHO)和国际抗高血压联盟(ISH)高血压治疗指南的高血压定义:在未服抗高血压药的情况下,成人收缩压≥18.7 kPa(140 mmHg)和/或舒张压≥12.0 kPa(90 mmHg)者。95%的患者为病因不明的原发性高血压,多见于动脉硬化、肾炎、颅内压增高等,最易受损的部位是心、脑、肾、视网膜。

2.低血压

一般认为血压低于正常范围且有明显的血容量不足表现如脉搏细速、心悸、头晕等,即可诊断为低血压。常见于休克、大出血等。

3.脉压异常

脉压增大多见于主动脉瓣关闭不全、主动脉硬化等;脉压减小多见于心包积液、缩窄性心包炎等。

（三）血压的测量

1.血压计的种类和构造

(1)水银血压计:分立式和台式两种,其基本结构都包括输气球、调节空气的阀门、袖带、能充水银的玻璃管、水银槽几部分。袖带的长度和宽度应符合标准:宽度比被测肢体的直径宽20%,长度应能包绕整个肢体。充水银的玻璃管上标有刻度,范围为 0~40.0 kPa(0~300 mmHg),每小格表示 0.3 kPa(2 mmHg);玻璃管上端和大气相通,下端和水银槽相通。当输气球送入空气后,水银由玻璃管底部上升,水银柱顶端的中央凸起可指出压力的刻度。水银血压计测得的数值相当准确。

(2)弹簧表式血压计:由一袖带与有刻度 2.7～4.0 kPa(20～30 mmHg)的圆盘表相连而成,表上的指针指示压力。此种血压计携带方便,但欠准确。

(3)电子血压计:袖带内有一换能器,可将信号经数字处理,在显示屏上直接显示收缩压、舒张压和脉搏的数值。此种血压计操作方便,清晰直观,不需听诊器,使用方便、简单,但欠准确。

2.测血压的方法

(1)目的:通过测量血压,了解循环系统的功能状况,为诊断、治疗提供依据。

(2)准备:听诊器、血压计、记录纸、笔。

(3)操作步骤:①测量前,让患者休息片刻,以消除活动或紧张因素对血压的影响;检查血压计,如袖带的宽窄是否适合患者、玻璃管有无裂缝、橡胶管和输气球是否漏气等。②向患者解释,以取得合作。患者取坐位或仰卧,被侧肢体的肘臂伸直、掌心向上,肱动脉与心脏在同一水平。坐位时,肱动脉平第 4 软骨;卧位时,肱动脉平腋中线。如手臂低于心脏水平,血压会偏高;手臂高于心脏水平,血压会偏低。③放平血压计于上臂旁,打开水银槽开关,将袖带平整地缠于上臂中部,袖带的松紧以能放入一指为宜,袖带下缘距肘窝 2～3 cm。如测下肢血压:袖带下缘距腘窝 3～5 cm,将听诊器胸件置于腘动脉搏动处,记录时注明下肢血压。④戴上听诊器,关闭输气球气门,触及肱动脉搏动。易地听诊器胸件放在肱动脉搏动最明显的地方,但勿塞入袖带内,以一手稍加固定。⑤挤压输气球囊打气至肱动脉搏动音消失,水银柱又升高 2.7～4.0 kPa(20～30 mmHg)后,以每秒 0.5 kPa(4 mmHg)左右的速度放气,使水银柱缓慢下降,视线与水银柱所指刻度平行。⑥在听诊器中听到第一声动脉音时,水银柱所指刻度即为收缩压;当搏动音突然变弱或消失时,水银柱所指的刻度即为舒张压。当变音与消失音之间有差异时,或危重者应记录两个读数。⑦测量后,驱尽袖带内的空气,解开袖带。安置患者于舒适卧位。⑧将血压计右倾 45°,关闭气门,气球放在固定的位置,以免压碎玻璃管;关闭血压计盒盖。⑨用分数式,即收缩压/舒张压 mmHg 记录测得的血压值,如 14.7/9.3 kPa(110/70 mmHg)。

(4)注意事项:①测血压前,要求安静休息 20～30 分钟,如运动、情绪激动、吸烟、进食等可导致血压偏高。②血压计要定期检查和校正,以保证其准确性,切勿倒置或震动。③打气不可过猛、过高,如水银柱里出现气泡,应调节或检修,不可带着气泡测量。④降至"0",稍等片刻再行第二次测量。⑤对偏瘫、一侧肢体外伤或手术后患者,应在健侧手臂上测量。⑥排除影响血压值的外界因素,如袖带太窄、袖带过松、放气速度太慢测得的血压值偏高,反之则血压值偏低。⑦长期测血压应做到四定,即部位、定体位、定血压计、定时间。

(相　云)

第三节　患者体位的移动

一、移动技术

(一)目的

协助不能自行移动的患者进行床上移动,达到患者舒适的目的。

(二)操作前准备

1.告知患者

操作目的、方法、注意事项、配合方法。

2.评估患者

(1)病情、意识状态、皮肤情况、活动耐力及配合程度。

(2)肢体活动能力、体重,有无约束、伤口、引流管、骨折和牵引等。

3.操作护士

着装整洁、修剪指甲、洗手、戴口罩。

4.物品准备

快速手消毒剂、必要时备软枕。

5.环境

整洁、安静。

(三)操作步骤

1.协助患者移向床头

(1)一人协助法:适用于轻症或疾病恢复期患者。①核对患者腕带、床头卡。②固定床脚刹车,妥善安置各种管路。③视病情放平床头,将软枕横立于床头。④患者仰卧屈膝,双手握住床头栏杆,也可搭在护士肩部或抓住床沿。⑤护士一手托在患者肩部,另一手托住臀部,同时让患者两臂用力,脚蹬床面,托住患者重心顺势向床头移动。⑥放回软枕,根据病情摇起床头。⑦固定管路,整理床单位。⑧洗手。

(2)二人协助法:适用于重症或体重较重的患者。①同一人协助法①~③。②患者仰卧屈膝。③两位护士分别站在床的两侧,交叉托住患者颈肩部和臀部,或一人托住肩及腰部,另一人托住臀部及腘窝部,两人同时抬起患者移向床头。④放回枕头。⑤协助患者取舒适卧位,固定管路,整理床单位。⑥洗手。

2.协助患者翻身侧卧

(1)一人协助法:适用于体重较轻的患者。①核对患者腕带、床头卡。②固定床脚刹车,妥善安置各种管路。③患者仰卧,两手放于腹部。④将患者肩部、臀部移向护士侧床缘,护士两腿分开 11~15 cm,以保持平衡,使重心稳定。⑤移上身:护士将患者近侧肩部稍托起,一手伸入肩部,并用手臂扶托颈项部;另一手移至对侧肩背部,用合力抬起患者上身移至近侧。再将患者臀部、双下肢移近并屈膝,使患者尽量靠近护士。⑥护士一手托肩,一手扶膝,轻轻将患者转向对侧,背向护士。⑦按侧卧要求,在患者背部及所需部位垫上软枕。⑧固定管路,整理床单位。⑨洗手。⑩记录翻身时间和皮肤情况。

(2)二人协助法:适用于重症或体重较重的患者。①同一人协助法①~③。②护士两人站在床的同一侧,一人托住患者颈肩部和腰部,另一人托住患者臀部和腘窝部,两人同时抬起患者移向近侧。③分别托扶患者的肩、腰、臀和膝,轻轻将患者翻向对侧。④同一人协助法⑦~⑩。

(四)注意事项

(1)注意各种体位转换间的患者安全,保护管路。

(2)注意体位转换后患者的舒适;观察病情、生命体征的变化,记录体位维持时间。

(3)协助患者体位转换时,不可拖拉,注意节力。

(4)被动体位患者翻身后,应使用辅助用具支撑体位保持稳定,确保肢体和关节处于功能位。

(5)注意各种体位受压处的皮肤情况,做好预防压疮的护理。

(6)颅脑手术后,不可剧烈翻转头部,应取健侧卧位或平卧位。

(7)颈椎或颅骨牵引患者,翻身时不可放松牵引。

(8)石膏固定和伤口较大患者翻身后应使用软垫支撑,防止局部受压。

(五)评价标准

(1)患者/家属能够知晓护士告知的事项,对服务满意。

(2)卧位正确,管道通畅。

(3)护理过程安全,患者局部皮肤无擦伤,无其他并发症。

(4)操作规范,动作熟练。

二、运送技术

(一)目的

运送不能下床的患者。

(二)操作前准备

1.告知患者

操作目的、方法、注意事项、配合方法。

2.评估患者

(1)病情、意识状态、体重及配合能力。

(2)躯体活动能力、皮肤情况。

(3)有无约束、各种管路情况,身体有无移动障碍。

3.操作护士

着装整洁、修剪指甲、洗手、戴口罩。

4.物品准备

轮椅/平车、被单。

5.环境

安全。

(三)操作步骤

(1)轮椅运送:①携用物至患者床旁,核对腕带、床头卡。②从床上向轮椅移动时,在床尾处备轮椅,轮椅应放在患者健侧,固定轮椅。③协助患者下床、转身,坐入轮椅后,放好足踏板。④患者坐不稳或轮椅下斜坡时,用束腰带保护患者。⑤下坡时,倒转轮椅,使轮椅缓慢下行,患者头及背部应向后靠。⑥从轮椅向床上移动时,推轮椅至床尾,轮椅朝向床头,并固定轮椅。⑦协助患者站起、转身、坐至床边。⑧协助患者取舒适卧位,整理床单位。⑨整理用物,洗手。

(2)平车运送:①携用物至患者床旁,核对腕带、床头卡。②挪动法:适用于能在床上配合移动的患者。将平车推至与床平行,并紧靠床边,固定平车,将盖被平铺于平车上,协助患者移动到平车上,盖好被单。③搬运法:儿童或体重较轻者可采用1人搬运法;不能自行活动或体重较重者采用2~3人搬运法;病情危重或颈、胸、腰椎骨折患者采用4人以上搬运法;应先将平车推至床尾,使平车头端与床尾成钝角,固定平车,1人或以上人员将患者搬运至平车上,盖好被单。④拉起护栏。⑤头部置于平车的大轮端。⑥推车时小轮在前,车速适宜,护士站于患者头侧,上下坡时应使患者头部在高处一端。⑦返回病房时,同法移回病床,协助患者取舒适卧位。⑧整理用物及床单位。⑨洗手。

（四）注意事项

（1）使用前应先检查轮椅和平车，保证完好无损方可使用；轮椅、平车放置位置合理，移动前应先固定。

（2）轮椅、平车使用中注意观察病情变化，确保安全。

（3）保护患者安全、舒适，注意保暖，骨折患者应固定好骨折部位再搬运。

（4）遵循节力原则，速度适宜。

（5）在搬运过程中，妥善安置各种管路，避免牵拉。

（五）评价标准

（1）患者/家属能够知晓护士告知的事项，对服务满意。

（2）护理过程安全，患者出现异常情况时，护士处理及时。

三、预防跌倒

（一）目的

评估患者及客观危险因素，采取防止患者跌倒的有效措施，保证患者安全。

（二）操作前准备

1.告知患者/家属

（1）操作目的、注意事项、配合方法。

（2）预防跌倒的方法。

2.评估患者

（1）病情、年龄、意识、自理能力、步态、合作程度、心理状态。

（2）用药、既往病史、目前疾病状况等。

3.操作护士

着装整洁、洗手、戴口罩。

4.物品准备

根据患者情况适时准备污物桶、快速手消毒剂、隔离衣。

5.环境

（1）地面、各种标识、灯光照明、病房设施。

（2）易跌倒的因素。

（3）整洁、私密、温度适宜。

（三）操作步骤

（1）穿隔离衣，携用物至患者床旁，核对腕带、床头卡。

（2）协助患者取舒适、安全卧位。

（3）定时巡视患者，严密观察患者的生命体征及病情变化，合理安全陪护。

（4）遵医嘱按时给患者服药，告知患者服药后注意事项，患者服药后，密切观察患者状况。

（5）将病床调至最低位置，并固定好脚刹，必要时加床挡。

（6）患者坐凳稳定，螺丝固定牢固。

（7）呼叫器、便器等常用物品放在患者易取处。

（8）搬运患者时将平车（轮椅）固定，防止滑动，就位后拉好护栏。

(9)创造良好的病室安全环境,保持地面干净无水迹,走廊畅通,无障碍物、光线明亮。

(10)加强与患者及家属的交流沟通,关注患者的心理需求,给予必要的生活帮助和护理。

(11)整理用物及床单位,用物按医疗垃圾分类处理。

(12)脱隔离衣,洗手、记录。

(四)注意事项

(1)做好防止患者跌倒的宣教工作。

(2)对年老体弱、活动不便者,下床活动时应有保护措施。

(3)搬运患者时将平车(轮椅)固定,防止滑动,就位后拉好护栏。

(4)创造良好的病室安全环境,保持地面干净无水迹,走廊畅通,无障碍物、光线明亮。

(5)加强与患者及家属的交流沟通,关注患者的心理需求,给予必要的生活帮助和护理。

(五)评价标准

(1)患者/家属能够知晓护士告知的事项,对服务满意。

(2)操作规范,动作娴熟。

(3)护理过程安全。

(相　云)

第四节　铺　床　技　术

一、备用床、暂空床

(一)目的

保持病室整洁,供新患者或暂时离床患者使用。

(二)评估

(1)室内患者是否在接受治疗或进餐。

(2)检查床有无损坏,床单、被套是否符合要求,是否适应季节需要。

(三)用物

床、床垫、床褥、枕芯、棉被或毛毯、大单或床罩、被套、枕套,必要时备一次性中单(或橡皮中单及中单)。

(四)操作要点

(1)按使用顺序放置用物于床旁椅上。

(2)移开床旁桌、椅。

(3)床垫上缘紧靠床头。

(4)铺床:①铺床褥。②铺大单或套床罩:中线对齐,床头床尾包紧,床单平整无皱褶。③必要时铺一次性中单(或橡皮单及中单):上缘距床头45～50 cm。④套被套:被头距床头15 cm,被套两侧折叠与床垫齐,被套内外整齐,无皱褶。⑤套枕套:四角充实,开口背门。

(5)桌椅归原处。

(6)暂空床将盖被三折叠于床尾。

(五)注意事项

需注意:①不要在治疗、换药或进餐时铺床;②铺床前要检查床的安全性能;③被服有破损、污渍应及时更换;④操作中遵循节力原则;⑤床单位舒适、整洁、美观。

二、麻醉床

(一)目的

供麻醉术后的患者使用,使患者安全、舒适,预防并发症,防止污染被褥。

(二)评估

(1)患者的诊断、病情、手术和麻醉方式、部位、术后需要的抢救或治疗物品等。

(2)检查床单位是否清洁、安全。

(3)病室内患者是否在接受治疗或进餐。

(三)用物

除备用床用物外,另加一条一次性中单(或橡皮中单及中单),必要时备麻醉护理盘、吸痰器、氧气、热水袋、毛毯、血压计、听诊器、弯盘、胶布、剪刀、电筒、别针等。麻醉护理盘用物:压舌板、开口器、舌钳、牙垫、通气导管、治疗碗、镊子、输氧导管、吸痰导管、棉签、纱布等。

(四)操作要点

(1)同铺备用床法铺好大单或床罩后,根据病情和手术部位需要,铺一次性中单(或橡皮单及中单)。

(2)铺床。①铺被套:被套上端与床头平齐,两侧边缘向内折叠与床垫齐,尾端向内折叠与床尾齐,再将盖被纵向三折叠于一侧床边,开口向门。②枕头横立于床头。

(3)移回床旁桌,椅子放于折叠被同侧。

(五)注意事项

需注意:①铺麻醉床时应将全部被服换为清洁被服;②注意保温,根据季节及室温加以调节。

三、卧床患者更换床单法

(一)目的

使床单位整洁,患者舒适,预防压疮。

(二)评估

(1)患者的病情、意识状态、有无活动受限、心理反应及配合程度。

(2)患者是否需要便器。

(3)病室内患者是否在接受治疗或进餐。

(4)床单的清洁程度以及室内的温度。

(三)用物

清洁大单或床罩、中单(或一次性中单)、被套、枕套、带潮湿布套的床刷,需要时备衣裤。

(四)操作要点

(1)病情允许翻身侧卧的患者,采用左右侧卧更换床单法。

(2)移椅至床尾,将清洁被服按更换顺序放椅上,移开床旁桌,若病情允许放平床头。

(3)松开一侧盖被及底层各单,协助患者侧卧或移至床的另一边,枕头随之移动。将近侧中单卷起塞于患者身下,清洁中单(或一次性中单)搭在患者身上,将大单卷起,塞在患者身下。

（4）清洁床单的中线和床的中线对齐，一半塞在患者身下，一半铺平，放平并铺好清洁中单（或一次性中单）。

（5）协助患者侧卧于铺好的一边，卷下污单放于护理车下。依次将各单逐层拉出铺平。

（6）帮助患者采取适当体位。

（7）更换被套、枕套。

（8）整理床单位。

（9）根据患者情况，也可以从床头至床尾更换。

（相　云）

第五节　清洁技术

清洁是人类最基本的生理需要之一。当一个人生病时，由于自理能力的下降，某些时候可能出现无法自己保持身体清洁的情况。作为一名护士，应根据患者的病情，与患者共同制订并实施合理、安全、有效的清洁计划，促进患者舒适，预防并发症的发生。

一、口腔护理

（一）目的

（1）使口腔清洁、湿润，预防口腔感染及其他并发症。

（2）去除口臭，增进食欲。

（3）观察口腔黏膜、舌苔变化及有无特殊的口腔气味。

（二）评估

（1）患者的病情、自理能力，对口腔卫生保健知识的了解程度。

（2）患者口腔情况：口唇的颜色，口腔黏膜是否有炎症、溃疡、出血；是否有义齿、龋齿；口腔黏膜的湿润程度，口腔有无特殊气味。

（3）环境是否清洁、安静，符合患者病情需要。

（三）用物

治疗盘（弯盘、治疗碗内适量棉球、压舌板、弯血管钳、镊子、治疗巾）、棉签、手电筒、液状石蜡、纸巾、吸水管，必要时加开口器，按需准备外用药及常用漱口液。

（四）操作要点

（1）向患者解释，取得合作。

（2）协助患者侧卧或头转向护士，取治疗巾或患者的干毛巾围颈下，置弯盘于口角旁。

（3）观察口腔有无溃疡、出血、真菌感染及舌苔性质等情况，有活动义齿者，取下妥善保管。

（4）用弯血管钳夹棉球，再用镊子帮助拧干棉球。

（5）清洁顺序：①清洁口唇；②用压舌板轻轻撑开颊部，自内向外擦拭两颊；③擦拭牙齿外面、内面及咬合面，均自内向外（磨牙至切牙），纵向擦洗（上牙自上而下，下牙自下而上）；④擦拭腭部；⑤擦拭舌面、舌下、舌的两侧。

（6）帮助清醒患者漱口，擦干面部。

(7)酌情处理口腔疾病,唇干者涂以液状石蜡等润唇剂。

(8)整理用物,协助患者取舒适卧位。

(五)注意事项

(1)操作时动作轻柔,避免损伤口腔黏膜及牙龈。

(2)擦洗腭部时,勿触及软腭,以免引起恶心。

(3)昏迷患者禁忌漱口。进行口腔护理时需注意:①需用张口器时,应从臼齿处放入,不可用暴力助其张口;②棉球应夹紧,每次1个,防止棉球遗留在口内;③棉球不可过湿,以防患者发生误吸。

(4)操作过程中,应观察口腔黏膜有无异常情况。

(5)传染病患者的用物按消毒隔离原则处理。

(6)义齿的护理:①帮助患者取下义齿,用冷水冲洗干净。冲刷时禁用热水或乙醇,以免龟裂变形、变色及老化。②让患者漱口后,戴上义齿。③如暂不用义齿,可浸入凉水杯中保存。每天晨护后更换清水1次。

二、皮肤护理

(一)床上擦浴

1.目的

(1)清除皮肤污垢,保持皮肤清洁,使患者舒适。

(2)增强皮肤血液循环及排泄功能,预防皮肤感染和皮肤压力伤产生。

(3)观察和了解患者的一般情况,满足身心需要。

2.用物

护理车上备热水壶、污水桶、毛巾、浴巾、清洁衣裤、50％乙醇溶液、便器、爽身粉,必要时备小剪刀、汽油、棉签、屏风。患者自己的面巾、肥皂(沐浴液)、梳子、脸盆。

3.操作要点

(1)向患者解释,关闭门窗,用屏风遮挡患者。

(2)按需协助使用便器。

(3)根据病情放平床头及床尾,松床头盖被。

(4)备水,水温一般50℃左右,以患者能耐受为准,随季节调温。

(5)将擦洗毛巾折叠成手套形,浴巾铺于擦洗部位下面,擦洗顺序为眼、鼻、耳、脸、上肢、双手、胸腹、背部、臀部、下肢、会阴部,手脚可直接浸泡在盆内清洗。

(6)擦洗方法:①先用擦上肥皂的湿毛巾擦洗;②清洁湿毛巾擦净身体上的肥皂;③拧干毛巾后再次擦洗;④用大毛巾边按摩边擦干。

(7)骨隆突处擦洗后用50％乙醇溶液按摩。

(8)必要时梳发、剪甲、换清洁衣裤。

4.注意事项

(1)注意保暖,每次只暴露正在擦洗的部位,并防止不必要的暴露及湿污床单。

(2)擦洗动作平稳有力,以刺激循环并减少瘙痒感。

(3)维护患者自尊;减少翻动次数,不要使患者过度疲劳。

(4)仔细擦净颈部、耳后、腋窝、腹股沟皮肤皱褶处。

(5)擦洗过程中,保持水温适宜。

(6)注意观察患者情况,出现不适,立即停止擦洗,及时给予处理。

(7)皮肤有异常应予记录,并采取相应措施。

(8)护士注意节力,擦浴时使患者移近护士,避免不必要的走动。

(二)皮肤压力伤的预防及护理

1.目的

促进局部血液循环,预防压疮。

2.用物

脸盆、热水、毛巾、50%乙醇溶液、支垫物。

3.操作要点

(1)协助患者俯卧或侧卧,暴露背部,用温水(50~52 ℃)擦洗。

(2)局部按摩,蘸50%乙醇溶液,用手掌大小鱼际部分,紧贴皮肤做压力均匀地向心按摩,轻重压力交替使用。已有初期压疮时,用拇指指腹以环状动作由近压疮处向外按摩。

(3)全身按摩,掌心蘸50%乙醇溶液进行按摩,顺序为臀上方,沿脊柱旁向上至肩部,再向下至腰部。用拇指指腹由骶尾部沿脊柱按摩至第7颈椎处。

(4)根据情况,采用适宜的支垫(气垫、气圈等)方法避免压疮,有条件者使用防压疮床垫。

4.注意事项

需注意:①注意保暖,控制室温,关门窗;②不可在早期压疮处按摩或加压;③合理使用各种支垫,放置在合适位置。

（张佳佳）

第六节　无　菌　技　术

无菌技术是指在医疗、护理操作过程中,防止一切微生物侵入人体和防止无菌物品及无菌区域被污染的操作技术。无菌技术是临床医学和护理学中的一项重要的基本操作技术,也是预防医院感染的一项重要而基础的措施,护理人员本着为服务对象负责的态度,必须加强无菌观念,准确熟练掌握无菌技术,严格遵守无菌操作规程,以确保服务对象的安全。

一、无菌技术操作原则

(1)无菌操作环境应清洁、宽敞。操作前30分钟停止扫地、更换床单等工作,避免人员流动,尘埃飞扬。

(2)穿戴整洁,洗手,戴帽子,口罩盖住口鼻。必要时穿无菌衣、戴无菌手套。

(3)无菌物品与非无菌物品分开放置,有明确标志。无菌物品不可暴露于空气中,应存放于无菌包或无菌容器中。无菌包外须标明物品名称、灭菌日期,按失效期先后顺序摆放。过期或受潮物品应重新灭菌。

(4)进行无菌操作时,应明确无菌区和非无菌区。

(5)操作者身体应与无菌区保持一定距离,取放无菌物品时,面向无菌区,并使用无菌持物钳;手臂保持在腰部或治疗台面以上,不可跨越无菌区,手不可接触无菌物。避免在无菌区谈笑、咳嗽、打喷嚏。用物疑有污染或已被污染应更换并重新灭菌。

(6)一套无菌物品只供一位患者使用,以防交叉感染。

二、无菌持物钳使用法

(一)目的
(1)取放和传递无菌物品。

(2)保持无菌持物钳无菌。

(二)评估
(1)操作区域是否清洁、宽敞,流动人员的情况。

(2)操作台是否清洁、干燥、平坦。

(三)操作要点
(1)无菌持物钳保存在无菌干燥容器中,或者无菌持物钳浸泡在有盖无菌大口容器中,消毒液应浸没钳关节以上 2～3 cm 或镊子的 1/2,每一容器只能放置一把持物钳。

(2)取放无菌持物钳时,闭合钳端,不可触及容器口缘及液面以上容器内壁。

(3)使用时保持钳端向下,用后立即放回容器内。

(4)取远处物品,应连容器一并转移,就地取用。

(5)持钳高度不可低于腰部,不能随意甩动。

(6)无菌持物钳不可夹取油纱或用于换药及消毒皮肤,污染或可疑污染应重新消毒。

(7)干缸无菌持物钳 24 小时更换 1 次;浸泡无菌持物钳及容器每周消毒 1～2 次,并更换消毒液。使用频繁的科室应每天消毒 1 次。

四、注意事项

(1)严格遵循无菌技术操作原则。

(2)无菌持物钳只能用于夹取无菌物品,不能用于夹取油纱布或换药。

(3)取放无菌持物钳时钳端闭合,持物钳下 2/3 部分不可触及液面以上的容器内壁及容器口边缘;使用过程中,始终保持钳端向下,手不可触及无菌持物钳浸泡部分。

(4)夹取远处的无菌物品时,应将持物钳和容器一起移至操作处,就地使用。

(5)无菌持物钳已经污染或疑有污染,不得再放回容器内,应重新灭菌。

(6)无菌持物钳和浸泡容器要定期消毒。湿式保存时,一般病房每周清洁、灭菌 1 次;手术室、门诊换药室、注射室等使用频率高的部门,应每天清洁、消毒。干式保存法,一般 4～8 小时更换 1 次。

三、无菌包使用方法

(一)目的
用以保持无菌包内的无菌物品处于无菌状态,供无菌操作使用。

(二)评估
(1)操作的目的、无菌包名称。

(2)操作区域是否清洁、宽敞,流动人员情况。

（3）操作台是否清洁、干燥、平坦。

（三）操作过程

（1）核对无菌包的名称、有效灭菌日期,检查化学指示带颜色变化情况,包布干燥、完整,系带严、紧方可使用。

（2）自包布外角、右角、左角、近侧角的顺序打开,若为双层包裹的无菌包,内层无菌巾使用无菌持物钳打开。

（3）用持物钳夹取物品,包内有剩余物品,则按原痕包起扎好,注明开包日期、时间,24 小时内使用。

（4）包内物品一次全部取出时,可将包托在手中打开,另一手将包布四角抓住,使包内物品妥善置于无菌区域内。

（四）注意事项

（1）严格遵循无菌技术操作原则。

（2）打开、包扎无菌包时,手不可触及包布内面,不可跨越无菌面。

（3）准确注明开包日期及时间,开包后包内物品 24 小时内使用。

（4）包内物品超过有效期、被污染或包布受潮,需重新灭菌。

四、铺无菌盘

（一）目的

（1）将无菌治疗巾铺在清洁干燥的治疗盘内,形成一无菌区,内放无菌物品。

（2）保持无菌物品不被污染。

（二）评估

（1）操作的目的,治疗盘是否清洁干燥、无菌治疗巾是否在有效期内。

（2）操作区域是否清洁、宽敞,流动人员情况。

（3）操作台是否清洁、干燥、平坦。

（三）操作要点

要点如下:①用无菌持物钳从无菌包内取出无菌治疗巾。②双手捏住无菌巾上层两角的外面抖开,双折铺于治疗盘上。③上层扇形折叠,开口边向外。④放入无菌物品后,展开扇形折叠层,盖住物品,上下层边缘对齐。开口处向上折 2 次,两侧边缘分别向下或向上折一次。⑤注明铺盘日期及时间。

（四）注意事项

（1）严格遵循无菌技术操作原则。

（2）操作时,非无菌物品及身体应与无菌盘保持适当的距离,不可跨越无菌区。

（3）无菌盘应保持干燥,避免潮湿、污染。

（4）已铺好的无菌盘应尽早使用,有效期不超过 4 小时。

五、无菌容器使用法

经灭菌处理的盛放无菌物品的器具称为无菌容器,包括无菌盒、罐、盘及储槽等。

（一）目的

用以保存无菌物品,使其保持无菌状态。

(二)评估

(1)操作区域是否清洁、宽敞,流动人员情况。

(2)操作台是否清洁、干燥、平坦。

(三)操作流程

(1)打开无菌容器时,无菌面朝上放置,取用物品后立即盖严容器。手不可触及容器的内面及边缘。

(2)无菌持物钳不可触及容器边缘。

(3)手持无菌容器时,应托住底部。

(4)打开容器时,避免手臂越过容器上方。

(5)从储槽中取物时,应将盖子完全打开,避免物品触碰边缘而污染。

(6)无菌容器应定期消毒。

(四)注意事项

(1)严格遵循无菌技术操作原则。

(2)手指不可触及容器边缘及内面。

(3)无菌物品一经从无菌容器内取出,虽未使用,也不得再放回无菌容器内。

(4)无菌容器应定期消毒灭菌,一般有效期为1周。

六、取用无菌溶液法

(一)目的

保持无菌溶液在无菌状态下使用。

(二)评估

(1)操作的目的,无菌溶液的名称、剂量、浓度、有效期及瓶盖有无松动、瓶子有无裂缝、溶液有无沉淀、混浊或变色等。

(2)操作区域是否清洁、宽敞,流动人员情况。

(3)操作台是否清洁、干燥、平坦。

(三)操作要点

要点如下:①擦净瓶口,核对标签,检查瓶盖是否松动,溶液有无变质、浑浊;②启开盖子,用拇指、示指或用双手拇指于标签侧翻起瓶塞,拉出瓶塞;③消毒瓶口后,标签朝上,倒出少量溶液冲洗瓶口,再由原处倒出适量溶液;④及时盖塞,消毒瓶口,注明开瓶日期及时间。

(四)注意事项

(1)严格遵循无菌技术操作原则。

(2)翻盖瓶塞时,手不可触及瓶口及瓶塞内面。

(3)不可将物品伸入无菌溶液瓶内蘸取溶液,已倒出的溶液不可再倒回瓶内。

(4)倾倒溶液时瓶口不可直接接触任何物体。

(5)已开启的溶液瓶内溶液,24小时内有效。

七、戴无菌手套法

(一)目的

完成无菌操作,保护操作者和患者,避免交叉感染。

（二）评估

（1）操作的目的，无菌手套的尺寸、有效期。

（2）操作区域是否清洁、宽敞，流动人员情况。

（3）操作台是否清洁、干燥、平坦。

（三）操作要点

要点如下：①洗净、擦干双手；②选择手套号码，核对消毒有效期；③打开手套包，滑石粉润滑双手；④一手捏住手套翻折部分（手套内面），取出手套戴上，已戴好手套的手插入另一手套翻折处（手套外面），同法将手套戴好；⑤手套翻边套在衣袖外面。

（四）注意事项

（1）严格遵循无菌技术操作原则。

（2）未戴手套的手不可触及无菌手套的外面，已戴手套的手不可触及未戴手套的手及手套的内面。

（3）戴手套后如发现手套有破洞或怀疑污染，应立即更换。

（4）戴手套后双手应始终保持在腰部或操作台面以上视线范围内活动。

（吴卫卫）

第七节　隔　离　技　术

隔离是将传染病患者或高度易感人群安置在指定的地方，以暂时避免与周围人群接触的措施。对传染病患者采取的隔离称为传染性隔离，对易感人群采取的隔离称为保护性隔离。隔离是预防医院感染的重要措施之一，护理人员应熟练掌握并善于应用有关的隔离技术。

一、口罩的使用

口罩具有吸附、隔滤病菌的功能，使用口罩可以有效保护患者和工作人员。

（一）目的

（1）保护患者、呼吸道传染性疾病的易感人群及医护人员，避免交叉感染。

（2）防止飞沫污染无菌物品、伤口及清洁物品。

（二）评估

佩戴口罩的目的，口罩大小及类型。

（三）操作要点

要点如下：①洗手；②握住口罩上方，用口罩罩住口鼻，带子在头上或耳后及颈部打活结。

（四）注意事项

（1）根据不同的需要选用不同种类的口罩。口罩一般可分为纱布口罩、外科口罩、医用防护口罩。一般诊疗活动可选用纱布口罩或外科口罩，手术室工作或护理免疫功能低下患者、进行体腔穿刺等操作时可选用外科口罩，接触经空气传播或近距离接触经飞沫传播的呼吸道传染病患者时可选用医用防护口罩。

（2）口罩应大小适宜，佩戴时全部罩住口鼻部。

（3）戴上口罩后，口罩不可以悬挂于胸前，不可以用污染的手接触口罩。

（4）始终保持口罩的清洁干燥。一般情况下，口罩使用4~8小时后应更换；使用一次性口罩时间不得超过4小时。当口罩潮湿、有血渍或飞沫等异物污染或可疑污染、每次接触严密隔离的传染病患者后，应立即更换。

二、手消毒

（一）洗手

1.目的

洗去污垢、皮屑及暂存细菌，减少将病原体带给患者、物品及个人的机会。每次护理患者前后、执行无菌操作、取用清洁物品前及接触污物后均应洗手。

2.用物

皂液、纸巾或暖风吹手设备、流动自来水及水池设备。

3.操作要点

（1）洗手前取下手表及饰物。

（2）打开水龙头，湿润双手。

（3）取皂液，按照七步洗手法进行：①掌心相对，手指并拢，相互搓擦；②手心对手背沿指缝相互搓擦，交换进行；③掌心相对，双手交叉指缝相互搓擦；④一只手握住另一只手大拇指旋转搓擦，交换进行；⑤弯曲各手指使关节在另一手掌心旋转搓擦，交换进行；⑥将五个手指并拢放在另一手掌心旋转搓擦，交换进行；⑦一只手握住另一手腕，旋转搓擦，交换进行。

（4）流动水冲洗干净。

（5）双手自然干燥、洁净纸巾擦干或烘干双手。

（二）刷手

1.目的

避免感染及交叉感染，避免污染无菌物品或清洁物品。

2.用物

无菌手刷、刷手液、无菌纸巾或小毛巾、流动自来水及水池设备。

3.操作要点

（1）戴口罩、取下手表，卷袖过肘。

（2）刷手：用手刷蘸刷手液自指尖、手背、手掌及前臂用旋转的方法刷洗。衣服不可接触水池，也不可溅湿衣服。

（3）每只手至少刷洗30秒后用流动水冲洗，再重新刷洗1次。

（4）再按第2步重新刷手1次。冲洗时，腕部应高于肘部，让水由指尖流向手臂，不使污水倒流。

（5）刷手后将双手悬空举在胸前。

（6）用无菌巾擦干双手。

三、穿脱隔离衣

（一）目的

保护患者及工作人员，避免交叉感染及自身感染；防止病原体的传播。

(二)用物

准备隔离衣。

(三)操作要点

1.穿隔离衣

(1)洗手,戴口罩、帽子,取下手表,卷袖过肘。

(2)手持衣领取下隔离衣,两手将衣领的两端向外折,使清洁面向着自己,并露出袖子内1/3。

(3)伸左臂入袖,举起手臂,将衣袖抖上;用左臂持衣领,依法穿上右臂袖子。

(4)两手持衣领,由领子中央顺着边缘向后将领扣扣好,再扣好袖扣。

(5)解开腰带,两手分别将隔离衣的两边向前拉,直至触到两侧边缘的标志后用手捏住,两手在背后将两侧边缘对齐,向一侧折叠,以一手按住,另一手将腰带拉至背后压住折叠处,将腰带在背后交叉,再回到前面打一活结。

(6)扣上隔离衣后缘下部的扣子。

2.脱隔离衣

(1)解松后缘下部的扣子,解松腰带,在前面打一活结。

(2)解开两袖扣,在肘部将部分袖子塞入工作服下,使两手露出。

(3)泡手、刷手。

(4)解开领口,左手伸入右侧袖口内拉下衣袖过手,再用衣袖遮住的右手在外面拉下左手衣袖过手,两手在袖内解开腰带,两手轮换握住袖子,手臂逐渐推出。

(5)用右手自衣内握住肩缝,随即用左手拉住衣领,使隔离衣两边对齐,挂在衣架上。

(6)不再穿的隔离衣将清洁面向外卷好,投入污衣桶。

(四)注意事项

(1)穿隔离衣前,应准备好工作中所需的所有物品。

(2)隔离衣应长短合适,必须全部覆盖工作服。

(3)隔离衣应每天更换,如有破损或潮湿应立即更换,接触不同病种患者时也应更换隔离衣。

(4)穿脱隔离衣时,应避免污染衣领和清洁面。

(5)穿隔离衣后只限在规定区域内进行工作,不允许进入清洁区,避免接触清洁物品。

(6)穿好隔离衣后,双臂应保持在腰部以上,视线范围内。

四、床单位终末消毒

(一)目的

对转科、出院或死亡患者单位、用物和医疗器械进行彻底消毒。

(二)操作要点

要点如下:①将污被服撤下,送洗衣房清洗;②床垫、棉被、枕芯等放于日光下曝晒6小时,或用紫外线照射消毒,或送洗衣房拆洗;③病床、床旁桌椅用消毒液擦拭;④食具、脸盆等煮沸消毒或用消毒液擦拭,暖瓶用消毒液擦拭;⑤病室开门窗通风或消毒液喷洒;⑥传染病患者按传染病出院消毒法处理;⑦终末消毒处理后,铺好备用床准备迎接新患者。

(相　云)

第八节 给药技术

药物治疗是临床最常用的一种治疗手段,通过药物治疗可以达到治疗疾病、减轻症状、预防疾病、协助诊断和维护正常生理功能的目的。护士是药物疗法的实施者和用药过程的监护者,因此,为了合理、安全、有效地用药,护士应该了解和熟悉有关药物的药理学理论与知识,熟悉掌握正确的给药方法和技术,能指导患者安全正确地接受药物治疗并能准确地评估患者用药后的疗效和反应。

一、口服给药法

(一)摆药(病房摆药)

1.目的

按医嘱准备住院患者口服药。正确提供药物剂量和用药时间,用于预防、诊断和治疗疾病。

2.用物

药柜(备有各种药物及用具,如量杯、滴管、乳钵、药匙、纱布或小毛巾),发药盘或发药车,药杯,服药单。

3.操作要点

(1)洗手、戴口罩,将用物备齐。

(2)核对服药单。

(3)摆固体药物,应用药匙取,药粉或含化药物须另用纸包裹后放入杯内。

(4)摆药过程中,严格核对药瓶标签3遍,取药前、取药中、取药后各核对1遍。

(5)摆水剂时应用量杯计量。先将药水摇匀,再手持量杯或带刻度的药杯,拇指在所需刻度处,使之与视线同一水平,右手持药瓶,标签朝向掌心,倒毕以湿纱布擦净瓶口,放回原处。

(6)药液量不足1 mL时,须用滴管测量(1 mL:15滴),将药液滴入盛少许凉开水的药杯内,以免黏附杯上。

(7)药物全部摆完后,与服药单查对1次。对婴幼儿和鼻饲或上消化道出血患者,将药片研碎后用纸包好放入药杯内。

(8)清洗滴管、乳钵等,整理药柜。

(9)经第2人核对后发药。

(二)发药

1.目的

按医嘱将口服药发给患者,并指导、协助患者服下。

2.用物

温度适宜的白开水,服药单,发药盘或发药车。

3.操作要点

(1)洗手、戴口罩。

(2)按规定时间送药至床前,核对床号、姓名无误后发药。帮助患者及时服下。

47

（3）老人、体弱者、小儿及危重患者应喂药,鼻饲患者应将研碎药液溶解后从胃管内灌入,并注入少量温开水冲净。

（4）若患者不在或因故暂不能服药者应将药品取回保管并交班。

（5）药杯浸泡消毒,清洗干燥后备用。

4.注意事项

（1）摆药、发药时必须严格执行查对制度。①三查:操作前、操作中、操作后查。②七对:床号、姓名、药名、浓度、剂量、用药方法及时间。

（2）剂量要准确,同时服用几种水剂时,应分别倒入各自药杯内。同时服用2杯以上药物时应一次取离药盘,以免再次取药时拿错。

（3）如病情需要或为幼儿,可将药片磨碎后送服。

（4）严格依照医嘱按时给药。因特殊情况暂不发药,要做好交班。

（5）对易发生变态反应的药物,应在使用前了解患者有无变态反应史,使用中须加强病情观察。

（6）了解患者所服药物的作用、毒副反应以及特殊要求,做必要宣教。

（7）发药时,患者如提出疑问,应虚心听取,重新核对,确认无误后给予解释,再给患者服下。

（8）发药后,随时观察服药效果及不良反应,及时与医师联系,酌情处理。

二、皮内注射法

皮内注射是将少量药液或生物制剂注射于表皮与真皮之间的方法。

(一)目的

（1）用于药物过敏试验,观察有无变态反应。

（2）预防接种。

（3）作为局部麻醉的起始步骤。

(二)评估

（1）患者的诊断、治疗情况,用药史、药物变态反应史。

（2）患者的意识状态、心理状态,对用药的认知与合作程度。

（3）患者注射部位皮肤状况。一般选择毛发与色素较少、皮肤浅薄的前臂掌侧下段内侧或三角肌下缘。

(三)用物

注射盘(安尔碘或生理盐水、无菌持物镊、无菌棉签、弯盘、1 mL注射器1副),按医嘱备好药液放无菌盘内。

(四)操作要点

要点如下:①核对医嘱,洗手,戴口罩。②携物品至病床旁,三查七对,向患者解释。③询问有无变态反应史。④选择部位。预防接种在上臂三角肌下缘,过敏试验在前臂掌侧下1/3处。⑤以生理盐水消毒皮肤,待干。再次核对,注射器排气。⑥左手绷紧注射部位皮肤,右手持注射器,针头斜面向上与皮肤呈5°刺入皮内。待针尖斜面全部进入皮内后以左手拇指固定针栓,右手推注药液0.1 mL局部可见皮丘,并显露毛孔。⑦注射完毕拔出针头,切勿按压。⑧向患者交代注意事项,医嘱打钩签字,清理用物。⑨记录时间,按规定时间观察结果。

（五）注意事项

（1）严格执行查对制度和无菌操作原则。

（2）药物过敏试验前,详细询问用药史、变态反应史及家族史,如患者对需要注射的药物有变态反应史,则不可行皮试。

（3）药物过敏试验须准备好0.1%盐酸肾上腺素、氧气等急救药物和设备。

（4）药物过敏试验忌用安尔碘消毒,以免影响对局部反应的观察。

（5）进针勿过深,以针尖斜面完全进入皮内为宜。注射完毕嘱患者避免按揉、遮盖注射部位,以免影响对结果的观察。

（6）若需做对照试验,则用另一注射器及针头,在另一侧前臂相应部位注入0.1 mL生理盐水。

（7）应嘱患者20分钟内不可离开、不可剧烈活动,如有不适立即通知医务人员。

（8）药物过敏试验结果判断:注射部位皮丘隆起增大,出现红晕,直径超过1 cm,周围有伪足伴局部痒痛;或患者出现头晕、心慌、恶心,甚至发生过敏性休克为阳性;皮丘大小无改变,周围不红肿,无红晕,无自觉症状为阴性。

三、皮下注射法

（一）目的

（1）用于不宜经口服给药,或要求较口服给药产生作用迅速而又较肌内或静脉注射吸收慢的情况用药。

（2）局部给药,如局部麻醉。

（2）预防接种各种疫苗。

（二）评估

（1）患者的病情、诊断与治疗情况,用药史、药物变态反应史。

（2）患者的意识状态、心理状态,对用药的认知与合作程度。

（3）患者肢体活动能力,注射部位皮肤及皮下组织状况。

（三）用物

注射盘(同皮内注射)、1～5 mL注射器、按医嘱备药液放置在无菌盘内。

（四）操作要点

要点如下:①同皮内注射前2项操作步骤;②选择注射部位(上臂三角肌下缘、上臂外侧、大腿外侧位或腹部等),常规消毒皮肤(安尔碘消毒)待干;③再次核对,注射器排气;④左手绷紧皮肤,右手持注射器,以示指固定针栓使针头与皮肤呈30°～40°(过瘦者可捏起注射部位皮肤,同时角度可减小)迅速刺入针头的1/2～2/3,固定针栓,以左手抽吸活塞,无回血即可推药;⑤注射毕,以干棉球轻压针刺点,快速拔针勿按揉,按压片刻⑥安置患者于舒适体位,医嘱打钩签字,清理用品。

（五）注意事项

（1）严格执行查对制度和无菌操作原则。

（2）凡对组织刺激性强的药物,不可用作皮下注射。

（3）对需经常注射的患者,应更换注射部位,建立轮流交替注射部位的计划,以增加药液吸收。

(4)针头刺入角度不宜超过45°,以免刺入肌肉层。注射药液<1 mL时,必须用1 mL注射器抽吸药液,以保证剂量准确。

(5)在注射过程中,手不能接触针梗,以免污染;进针角度为30°~40°,深度为针梗的1/2~2/3。

(6)对过于消瘦者,护士可捏起局部组织,适当减少穿刺角度。

四、肌内注射

(一)目的
(1)由于药物或病情因素不宜采用口服给药者。
(2)要求药物在较短时间内发生疗效,而又不适于或不必要采用静脉注射。
(3)药物刺激性较强或药量较大,不适于皮下注射。

(二)评估
(1)患者的病情、诊断与治疗情况。
(2)患者的意识状态、心理状态,对用药的认知与合作程度。
(3)患者肢体活动能力,注射部位的皮肤及肌肉组织状况。

(三)用物
注射盘(同皮内注射)、2~5 mL无菌注射器、按医嘱备药放在无菌盘内。

(四)操作要点
要点如下:①同皮内注射前2项操作步骤。②选择注射部位(臀大肌、臀中肌、臀小肌、股外侧肌及上臂三角肌)。③帮助患者取适当体位,常规消毒皮肤,消毒范围直径至少5 cm。④再次核对,驱尽注射器内空气。⑤左手拇指、示指绷紧皮肤,右手持针以中指固定针栓,将针头迅速垂直刺入肌肉内2.5~3 cm(针头的1/2~2/3,消瘦者及小儿酌减)。松开左手抽动活塞,无回血,缓缓注入药物。⑥同皮下注射后2项操作步骤。

(五)注意事项
(1)严格执行查对制度和无菌操作原则。

(2)为使臀部肌肉放松,可取下列体位:侧卧位,上腿伸直、下腿稍弯曲;俯卧位,足尖相对、足跟分开;仰卧位,常用于危重患者及不能翻身者;坐位,便于操作、但坐位要稍高。

(3)2岁以下婴幼儿不宜选用臀大肌注射,因幼儿在未能独立走路前,其臀部肌肉发育不好,臀大肌注射有损伤坐骨神经的危险,应选用臀中肌、臀小肌注射。

(4)切勿将针梗全部刺入,以防针梗从根部衔接处折断,难以取出。

(5)注射针头刺入后若有血液回流,应立即将针头拔出,更换注射部位。

(6)需2种药液同时注射时,应注意配伍禁忌。需长期肌内注射者,要有计划地更换注射部位。

五、静脉注射

静脉注射是自静脉注入药液的方法。

(一)目的
(1)不宜口服及肌内注射的药物,通过静脉注射迅速发挥药效。
(2)通过静脉注入用于诊断性检查的药物。

（3）静脉营养治疗。

（二）评估

（1）患者的病情、诊断与治疗情况。

（2）患者的意识状态、心理状态，对用药的认知与合作程度。

（3）患者肢体活动能力，穿刺部位的皮肤状况、静脉充盈度及管壁弹性。

（三）用物

注射盘（同皮内注射）、无菌注射器（根据药液量选用规格）、止血带、治疗巾、按医嘱备药液放在无菌盘内。

（四）操作要点

要点如下：①同皮内注射前 2 项操作步骤。②选择合适静脉。四肢浅静脉：肘部静脉（贵要静脉、正中静脉、头静脉），以及腕部、手背、足背浅静脉，股静脉。注射部位下铺治疗巾，穿刺处上部约 6 cm 处系止血带，止血带松紧度适宜，常规消毒皮肤。③再次核对，排尽注射器内空气，左手拇指绷紧静脉下端皮肤，右手持注射器针头斜面向上，与皮肤呈 20°，于静脉上方或侧面刺入皮下，再沿静脉方向潜行刺入，见回血可再沿静脉进针少许。④松开止血带，固定针头缓缓注入药液。⑤同皮下注射后 2 项操作步骤。

（五）注意事项

（1）严格执行查对制度和无菌操作原则。需长期静脉给药者，应有计划地由小到大、由远心端到近心端选择静脉。

（2）根据病情及药物性质，掌握注入药液的速度，并随时听取患者主诉，观察注射局部情况及病情变化。

（3）穿刺后必须有通畅的回血方可推药。对组织有强烈刺激性的药物，应另备抽有生理盐水的注射器和头皮针，注射穿刺成功后，先注入少量生理盐水，证实针头确在静脉内，再换上抽有药液的注射器进行推药，以免药液外溢而致组织坏死。

（4）针对不同患者及注射环境等情况，采用相应的穿刺要点。①肥胖患者：肥胖患者皮下脂肪较厚，静脉位置比较深，有时候在皮肤表面较难辨认。可先扎上止血带，找到合适的静脉，摸清其走向后放松止血带；常规消毒皮肤后扎上止血带，并消毒左手示指指头，用该指摸准静脉位置，右手持注射器与针头，稍加大进针角度（为 30°～40°），顺静脉走向从血管的正面刺入。②消瘦患者：皮下脂肪少，静脉滑动，但静脉较明显，可以固定静脉的上下端，从正面或侧面刺入。③水肿患者：由于水肿，静脉不明显，可按肢体浅静脉走行位置，先用手指按压局部，将皮下组织间液暂时推开，使血管形态显露，然后尽快消毒皮肤，扎上止血带后进针。④休克患者：因静脉充盈不良致使穿刺困难，可在扎止血带后，从穿刺部位远心端向近心端方向反复推揉，以使血管充盈便于进针。⑤老年人：因老年人皮下脂肪较少，血管易滑动，且脆性较大而易被穿破。可先以一手示指和拇指分别置于穿刺段静脉上下端，固定静脉后再沿其走向穿刺，注意穿刺时用力勿过猛。⑥天气寒冷：浅表静脉收缩，可先用热毛巾或热水袋热敷局部，使血管充盈显露便于进针。待静脉暴露后再穿刺。消毒、穿刺动作要快，否则被驱散的水分又掩藏血管。

六、密闭式静脉输液法

静脉输液术是利用大气压和液体静压原理将大量无菌溶液或药物由周围浅静脉输入体内的治疗方法。

(一)目的

(1)补充水分及电解质,预防和纠正水、电解质及酸碱平衡紊乱。

(2)增加循环血量,改善微循环,维持血压及微循环灌注量。

(3)供给营养物质,促进组织修复,增加体重,维持正氮平衡。

(4)输入药物,治疗疾病。

(二)评估

(1)患者的年龄、病情、意识状态及营养状况等。

(2)患者的心理状态及配合程度。

(3)患者穿刺部位的皮肤、血管状况及肢体活动度。

(三)用物

注射盘(同皮内注射)、一次性无菌输液器、头皮针、治疗巾、止血带、胶布、开瓶器、瓶套、输液架、药液,必要时备夹板及绷带。

(四)操作要点

(1)洗手,戴口罩。

(2)检查输液器完整性、有效期等。

(3)核对医嘱,检查药物,如药名、浓度、剂量和有效期等,瓶口有无松动,将输液瓶或输液袋上下轻摇2次,无破裂,无渗漏,药液无浑浊、无沉淀或絮状物出现。常规消毒,根据医嘱加药并在溶液瓶或袋上注明。

(4)取出输液器持输液管及排气管针头插入瓶塞至针头根部,关紧水止。

(5)推用品至病床旁,核对床号、姓名,向患者解释,以取得合作。协助患者排尿,并取适当体位。将输液瓶或输液袋倒挂在输液架上排气,连接针头。

(6)选择静脉,放治疗巾和止血带于穿刺部位下面,用安尔碘消毒皮肤,待干;备胶条,扎紧止血带,安尔碘再次消毒。

(7)取下静脉护针帽进行穿刺,见回血将针头再顺静脉送入少许,松开止血带,打开调节器,以胶布固定针头,取下止血带和治疗巾,将输液肢体放置舒适,必要时,用夹板固定。

(8)根据患者病情调节输液流速,一般成人40~60滴/分,儿童20~40滴/分。

(9)整理床单位,放置信号开关于患者可及处。

(10)医嘱打钩签字,清理用物。

(11)观察输液反应等情况。

(12)需继续输液者,消毒后,拔去第1瓶内通气管、输液管,插入第2瓶内,待滴液通畅,方可离去。

(13)输液毕,关紧输液导管,除去胶布,用消毒棉球按压穿刺点上方,拔除针头,按压片刻至无出血,清理用物。

(五)注意事项

(1)严格执行无菌技术操作和查对制度。

(2)根据患者病情需要,有计划地安排输液顺序,如需加入药物注意配伍禁忌。

(3)对长期输液的患者,应注意保护和合理使用静脉血管。一般从远端开始选用。选择粗、直、弹性好、易固定,不影响患者活动的部位。

(4)输液前排尽空气,药液滴尽前及时更换液体或拔针,严防空气栓塞。

（5）不可在输液的肢体抽取血液化验或测量血压。

（6）在输液过程中加强巡视。

（7）连续输液应 24 小时更换输液器 1 次。

（8）加强巡视，随时观察输液是否通畅、滴速等，以及患者对治疗的反应，一旦发现异常立即处理，必要时中止输液，通知医师。

七、常规体表静脉留置针法

（一）目的

（1）减轻患者痛苦，保护血管。

（2）合理用药，提高疗效。

（3）保持静脉通道的通畅，便于抢救。

（二）用物

同静脉输液，另备不同规格的留置针，必要时备肝素帽。

（三）操作要点

要点如下：①同静脉输液步骤前 6 项操作步骤。②根据静脉情况，确定留置针的规格。③松动留置针外套管，左手绷紧皮肤，右手拇指与示指握紧留置针回血腔两侧，以 15°～30°进针，直刺静脉。④见到回血后，压低角度，将穿刺针送入少许。⑤一手固定针芯，一手拇指与示指将外套管全部送入血管。⑥松开止血带，并压住导管尖端处的静脉，抽出针芯。⑦连接肝素帽，固定。⑧将输液器的头皮针扎入肝素帽。⑨余同静脉输液操作步骤。⑩如使用头皮静脉留置针，可直接将输液管路与头皮静脉留置针连接后穿刺。⑪封管。消毒肝素帽，将抽取 5～10 mL 肝素盐水或生理盐水的注射器针头刺入肝素帽，使用边退针、边推注的正压封管方法。⑫如使用可来福接头替代肝素帽，可不用封管。⑬再次输液时，消毒肝素帽，将输液针头刺入，打开调节器。

（四）注意事项

注意事项如下：①严格无菌操作；②留置针一般保留 3～5 天，注意保持穿刺部位清洁干燥；③每天封管，并正确使用正压封管；④保护使用留置针的肢体，不输液时，也尽量避免肢体下垂姿势，以免由于重力作用造成回血而堵塞导管；⑤做好患者的健康宣教；⑥注意观察穿刺部位变化及患者主诉，做好记录；⑦更换穿刺点应选用对侧手臂或不同的静脉；⑧穿刺部位有红肿、疼痛等异常情况，应及时拔除导管，并给予处理。

八、密闭式静脉输血法

静脉输血是将全血或某些成分血通过静脉输入体内的方法。输血是临床上常用的急救和治疗的重要措施之一。

（一）目的

（1）补充血容量，提高血压，促进血液循环。

（2）增加血红蛋白含量，促进血液的携氧功能，纠正贫血。

（3）供给各种凝血因子，有助于止血。

（4）增加清蛋白，纠正低蛋白血症。

（5）补充抗体、补体，增强机体免疫力。

（6）促进骨髓系统和网状内皮系统的功能。

（7）排除有害物质。

（二）评估

（1）患者的年龄、病情及治疗情况等。

（2）患者的血型、输血史及变态反应史。

（3）患者穿刺部位的皮肤、血管状况及肢体活动度。

（4）患者的意识状态、心理状态及配合程度。

（三）用物

一次性输血器、0.9%氯化钠注射液、同型血液及配血单，余同周围静脉输液法。

（四）操作要点

要点如下：①按密闭输液操作为患者建立静脉通道，输生理盐水；②按医嘱给抗过敏药；③向患者做好解释；④核对；⑤将备血以手腕旋转动作轻轻转动数次，使血液均匀后，挂血袋于输液架上；⑥检查输液管道通畅，以无菌技术将密闭输血器管道移到血袋内；⑦观察无反应后将流速调至每分钟40~60滴，因患者不同而调节速度；⑧输血结束时，继续滴入少量生理盐水，使输液器中余血全部输入体内；⑨关调节器，拔针头，局部按压片刻。

（五）注意事项

（1）严格执行无菌操作及查对制度。在输血前，一定要由2名护士再次进行"三查八对"，避免差错事故发生。①三查：查血液的有效期、血液的质量和血液包装是否完好。②八对：核对患者床号、姓名、住院号、血袋号、血型、交叉配血试验结果、血液种类、血量。

（2）输血前后及2袋血液之间，应输入少量生理盐水，以防发生不良反应。

（3）血液内不可随意加入其他药物，防止溶血或凝集。

（4）在输血过程中，应加强巡视，观察患者反应，及时发现有无输血反应发生。

（5）严格掌握输血速度，对年老体弱、严重贫血、心力衰竭患者应谨慎，滴速宜慢。

（6）输完的血袋应保留24小时，以备患者在输血后发生反应时检查、分析原因。

（7）输血最好在领出血液后30分钟内进行，并要求在4小时内输完。凡事先估计静脉穿刺有困难者，待静脉穿刺成功后再到血库取血。

九、输液泵的使用

输液泵是机械或电子的输液控制装置，它通过作用于输液导管达到控制输液速度的目的。

（一）注射器微量输液泵

1.目的

用于需要严格控制输液速度和药量的情况，如应用抗心律失常药物、升压药物及婴幼儿的静脉输液或静脉麻醉时。

2.评估

（1）患者的年龄、病情和意识状态等。

（2）患者穿刺部位的皮肤、血管状况及肢体活动度。

（3）患者心理状态及配合程度。

3.用物

微量输液泵、泵用注射器或普通注射器、注射盘（同皮内注射）、药液。

4.操作要点

要点如下：①洗手、戴口罩；②配制药液，用注射器抽吸准备好，在注射器上注明药液名称及药物浓度；③连接注射器与微量输液泵泵管，排尽空气；④将注射器安装在微量输液泵上；⑤携用物至患者床旁，核对姓名、床号；⑥连接电源，打开微量泵开关；⑦根据医嘱要求，设定输液液量、速率；⑧连接输液泵及穿刺针；⑨整理用物，做好记录。

（二）静脉输液泵

1.用物

输液泵、泵管、注射盘（同皮内注射）、液体。

2.操作要点

要点如下：①洗手、戴口罩；②检查泵管的完整性、有效期；③核对医嘱，按输液法连接液体与泵管，将输液泵管充满液体，排净空气；④将输液泵管安装在输液泵上；⑤携用物至患者床旁，核对床号、姓名；⑥打开输液泵开关，遵医嘱设定输液量、速率及所需其他参数；⑦将输液泵管与穿刺针连接，并固定妥当；⑧整理用物，做好记录。

（三）使用输液泵的注意事项

（1）经常巡视，注意输液泵的工作是否正常，及时发现和处理输液泵的故障。

（2）严密观察液体输注情况，防止空气栓塞的发生。

（3）做好输液泵的维护和保养。

（相　云）

第九节　标本采集技术

标本采集是根据临床疾病诊断、治疗的需要，采集患者少量的血液、体液、分泌物、排泄物及组织细胞等标本，经过物理、化学和生物学的实验室技术和方法进行检验，以协助临床疾病的诊断、治疗及判断预后等。护士为了正确采集各种标本，必须了解各项检验的目的、临床意义，掌握正确的标本采集、送检、监测和保管的方法。

标本采集的原则：①按医嘱采集标本。②采集前做好评估工作。③认真做好核对和解释工作。④正确采集标本。采集方法、采集量和采集时间要正确，确保标本的质量，以免影响检验结果，导致漏诊或误诊；及时采集，按时送检，不可放置时间过久，特殊标本需注明采集时间。⑤培养标本的采集应在患者使用抗生素前采集，如已经使用，应在检验单上注明；采集时严格执行无菌操作，标本须放入无菌容器内，不可混入防腐剂、消毒剂及其他药物，培养基应足量、无混浊及变质，以保证检验结果的准确性。

一、血标本采集法

（一）目的

1.静脉血标本

静脉血标本包括全血标本，用 T-N 定血液中某些物质的含量（如血糖、尿素氮等）；血清标本，用于测定血清酶、脂类、电解质及肝功能等。

55

2.动脉血标本

动脉血标本常用于做血气分析。

3.血培养标本

血培养标本用于血液的细菌学检查。

(二)用物准备

注射盘内放无菌的 5 mL 或 10 mL 一次性注射器(或一次性采血针和真空标本容器)、干燥试管、抗凝试管或血培养瓶、按需要备酒精灯、火柴。采集动脉血另备肝素、无菌纱布、无菌软木塞,必要时备无菌手套。

(三)操作要点

1.静脉血标本采集法

(1)准备:备齐用物,容器外贴好标签,核对检验单,采集血培养标本时,应检查容器有无裂缝,培养基是否足够,有无混浊、变质。

(2)核对解释:携用物至床边,核对并解释,以取得患者合作。

(3)选择静脉:选择合适的静脉,按静脉注射法扎紧止血带,常规消毒皮肤,嘱患者握拳,使静脉充盈;婴幼儿可采用股静脉采血。

(4)取血:按静脉穿刺法将针头刺入静脉,见回血后,抽动活塞,抽血至所需量。抽血毕,松开止血带,嘱患者松拳,以干棉签按压穿刺点,迅速拔出针头,嘱患者屈肘按压进针点片刻。

(5)留标本:将血液注入标本瓶。①血清标本:取下针头,将血液沿管壁缓慢注入干燥试管内,勿将泡沫注入,勿震荡,以防红细胞破裂而造成溶血。②全血标本。将血液如上法注入盛有抗凝剂的试管内,立即轻轻摇动,使血液和抗凝剂混匀,以防血液凝固。③血培养标本:培养瓶有密封瓶和三角烧瓶2种。注入密封瓶时,除去铝盖中部,用2%碘酊、70%乙醇溶液消毒,更换针头后将抽出的血液注入瓶内,轻轻摇匀。若注入三角烧瓶内,应先将纱布松开,取出硅胶塞,迅速在酒精灯火焰上消毒瓶口,将血液注入瓶内,轻轻摇匀,再将硅胶塞至火焰上消毒后塞好,扎紧封瓶纱布。

(6)整理:协助患者取舒适卧位,清理用物。

(7)送检:将标本连同化验单及时送检。

2.动脉血标本采集法

(1)核对解释:携用物至床边,核对,解释目的和方法,以取得患者合作。

(2)选择动脉:选择合适的穿刺部位,多用桡动脉(穿刺点位于前臂掌侧腕关节上 2 cm,动脉搏动明显处)或股动脉(穿刺点按股静脉定位法确定)。操作者立于穿刺侧,常规消毒皮肤,消毒范围要广泛。

(3)抽吸肝素:抽吸肝素 0.5 mL 入注射器,使注射器内壁湿润后,余液全部弃去。

(4)取血:操作者戴无菌手套或常规消毒左手的示指、中指,以固定欲穿刺的动脉。右手持注射器,在两指间垂直或与动脉走向呈40°刺入动脉,见有鲜红色回血,右手固定穿刺针,左手抽取血液。抽血完毕,迅速拔出针头,同时用无菌纱布加压止血5~10分钟。

(5)隔绝空气:立即将针尖斜面刺入软木塞,以隔绝空气,连同化验单立即送检。

(6)整理:帮助患者取舒适卧位,清理用物。

(四)注意事项

1.静脉血标本采集法

(1)做生化检验,应事先通知患者在空腹时采集血标本,以免因进食影响检验结果。

(2)根据不同的检验目的准备标本容器,并掌握采血量。一般血培养取血5 mL,急性细菌性心内膜炎患者,为提高培养阳性率,采血量需增至10～15 mL。

(3)严禁在输液、输血的针头处采集血标本,以免影响检验结果。

(4)同时抽取几个项目的血标本,应先注入血培养瓶,其次注入抗凝管,最后注入干燥试管,动作需迅速准确。

2.动脉血标本采集法

(1)严格执行无菌技术,以防感染。

(2)有出血倾向的患者,谨慎使用。

(3)采集方法正确,标本及时送检。

二、尿标本采集法

(一)目的

1.常规标本采集法

常规标本采集法用于检查尿液的色泽、透明度、细胞及管型,测定比重,并做尿蛋白及尿糖定性。

2.12小时或24小时尿标本采集法

12小时或24小时尿标本采集法用于做尿的定量检查,如钠、钾、氯、17-烃类固醇、17-酮类固醇、肌酐、肌酸及尿糖定量或尿浓缩查结核杆菌等。

3.尿培养标本采集法

尿培养标本采集法用于做尿液的细菌学检查,常通过导尿术或留取中段尿法采集未被污染的尿液标本。

(二)用物及环境准备

根据采集标本种类及评估资料准备容量为10 mL、3 000 mL的清洁大口容器或无菌试管等,外贴标签。病室整洁,必要时备屏风或床帘遮挡患者,容器妥善放置。

(三)操作要点

1.常规标本采集法

步骤如下:①核对,解释目的和方法,以取得合作;②嘱患者将晨起第一次尿约10 mL留于清洁瓶内。

2.12小时或24小时尿标本采集法

(1)准备:容器贴标签,注明起止时间。

(2)核对解释:核对,解释目的和方法,以取得合作。

(3)指导留尿:指导患者于晨7时排空膀胱后开始留尿,至次晨7时留完最后一次尿,将24小时全部尿液留于容器中送检(如留12小时尿标本,则自晚7时至次晨7时止)。

(4)将容器置于阴凉处,按检验要求加入防腐剂,避免尿液久放变质。

3.尿培养标本采集法

常通过导尿术或留取中段尿法采集未被污染的尿液标本。留取中段尿时,另加试管夹。

①导尿术方法:按无菌导尿术留取尿培养标本。②留取中段尿法:核对,向患者解释目的和方法,确认膀胱充盈并且有尿意。按导尿术要求清洁、消毒外阴(不铺洞巾),嘱患者自行排尿,弃去前段尿,以试管夹夹住无菌试管,接取中段尿 5 mL,盖紧塞子,贴标签。协助患者穿裤,整理床单位,清理用物,标本及时送检。

(四)注意事项

(1)采集常规标本:①嘱患者不可将粪便混于尿液中,粪便中的微生物可使尿液变质,影响检查结果;②昏迷或尿潴留患者可通过导尿术留取标本;女患者在月经期不宜留取尿标本。

(2)12 小时或 24 小时尿标本采集应做好交接班,以督促检查患者正确留取尿标本。

(3)尿培养标本采集时,应注意严格无菌操作,以防尿液污染。

三、大便标本采集法

(一)目的

1.常规标本采集法

常规标本采集法用于检查大便的性状、颜色、混合物及寄生虫等。

2.隐血标本采集法

隐血标本采集法用于检查大便肉眼不能观察到的微量血液。

3.寄生虫及虫卵标本采集法

寄生虫及虫卵标本采集法用于检查寄生虫成虫、幼虫及虫卵。

(二)用物及环境准备

据采集标本种类及评估资料准备蜡纸盒或容器(如小瓶、塑料盒便器)、竹签。培养标本备无菌培养管、蜡纸盒和无菌长棉签、竹签;病室整洁,必要时用屏风或床帘遮挡患者。

(三)操作要点

1.常规标本采集法

核对,向患者解释目的;用竹签取少量异常大便(约蚕豆大小)放入盒内;如为腹泻者应取黏液部分,如为水样便应盛于容器中送检。

2.隐血标本采集法

操作步骤按以上常规标本留取法采集。

3.寄生虫及虫卵标本采集法

核对解释:核对,解释目的和方法,根据检验目的采取不同的方法。留取标本:检查寄生虫卵时,应在不同部位取带血及黏液的大便标本 5~10 g 送检;服驱虫剂后或作血吸虫孵化检查,应留取全部大便,及时送检;查阿米巴原虫,应在采集前将容器用热水加温,便后连同容器立即送检。因阿米巴原虫在低温下可失去活力而难以找到。

4.培养标本采集法

检查核对,解释留取标本的目的和方法。嘱患者排便于便盆中,用无菌竹签取带脓血或黏液的大便少许,置培养管或无菌蜡纸盒中,立即送检。如患者无便意,可用长棉签蘸无菌 0.9% 氯化钠溶液,由肛门插入 6~7 cm,沿一方向边旋转边退出棉签,置于无菌培养管中,塞紧送检。

(四)注意事项

(1)采集常规标本,对于腹泻者应取黏液部分送检;如为水样便应盛于容器中送检。

(2)采集寄生虫及虫卵标本,应在不同部位取带血及黏液的大便标本送检。

(3)查阿米巴原虫,应在采集前将容器用热水加温,便后连同容器立即送检。

四、痰标本采集法

(一)目的

1.常规标本采集

常规标本采集用于检查细菌、虫卵或癌细胞等(如涂片可找到革兰阳性肺炎链球菌、肺吸虫卵或癌细胞)。

2.24 小时标本采集法

24 小时标本采集法用于检查 1 天的痰量,同时观察痰液的性状,协助诊断。

3.培养标本采集法

培养标本采集法用于检查痰液的致病菌。

(二)用物及环境准备

根据采集标本种类及评估资料准备蜡纸盒、痰杯或广口玻璃瓶;培养标本备漱口溶液、无菌培养瓶(盒),并贴好标签;病室整洁,容器妥善放置。

(三)操作要点

1.常规标本采集法

核对,向患者解释目的;嘱患者晨起后漱口,以除去口腔中杂质,然后用力咳出气管深处的痰液,盛于清洁容器内送检。如找癌细胞,应立即送检,也可用 95％乙醇溶液或 10％甲醛溶液固定后送检。

2.24 小时标本采集法

将容器贴好标签,注明留痰的起止时间,向患者解释留痰目的,嘱其不可将唾液、漱口水、鼻涕等混入,将 24 小时(晨 7 时至次晨 7 时)的痰液全部置于容器中送检。

3.培养标本采集法

应于清晨收集,因此时痰量较多,痰内细菌也较多;护士须戴口罩,嘱患者用朵贝尔溶液漱口,再用清水漱口(避免混入口腔中细菌),深吸气后用力咳嗽,将痰吐入无菌培养盒内,加盖立即送检。昏迷患者留取痰培养标本时,可用吸痰管,外接大号注射器抽吸;也可用吸引器吸取,在吸引器吸管中段接一特殊无菌瓶,无菌瓶两侧各有一开口小管,其中一管接吸痰管,另一管接吸引器,开动吸引器后痰液即被吸进瓶内。

(四)注意事项

(1)采集常规标本找癌细胞,用 95％乙醇溶液或 10％甲醛溶液固定后立即送检。

(2)采集 24 小时标本,嘱患者不可将唾液、漱口水、鼻涕等混入,将 24 小时痰液全部置于容器中送检。

(3)采集培养标本应于清晨收集,护士须戴口罩,嘱患者用朵贝尔溶液。

五、咽拭子标本采集

(一)目的

从咽部及扁桃体采取分泌物做细菌培养。

(二)用物

无菌咽拭子培养管、酒精灯、火柴、压舌板、生理盐水。

（三）操作要点

要点如下：①携用物至患者床前，核对姓名、床号等，解释目的及方法；②点燃酒精灯；③患者张口发"啊"音，必要时用压舌板；④用蘸生理盐水的长棉签轻柔迅速地擦拭两腭弓、咽及扁桃体的分泌物；⑤试管口在酒精灯火焰上消毒；⑥棉签插入试管中；⑦清理用物，及时送检。

（四）注意事项

需注意：①做真菌培养时，需在口腔溃疡面上采集分泌物；②采集过程中，无菌容器应保持无菌。

六、真空采血管的应用

（一）目的

采取各种血标本。

（二）用物

采血双向针头、持针器、真空采血管、治疗盘（同皮内注射）。

（三）操作要点

（1）核对患者无误，说明穿刺目的、方法、注意事项等，取得患者合作，协助患者摆好体位。

（2）连接采血双向针头及持针器：双手握住双向针两端的针套并反向拧开，除去白色针套，暴露双向针后端（带弹性胶套的一端），将双向针后端顺时针方向拧入持针器中。彩色针套仍保护针头前端，避免细菌污染。

（3）选择穿刺血管，消毒。

（4）拔除彩色针头护套，暴露双向针前端。以注射器采血方式进行静脉穿刺，在可见回血双向针的中部透明回血腔内可看到回血。

（5）将真空采血管标签向下置入持针器中，左手示指和中指卡住持针器后端的凸缘，拇指推采血管底，将采血管推到持针器顶端，使双向针后端针尖穿透采血管胶塞。

（6）真空采血管内真空将血标本吸入管内，当真空耗尽，血流停止。一手固定持针器，用一手拇指和中指捏住试管下部，用示指推持针器的凸缘，使管塞脱离采血针后端的针头，取出试管。

（7）需要混匀的采血管在脱离持针器后要立即将采血管轻轻颠倒混匀。

（8）如需采多管血，再向持针器内插入另一根采血管。

（9）采血毕，先取出采血管，然后退出带针持针器。

（10）用棉球按压穿刺处片刻。

（11）整理用物，洗手。

（12）血标本及时送检。

（四）注意事项

需注意：①选择适宜的采血双向针；②按标本类型选用合适的真空采血管；③正确连接采血针头及持针器；④采多管血时，固定好持针器，并按采集顺序要求采血。

（相　云）

第十节 冷、热疗法

冷、热疗法是利用低于或高于人体温度的物质作用于体表皮肤,通过神经传导引起皮肤和内脏器官血管的收缩和扩张,从而改变机体各系统体液循环和新陈代谢,达到治疗目的的方法。

一、热敷

(一)目的

控制炎症,促进愈合;减轻疼痛;减轻深部组织充血。

(二)用物

治疗盘、带盖容器 1 个(内盛热水及敷布 2 块)、清洁弯盘内放长钳子 2 把、纱布、棉垫、凡士林及棉签、一次性看护垫(或小橡皮单)及治疗巾、小塑料布、大毛巾、热水袋、水温计,暖水瓶内装开水或备电炉。

(三)操作要点

(1)携物品至床旁,向患者解释清楚,必要时用屏风遮挡。

(2)暴露热敷部位,垫一次性看护垫(或治疗巾及小橡皮单),用棉签涂凡士林于热敷部位皮肤表面,面积要大于热敷面积,然后盖上一层纱布。

(3)敷布放在热水盆中,水温一般 50～60 ℃,用长钳取出敷布拧干,抖开敷布用手腕掌侧试敷布温度,如不烫,平铺于热敷局部,敷布上盖棉垫,最上层盖塑料布,患者如感到烫热,可揭开敷布一角以散热。

(4)敷布 3～5 分钟更换 1 次,可用加入暖水瓶的热水维持水温,热敷总时间 15～20 分钟,会阴部热敷时可用丁字带固定。

(5)热敷毕清理用物,敷布用毕洗净晾干。

(6)在患部不忌加压的情况下,可用热水袋敷在敷布上,再盖上大毛巾,以代替更换敷布,达到持续给热的目的。

二、热水坐浴

(一)目的

目的如下:①解除盆腔、会阴、外生殖器及肛门部的充血、炎症和疼痛;②清洁伤口;③治疗痔疮和外阴部及外生殖器疾病。

(二)用物

坐浴椅、无菌坐浴盆(内放无菌纱布 1～2 块、40～45 ℃温开水或 1∶5 000 高锰酸钾溶液 1/2 盆)、水温计、无菌纱布、毛巾,另备一罐 70 ℃热溶液作加温用,需要时备换药用物,必要时备屏风。

(三)操作要点

要点如下:①将物品携至坐浴地点,如在病房内则用屏风围挡;②向患者说明治疗方法,排空大便,洗手后准备坐浴;③嘱患者试测水温,适应后坐入水中,随时调节水温。坐浴时间 15～

20 分钟;④坐浴完毕用纱布擦干臀部,如有伤口,坐浴后按换药法处理伤口;⑤清理用物。

(四)注意事项

需注意:①坐浴时,应观察患者的面色、脉搏及主诉,如发现异常应停止坐浴,并扶患者回病房,卧床休息并通知医师;②子宫脱垂患者坐浴时,水温不宜超过 38 ℃,如用中药应煎汤先熏后洗;③冬天应注意室温和保暖;④经期或阴道出血、盆腔器官急性炎症期、妊娠后期、产后 2 周内忌坐浴;⑤做好记录;⑥因热水浴有镇静、催眠作用,需注意患者安全,防止患者跌倒。

三、热水袋

(一)目的

目的如下:①用于老人及小儿的保暖;②解痉、镇痛作用。用于注射后局部有硬结、术后尿潴留、肠胀气等情况。

(二)用物

热水袋及套、水温计、水罐内盛热水(成人水温 60~70 ℃,老人、小儿不超过 50 ℃)。

(三)操作要点

要点如下:①检查热水袋有无破损,测量并调节水温。热水灌入袋中最多不超过袋子的2/3。②手提袋口将热水袋逐渐放平,见热水达到袋口即排尽袋内空气,拧紧塞子。③用布擦干袋外面水,倒提热水袋检查是否漏水。套上布套,系紧带子放在需用之处,向患者作适当解释。④使用中应经常保持热水袋的热度,及时更换热水。

(四)注意事项

(1)对婴幼儿、老年人、麻醉未醒、外周循环不良、昏迷或肢体麻痹的患者水温在 50 ℃以内,热水袋不得与患者皮肤直接接触,如足底部保温应距离 10 cm,或用大毛巾包裹。

(2)严格执行交班制度,并经常巡视观察患者局部皮肤颜色,如发现皮肤潮红应停止使用并在局部涂以凡士林。

(3)热水袋不可放在两面皮肤之间如腋下、腹股沟等部位,以免发生烫伤。因积液致痛或新鲜软组织血肿不可用热水袋。

(4)为手术前使病床保温,热水袋放置于病床,其表面温度不超过 45 ℃。缓解疼痛直接接触皮肤时,表面温度不超过 42~43 ℃。

(5)用毕将水倒净,倒挂晾干向袋内吹气后,旋紧塞子,存放于阴冷处,防止 2 层橡胶粘在一起。热水袋套放入污物袋内送洗。

四、化学加热袋

化学加热袋是密封的,使用前用手揉搓,敲打或挤压袋子,使袋内的化合物发生化学反应而产热。最高温度可达 76 ℃,平均温度 56 ℃,可持续 2 小时左右。长时间使用应注意避免发生烫伤。

五、冰袋的使用

(一)目的

减轻局部充血、出血;制止炎症扩散;减轻疼痛;降温。

（二）用物

冰袋及冰套,冰块。

（三）操作要点

步骤如下:①装冰块于冰袋内约 2/3,(天然冰需去棱角),排尽空气,扎紧袋口,擦干,倒提检查无漏水,套好布套;②对患者解释,置冰袋于所需部位。如为降温,可放在患者前额、头顶部、颈部、腋下、腹股沟等血管丰富的部位;③根据医嘱及体温变化决定停止时间。

（四）注意事项

需注意:①注意局部勿冻伤;②及时补充袋内冰块。注意随时观察冰袋有无漏水;③保持冰袋放置部位正确;④冰袋压力不宜太大,以免阻碍血液循环;⑤如为降温,冰袋使用后30 分钟需测体温,做好记录。当体温降至 39 ℃以下时,可取下冰袋;⑥聚乙烯醇冰袋的使用:存放于冰箱中,需要时可取用,降温效果达到 2 小时左右,用后进行消毒,再置于冰箱中 4 小时,可重复使用。

六、冰帽(冰槽)的使用

（一）目的

降温、保护脑组织。

（二）用物

冰帽(冰槽)、冰块、大小毛巾各 1 条,一次性中单(或橡皮中单及中单)。

（三）操作要点

要点如下:①冰帽装冰块至 2/3 满;②将冰帽携至床旁,向患者解释;③铺一次性中单(或橡皮中单及中单)于患者头肩下面,上齐床头;④用大毛巾将患者头部、颈、肩部围好,去枕;⑤将冰帽戴在患者头部或枕于冰槽内,患者头下垫小毛巾,移患者枕后部分冰块至头顶及两侧;⑥放好冰帽(冰槽)排水管。

（四）注意事项

需注意:①观察患者反应,防止冻伤;②及时向冰帽(冰槽)内补充冰块,及时倒掉融化的水。

七、冷湿敷法

（一）目的

降温、消炎、止血。

（二）用物

脸盆(内放冰块及冷水)、小毛巾 2 块、血管钳 2 把、一次性看护垫(或小橡皮单及治疗巾),弯盘、凡士林、棉签、纱布。

（三）操作要点

步骤如下:①携物品至床旁,向患者解释,将一次性看护垫(或小橡皮单及治疗巾)垫在冷敷的部位下面,局部皮肤涂以凡士林。②上面再铺一块纱布。③将小毛巾放在冰块盆内浸湿,拧毛巾至不滴水为适度,敷在患处。若为高热患者则放在前额,适时更换,共 20～30 分钟。④冷敷完毕,用纱布将患处擦净。⑤整理用品,记录。

八、乙醇擦浴

（一）目的

降低体温。

（二）用物

治疗碗或面盆（内盛25％～30％乙醇溶液300～500 mL）、大毛巾1条、小毛巾2块、热水袋加套（内盛60～70 ℃热水），冰袋加套（内盛小冰块）、便器、衣裤1套，备用屏风。

（三）操作要点

（1）备齐用品携至床前向患者解释，用屏风遮挡，松开盖被，必要时给予便器。

（2）置冰袋于头部，置热水袋于足部，脱去上衣，盖在患者胸部，解松裤带。

（3）露出远侧上肢，下垫大毛巾，操作者将小毛巾蘸乙醇溶液拧至半干缠在手上，以离心方向，自颈侧沿上臂外侧至手背，自胸侧经腋窝沿上臂内侧至手掌擦拭，擦毕用大毛巾擦干皮肤，同法擦另一侧，经常更换小毛巾。

（4）帮助患者侧身，背向护士。分左、中、右与以上同样手法擦拭背部（自颈下至臀部），擦拭时不必遮盖患者以利散热，擦后穿好干净上衣。

（5）脱去裤子，露出远侧大腿，下垫大毛巾，自大粗隆沿大腿外侧擦至足背，再自腹股沟沿大腿内侧擦至脚踝，然后自臀下开始沿大腿后面经腘窝至足跟擦拭。

（6）穿好干净裤子，移去热水袋，盖好被子。整理床单位及用物。

（7）半小时后测量体温并记录在体温单上。

（四）注意事项

（1）擦浴过程中，观察患者情况，发现患者有寒战、面色苍白、脉搏及呼吸异常时，应停止进行并通知医师。

（2）在腋窝、肘部、腹股沟、腘窝等大血管丰富的地方，要使湿毛巾停留的时间长一些，促使热蒸发。擦浴时，不用按摩方式，因按摩易生热。

（3）禁擦胸前区、腹部、项部及足心部。擦拭腋下、掌心、腹股沟、腘窝等部位用力可略大，时间可稍长，有利降温。

（4）温水擦浴水温为32～34 ℃，冷水擦浴水温4 ℃。操作方法与注意事项与乙醇擦浴相同。

（张媛媛）

第十一节　血糖监测技术

一、血糖监测的概念及重要性

血糖监测是糖尿病管理中的重要组成部分，其结果有助于评估糖尿病患者糖代谢紊乱的程度，制订合理的降糖方案，同时反映降糖治疗的效果并指导治疗方案的调整。目前临床上检测血糖途径有毛细血管血糖、静脉血糖和组织间液血糖检测。其监测方式包括便携式血糖仪监测、动态血糖监测（continuous glucose monitoring，CGM）、糖化血清蛋白（glycated albumin，GA）和

HbA1c的测定。便携式血糖仪监测反映的是即刻的血糖水平,它与动态血糖监测还可以反映血糖的波动情况和监测低血糖的发生,是"点";GA和HbA1c是判定糖尿病长期控制血糖总体水平的重要指标,是"线"。只有通过"点"与"线"的结合,才能既了解某些特定时间的血糖情况,又了解其在某一时期的总体水平。

二、血糖监测的方法及频率

(一)血糖监测的方法

1.便携式血糖仪监测血糖

便携式血糖仪进行的毛细血管血糖检测,是最基本的评价血糖控制水平的方式,能反映实时血糖,评估餐前和餐后高血糖及生活事件(锻炼、用餐、运动及情绪应激等)和降糖药物对血糖的影响,发现低血糖,有助于为患者制订个体化生活方式干预和有效的药物治疗方案。不同血糖仪血糖测定范围不同,血糖超过或低于测定范围时,仪器会显示"Hi"或"Low",应抽静脉血测定静脉血浆葡萄糖。

2.CGM

CGM是通过葡萄糖感应器连续监测皮下组织间液的葡萄糖浓度而反映血糖水平的监测技术,可提供连续、全面、可靠的全天血糖信息,了解血糖波动的趋势,发现不易被传统监测方法所探测的高血糖和低血糖,测定范围2.2～22.2 mmol/L。因此,CGM可成为传统血糖监测方法的一种有效补充。

(1)原理:CGM系统(continuous glucose monitoring system,CGMS)由葡萄糖感应器、线缆、血糖记录器、信息提取器和分析软件5部分组成。感应器由半透膜、葡萄糖氧化酶和微电极组成,借助助针器植入受检者腹部皮下,并与皮下组织间液中的葡萄糖发生化学反应产生电信号。记录器通过线缆每10秒接受1次电信号,每5分钟将获得的平均值转换成血糖值储存起来,每天可储存288个血糖值。CGM的仪器有2种:分别是回顾式CGM和实时CGM。受检者佩戴记录器期间每天至少输入4个指尖血糖值进行校正,并输入可能影响血糖波动的事件,如进食、运动、使用降糖药和低血糖反应等。佩戴完毕后通过信息提取器将数据下载到计算机,用专门的软件进行数据分析,可获得连续的动态血糖变化信息。

(2)临床应用及适应证:CGM能发现不易被传统监测方法所探测到的高血糖和低血糖,尤其是餐后高血糖和夜间的无症状性低血糖。因此临床常应用于以发现与下列因素有关的血糖变化,如食物种类、运动类型、药物品种、精神因素、生活方式等;了解传统血糖监测方法难以发现的餐后高血糖、夜间低血糖、黎明现象、Somogyi现象等;帮助制订个体化的治疗方案;提高治疗依从性;提供一种用于糖尿病教育的可视化手段。

适用于:①1型糖尿病。②需要胰岛素强化治疗的2型糖尿病患者。③在SMBG指导下使用降糖治疗的2型糖尿病患者,仍出现无法解释的严重低血糖或反复低血糖,无症状性低血糖、夜间低血糖,无法解释的高血糖,特别是空腹高血糖、血糖波动大,出于对低血糖的恐惧,刻意保持高血糖状态的患者,SMBG结果良好但HbA1c始终不达标者。④妊娠期糖尿病或糖尿病合并妊娠。⑤患者教育:进行CGM可以促使患者选择健康的生活方式,提高患者依从性,促进医患双方更有效的沟通。⑥其他糖尿病患者如病情需要也可进行CGM,以了解其血糖谱的特点及变化规律。⑦其他伴有血糖变化的内分泌代谢疾病,如胰岛素瘤等,也可应用CGM了解血糖变化的特征。其中1型糖尿病、胰岛素强化治疗的2型糖尿病及血糖波动大的患者首选推荐CGM

监测血糖。

3.静脉血糖

静脉血糖是通过静脉血测定的血浆葡萄糖,是糖尿病的临床诊断依据,通常以空腹血浆葡萄糖或葡萄糖耐量试验进行糖尿病筛查和诊断。

4.GA

GA 是用血清糖化清蛋白与血清蛋白的百分比来表示的,反映 2～3 周平均血糖水平。

5.HbA1c

HbA1c 也是通过静脉血测定的。HbA1c 是反映 2～3 个月平均血糖水平,是评估长期血糖控制状况的金标准,也是临床决定是否调整治疗的重要依据。GA 和 HbA1c 联合测定有助于判断高血糖的持续时间,可作为既往是否患糖尿病的辅助检测方法,客观评估代谢紊乱发生的时间和严重程度。根据《中国 2 型糖尿病防治指南》的建议,HbA1c 在治疗之初至少每 3 个月检测 1 次,达到治疗目标可每 6 个月检查 1 次。

(二)血糖监测的频率及方案

血糖监测的各种方法中,最基本最常用的方法就是患者利用血糖仪进行的 SMBG,SMBG 作为糖尿病自我管理的一部分,可以帮助糖尿病患者更好地了解自己的疾病状态,并提供一种积极参与糖尿病管理、按需调整行为及药物干预、及时向医务工作者咨询的手段,从而提高治疗的依从性。但我国临床上对血糖监测的重视仍然不够,糖尿病患者仍缺乏针对血糖监测的系统的指导和教育。下面重点介绍不同情况下 SMBG 的监测频率、监测时间和监测方案。

1.SMBG 频率和时间

SMBG 的监测频率和时间要根据患者病情的实际需要来决定。

(1)SMBG 的频率。中国 2 型糖尿病防治指南(CDS)推荐:①使用胰岛素治疗的患者,在治疗开始阶段每天至少自我监测血糖 5 次,达到治疗目标后可每天监测血糖 2～4 次。②非胰岛素治疗的患者,在治疗开始阶段每周 3 天,5～7 次/天,达到治疗目标后可每周监测 3 天,2 次/天。③若患者的血糖控制较差或病情危重时,则应每天监测 4～7 次,直到病情稳定、血糖得到控制为止;当患者的病情稳定或已达血糖控制目标时,则可每周监测 3 天,2 次/天。

(2)SMGB 监测时间:可选择一天中不同的时间点,包括餐前、餐后 2 小时、睡前及夜间(一般为凌晨2～3 时)。各时间点血糖的适用范围见表 2-4。

表 2-4　各时间点血糖的适用范围

时间	适用范围
餐前血糖	血糖水平很高或有低血糖风险时(老年人、血糖控制较好者)
餐后 2 小时血糖	空腹血糖已获良好控制,但 HbA1c 仍不能达标者;需要了解饮食和运动对血糖影响者
睡前血糖	注射胰岛素患者,特别是晚餐前注射胰岛素患者
夜间血糖	胰岛素治疗已接近达标,但空腹血糖仍高者;或疑行有夜间低血糖者
其他	出现低血糖症状时应及时监测血糖 剧烈运动前后宜监测血糖

2.SMBG 方案

(1)胰岛素强化治疗患者的 SMBG 方案:胰岛素强化治疗(多次胰岛素注射或胰岛素泵治疗)的患者在治疗开始阶段应每天监测血糖 5～7 次,建议涵盖空腹、三餐前后、睡前。如有低血糖表现需随时测血糖。如出现不可解释的空腹高血糖或夜间低血糖,应监测夜间血糖。达到治疗目标后每天监测血糖 2～4 次。多次胰岛素注射治疗的血糖监测方案举例见表 2-5。

表 2-5 多次胰岛素注射治疗的血糖监测方案举例

血糖监测	空腹	早餐后	午餐前	午餐后	晚餐前	晚餐后	睡前
未达标	√	√	×	√	×	√	√
已达标	√				√	√	√

注:√表示需测血糖的时间;×表示可以省去测血糖的时间。

(2)基础胰岛素治疗患者的 SMBG 方案:使用基础胰岛素的患者在血糖达标前每周监测 3 天空腹血糖,每 2 周复诊 1 次,复诊前 1 天加测 5 个时间点血糖谱;在血糖达标后每周监测 3 次血糖,即空腹、早餐后和晚餐后,每月复诊 1 次,复诊前 1 天加测 5 个时间点血糖谱。具体监测方案举例见表 2-6。

表 2-6 基础胰岛素治疗的血糖监测方案举例

血糖监测	空腹	早餐后	午餐前	午餐后	晚餐前	晚餐后	睡前
未达标 每周 3 天	√						
复诊前 1 天	√	√		√		√	√
已达标 每周 3 次	√	√				√	
复诊前 1 天	√	√		√		√	√

注:√表示需测血糖的时间。

(3)每天 2 次预混胰岛素治疗患者的 SMBG 方案:使用预混胰岛素者在血糖达标前每周监测 3 天空腹血糖和 3 次晚餐前血糖,每 2 周复诊 1 次,复诊前 1 天加测 5 个时间点血糖谱;在血糖达标后每周监测 3 次血糖,即空腹、晚餐前和晚餐后,每月复诊 1 次,复诊前 1 天加测 5 个时间点血糖谱。具体血糖监测方案举例见表 2-7。

表 2-7 每天 2 次预混胰岛素注射患者的血糖监测方案举例

血糖监测	空腹	早餐后	午餐前	午餐后	晚餐前	晚餐后	睡前
未达标每周 3 天	√				√		
复诊前 1 天	√	√		√		√	√
已达标每周 3 次	√				√	√	
复诊前 1 天	√	√		√		√	√

注:√表示需测血糖的时间。

(4)未使用胰岛素治疗者的强化血糖监测方案:每周 3 天每天 5～7 点血糖监测,主要在药物调整期间使用。

(5)未使用胰岛素治疗的低强度血糖监测方案:每周 3 天每天一餐前后的血糖监测,以此既掌握血糖控制趋势又能了解进餐对血糖的影响,如疑有无症状低血糖则应重点监测餐前血糖。

(三)尿糖的自我监测

SMBG 是最理想的血糖监测方法,有时条件受限时无法测血糖,也可采用尿糖来测定。尿糖控制目标是任何时间尿糖均为阴性,但尿糖对发现低血糖没有帮助。在肾糖阈增高(如老年人)或降低(妊娠)等特殊情况时,尿糖监测对治疗的指导作用意义不大。

三、血糖监测的注意事项及影响因素

(一)血糖监测的注意事项

(1)血糖仪第一次使用时要调整时间和日期,开启新试纸时应注明开启时间。

(2)取试纸前要确保双手皮肤干燥,不要触碰试纸条的反应区,避免试纸发生污染。取试纸后一定要盖紧瓶盖。

(3)测血糖前,确认血糖仪上的号码与试纸号码一致,血糖试纸在效期内且干燥保存。

(4)消毒液干透后实施采血。根据手指表皮的厚度选择采血针,让血液自然流出。在取血过程中勿过分按摩和用力挤血。

(5)一次吸血量要足够,检测时不挪动试纸条或倾斜血糖仪。

(6)采血部位要交替轮换,不要长期刺扎一个地方,以免形成瘢痕。

(7)采血针一次性使用。

(二)影响血糖准确性的因素

(1)贫血患者用血糖仪测定血糖结果偏高;红细胞增多症、脱水或高原地区则会偏低。

(2)消毒液未待干就进行测量,残余消毒液影响测定值。

(3)患者过度紧张会使血糖升高。

(4)患者静脉滴注葡萄糖,血液中存在大量干扰物,如非葡萄糖的其他糖类物质、维生素 C、高胆红素会使结果偏高,谷胱甘肽高尿酸会使结果偏低。

(5)外周循环良好,血糖监测结果更准确、可靠;外周循环差,使血糖结果偏低。

四、糖尿病患者居家自我血糖监测

SMBG 适用于所有糖尿病患者,但是在实际生活中大多数患者只注重药物治疗而忽略血糖监测,影响糖尿病患者 SMBG 的主要因素是患者自身原因,如知识缺乏且对血糖监测的重要性认识不足,对治疗的态度和信念缺乏,经济的原因等。因此,在患者开始进行 SMBG 之前,医护人员应加强有关血糖监测相关知识的健康教育,根据个体情况提供合理有效的血糖监测方案,并进行检测技术和检测方法的指导,包括自我监测血糖的步骤、何时进行监测、监测频率、如何记录和简单分析检测结果等。

(一)血糖控制目标

1.中国 2 型糖尿病患者

血糖控制目标,空腹 3.9～7.2 mmol/L,非空腹≤10 mmol/L,HbA1c<7.0%。

2.60 岁以下的患者

理想血糖控制目标是"2、4、6、8",2、4 即两个 4(4.4),指空腹血糖控制在 4.4～6.0 mmol/L,餐后血糖控制在 4.4～8.0 mmol/L。

3.60 岁以上且合并心血管疾病患者

空腹血糖<7.0 mmol/L,餐后血糖<10.0 mmol/L,平稳降血糖,不可过猛。

4.妊娠糖尿病患者和儿童、青少年 1 型糖尿病控制目标

(1)妊娠糖尿病患者:①妊娠前血糖控制目标,空腹或餐前血糖控制在 3.9～5.6 mmol/L

（70～100 mg/dL），餐后血糖控制在 5.0～7.8 mmol/L（90～140 mg/dL），HbA1c 尽量控制在 6.0%。②妊娠期间血糖控制目标，空腹或餐前血糖＜5.6 mmol/L（100 mg/dL），餐后 2 小时血糖≤6.7 mmol/L（120 mg/dL），HbA1c 尽量控制在 6.0% 以下。

（2）青少年 1 型糖尿病控制目标：由于 0～12 岁的患儿血糖波动幅度较大，为生长发育和特殊的生理情况，控制血糖范围不宜过低，空腹或餐前血糖尽量控制在 5.0～10.0 mmol/L（90～180 mg/dL），HbA1c 控制在 7.5%～8.5%；13～19 岁的青少年患者空腹或餐前血糖控制在5.0～7.2 mmol/L（90～130 mg/dL），HbA1c 尽量控制在 7.7% 以下，若无明显低血糖发生 HbA1c 控制在 7.0% 以下更好。

（二）SMBG 的管理

（1）根据自己经济情况选择准确性高、操作简便的血糖仪，并定期使用标准液进行校正。试纸不能过期，不同品牌试纸保质期不同，购买试纸时看清楚保质期，试纸开封后必须在 3 个月内用完，并密封干燥保存。

（2）测血糖时应轮换采血部位，为减轻疼痛程度，等消毒液待干后在手指侧面采血，而不是在指尖或指腹采血，采血量要足，勿使劲挤压。冬天时，手指温度太冷血供受影响，等手指暖和后再采血。

（3）采血针丢弃在指定的专用容器或加盖的硬壳容器等不会被针头刺穿的容器中，防止扎伤，容器装满 2/3 后，盖上盖，密封后贴好标签，放到指定地点。

（4）准备一个血糖记录本，每次检测血糖后正确记录血糖值，测血糖的日期、时间，是餐前还是餐后。必要时可记录血糖值与注射胰岛素或口服降糖药的时间、种类、剂量；影响血糖的因素，如进食种类、数量、运动量、生病情况；低血糖症状出现的时间、症状等，方便就医时为医师诊断病情提供参考。

（5）如要外出旅行，应在旅行前 4 周做体检，并征求医师意见，加强 SMBG 了解血糖控制水平，如有高血糖倾向或血糖波动较大、发生感染、眼部、肾脏、足溃疡等病变时应禁止外出旅行。随身携带病情卡，出发前仔细检查血糖仪功能和电量，试纸的有效期和用量等，旅行期间坚持监测血糖，并做好记录。

（张媛媛）

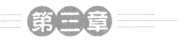
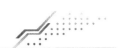

内科护理

第一节 原发性高血压

一、概述

高血压(hypertension,HT)是一种以体循环动脉收缩期和/或舒张期血压持续升高为主要特点的全身性疾病。高血压病是心、脑血管疾病的重要病因和危险因素。迄今仍是心血管疾病死亡的主要原因之一。

高血压患病率和发病率在不同国家、地区或种族之间有差别,工业化国家较发展中国家高,美国黑种人约为白种人的2倍。高血压患病率、发病率及血压水平随年龄增加而升高,高血压在老年人较为常见,尤以收缩压性高血压多见。我国流行病学调查显示,高血压患病率呈明显上升趋势,北方高于南方,沿海高于内地,城市高于农村。青年期男性高于女性,中年后女性略高于男性。

高血压的标准是根据临床及流行病学资料人为界定的。中国高血压防治指南推荐高血压的定义为在未服用抗高血压药物的情况下,非同日3次测量,收缩压≥18.7 kPa(140 mmHg)和/或舒张压≥12.0 kPa(90 mmHg),可诊断为高血压。高血压可分为原发性高血压(高血压病)和继发性高血压(症状性高血压)两大类。其中原发性高血压占高血压的90%以上。

二、病因及发病机制

原发性高血压是一种原因不明,以血压增高为主要临床表现的综合征。目前认为原发性高血压是在一定的遗传背景下,由于多种后天环境因素作用,使正常血压调节机制失代偿所致。一般认为遗传因素占40%,环境因素约占60%。

(一)遗传因素

原发性高血压有明显的家族聚集性。双亲均有高血压,子女的发病概率高达46%,约60%高血压患者有家族史。提示其有遗传学基础或伴有遗传生化异常。

(二)环境因素

1.饮食

流行病学和临床观察均显示食盐摄入量与高血压的发生和血压水平呈正相关,饮食中摄入食盐越多,血压水平越高。而低钾、低钙、低动物蛋白的膳食更加重了钠对血压的不良影响。

2.精神应激

长期精神紧张、压力、焦虑或长期环境噪声、视觉刺激下也可引起高血压。

3.其他因素

肥胖、服避孕药也与高血压的发生有关,肥胖是血压升高的重要危险因素,一般采用体质指数(BMI)来衡量肥胖程度,即体重(kg)/身高(m)^2(20~24 为正常范围)。约 1/3 的高血压患者有不同程度的肥胖。服避孕药的妇女血压升高发生率及程度与服用时间长短有关,口服避孕药引起的高血压一般为轻度,并且可逆转。另外,阻塞性睡眠呼吸暂停综合征(OS-AS)亦与高血压有关,50%OS-AS 患者有高血压。

三、临床表现

(一)症状

根据起病病情进展的缓急及病程的长短,原发性高血压可分为缓进型(良性)和急进型(恶性)。缓进型高血压通常起病缓慢,病程长,早期多无症状,可于查体时发现血压升高,少数患者则发生心、脑、肾等并发症时才被发现。患者可有头晕、头痛、颈项板紧、疲劳、心悸、眼花、耳鸣等症状,也可出现视物模糊、鼻出血等较重症状。急进型高血压一般起病较急骤,也可发病前有病程不一的缓进型高血压,典型表现为血压显著升高,舒张压多持续在 17.3~18.7 kPa(130~140 mmHg)或更高。危急状态的高血压包括恶性或急进型高血压、高血压危象、高血压脑病、心力衰竭、慢性肾衰竭、主动脉夹层、脑血管病如脑出血、脑血栓形成和短暂性脑缺血发作等。

当高血压病情发展到中、晚期的时候,血压增高可趋向稳定在一定范围内,尤其以舒张压增高更为明显。由于全身细小动脉长期反复痉挛及脂类物质在管壁沉着引起管壁硬化,可造成心、脑、肾等重要脏器的缺血性病变,由于这些脏器损害及代偿功能的程度不同,除以上早期的一般症状外,还可出现如下一个或多个脏器相应的临床表现。

1.心脏

血压长期升高,左心室出现代偿性肥厚,当此种高血压性心脏病进一步发展时,可导致左心功能不全,继而出现右心室肥厚和右心功能不全。

2.肾脏

主要因为肾小动脉硬化,使肾功能逐渐减退,出现多尿、夜尿,尿检时可有少量红细胞、管型、蛋白,尿比重降低。随着病情的不断发展,最终还可导致肾衰竭,而出现氮质血症或尿毒症。

3.脑

脑血管硬化或间歇性痉挛时,常导致脑组织缺血、缺氧,产生不同程度的头痛、头晕、眼花、肢体麻木或暂时性失语、瘫痪等症状。脑血管在以上的病理基础上,可进一步发展而引起脑卒中,其中以脑出血及脑动脉血栓形成最常见。

4.眼底

在早期可见眼底视网膜细小动脉痉挛或轻、中度硬化,到晚期可见有出血及渗出物,视乳头水肿。

原发性高血压的主要并发症有高血压危象、高血压脑病、脑血管病、高血压心脏病与心力衰竭、慢性肾衰竭和主动脉夹层。少数原发性高血压患者病情急骤发展,舒张压持续≥17.3 kPa(130 mmHg),并有头痛、视物模糊、眼底出血和视盘水肿,肾脏损害突出,持续蛋白尿、血尿与管型尿。病情进展迅速,如不及时有效降压治疗,预后很差,常死于肾衰竭、脑卒中或心力衰竭。病理上以肾小动脉纤维样坏死为特征,发病机制尚不清楚。

(二)体征

血压随季节、昼夜、情绪等因素有较大波动。冬季血压较高,夏季较低;血压有明显昼夜波动,一般夜间血压较低,清晨起床活动后血压迅速升高,形成清晨血压高峰。患者在家中的自测血压值往往低于在医院所测的血压值。心脏听诊时可有主动脉瓣区第二心音亢进、收缩期杂音或收缩早期喀喇音。高血压后期的临床表现常与心、脑、肾损害程度有关。

(三)并发症

常见并发症:高血压危象、高血压脑病、脑血管病、心力衰竭、慢性肾衰竭、主动脉夹层等。

四、实验室及辅助检查

(一)查体

除正确的血压测量外,要全面检查心、肺,计算体质指数;听诊颈动脉、腹主动脉、肾动脉和股动脉有无杂音;触诊甲状腺及腹部,对后者注意有无肿大的肾脏、包块或异常的腹主动脉搏动,触诊下肢有无水肿和动脉搏动异常;此外,还应进行神经系统和眼底的检查。

根据偶测几次血压决定是否是高血压,是非常不全面也是不科学的。而24小时动态血压能测量人体昼夜不同时间内的血压。需要注意的是,睡眠质量也可以影响昼夜节律,因此某些学者建议:夜间血压应该指患者生活日志上记录有正常睡眠情况下的夜间平均血压值。通过以上资料显示正常血压在夜间2:00～3:00时处于最低谷,凌晨血压急骤上升,白昼基本上处于相对较高水平,多数人有双峰(8:00～9:00和16:00～18:00),18:00以后血压呈缓慢下降趋势。高血压病患者血压昼夜波动曲线也相类似,但整体水平较高,波动幅度增大。

(二)实验室检查

血、尿常规,血脂如总胆固醇(TC)、甘油三酯(TG)、高密度和低密度脂蛋白胆固醇(HDL-C及LDL-C),血糖(肥胖患者还应查餐后2小时血糖),肾功能(血肌酐、尿素氮),血尿酸和电解质(钾、钠、氯、钙),以及心电图。必要时,可行心三维X线检查和多普勒超声心动图检查。

五、诊断及鉴别诊断

(一)诊断

高血压病诊断主要根据诊所测量的血压值,采用经核准的水银柱或电子血压计,测量安静休息坐位时上臂肱动脉部位血压。一般来说,左、右上臂的血压相差<2.7 kPa(20 mmHg),右侧大于左侧。如果左、右上臂血压相差较大,要考虑一侧锁骨下动脉及远端有阻塞性病变,如大动脉有炎症、粥样斑块。必要时还应测量平卧位和站立位血压。是否血压升高,不能仅凭1次或2次诊所血压测量值来确定,需要一段时间的随访,观察血压变化和总体水平。临床随访资料显示,某些偶然测量血压发现血压升高的人,在后来3～4年的随访过程中,血压并未升高。因此,目前世界各国对高血压的诊断标准或分级标准只定范围,而不具体规定测量次数。一旦诊断高血压,必须鉴别是原发性还是继发性。原发性高血压患者需有关实验室检查,评估靶器官损害和相关危险因素。

随着动态血压检测的临床应用,扩展了人们对血压波动规律的认识。动态血压(ABP)不同于诊所血压(CBP),前者在日常生活起居活动情况下,包括睡眠和不同体位,由仪器自动测量数十次;后者在休息 5～10 分钟后取坐位由医护人员测量单次或数次。判断血压升高的标准也不同:诊所血压为 ≥18.7/12.0 kPa(140/90 mmHg);动态血压白昼为 ≥18.0/11.3 kPa(135/85 mmHg)。因此,动态血压和诊所血压的诊断价值与临床意义不完全相同。

ABP 与 CBP 之间的关系,在不同人群中并不相同,表现为以下 4 种类型。

(1)CBP 不高,白昼 ABP 也不高,CBP 略低于白昼 ABP,见于健康者。

(2)CBP 升高,白昼 ABP 也升高,CBP 略高于或接近白昼 ABP,见于大部分高血压患者。

(3)CBP 升高,但白昼 ABP 不高,CBP 明显高于白昼 ABP,称为"白大衣性高血压"或"单纯性诊所高血压"。

(4)CBP 不高,但白昼 ABP 升高,CBP 明显低于白昼 ABP,称为"隐蔽性高血压"或"逆白大衣性高血压"。

(二)鉴别诊断

1.与继发性高血压相鉴别

继发性高血压是指由于某种潜在的,可能治愈的原因引起的高血压,占高血压患者的5%～10%,应注意鉴别。继发性高血压可由于肾实质疾病、肾动脉狭窄、主动脉缩窄、胸或腹主动脉炎、肾上腺肿瘤(如嗜铬细胞瘤、原发性醛固酮增多症、皮质醇增多症)、脑垂体肿瘤(如肢端肥大症)、甲状腺功能亢进、阻塞性睡眠呼吸暂停症等原因所致。其中,许多患者可通过手术治愈。还要注意,一些药物也可引起或加重高血压:如免疫抑制剂中的环孢菌素、FK-506、皮质激素等,后者可使高达 80% 的器官移植患者的血压增高。最常用于口服避孕的雌激素的剂量(30～35 μg),只有轻度升高血压的效应。其他如非甾体抗炎药(NSAIDs)和环氧合酶(cyclooxygenase-2,COX-2)抑制剂,如塞来昔布、罗非昔布、伐地考昔等,通过其抗前列腺素作用使血压增高。减肥药如西布曲明、芬特明、麻黄等;兴奋剂如烟碱、苯异丙胺等;抗帕金森药如溴隐亭,单胺氧化酶抑制剂如苯乙肼,合成激素如睾酮及拟交感神经药如盐酸右旋麻黄碱等,均可使血压增高。

2.与肾实质性高血压相鉴别

肾实质性高血压包括急、慢性肾小球肾炎,糖尿病性肾病,慢性肾盂肾炎,多囊肾和肾移植后等多种肾脏病变引起的高血压,是最常见的继发性高血压。除了恶性高血压,原发性高血压很少出现明显蛋白尿,血尿罕见,肾功能减退首先从肾小管浓缩功能开始,肾小球滤过功能仍可长期保持正常或增强,直到最后阶段才有肾小球滤过率降低,血肌酐上升;肾实质性高血压往往在发现血压升高时已有蛋白尿、血尿和贫血,肾小球滤过功能减退,肌酐清除率下降。肾穿刺组织学检查有助于确诊。

3.与肾血管性高血压相鉴别

肾血管性高血压是单侧或双侧肾动脉主干或分支狭窄引起的高血压。常见病因有多发性大动脉炎,肾动脉纤维肌性发育不良和动脉粥样硬化,前两者主要见于青少年,后者见于老年人。多进展迅速,表现为舒张压中、重度升高,上腹部或背部肋脊角可闻及血管杂音,静脉肾盂造影、多普勒超声、放射性核素肾图有助于诊断。

4.与原发性醛固酮增多症相鉴别

本症是肾上腺皮质增生或肿瘤分泌过多醛固酮所致。临床上以长期高血压伴低血钾为特征。可有肌无力、周期性瘫痪、烦渴、多尿等症状。血压大多为轻、中度升高,约 1/3 表现为顽固性高血压。实验室检查有低血钾、高血钠、代谢性碱中毒、血浆肾素活性降低、血浆及尿醛固酮增多。血浆醛固酮/血浆肾素活性比值增大有较高诊断敏感性和特异性。超声、放射性核素、CT、MRI 可确定病变性质和部位。

5.与嗜铬细胞瘤相鉴别

嗜铬细胞瘤起源于肾上腺髓质、交感神经节和体内其他部位嗜铬组织,肿瘤间歇或持续释放过多肾上腺素、去甲肾上腺素与多巴胺。临床表现变化多端,典型的发作表现为阵发性血压升高伴心动过速、头痛、出汗、面色苍白。在发作期间可测定血或尿儿茶酚胺或其代谢产物 3-甲氧基-4-羟基苦杏仁酸(VMA),如有显著增高,提示嗜铬细胞瘤。超声、放射性核素、CT 或 MRI 等可进行定位诊断。

6.与皮质醇增多症相鉴别

皮质醇增多症又称 Cushing 综合征,主要是由于促肾上腺皮质激素(ACTH)分泌过多导致肾上腺皮质增生或者肾上腺皮质腺瘤,引起糖皮质激素过多所致。80%患者有高血压,同时有向心性肥胖、满月脸、水牛背、皮肤紫纹、毛发增多、血糖增高等表现。24 小时尿中 17-羟和 17-酮类固醇增多,地塞米松抑制试验和肾上腺皮质激素兴奋试验有助于诊断。颅内蝶鞍 X 线检查、肾上腺 CT、放射性核素肾上腺扫描可确定病变部位。

7.与主动脉缩窄相鉴别

多数为先天性,少数是多发性大动脉炎所致。临床表现为上臂血压增高,而下肢血压不高或降低。在肩胛间区、胸骨旁、腋部有侧支循环的动脉搏动和杂音,腹部听诊有血管杂音。胸部 X 线检查可见肋骨受侧支动脉侵蚀引起的切迹。主动脉造影可确定诊断。

六、健康评估

(一)健康史

评估患者年龄,高血压发病率随年龄增长而上升,35 岁以后发病明显增加。注意有高血压病家族史的患者的高血压发病率明显增高。肥胖者易患高血压,其发病率是体重正常者的 2~6 倍。盐摄入量与高血压的发生有密切关系,盐摄入量高的地区发病率明显高于摄入量低的地区。脑力劳动者发病率高于体力劳动者。大量吸烟、长期的噪声影响、反复的精神刺激、持续精神的紧张等均与高血压病的发生有相关性。

(二)身体状况

1.症状

大多数起病缓慢、渐进,早期症状不明显,一般缺乏特殊的临床表现。只是在精神紧张、情绪激动后才出现血压暂时性升高,随后即可恢复正常;部分患者没有症状,常见症状有头痛、头晕、颈项板紧、疲劳、心悸等,在紧张或劳累后加重,不一定与血压水平有关,多数症状可自行缓解。也可出现视物模糊、鼻出血等较重症状。约 1/5 的患者无症状,仅在测量血压时或发生心、脑、肾等并发症时才被发现。

2.体征

心脏听诊可闻及主动脉瓣区第二心音亢进及收缩期杂音。

(三)辅助检查

1.常规检查

尿常规、血糖、血胆固醇、血甘油三酯、肾功能、血尿酸和心电图。

2.眼底、超声心动图检查

部分患者可根据需要检查眼底、超声心动图、电解质等。

3.24 小时动态血压监测

有助于判断血压升高严重程度,了解血压昼夜节律,指导降压治疗及评价降压药物疗效。

七、护理诊断

(1)有受伤的危险:与头晕、视物模糊、意识改变或发生直立性低血压有关。

(2)疼痛:头痛,与血压增高有关。

(3)知识缺乏:缺乏疾病预防、保健知识和高血压用药知识。

(4)潜在并发症:高血压危象、高血压脑病等。

八、护理措施

(一)病情观察

密切观察患者生命体征,观察患者有无头晕、头痛、耳鸣、失眠、乏力等症状。注意观察患者有无血压显著增高、剧烈头痛、呕吐、眩晕、视物模糊、抽搐或意识障碍、胸背部疼痛或呼吸困难等高血压急症的临床表现。

(二)环境与休息

保持病室安静,减少探视。患者血压高时应卧床休息,减少活动。午后控制水分的摄入,以减少夜尿次数。科学地安排治疗、检查的时间,避免干扰休息。避免劳累、情绪激动、精神紧张、吸烟、酗酒、环境嘈杂等。

(三)饮食护理

限制钠盐摄入,WHO 建议每人每天食盐量不超过 6 g。我国膳食中约 80% 的钠来自烹调或含盐高的腌制品,因此限盐首先要减少烹调用盐及含盐高的调料,少食各种咸菜及腌制食品。减少膳食脂肪,补充适量优质蛋白质,有降压及预防脑卒中的作用。维持足够的钾、钙摄入,应用利尿剂患者应尤为注意。

(四)对症护理

1.头晕、头痛

评估患者头痛的情况,如头痛程度、持续时间,是否伴有恶心、呕吐、视物模糊等伴随症状。改变体位时动作要缓慢,从卧位到站位前先坐一会儿。卧床休息时将头部抬高。如起床活动时头晕应立即坐下或躺下。血压不稳定或症状加重时必须卧床休息。监测血压,发现血压变化时立即与医师联系,及时给予处理。保证患者有充足的睡眠,尽量减少或避免引起或加重头痛的因素。

2.高血压危象

绝对卧床休息,避免一切不良刺激,保证良好的休息环境,持续监测血压和尽快应用适合的降压药。遵医嘱给予药物进行降压治疗,注意监测血压,防止血压过度降低引起肾、脑或冠状动脉缺血。加强巡视,协助患者做好生活护理。嘱患者定时服用降压药,保证血药浓度。安抚患者,做好心理护理,严密观察患者病情变化。

3.用药护理

一般从小剂量开始用药,遵医嘱调整剂量,不可自行增减或突然撤换药物,多数患者需长期服用维持量;注意降压不可过快、过低,某些降压药物有直立性低血压反应,应指导患者改变体位时动作宜缓慢,警惕服降压药后可能发生的低血压反应,服药后如有晕厥、恶心、乏力时,立即平卧,头低足高位,以促进静脉回流,增加脑部血流量;服药后不要站立太久,因长时间站立会使腿部血管扩张,血液淤积于下肢,脑部血流量减少;避免用过热的水洗澡或蒸汽浴,防止外周血管扩张导致晕厥。

(五)心理护理

负性情绪反应可使血压升高,教会患者进行自我心理平衡调整、减轻焦虑的方法,如放松疗法、散步、听音乐及进行有益的娱乐活动等,以保持良好的心境。

(六)健康教育

指导患者及家属掌握正确测量血压的方法。避免长期的过度紧张、精神刺激、情绪激动和劳累。做到生活规律,有充足的休息和睡眠。坚持低盐饮食,减少膳食中脂肪摄入,补充适量蛋白质,多食蔬菜和水果,摄入足量钾、镁、钙。进食应少量多餐,避免暴饮暴食及饮用刺激性饮料,戒烟酒。可根据年龄及身体状况选择慢跑、太极拳等不同方式的运动,应避免提重物或自高处取物,因屏气用力可导致血压升高。鼓励患者参加有兴趣的休闲娱乐活动,以不感受到有压力为宜,如养花、养鸟。告诉患者及家属有关降压药的名称、剂量、用法、作用与不良反应和降压药应用注意事项,并提供书面材料。教育患者服药剂量必须遵医嘱执行,不可随意增减药量或突然撤换药物。当心、脑、肾功能出现异常症状时应及时就医。

(张佳佳)

第二节 心律失常

心律失常是指心脏冲动起源、频率、节律、传导速度或激动次序的异常。引起心律失常的原因很多,可以是生理性的,也可以是病理性的。各种器质性心脏病是引发心律失常的最常见原因,其中缺血性心脏病、充血性心力衰竭和心源性休克等较易引发严重的心律失常,可导致严重的血流动力学障碍,甚至死亡。除上述疾病外,自主神经功能紊乱、药物中毒、内分泌代谢失常、酸碱平衡失调、电解质紊乱、急性感染、手术和心导管刺激等均可引起心律失常。健康人在紧张、激动、疲劳、吸烟、饮酒和饱餐等情况下,也可发生心律失常。本节仅介绍临床常见的心律失常。

一、房性期前收缩

房性期前收缩是指激动起源于窦房结以外心房任何部位的一种主动性异位搏动。正常成人进行24小时心电监测,大约60%有房性期前收缩发生。

(一)病因

各种器质性心脏病患者均可发生房性期前收缩,并可能是快速性房性心律失常的先兆。

(二)临床表现

患者一般无明显症状,频发房性期前收缩者可有心悸或心跳暂停感。

(三)心电图特征

(1)房性期前收缩的P波提前发生,形态与窦性P波不同。

(2)下传的 QRS 波群形态通常正常,少数无 QRS 波出现。

(3)常见不完全性代偿间歇。

(四)治疗要点

房性期前收缩通常无须治疗。吸烟、饮酒与咖啡可诱发,应劝导患者减量。有明显症状时可给予药物治疗。

二、心房颤动

心房颤动(简称房颤)是指规则有序的心房电活动丧失,代之以快速无序的心房颤动波,是最严重的心房电活动紊乱,也是常见的快速性心律失常之一。心房由于无序颤动,从而失去了有效的收缩和舒张,进而导致泵血功能下降或丧失,因此心室律紊乱、心功能受损和心房附壁血栓形成是心房颤动患者的主要病理、生理特点。

(一)病因

房颤常发生于有基础心血管疾病的患者,如冠心病、高血压病、风湿性心脏瓣膜病、甲状腺功能亢进性心脏病、心肌病、感染性心内膜炎和缩窄性心包炎。

(二)临床表现

心房颤动主要表现为心慌,症状轻重程度亦受心室率快慢的影响,心室率不快,可无明显症状,心率超过 150 次/分时,患者可发生心绞痛或心力衰竭。房颤产生血栓、引起体循环栓塞的风险极大,如房颤患者突发偏瘫、失语需考虑到脑栓塞,发生急性腹痛但又排除其他常见急腹症时亦应考虑肠系膜动脉栓塞的可能性。房颤特异性体征主要为心律绝对不齐、心音强弱不等和脉搏短绌。

(三)心电图特点

(1)P 波消失,代之以大小不等、形态不一、间期不等的心房颤动波——f 波,频率为 350～600 次/分。

(2)RR 间期绝对不等。

(3)QRS 波群形态通常正常,当心室率过快,发生室内差异性传导时,QRS 波群增宽、变形。

(四)治疗要点

(1)积极控制基础心脏疾病、控制诱发因素。

(2)控制心室率:常用药物有洋地黄、β受体阻滞剂及钙通道阻滞剂等。

(3)药物复律和同步直流电复律。

(4)导管消融和外科治疗。

(5)抗凝治疗。

三、室性期前收缩

室性期前收缩(简称室早)是指起源于心室肌或心室肌内浦肯野纤维的提前出现的异常电激动,是最常见的心律失常之一。在正常人和各类心脏疾病患者中均可发生。但临床上患者多伴有黑曚、眩晕,有器质性心脏病,心脏结构和功能改变,当心电图表现为多源、成对、成串的室性期前收缩时应引起重视。

(一)病因

正常人与各种心脏病患者均可发生室性期前收缩。心肌炎、缺血、缺氧、麻醉和手术等均可使心肌受到机械、电、化学性刺激而发生室性期前收缩,常见于冠心病、心肌病、心肌炎、风湿性心脏病。

(二)临床表现

室性期间收缩常无与之直接相关的症状,患者是否有症状及症状的轻重程度与期前收缩的频发程度不直接相关。患者可感到心悸,类似电梯快速升降的失重感或代偿间歇后一次有力的心脏搏动,多数人称"偷停"。听诊时可闻及期前收缩后出现一较长的停歇,期前收缩的第二心音减弱,仅能听到第一心音,桡动脉搏动减弱或消失。

(三)心电图特征

(1)提前出现的 QRS 波前无 P 波或无相关的 P 波。

(2)提前出现的 QRS 波群形态宽大畸形,时限通常>0.12毫秒,T 波方向多与 QRS 的主波方向相反。

(3)往往为完全性代偿间歇,即期前收缩前后 RR 间距等于窦性周期的 2 倍。

(四)治疗要点

(1)无器质性心脏疾病,考虑为良性室性期前收缩,预后良好,从危险效益比来说,不支持常规抗心律失常药物治疗,应首先考虑去除诱发或加重室性期前收缩的因素如吸烟、喝咖啡等。对于此类患者的治疗重点是缓解症状。

(2)对于器质性心脏病伴频发室性期前收缩的患者,其治疗目的是预防心脏性猝死。

四、室性心动过速

室性心动过速(简称室速)是指起源于希氏束以下水平连续 3 个或 3 个以上的快速性心律失常。

(一)病因

常发生于各种器质性心脏病患者,最常见于冠心病,尤其是急性心肌梗死患者。也发生于无明显器质性心脏病的原发性心电疾病,如先天性长 QT 综合征。10%～20%的室性心动过速为特发性室性心动过速,常见于年轻男性。

(二)临床表现

患者可表现为心悸、胸闷、胸痛和黑矇等,但临床表现并不一致,非持续性室速(<30 秒,能自行终止)的患者除心悸外可无其他任何症状,而持续性室速(>30 秒,需药物或电复律终止发作)的患者常伴有明显血流动力学障碍和心肌缺血,其表现包括低血压、四肢厥冷、乏力、晕厥、少尿、气短和心绞痛等。听诊心律轻度不规则。

(三)心电图特征

(1)频率多在 100～250 次/分,节律可稍不齐。

(2)QRS 波群形态宽大畸形,时限通常超过 0.12 秒;ST-T 波方向与 QRS 波主波方向相反。

(3)心房独立活动与 QRS 波无固定关系,房室分离。

(4)偶尔心房激动夺获心室或发生室性融合波或 1:1 传导。

(四)治疗要点

(1)立即终止室性心动过速的发作:根据血流动力学是否稳定采取抗心律失常药物治疗或直流电复律治疗的方法。

(2)纠正和治疗室性心动过速的诱因和病因:如低血钾、心肌缺血和心功能不全。

五、心室扑动与心室颤动

心室扑动与心室颤动(简称室扑和室颤)为致命性心律失常。

(一)病因

常见于缺血性心脏病。心室颤动往往是心脏停搏前的短暂征象,也可以因急性心肌缺血或心电紊乱而发生。由于心脏出现多灶性局部兴奋,以致完全失去排血功能,心室扑动常不能持久,没有很快恢复,便会转为心室颤动而导致死亡。

(二)临床表现

心室扑动与心室颤动为最恶性的心律失常,短时间即可引起意识丧失、抽搐、呼吸停顿甚至死亡。触诊时大动脉搏动消失、听诊心音消失、血压无法测到。

(三)心电图特征

(1)心室扑动心电图特征:无正常 QRS-T 波,代之以连续快速而相对规则的大振幅波动,频率达 200～250 次/分,心脏失去排血功能。

(2)心室颤动心电图特征:QRS-T 波完全消失,出现大小不等、极不匀齐的低小波,频率在 200～500 次/分。心室扑动和心室颤动均是极严重的致死性心律失常。

(四)治疗要点

心室扑动和心室颤动发生后即为心搏骤停,如果未能积极救治,多在数分钟内因组织缺氧而导致重要生命器官损害或死亡,因此应及时采取积极有效的复苏措施。长期治疗包括病因治疗、祛除诱因、药物治疗和植入式心脏复律除颤器治疗。

六、房室传导阻滞

房室传导阻滞(又称房室阻滞)是指房室交界区脱离了生理不应期后,心房冲动传导延迟或不能传导至心室。根据阻滞不同,房室阻滞分为一度、二度和三度。一度房室传导阻滞指房室传导时间延长。二度房室传导阻滞指激动自心房至心室过程中有部分传导中断,即有心室脱漏现象。二度房室传导阻滞又分为两型,称二度Ⅰ型房室阻滞和二度Ⅱ型房室阻滞。三度房室传导阻滞又称完全性房室传导阻滞,指心房激动全部不能传入心室。

(一)病因

主要有先天性、原发性和继发性,临床上以继发性多见。

(二)临床表现

对于房室传导阻滞,一度房室传导阻滞通常无症状;二度房室传导阻滞可引起心搏脱落,可有心悸;三度房室传导阻滞的症状取决于心室率的快慢,包括疲倦、乏力、头晕、晕厥、心绞痛及心力衰竭等。当心室率严重缓慢导致脑供血不足时,可引起短暂意识丧失,甚至抽搐。室内传导阻滞多无特殊的临床表现,主要为基础心脏病变的症状。对于房室传导阻滞,一度房室传导阻滞时第一心音减弱;二度房室传导阻滞时有心搏脱漏,Ⅰ型者第一心音逐渐减弱,Ⅱ型者强度恒定;三度房室传导阻滞时心率慢而规则,第一心音强弱不等。

(三)心电图特征

1.一度房室传导阻滞

(1)PR 间期延长,成人>0.20 秒(老年人>0.21 秒)。

(2)每个 P 波后均有 QRS 波群。

2.二度房室传导阻滞

二度Ⅰ型心电图特征:P波规律出现,PR间期逐渐延长,直到P波下传受阻,脱漏1个QRS波群,漏搏后房室阻滞得到一定改善,PR间期又趋缩短,之后又逐渐延长,如此周而复始地出现。二度Ⅱ型心电图特征:表现为PR间期恒定,部分P波后无QRS波群。凡连续出现2次或者2次以上的QRS波群脱漏者,常称为高度房室阻滞。

3.三度房室传导阻滞

(1)P波与QRS波群各自独立,互不相关,呈完全性房室分离。

(2)心房率>心室率。

(3)QRS波群形态和时限取决于阻滞部位,如阻滞位于希氏束及其附近,心室率为40～60次/分,QRS波群正常;如阻滞部位在希氏束分叉以下,心室率可<40次/分,QRS波群宽大畸形。

(四)治疗要点

针对不同病因进行治疗。一度或二度Ⅰ型房室传导阻滞心室率不太慢者无须特殊治疗。二度Ⅱ型或三度房室传导阻滞如心室率慢伴有明显症状或血流动力学障碍,甚至阿-斯综合征者,应给予心脏起搏治疗。

七、心律失常患者护理评估

(一)病史

评估患者之前出现心律失常的情况,如发作时间、次数和发作时的心电图表现、起止方式及就医情况;是否服用抗心律失常药物,其名称、服用方法、效果及不良反应等;是否行电复律、起搏器植入术、射频消融术及外科手术等,效果如何。询问患者是否有心脏本身的疾病,如冠心病、风心病、高血压、心肌病及心力衰竭等;是否伴有其他系统疾病,如甲状腺功能亢进症或低下、呼吸衰竭导致的低氧血症或高碳酸血症等;是否有全身性感染、电解质紊乱及转移到心脏的肿瘤等。

(二)身体状况

包括患者入院时的意识、精神状态及生命体征(呼吸、心率、血压、脉搏情况)。心脏有无扩大,心脏冲动的位置和范围等。

(三)心理-社会状况

心律失常患者有各种不舒适的感觉,甚至有濒死感,因而存在焦虑、恐惧的情绪。护理人员需及时评估患者是否存在焦虑、恐惧等负性情绪及其严重程度,以及其他情况。

八、心律失常患者护理措施

(一)休息与活动

评估患者心律失常的类型及临床表现,与患者及家属共同制订休息与活动计划。对于无器质性心脏病的良性心律失常患者鼓励其正常工作和生活,建立健康的生活方式,保持心情舒畅,避免过度劳累。当患者出现因心律失常发作导致的胸闷、心悸、头晕等不适症状时,采取高枕卧位、半卧位,尽量避免左侧卧位,因左侧卧位时患者常能感觉到心脏冲动而使不适感加重。当心律失常频繁发作,伴有头晕、晕厥或曾有跌倒病史时,应嘱患者卧床休息,避免单独外出,防止意外。当患者出现由窦性停搏、二度Ⅱ型或三度房室传导阻滞、持续性室速等严重心律失常或快速心室率引起血压下降的情况时,应卧床休息,以减少心肌耗氧量。

（二）用药护理

严格遵医嘱按时按量给予抗心律失常药物,静脉注射时速度宜慢,静脉滴注药物时尽量用输液泵调节速度,以及观察患者的生命体征和心电图变化,密切观察药物的效果及不良反应。胺碘酮静脉用药易引起静脉炎,应选择大血管并注意保护血管,严密观察穿刺局部情况,谨防药物外渗。

（三）病情观察

观察患者有无心悸、乏力、胸闷及头晕等症状,以及心律失常发生的程度、持续时间及给日常生活带来的影响。定时测量脉搏、心律及心率,判断有无心律失常的发生。心房颤动患者应同时测量心率和脉率 1 分钟,观察脉搏短绌的变化,有无晕厥,询问其诱因、发作时间及过程。进行24 小时动态心电图监测的患者,嘱其保持日常的生活和活动,并记录发病时的症状和出现的时间及当时所从事的活动,以利于发现病情、查找病因。对严重心律失常者,应持续心电监护,严密监测心律、心率、心电图、生命体征、血氧饱和度的变化,如发现异常应立即报告医师。安放监护电极片应注意清洁皮肤,电极放置位置应避开胸骨右缘及心前区,以免影响做心电图和紧急电复律。伴呼吸困难、发绀等缺氧表现时给予氧气吸入,流量为 2～4 L/min。

（四）配合抢救

对于高危患者,应留置静脉通道,备好抗心律失常药物及其他抢救药品,准备好各种抢救器材,如除颤仪、临时起搏器等。一旦发生猝死,立即配合抢救。

（五）心理护理

为患者提供舒适安静的环境,了解患者的需要,倾听患者的主诉和感受,耐心解答患者提出的问题,向患者介绍病情及预后,鼓励患者参与制订护理计划。合理安排护理操作时间,保证患者的休息与睡眠时间,必要时遵医嘱使用镇静药。对于使用的各种仪器要有针对性地介绍使用的目的、功能、安全性和必要性,必要时关闭仪器报警功能,尽可能减少不良刺激。

九、心律失常患者健康指导

(1)向患者及家属讲解心律失常的常见原因、诱发因素及防治知识,避免诱发因素如情绪紧张、过度劳累、急性感染、寒冷刺激、不良生活习惯(吸烟、饮浓茶和咖啡等),避免饱餐。指导患者注意劳逸结合,有规律的生活,保证充足的睡眠时间。低钾血症易诱发室性期前收缩或室速,应注意预防、监测与纠正。心动过缓患者应避免排便时过度屏气,以免兴奋迷走神经而加重心动过缓。

(2)指导患者严格遵医嘱服药,说明按医嘱服药的重要性,严禁随意更改剂量或更换药物。指导患者观察药物产生的疗效和不良反应,发现异常及时就诊。

(3)指导患者及家属监测脉搏的方法和心律失常发作时的应对措施。教会家属心肺复苏术,以备紧急需要时应用。对于进行电复律术、导管消融术、植入永久起搏器或外科手术后的患者注意加强相关指导。

(4)指导患者出院后定期随访,发现异常及时就诊。

（张佳佳）

第三节　急性呼吸道感染

急性呼吸道感染通常包括急性上呼吸道感染和急性气管-支气管炎。急性上呼吸道感染是鼻腔、咽或喉部急性炎症的总称,常见病原体为病毒,仅有少数由细菌引起。全年皆可发病,但冬春季节多发,具有一定的传染性,有时引起严重的并发症,应积极防治。急性气管-支气管炎是指感染、物理、化学、变态反应等因素引起的气管-支气管黏膜的急性炎症,可由急性上呼吸道感染蔓延而来。多见于寒冷季节或气候多变时。

一、病因及发病机制

(一)急性上呼吸道感染

急性上呼吸道感染有70％～80％由病毒引起,其中主要包括流感病毒、副流感病毒、呼吸道合胞病毒、腺病毒、鼻病毒等。由于感染病毒类型较多,又无交叉免疫,人体产生的免疫力较弱且短暂,同时在健康人群中有病毒携带者,故一个人可有多次发病。细菌感染占20％～30％,可直接或继病毒感染之后发生,以溶血性链球菌最为多见,其次为流感嗜血杆菌、肺炎球菌和葡萄球菌等,偶见革兰阴性杆菌。当全身或呼吸道局部防御功能降低时,尤其是年老体弱或有慢性呼吸道疾病者更易患病,原先存在于上呼吸道或外界侵入的病毒和细菌迅速繁殖,引起本病。通过含有病毒的飞沫或被污染的用具传播,引起发病。

(二)急性气管-支气管炎

急性气管-支气管炎由病毒、细菌直接感染,或急性上呼吸道病毒(如腺病毒、流感病毒)、细菌(如流感嗜血杆菌、肺炎链球菌)感染迁延而来,也可在病毒感染后继发细菌感染,亦可为衣原体和支原体感染。过冷空气、粉尘、刺激性气体或烟雾的吸入使气管-支气管黏膜受到急性刺激和损伤,引起本病。花粉、有机粉尘、真菌孢子等的吸入及对细菌蛋白质变态反应等,均可引起气管-支气管的变态反应。寄生虫(如钩虫、蛔虫的幼虫)移行至肺,也可致病。

二、临床表现

(一)急性上呼吸道感染

主要症状和体征个体差异大,根据病因不同可有不同类型,各型症状、体征之间无明显界定,也可互相转化。

1.普通感冒

普通感冒又称急性鼻炎或上呼吸道卡他,以鼻咽部卡他症状为主要表现,俗称"伤风"。成人多为鼻病毒所致,起病较急,初期有咽干、咽痒或咽痛,同时或数小时后有打喷嚏、鼻塞、流清水样鼻涕,2～3天后分泌物变稠,伴咽鼓管炎可引起听力减退,伴流泪、味觉迟钝、声嘶、少量咳嗽、低热不适、轻度畏寒和头痛。检查可见鼻腔黏膜充血、水肿、有分泌物,咽部轻度充血。如无并发症,一般经5～7天痊愈。

2.流行性感冒

流行性感冒(简称流感)则由流感病毒引起,起病急,鼻咽部症状较轻,但全身症状较重,伴高热、全身酸痛和眼结膜炎症状。而且常有较大或大范围的流行。

3.病毒性咽炎和喉炎

临床特征为咽部发痒、不适和灼热感、声嘶、讲话困难、咳嗽、咳嗽时咽喉疼痛,无痰或痰呈黏液性,有发热和乏力,伴有咽下疼痛时,常提示有链球菌感染,体检发现咽部明显充血和水肿、局部淋巴结肿大且触痛,提示流感病毒和腺病毒感染,腺病毒咽炎可伴有眼结膜炎。

4.疱疹性咽峡炎

主要由柯萨奇病毒 A 引起,夏季好发。有明显咽痛、常伴有发热,病程约 1 周。体检可见咽充血,软腭、腭垂、咽和扁桃体表面有灰白色疱疹及浅表溃疡,周围有红晕。多见儿童,偶见于成人。

5.咽结膜热

常为柯萨奇病毒、腺病毒等引起。夏季好发,游泳传播为主,儿童多见。表现为发热、咽痛、畏光、流泪、咽及结膜明显充血。病程为 4~6 天。

6.细菌性咽-扁桃体炎

多由溶血性链球菌感染所致,其次为流感嗜血杆菌、肺炎球菌、葡萄球菌等引起。起病急,咽痛明显,伴畏寒、发热,体温超过 39 ℃。检查可见咽部明显充血,扁桃体充血肿大,其表面有黄色点状渗出物,颌下淋巴结肿大伴压痛,肺部无异常体征。

(二)急性气管-支气管炎

起病较急,常先有急性上呼吸道感染的症状,继之出现干咳或少量黏液性痰,随后可转为黏液脓性或脓性痰液,痰量增多,咳嗽加剧,偶可痰中带血。全身症状一般较轻,可有发热,38 ℃左右,多于 3~5 天后消退。咳嗽、咳痰为最常见的症状,常为阵发性咳嗽,咳嗽、咳痰可延续 2~3 周才消失,如迁延不愈,则可演变为慢性支气管炎。呼吸音常正常或增粗,两肺可闻及散在干、湿性啰音。

三、护理

(一)护理目标

患者躯体不适缓解,日常生活不受影响;体温恢复正常;呼吸道通畅;睡眠改善;无并发症发生或并发症被及时控制。

(二)护理措施

1.一般护理

注意隔离患者,减少探视,避免交叉感染。患者咳嗽或打喷嚏时应避免对着他人。患者使用的餐具、痰盂等用具应按规定消毒,或用一次性器具,回收后焚烧弃去。多饮水,补充足够的热量,给予清淡易消化、高热量、丰富维生素、富含营养的食物。避免刺激性食物,戒烟、酒。患者以休息为主,特别是在发热期间。部分患者往往因剧烈咳嗽而影响正常的睡眠,可给患者提供容易入睡的休息环境,保持病室适宜温度、湿度和空气流通。保证周围环境安静,关闭门窗。指导患者运用促进睡眠的方式,如睡前泡脚、听音乐等。必要时可遵医嘱给予镇咳、祛痰或镇静药物。

2.病情观察

关注疾病流行情况、鼻咽部发生的症状、体征和血常规和 X 线检查改变。注意并发症,如耳痛、耳鸣、听力减退、外耳道流脓等提示中耳炎;如头痛剧烈、发热,伴脓涕、鼻窦有压痛等提示鼻窦炎;如在恢复期出现胸闷、心悸、眼睑水肿、腰酸和关节痛等提示心肌炎、肾炎或风湿性关节炎,应及时就诊。

3.对症护理

(1)高热护理:体温超过 37.5 ℃,应每 4 小时测体温 1 次,观察体温过高的早期症状和体征,体温突然升高或骤降时,应随时测量和记录,并及时报告医师。体温＞39 ℃时,要采取物理降温。降温效果不好可遵照医嘱选用适当的解热剂进行降温。患者出汗后应及时处理,保持皮肤的清洁和干燥,并注意保暖。鼓励多饮水。

(2)保持呼吸道通畅:清除气管、支气管内分泌物,减少痰液在气管、支气管内的聚积。指导患者采取舒适的体位进行有效咳嗽。观察咳痰情况,如痰液较多且黏稠,可嘱患者多饮水,或遵照医嘱给予雾化吸入治疗,以湿润气道、利于痰液排出。

4.用药护理

(1)对症治疗:选用抗感冒复合剂或中成药减轻发热、头痛,减少鼻、咽充血和分泌物,如对乙酰氨基酚(扑热息痛)、银翘解毒片等。干咳者可选用右美沙芬、喷托维林(咳必清)等;咳嗽有痰可选用复方氯化铵合剂、溴己新(必嗽平)或雾化祛痰。咽痛者可含服喉片或草珊瑚片等。气喘者可用平喘药,如特布他林、氨茶碱等。

(2)抗病毒药物:早期应用抗病毒药有一定疗效,可选用利巴韦林、奥司他韦、金刚烷胺、吗啉胍和抗病毒中成药等。

(3)抗菌药物:如有细菌感染,最好根据药物敏感试验选择有效抗菌药物治疗,常可选用大环内酯类、青霉素类、氟喹诺酮类及头孢菌素类。

根据医嘱选用药物,告知患者药物的作用、可能发生的不良反应和服药的注意事项,如按时服药;应用抗生素者,注意观察有无迟发变态反应发生;对于应用解热镇痛药者注意避免大量出汗引起虚脱等。发现异常及时就诊等。

5.心理护理

急性呼吸道感染预后良好,多数患者于一周内康复,仅少数患者可因咳嗽迁延不愈而发展为慢性支气管炎,患者一般无明显心理负担。但如果咳嗽较剧烈,加之伴有发热,可能会影响患者的休息、睡眠,进而影响工作和学习,个别患者产生急于缓解咳嗽等症状的焦虑情绪。护理人员应与患者进行耐心、细致的沟通,通过对病情的客观评价,解除患者的心理顾虑,建立治疗疾病的信心。

6.健康指导

(1)疾病知识指导:帮助患者和家属掌握急性呼吸道感染的诱发因素及相关知识,避免受凉、过度疲劳,注意保暖;外出时可戴口罩,避免寒冷空气对气管、支气管的刺激。积极预防和治疗上呼吸道感染,症状改变或加重时应及时就诊。

(2)生活指导:平时应加强耐寒锻炼,增强体质,提高机体免疫力。规律生活,避免过度劳累。室内空气保持新鲜,阳光充足。少去人群密集的公共场所。戒烟、酒。

(三)护理评价

患者舒适度改善;睡眠质量提高;未发生并发症或发生后被及时控制。

(张佳佳)

第四节　慢性支气管炎

慢性支气管炎是由于感染或非感染因素引起气管、支气管黏膜及其周围组织的慢性非特异性炎症。临床以咳嗽、咳痰或伴有喘息反复发作为特征,每年持续 3 个月以上,且连续 2 年以上。

一、病因和发病机制

慢性支气管炎的病因极为复杂,迄今尚有许多因素不够明确,往往是多种因素长期相互作用的综合结果。

(一)感染

病毒、支原体和细菌感染是本病急性发作的主要原因。病毒感染以流感病毒、鼻病毒、腺病毒和呼吸道合胞病毒常见;细菌感染以肺炎链球菌、流感嗜血杆菌和卡他莫拉菌及葡萄球菌常见。

(二)大气污染

化学气体如氯气、二氧化氮、二氧化硫等刺激性烟雾,空气中的粉尘等均可刺激支气管黏膜,使呼吸道清除功能受损,为细菌入侵创造条件。

(三)吸烟

吸烟为本病发病的主要因素。吸烟时间的长短与吸烟量决定发病率的高低,吸烟者的患病率较不吸烟者高 2~8 倍。

(四)变态反应因素

喘息型支气管炎患者,多有变态反应史。患者痰中嗜酸性粒细胞和组胺的含量及血中 IgE 明显高于正常。此类患者实际上应属慢性支气管炎合并哮喘。

(五)其他因素

气候变化,特别是寒冷空气与慢支的病情加重有密切关系。自主神经功能失调,副交感神经功能亢进,老年人肾上腺皮质功能减退,慢性支气管炎的发病率增加。维生素 C 缺乏,维生素 A 缺乏,易患慢性支气管炎。

二、临床表现

(一)症状

患者常在寒冷季节发病,出现咳嗽、咳痰,尤以晨起显著,白天多于夜间。病毒感染痰液为白色黏液泡沫状,继发细菌感染,痰液转为黄色或黄绿色黏液脓性,偶可带血。慢性支气管炎反复发作后,支气管黏膜的迷走神经感受器反应性增高,副交感神经功能亢进,可出现变态反应现象而发生喘息。

(二)体征

早期多无体征。急性发作期可有肺底部闻及干、湿啰音。喘息型支气管炎在咳嗽或深吸气后可闻及哮鸣音,发作时有广泛哮鸣音。

(三)并发症

(1)阻塞性肺气肿:为慢性支气管炎最常见的并发症。

(2)支气管肺炎:慢性支气管炎蔓延至支气管周围肺组织中,患者表现寒战、发热、咳嗽加剧、痰量增多且呈脓性,白细胞总数及中性粒细胞增多,X线检查显示双下肺野有斑点状或小片阴影。

(3)支气管扩张症。

三、诊断

(一)辅助检查

1.血常规

白细胞总数及中性粒细胞数可升高。

2.胸部 X 线检查

单纯型慢性支气管炎,X 线检查阴性或仅见双下肺纹理增多、增粗、模糊、呈条索状或网状。继发感染时为支气管周围炎症改变,表现为不规则斑点状阴影,重叠于肺纹理之上。

3.肺功能检查

早期病变多在小气道,常规肺功能检查多无异常。

(二)诊断要点

凡咳嗽、咳痰或伴有喘息,每年发作持续 3 个月,连续 2 年或 2 年以上者,并排除其他心肺疾病(如肺结核、肺尘埃沉着病、支气管哮喘、支气管扩张症、肺癌、肺脓肿、心脏病、心功能不全等)、慢性鼻咽疾病后,即可诊断。如每年发病不足 3 个月,但有明确的客观检查依据(如胸部 X 线检查、肺功能等)亦可诊断。

(三)鉴别诊断

1.支气管扩张

多于儿童或青年期发病,常继发于麻疹、肺炎或百日咳后,并有咳嗽、咳痰反复发作的病史,合并感染时痰量增多,并呈脓性或伴有发热,病程中常反复咯血。在肺下部周围可闻及不易消散的湿性啰音。晚期重症患者可出现杵状指(趾)。胸部 X 线检查中可见双肺下野纹理粗乱或呈卷发状。薄层高分辨 CT(HRCT)检查有助于确诊。

2.肺结核

活动性肺结核患者多有午后低热、消瘦、乏力、盗汗等中毒症状。咳嗽痰量不多,常有咯血。老年肺结核的中毒症状多不明显,常被慢性支气管炎的症状所掩盖而误诊。胸部 X 线检查可发现结核病灶,部分患者痰结核菌检查可获阳性。

3.支气管哮喘

支气管哮喘常为特质性患者或有变态反应性疾病家族史,多于幼年发病。一般无慢性咳嗽、咳痰史。哮喘多突然发作,且有季节性,血和痰中嗜酸性粒细胞常增多,治疗后可迅速缓解。发作时双肺布满哮鸣音,呼气延长,缓解后可消失,且无症状,但气道反应性仍增高。慢性支气管炎合并哮喘的患者,病史中咳嗽、咳痰多发生在喘息之前,迁延不愈较长时间后伴有喘息,且咳嗽、咳痰的症状多较喘息更为突出,平喘药物疗效不如哮喘等可资鉴别。

4.肺癌

肺癌多发生于 40 岁以上男性,并有多年吸烟史的患者,刺激性咳嗽常伴痰中带血和胸痛。X线检查肺部常有块影或反复发作的阻塞性肺炎。痰脱落细胞及支气管镜等检查,可明确诊断。

5.慢性肺间质纤维化

慢性咳嗽,咳少量黏液性非脓性痰,进行性呼吸困难,双肺底可闻及爆裂音(Velcro 啰音),严重者发绀并有杵状指。X线检查见中下肺野及肺周边部纹理增多紊乱呈网状结构,其间见弥漫性细小斑点阴影。肺功能检查呈限制性通气功能障碍,弥散功能减低,PaO_2 下降。肺活检是确诊的手段。

四、治疗

(一)急性发作期及慢性迁延期的治疗

以控制感染、祛痰、镇咳为主,同时解痉平喘。

1.抗感染药物

及时、有效、足量,感染控制后及时停用,以免产生细菌耐药或二重感染。一般患者可按常见致病菌用药。可选用青霉素 G 80 万单位肌内注射;复方磺胺甲噁唑(SMZ),每次 2 片,2 次/天;阿莫西林 2~4 g/d,分3~4 次口服;氨苄西林 2~4 g/d,分 4 次口服;头孢氨苄 2~4 g/d 或头孢拉定1~2 g/d,分 4 次口服;头孢呋辛 2 g/d 或头孢克洛 0.5~1.0 g/d,分 2~3 次口服。亦可选择新一代大环内酯类抗生素,如罗红霉素0.3 g/d,分 2 次口服。抗菌治疗疗程一般 7~10 天,反复感染病例可适当延长。严重感染时,可选用氨苄西林、环丙沙星、氧氟沙星、阿米卡星、奈替米星或头孢菌素类联合静脉滴注给药。

2.祛痰镇咳药

刺激性干咳者不宜单用镇咳药物,否则痰液不易咳出。可给盐酸溴环己胺醇 30 mg 或羧甲基半胱氨酸 500 mg,3 次/天口服。乙酰半胱氨酸(富露施)及氯化铵甘草合剂均有一定的疗效。α-糜蛋白酶雾化吸入亦有消炎祛痰的作用。

3.解痉平喘

解痉平喘主要为解除支气管痉挛,利于痰液排出。常用药物为氨茶碱 0.1~0.2 g,3 次/天口服;丙卡特罗 50 mg,2 次/天;特布他林 2.5 mg,2~3 次/天。慢性支气管炎有可逆性气道阻塞者应常规应用支气管舒张剂,如异丙托溴铵(异丙阿托品)气雾剂、特布他林等吸入治疗。阵发性咳嗽常伴不同程度的支气管痉挛,应用支气管扩张药后可改善症状,并有利于痰液的排出。

(二)缓解期的治疗

应以增强体质,提高机体抗病能力和预防发作为主。

(三)中药治疗

采取扶正固本原则,按肺、脾、肾的虚实辨证施治。

五、护理措施

(一)常规护理

1.环境

保持室内空气新鲜、流通,安静,舒适,温湿度适宜。

2.休息

急性发作期应卧床休息,取半卧位。

3.给氧

持续低流量吸氧。

4.饮食

给予高热量、高蛋白、高维生素易消化饮食。

（二）专科护理

（1）解除气道阻塞，改善肺泡通气。及时清除痰液，神志清醒患者应鼓励咳嗽，痰稠不易咯出时，给予雾化吸入或雾化泵药物喷入，减少局部淤血水肿，以利痰液排出。危重体弱患者，定时更换体位，叩击背部，使痰易于咳出，餐前应给予胸部叩击或胸壁震荡。方法：患者取侧卧位，护士两手手指并拢，手背隆起，指关节微屈，自肺底由下向上、由外向内叩拍胸壁，震动气管，边拍边鼓励患者咳嗽，以促进痰液的排出，每侧肺叶叩击 3～5 分钟。对神志不清者，可进行机械吸痰，需注意无菌操作，抽吸压力要适当，动作轻柔，每次抽吸时间不超过 15 秒，以免加重缺氧。

（2）合理用氧减轻呼吸困难。根据缺氧和二氧化碳潴留的程度不同，合理用氧，一般给予低流量、低浓度、持续吸氧，如病情需要提高氧浓度，应辅以呼吸兴奋剂刺激通气或使用呼吸机改善通气，吸氧后如呼吸困难缓解、呼吸频率减慢、节律正常、血压上升、心率减慢、心律正常、发绀减轻、皮肤转暖、神志转清、尿量增加等，表示氧疗有效。若呼吸过缓，意识障碍加深，需考虑二氧化碳潴留加重，必要时采取增加通气量措施。

（张佳佳）

第五节　支气管哮喘

支气管哮喘（简称哮喘）是由多种细胞（如嗜酸性粒细胞、肥大细胞、T 淋巴细胞、中性粒细胞、气道上皮细胞等）和细胞组分参与的气道慢性炎症性疾病。这种慢性炎症导致气道高反应性和广泛多变的可逆性气流受限，并引起反复发作性的喘息、气急、胸闷或咳嗽等症状，常在夜间和/或清晨发作和加重，多数患者可自行缓解或治疗后缓解。支气管哮喘如贻误诊治，随病程的延长可产生气道不可逆性狭窄和气道重塑。因此，合理的防治至关重要。

一、病因及发病机制

（一）病因

本病的病因不十分清楚。目前认为哮喘是多基因遗传病，受遗传因素和环境因素双重影响。

1.遗传因素

哮喘发病具有明显的家族集聚现象，临床家系调查发现，哮喘患者亲属患病率高于群体患病率，且亲缘关系越近患病率越高；病情越严重，其亲属患病率也越高。

2.环境因素

主要为哮喘的激发因素，如下。

（1）吸入性变应原：尘螨、花粉、真菌、动物毛屑、二氧化硫、氨气等各种特异和非特异性吸入物。

（2）感染：细菌、病毒、原虫、寄生虫等。

(3)食物:鱼、虾、蟹、蛋类、牛奶等。

(4)药物:普萘洛尔(心得安)、阿司匹林等。

(5)其他:气候改变、运动、妊娠等。

(二)发病机制

哮喘的发病机制非常复杂(图 3-1),变态反应、气道炎症、气道反应性增高和神经等因素及其相互作用被认为与哮喘的发病关系密切。其中气道炎症是哮喘发病的本质,而气道高反应性是哮喘的重要特征。根据变应原吸入后哮喘发生的时间,可分为速发性哮喘反应(IAR)、迟发性哮喘反应(LAR)和双相型哮喘反应(DAR)。IAR 在吸入变应原的同时立即发生反应,15～30 分钟达高峰,2 小时逐渐恢复正常。LAR 在吸入变应原 6 小时左右发作,持续时间长,症状重,常呈持续性哮喘表现,为气道慢性炎症反应的结果。

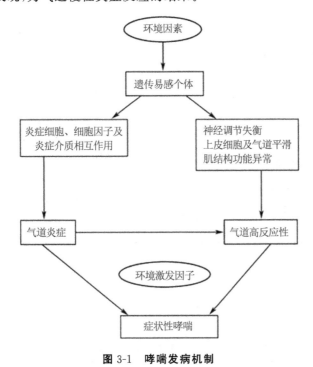

图 3-1 哮喘发病机制

二、临床表现

(一)症状

典型表现为发作性呼气性呼吸困难或发作性胸闷和咳嗽,伴有哮鸣音。严重者呈强迫坐位或端坐呼吸,甚至出现发绀等;干咳或咳大量泡沫样痰。哮喘发作前常有干咳、呼吸紧迫感、连打喷嚏、流泪等先兆表现;有时仅以咳嗽为唯一的症状(咳嗽变异性哮喘)。哮喘症状可在数分钟内发作,经数小时至数天,用支气管舒张药可缓解或自行缓解。在夜间及凌晨发作和加重常是哮喘的特征之一。有些青少年,在运动时出现咳嗽、胸闷和呼吸困难(运动性哮喘)。

(二)体征

发作时胸部呈过度充气征象,双肺可闻及广泛的哮鸣音,呼气音延长。严重者可有辅助呼吸肌收缩加强,心率加快、奇脉、胸腹反常运动和发绀。但在轻度哮喘或非常严重哮喘发作时,哮鸣音可不出现,称为寂静胸。非发作期可无阳性体征。

三、分期

根据临床表现哮喘分为急性发作期、慢性持续期和缓解期。

(一)急性发作期

急性发作期是指气促、咳嗽、胸闷等症状突然发生,常有呼吸困难,以呼气流量降低为其特征,常因接触刺激物或治疗不当所致。哮喘急性发作时严重程度评估见表3-1。

表 3-1　哮喘急性发作时病情严重程度的分级

病情程度	临床表现	生命体征	血气分析	支气管舒张剂
轻度	对日常生活影响不大,可平卧,说话连续成句,步行、上楼时有气短	脉搏<100 次/分	基本正常	能被控制
中度	日常生活受限,稍事活动便有喘息,喜坐位,讲话时断时续,有焦虑和烦躁,哮鸣音响亮而弥漫	脉搏 100~120 次/分	PaO_2 8.0~10.7 kPa(60~80 mmHg) $PaCO_2$<6.0 kPa(45 mmHg)	仅有部分缓解
重度	喘息持续发作,日常生活受限,休息时亦喘,端坐前弓位,大汗淋漓,常有焦虑和烦躁	脉搏明显增快,有奇脉、发绀	PaO_2<8.0 kPa(60 mmHg) $PaCO_2$>6.0 kPa(45 mmHg)	无效
危重	患者不能讲话,出现意识障碍,呼吸时,哮鸣音明显减弱或消失,胸腹部矛盾运动	脉搏>120 次/分或脉律徐缓不规则,血压下降	PaO_2<8.0 kPa(60 mmHg) $PaCO_2$>6.0 kPa(45 mmHg)	无效

注:1 mmHg=0.13 kPa。

(二)慢性持续期

在哮喘非急性发作期,患者仍有不同程度的哮喘症状或 PEF 降低。根据临床表现和肺功能可将慢性持续期的病情程度分为 4 级,见表3-2。

表 3-2　哮喘慢性持续期病情严重度的分级

分级	临床表现	肺功能改变
间歇发作(第一级)	症状<每周 1 次,短暂发作,夜间哮喘症状<每月 2 次	FEV_1≥80%预计值或 PEF≥80%个人最佳值,PEF 或 FEV_1 变异率<20%
轻度持续(第二级)	症状≥每周 1 次,但<每天 1 次,可能影响活动及睡眠,夜间哮喘症状>每月 2 次,但<每周 1 次	FEV_1≥80%预计值或 PEF≥80%个人最佳值,PEF 或 FEV_1 变异率 20%~30%
中度持续(第三级)	每天有症状,影响活动及睡眠,夜间哮喘症状≥每周 1 次	FEV_1 60%~79%预计值或 PEF 60%~79%个人最佳值,PEF 或 FEV_1 变异率>30%
重度持续(第四级)	每天有症状,频繁发作,经常出现夜间哮喘症状,体力活动受限	FEV_1<60%预计值或 PEF<60%个人最佳值,PEF 或 FEV_1 变异率>30%

(三)缓解期

缓解期是指经过或未经过治疗症状、体征消失,肺功能恢复到急性发作前水平,并维持 4 周以上。

四、护理

(一)护理目标
患者呼吸困难缓解,能进行有效呼吸;痰液能排出;能正确使用雾化吸入器;未发生并发症。

(二)护理措施
支气管哮喘目前尚无根治的方法。护理措施和治疗的目的为控制症状,防止病情恶化,尽可能保持肺功能正常,维持正常活动能力(包括运动),避免治疗不良反应,防止不可逆气道阻塞,避免死亡。

1.一般护理

(1)环境与体位:提供安静、舒适、温湿度适宜的环境,保持室内清洁、空气流通。脱离变应原非常必要,找到引起哮喘发作的变应原或其他非特异刺激因素,并使患者迅速脱离,这是防治哮喘最有效的方法。病室不宜布置花草,避免使用羽绒或蚕丝织物。发作时,协助患者采取舒适的半卧位或坐位,或用过床桌使患者伏桌休息,以减轻体力消耗。

(2)饮食护理:大约20%的成年人和50%的哮喘患儿可因不适当饮食而诱发或加重哮喘。护理人员应帮助患者找出与哮喘发作的有关食物。哮喘患者的饮食以清淡、易消化、高蛋白,富含维生素 A、维生素 C、钙食物为主,如哮喘发作与进食某些异体蛋白如鱼、虾、蟹、蛋类、牛奶等有关,应忌食;某些食物添加剂如酒石黄、亚硝酸盐(制作糖果、糕点用于漂白、防腐)也可诱发哮喘发作,应当引起注意。慎用或忌用某些引起哮喘的药物,如阿司匹林或阿司匹林的复方制剂。戒酒、戒烟。哮喘发作时,患者呼吸增快、出汗,极易形成痰栓阻塞小支气管,若无心、肾功能不全时,应鼓励患者饮水 2 000～3 000 mL/d,必要时,遵医嘱静脉补液,注意输液速度。

(3)保持身体清洁舒适:哮喘患者常会大量出汗,应每天以温水擦浴,勤换衣服和床单,保持皮肤的清洁、干燥和舒适。协助并鼓励患者咳嗽后用温水漱口,保持口腔清洁。

(4)氧疗护理:重症哮喘患者常伴有不同程度的低氧血症存在,应遵医嘱给予吸氧,吸氧流量为每分钟 1～3 L,吸氧浓度一般不超过40%。为避免气道干燥和寒冷气流的刺激而导致气道痉挛,吸入的氧气应尽量温暖湿润。

2.病情观察

观察哮喘发作的前驱症状,如鼻咽痒、喷嚏、流涕、眼痒等黏膜过敏症状;哮喘发作时,观察患者意识状态、呼吸频率、节律、深度及辅助呼吸肌是否参与呼吸运动等,监测呼吸音、哮鸣音变化,监测动脉血气分析和肺功能情况,了解病情和治疗效果。呼吸困难时遵医嘱给予吸氧,注意氧疗效果;哮喘发作严重时,如经治疗病情无缓解,做好机械通气准备工作;加强对急性期患者的监护,尤其在夜间和凌晨易发生哮喘的时间段内,严密观察有无病情变化。

3.用药护理

(1)β_2 受体激动剂:是控制哮喘急性发作症状的首选药物,短效 β_2 受体激动剂起效较快,但药效持续时间较短,一般仅维持 4～6 小时,常用药物有沙丁胺醇、特布他林等。长效 β_2 受体激动剂作用时间均在 10 小时以上,且有一定抗感染作用,如福莫特罗、沙美特罗及丙卡特罗等,用药方法可采用定量气雾剂(MDI)吸入、干粉吸入、持续雾化吸入等,也可用口服或静脉注射。首选吸入法,因药物直接作用于呼吸道,局部浓度高且作用迅速,所用剂量较小,全身性不良反应少。常用沙丁胺醇或特布他林,每天 3～4 次,每次 1～2 喷。干粉吸入方便较易掌握。持续雾化吸入多用于重症和儿童患者,方法简单易于配合。β_2 受体激动剂的缓(控)释型口服制剂,用于防治反复发作性哮喘和夜间哮喘。注射用药,用于严重哮喘,一般每次用量为沙丁胺醇 0.5 mg,只在其他疗法无效时使用。指导患者按医嘱用药,不宜长期规律、单一、大量使用,否则会引起气道 β_2 受体功能下调,药物减效;由于本类药物(特别是短效制剂)无明显抗炎作用,故宜与吸入激素等抗炎药配伍使用。口服沙丁胺醇或特布他林时,观察有无心悸、骨骼肌震颤等不良反应。静脉点滴沙丁胺醇注意滴速 2～4 $\mu g/min$,并注意有无心悸等不良反应。

(2)糖皮质激素:是当前控制哮喘发作最有效的药物。可分为吸入、口服和静脉用药。吸入治疗是目前推荐长期抗感染治疗哮喘的最常用的方法。常用吸入药物有倍氯米松、氟替卡松、莫米松等,起效慢,通常需规律用药一周以上方能起效。口服药物用于吸入糖皮质激素无效或需要短期加强的患者。有泼尼松、泼尼松龙,起始 30～60 mg/d,症状缓解后逐渐减量至 ≤10 mg/d。然后停用,或改用吸入剂。在重度或严重哮喘发作时,提倡及早静脉给药。吸入治疗药物全身性不良反应少,少数患者可出现口腔念珠菌感染、声音嘶哑或呼吸道不适,指导患者吸药后必须立即用清水充分漱口以减轻局部反应和胃肠吸收。全身用药应注意肥胖、糖尿病、高血压、骨质疏松、消化性溃疡等不良反应,口服用药宜在饭后服用,以减少对胃肠道黏膜的刺激。气雾吸入糖皮质激素可减少其口服量,当用吸入剂替代口服剂时,通常需同时使用两周后逐步减少口服量,指导患者不得自行减量或停药。

(3)茶碱类:是目前治疗哮喘的有效药物,通过抑制磷酸二酯酶,提高平滑肌细胞内的 cAMP 浓度,拮抗腺苷受体,刺激肾上腺分泌肾上腺素,增强呼吸肌的收缩;同时具有气道纤毛清除功能和抗炎作用。口服氨茶碱一般剂量每天 6～10 mg/kg,控(缓)释茶碱制剂,可用于夜间哮喘。静脉给药主要应用于危、重症哮喘,静脉注射首次剂量 4～6 mg/kg,注射速度不超过 0.25 mg/(kg·min),静脉滴注维持量为 0.6～0.8 mg/(kg·h)日注射量一般不超过 1.0 g。其主要不良反应为胃肠道、心脏和中枢神经系统的毒性反应。氨茶碱用量过大或静脉注射(滴注)速度过快可引起恶心、呕吐、头痛、失眠、心律失常,严重者引起室性心动过速,抽搐乃至死亡。静脉注射时浓度不宜过高,速度不宜过快,注射时间宜在 10 分钟以上,以防中毒症状发生,观察用药后疗效和不良反应,最好在用药中监测血药浓度,其安全有效浓度为 6～15 $\mu g/mL$。发热、妊娠、小儿或老年有心、肝、肾功能障碍及甲状腺功能亢进者慎用。合用西咪替丁(甲氰米胍)、喹诺酮类、大环内酯类药物等可影响茶碱代谢而使其排泄减慢,应减少用量。茶碱缓释片或茶碱控释片由于药片有控释材料,不能嚼服,必须整片吞服。

(4)抗胆碱药:胆碱能受体(M 受体)拮抗剂,有舒张支气管及减少痰液的作用。常用异丙托溴铵吸入或雾化吸入,约 10 分钟起效,维持 4～6 小时;长效抗胆碱药噻托溴铵作用维持时间可达 24 小时。

(5)其他:色苷酸钠是非糖皮质激素抗炎药物。对预防运动或变应原诱发的哮喘最为有效。色苷酸钠雾化吸入 3.5～7.0 mg 或干粉吸入 20 mg,每天 3～4 次。酮替酚和新一代组胺 H_1 受体拮抗剂阿司咪唑、曲尼斯特等对轻症哮喘和季节性哮喘有效,也可与 β_2 受体激动剂联合用药。色苷酸钠及尼多酸钠,少数病例可有咽喉不适、胸闷、偶见皮疹,孕妇慎用。抗胆碱药吸入后,少数患者可有口苦或口干感。白三烯(LT)拮抗剂具有抗炎和舒张支气管平滑肌的作用。白三烯调节剂的主要不良反应是较轻微的胃肠道症状,少数有皮疹、血管性水肿、转氨酶升高,停药后可恢复正常。

4.吸入器的正确使用

(1)定量雾化吸入器(MDI):MDI 的使用需要患者协调呼吸动作,正确使用是保证吸入治疗成功的关键。根据患者文化层次、学习能力,提供雾化吸入器的学习资料。

MDI 使用方法:打开盖子,摇匀药液,深呼气至不能再呼时,张口,将 MDI 喷嘴置于口中,双唇包住咬口,以慢而深的方式经口吸气,同时以手指按压喷药,至吸气末屏气 10 秒,使较小的雾粒沉降在气道远端,然后缓慢呼气,休息 3 分钟后可再重复使用一次。指导患者反复练习,医护人员演示,直至患者完全掌握。

特殊 MDI 的使用:对不易掌握 MDI 吸入方法的儿童或重症患者,可在 MDI 上加储物罐,可以简化操作,增加吸入到下呼吸道和肺部的药物量,减少雾滴在口咽部沉积引起刺激,增加雾化吸入疗效。

(2)干粉吸入器:较常用的有蝶式吸入器、都宝装置和准纳器。①蝶式吸入器:指导患者正确将药物转盘装进吸入器中,打开上盖至垂直部位(刺破胶囊),用口唇含住吸嘴用力深吸气,屏气数秒钟。重复上述动作 3～5 次,直至药粉吸尽为止。完全拉出滑盘,再推回原位(此时旋转转盘至一个新囊泡备用)。②都宝装置:使用时移去瓶盖,一手垂直握住瓶体,另一手握住底盖,先右转再向左旋转至听到"喀"的一声。吸入前先呼气,然后含住吸嘴,仰头,用力深吸气,屏气 5～10 秒。③准纳器:使用时一手握住外壳,另一手的大拇指放在拇指柄上向外推动至完全打开,推动滑杆直至听到"咔哒"声,将吸嘴放入口中,经口深吸气,屏气 10 秒。

5.心理护理

研究证明,精神因素在哮喘的发生发展过程中起重要作用,培养良好的情绪和战胜疾病的信心是哮喘治疗和护理的重要内容。哮喘患者的心理表现类型多种多样,可有抑郁、焦虑、恐惧、性格的改变(如悲观、失望、孤独、脆弱、躁动、敌对、易于冲动、神经质、自卑等)、社会工作能力的下降(如自信心及适应能力下降、交际减少等)或自主神经紊乱的表现,如多汗、头晕、眼花、食欲减退、手颤、胸闷、气短、心悸等。针对哮喘患者心理障碍的情况,护理人员应体谅和同情患者的痛苦,尤其对于慢性哮喘治疗效果不佳的患者更应关心,给予心理疏导和教育,向患者解释避免不良情绪的重要性,多用鼓励性语言,减轻患者的心理压力,提高治疗的信心和依从性。

6.健康指导

(1)疾病知识指导:通过教育使患者能懂得哮喘虽不能彻底治愈,但只要坚持充分地正规治疗,完全可以有效地控制哮喘的发作,即患者可达到没有或仅有轻度症状,能坚持日常工作和学习。

(2)识别和避免触发因素:针对个体情况,指导患者有效控制可诱发哮喘发作的各种因素,如避免摄入引起过敏的食物;室内布局力求简洁,避免使用地毯、种植花草、不养宠物;经常打扫房间,清洗床上用品;避免接触刺激性气体及预防呼吸道感染;避免进食易引起哮喘的食物;避免强烈的精神刺激和剧烈的运动;避免大笑、大哭、大喊等过度换气动作;在缓解期应加强体育锻炼、耐寒锻炼及耐力训练,以增强体质。

(3)自我监测病情:识别哮喘加重的早期情况,学会哮喘发作时进行简单的紧急自我处理方法,学会利用峰流速仪来监测最大呼气峰流速(PEFR),做好哮喘日记,为疾病预防和治疗提供参考资料。峰流速仪是一种可随身携带,能测量 PEFR 的一种小型仪器。使用方法:取站立位,尽可能深吸一口气,然后用唇齿部分包住口含器后,以最快的速度,用一次最有力的呼气吹动游标滑动,游标最终停止的刻度,就是此次峰流速值。峰流速测定是发现早期哮喘发作最简便易行的方法,在没有出现症状之前,PEFR 下降,提示早期哮喘的发生。临床试验观察证实,每天测量的 PEFR 与标准的 PEFR 进行比较,不仅能早期发现哮喘发作,还能判断哮喘控制的程度和选择治疗措施。如果 PEFR 经常地、有规律地保持在80%~100%,为安全区,说明哮喘控制理想;如果 PEFR 在 50%~80%,为警告区,说明哮喘加重,需及时调整治疗方案;如果 PEFR<50%,为危险区,说明哮喘严重,需要立即到医院就诊。

(4)用药指导:哮喘患者应了解自己所用的每种药的药名、用法及使用时的注意事项,了解药物的主要不良反应及如何采取相应的措施来避免。指导患者或家属掌握正确的药物吸入技术。一般先用 β_2 受体激动剂,后用糖皮质激素吸入剂。与患者共同制订长期管理、防止复发的计划。坚持定期随访保健,指导正确用药,使药物不良反应减至最少,受体激动剂使用量减至最小,甚至不用也能控制症状。

(5)心理-社会指导:保持有规律的生活和乐观情绪,积极参加体育锻炼,最大限度恢复劳动能力,特别向患者说明发病与精神因素和生活压力的关系。动员与患者关系密切的力量,如家人或朋友参与对哮喘患者的管理;为其身心健康提供各方面的支持,并充分利用社会支持系统。

(三)护理评价

患者呼吸平稳,肺部听诊呼吸音正常,哮鸣音消失。动脉血气检测结果维持在正常范围;患者能摄入足够的液体,痰液稀薄,容易咳出;患者能描述使用吸入器的目的、注意事项、正确掌握使用方法。

(张佳佳)

第六节 肺 炎

肺炎是指终末气道、肺泡和肺间质的炎症,可由病原微生物、理化因素、免疫损伤、过敏及药物所致。细菌性肺炎是最常见的肺炎,也是最常见的感染性疾病之一。尽管新的强效抗生素不断投入应用,但其发病率和病死率仍很高。

一、概述

(一)分类

1.解剖分类

(1)大叶性(肺泡性)肺炎:为肺实质炎症,通常并不累及支气管。病原体先在肺泡引起炎症,经肺泡间孔向其他肺泡扩散,导致部分或整个肺段、肺叶发生炎症改变。致病菌多为肺炎链球菌。

(2)小叶性(支气管)肺炎:指病原体经支气管入侵,引起细支气管、终末细支气管和肺泡的炎症。病原体有肺炎链球菌、葡萄球菌、病毒、肺炎支原体及军团菌等。常继发于其他疾病,如支气管炎、支气管扩张、上呼吸道病毒感染及长期卧床的危重患者。

(3)间质性肺炎:以肺间质炎症为主,病变累及支气管壁及其周围组织,有肺泡壁增生及间质水肿。可由细菌、支原体、衣原体、病毒或肺孢子菌等引起。

2.病因分类

(1)细菌性肺炎:如肺炎链球菌、金黄色葡萄球菌、甲型溶血性链球菌、肺炎克雷伯杆菌、流感嗜血杆菌、铜绿假单胞菌、棒状杆菌、梭形杆菌等引起的肺炎。

(2)非典型病原体所致肺炎:如支原体、军团菌和衣原体等。

(3)病毒性肺炎:如冠状病毒、腺病毒、呼吸道合胞病毒、流感病毒、麻疹病毒、巨细胞病毒、单纯疱疹病毒等。

(4)真菌性肺炎:如白念珠菌、曲霉、放射菌等。

(5)其他病原体所致的肺炎:如立克次体、弓形虫、寄生虫等。

(6)理化因素所致的肺炎:如放射性损伤引起的放射性肺炎、胃酸吸入、药物等引起的化学性肺炎等。

3.患病环境分类

(1)社区获得性肺炎:是指在医院外罹患的感染性肺实质炎症,也称院外肺炎,包括具有明确潜伏期的病原体感染而在入院后平均潜伏期内发病的肺炎。常见致病菌为肺炎链球菌、流感嗜血杆菌、卡他莫拉菌和非典型病原体。

(2)医院获得性肺炎:简称医院内肺炎,是指患者入院时既不存在、也不处于潜伏期,而于入院 48 小时后在医院(包括老年护理院、康复院等)内发生的肺炎,也包括出院后 48 小时内发生的肺炎。无感染高危因素患者的常见病原体依次为肺炎链球菌、流感嗜血杆菌、金黄色葡萄球菌、铜绿假单胞菌、大肠埃希菌、肺炎克雷伯杆菌等;有感染高危因素患者的常见病原体依次为金黄色葡萄球菌、铜绿假单胞菌、肠杆菌属、肺炎克雷伯杆菌等。

(二)病因及发病机制

正常的呼吸道免疫防御机制(支气管内黏液-纤毛运载系统、肺泡巨噬细胞防御的完整性等)使气管隆凸以下的呼吸道保持无菌。肺炎的发生主要由病原体和宿主两个因素决定。如果病原体数量多、毒力强和/或宿主呼吸道局部和全身免疫防御系统损害,即可发生肺炎。病原体可通过空气吸入、血行播散、邻近感染部位蔓延、上呼吸道定植菌的误吸引起社区获得性肺炎。医院获得性肺炎还可通过误吸胃肠道的定植菌(胃食管反流)和通过人工气道吸入环境中的致病菌引起。

二、肺炎链球菌肺炎

肺炎链球菌肺炎或称肺炎球菌肺炎,是由肺炎链球菌或称肺炎球菌所引起的肺炎,占社区获得性肺炎的半数以上。通常急骤起病,以高热、寒战、咳嗽、血痰及胸痛为特征。X 线检查呈肺段或肺叶急性炎性实变,近年来因抗菌药物的广泛使用,致使本病的起病方式、症状及 X 线检查改变均不典型。

(一)临床表现

1.症状

起病多急骤,高热、寒战、全身肌肉酸痛,体温通常在数小时内升至 39～40 ℃,高峰在下午或傍晚,或呈稽留热,脉率随之增速。可有患侧胸部疼痛,放射到肩部或腹部,咳嗽或深呼吸时加剧。痰少,可带血或呈铁锈色,食欲锐减,偶有恶心、呕吐、腹痛或腹泻,易被误诊为急腹症。

2.体征

患者呈急性病容,面颊绯红,鼻翼翕动,皮肤灼热、干燥,口角及鼻周有单纯疱疹;病变广泛时可出现发绀。有败血症者,可出现皮肤、黏膜出血点,巩膜黄染。早期肺部体征无明显异常,仅有胸廓呼吸运动幅度减小,叩诊稍浊,听诊可有呼吸音减低及胸膜摩擦音。肺实变时叩诊浊音、触觉语颤增强并可闻及支气管呼吸音。消散期可闻及湿啰音。心率增快,有时心律不齐。重症患者有肠胀气,上腹部压痛多与炎症累及膈胸膜有关。重症感染时可伴休克、急性呼吸窘迫综合征及神经精神症状,表现为神志模糊、烦躁、呼吸困难、嗜睡、谵妄、昏迷等。累及脑膜时有颈抵抗及出现病理性反射。

本病自然病程大致为1~2周。发病5~10天,体温可自行骤降或逐渐消退;使用有效的抗菌药物后可使体温在1~3天恢复正常。患者的其他症状与体征亦随之逐渐消失。

(二)护理

1.护理目标

体温恢复正常范围;患者呼吸平稳,发绀消失;症状减轻呼吸道通畅;疼痛减轻,感染控制未发生休克。

2.护理措施

(1)一般护理。①休息与环境:保持室内空气清新,病室保持适宜的温、湿度,环境安静、清洁、舒适。限制患者活动,限制探视,避免因谈话过多影响体力。要集中安排治疗和护理活动,保证足够的休息,减少氧耗量,缓解头痛、肌肉酸痛、胸痛等症状。②体位:协助或指导患者采取合适的体位。对有意识障碍患者,如病情允许可取半卧位,增加肺通气量;或侧卧位,以预防或减少分泌物吸入肺内。为促进肺扩张,每2小时变换体位1次,减少分泌物淤积在肺部而引起并发症。③饮食与补充水分:给予高热量、高蛋白质、高维生素、易消化的流质或半流质饮食,以补充高热引起的营养物质消耗。宜少食多餐,避免压迫膈肌。若有明显麻痹性肠梗阻或胃扩张,应暂时禁食,遵医嘱给予胃肠减压,直至肠蠕动恢复。鼓励患者多饮水(1~2 L/d),来补充发热、出汗和呼吸急促所丢失的水分,并利于痰液排出。轻症者无须静脉补液,脱水严重者可遵医嘱补液,补液有利于加快毒素排泄和热量散发,尤其是食欲差或不能进食者。心脏病或老年人应注意补液速度,过快过多易导致急性肺水肿。

(2)病情观察:监测患者神志、体温、呼吸、脉搏、血压和尿量,并做好记录。尤其应注意密切观察体温的变化。观察有无呼吸困难及发绀,及时适宜给氧。重点观察儿童、老年人、久病体弱者的病情变化,注意是否伴有感染性休克的表现。观察痰液颜色、性状和量,如肺炎球菌肺炎呈铁锈色,葡萄球菌肺炎呈粉红色乳状,厌氧菌感染者痰液多有恶臭等。

(3)对症护理。①高热的护理:体温超过37.5℃,应每4小时测体温1次,观察体温过高的早期症状和体征,体温突然升高或骤降时,应随时测量和记录,并及时报告医师。体温>39℃时,要采取物理降温。降温效果不好可遵照医嘱选用适当的解热剂进行降温。患者出汗后应及时处理,保持皮肤的清洁和干燥,并注意保暖。鼓励多饮水。②咳嗽、咳痰的护理:协助和鼓励患者有效咳嗽、排痰,及时清除口腔和呼吸道内痰液、呕吐物。痰液黏稠不易咳出时,在病情允许情况下可扶患者坐起,给予拍背,协助咳痰,遵医嘱应用祛痰药及超声雾化吸入,稀释痰液,促进痰的排出。必要时吸痰,预防窒息。吸痰前,注意告知病情。③气急发绀的护理:监测动脉血气分析值,给予吸氧,提高血氧饱和度,改善发绀,增加患者的舒适度。氧流量一般为每分钟4~6 L,若为COPD患者,应给予低流量低浓度持续吸氧。注意观察患者呼吸频率、节律、深度等变化,皮肤色泽和意识状态有无改变,如果病情恶化,准备气管插管和呼吸机辅助通气。④胸痛的护理:维持患者舒适的体位。患者胸痛时,常随呼吸、咳嗽加重,可采取患侧卧位,在咳嗽时可用枕头等物夹紧胸部，必要时用宽胶布固定胸廓，以降低胸廓活动度，减轻疼痛。疼痛剧烈者，遵医嘱应用镇痛、止咳药，缓解疼痛和改善肺通气，如口服可待因。⑤其他：鼓励患者经常漱口，做好口腔护理。口唇疱疹者局部涂液状石蜡或抗病毒软膏，防止继发感染。烦躁不安、谵妄、失眠者酌情使用地西泮或水合氯醛，禁用抑制呼吸的镇静药。

（4）感染性休克的护理。①观察休克的征象：密切观察生命体征、实验室检查和病情的变化。发现患者神志模糊、烦躁、发绀、四肢湿冷、脉搏细数、脉压变小、呼吸浅快、面色苍白、尿量减少（<30 mL/h）等休克早期症状时，及时报告医师，采取救治措施。②环境与体位：应将感染性休克的患者安置在重症监护室，注意保暖和安全。取仰卧中凹位，抬高头胸部20°，抬高下肢约30°，有利于呼吸和静脉回流，增加心排血量。尽量减少搬动。③吸氧：应给高流量吸氧，维持动脉氧分压在 8.0 kPa（60 mmHg）以上，改善缺氧状况。④补充血容量：快速建立两条静脉通路，遵医嘱给予右旋糖酐或平衡液以维持有效血容量，降低血液的黏稠度，防止弥散性血管内凝血。随时监测患者一般情况、血压、尿量、尿比重、血细胞比容等；监测中心静脉压，作为调整补液速度的指标，中心静脉压<5 cmH₂O 可放心输液，达到 10 cmH₂O 应慎重。以中心静脉压不超过10 cmH₂O，尿量每小时在 30 mL 以上为宜。补液不宜过多过快，以免引起心力衰竭和肺水肿。若血容量已补足而 24 小时尿量仍<400 mL，尿比重<1.018 时，应及时报告医师，注意是否合并急性肾衰竭。⑤纠正酸中毒：有明显酸中毒可静脉滴注 5％的碳酸氢钠，因其配伍禁忌较多，宜单独输入。随时监测和纠正电解质和酸碱失衡等。⑥应用血管活性药物的护理：遵医嘱在应用血管活性药物，如多巴胺、间羟胺（阿拉明）时，滴注过程中应注意防止液体溢出血管外，引起局部组织坏死和影响疗效。可应用输液泵单独静脉输入血管活性药物，根据血压随时调整滴速，维持收缩压在 12.0～13.3 kPa（90～100 mmHg），保证重要器官的血液供应，改善微循环。⑦对因治疗：应联合、足量应用强有力的广谱抗生素控制感染。⑧病情转归观察：随时监测和评估患者意识、血压、脉搏、呼吸、体温、皮肤、黏膜、尿量的变化，判断病情转归。如患者神志逐渐清醒、皮肤及肢体变暖、脉搏有力、呼吸平稳规则、血压回升、尿量增多，预示病情已好转。

（5）用药护理：遵医嘱及时使用有效抗感染药物，注意观察药物疗效及不良反应。

抗菌药物治疗：一经诊断即应给予抗菌药物治疗，不必等待细菌培养结果。首选青霉素 G，用药途径及剂量视病情轻重及有无并发症而定。对于成年轻症患者，可用 24×10^5 U/d，分 3 次肌内注射，或用普鲁卡因青霉素每 12 小时肌内注射 6×10^5 U；病情稍重者，宜用青霉素 G 每天（24～48）$\times 10^5$ U，每 6～8 小时静脉滴注 1 次；重症及并发脑膜炎者，可增至每天（1～3）$\times 10^7$ U，分 4 次静脉滴注；对青霉素过敏者或耐青霉素或多重耐药菌株感染者，可用呼吸氟喹诺酮类、头孢噻肟或头孢曲松等药物，多重耐药菌株感染者可用万古霉素、替考拉宁等。药物治疗 48～72 小时后应对病情进行评价，治疗有效表现为体温下降、症状改善、白细胞数量逐渐降低或恢复正常等。如用药72 小时后病情仍无改善，需及时报告医师并作相应处理。药物不良反应及护理措施可参见表 3-3。

支持疗法：患者应卧床休息，注意补充足够蛋白质、热量及维生素。密切监测病情变化，注意防止休克。剧烈胸痛者，可酌情用少量镇痛药，如可待因 15 mg。不用阿司匹林或其他解热药，以免过度出汗、脱水及干扰真实热型，导致临床判断错误。鼓励饮水每天 1～2 L，轻症患者不需要常规静脉输液，确有失水者可输液，保持尿比重<1.020，血清钠<145 mmol/L。中等或重症患者［PaO₂<8.0 kPa（60 mmHg）或有发绀］应给氧。若有明显麻痹性肠梗阻或胃扩张，应暂时禁食、禁饮和胃肠减压，直至肠蠕动恢复。烦躁不安、谵妄、失眠者酌用地西泮 5 mg 或水合氯醛1.0～1.5 g，禁用抑制呼吸的镇静药。

表 3-3　治疗肺炎常用抗感染药物的剂量用法、主要不良反应及护理措施

药名	剂量及用法	主要不良反应	注意事项和/或护理措施
青霉素 G	40 万～80 万单位/次,肌内注射或静脉滴注,每天 1～2 次,重症患者每天剂量可增至 $(1\sim3)\times10^7$ U	变态反应最常见,以荨麻疹、药疹和血清样反应多见。最严重的是过敏性休克,另外可出现局部红肿、疼痛和硬结	1.仔细询问病史,对青霉素过敏者禁用,使用前要进行皮试;避免滥用和局部用药,避免在饥饿时注射,注射液要现用现配,同时要准备好急救药物和抢救设备,用药后需观察 30 分钟。一旦发生过敏性休克,立即组织抢救 2.避免快速给药,注意皮疹及局部反应情况
苯唑西林	每次 0.5～1 g,空腹口服或肌内注射或静脉滴注,每 4～6 小时一次	不良反应少,除与青霉素 G 有交叉变态反应外,少数患者可出现口干、恶心、腹痛、腹胀、胃肠道反应	1.观察药物疗效及胃肠道反应,反应较重者可遵医嘱服用制酸剂等药物 2.注意变态反应的发生,变态反应的注意事项和/或护理措施同上
头孢呋辛	每次 0.75～1.50 g,肌内注射或静脉滴注,每天 3 次	不良反应较少,常见的是变态反应,多表现为皮疹,过敏性休克少见	注意观察用药疗效及皮疹出现情况
左氧氟沙星	每次 0.1 g,口服,每天 3 次	胃肠道反应	1.嘱患者餐后服药,注意观察用药效果,胃肠道反应较重者可遵医嘱加服制酸剂 2.儿童、孕妇、哺乳期妇女慎用或禁用
红霉素	每次 0.25～0.50 g,口服,每天 3～4 次	胃肠道反应较多见,少数患者可发生肝损害、药疹、耳鸣、耳聋等反应	1.嘱患者餐后服药以减轻胃肠道反应,反应较重者及时报告医师 2.注意有无黄疸及肝大等情况,同时要检测肝功能 3.注意有无过敏性药疹、耳鸣、耳聋等反应
利巴韦林	0.8～1.0 g/d,分 3～4 次口服;或肌内注射或静脉滴注每天 10～15 mg/kg,分 2 次缓慢静脉滴注	少数患者可出现口干、稀便、白细胞减少等症状,另动物试验有致畸作用	注意监测血常规及消化道反应,发现异常及时向医师汇报。妊娠初期 3 月内孕妇禁用

并发症的处理:经抗菌药物治疗后,高热常在 24 小时内消退,或数天内逐渐下降。若体温降而复升或 3 天后仍不降者,应考虑肺炎链球菌的肺外感染,如脓胸、心包炎或关节炎等。持续发热的其他原因尚有耐青霉素的肺炎链球菌(PRSP)或混合细菌感染、药物热或并存其他疾病。肿瘤或异物阻塞支气管时,经治疗后肺炎虽可消散,但阻塞因素未除,肺炎可再次出现。10%～20%肺炎链球菌肺炎伴发胸腔积液者,应酌情取胸液检查及培养以确定其性质。若治疗不当,约5%并发脓胸,应积极排脓引流。

(6)心理护理:患病前健康状态良好的患者会因突然患病而焦虑不安;病情严重或患有慢性基础疾病的患者则可能出现消极、悲观和恐慌的心理反应。要耐心给患者讲解疾病的有关知识,解释各种症状和不适的原因,讲解各项诊疗、护理操作目的、操作程序和配合要点,使患者清楚大部分肺炎治疗、预后良好。询问和关心患者的需要,鼓励患者说出内心感受,与患者进行有效的沟通。帮助患者祛除不良心理反应,树立治愈疾病的信心。

(7)健康指导。①疾病知识指导:让患者及家属了解肺炎的病因和诱因,有皮肤疖、痈、伤口感染、毛囊炎、蜂窝织炎时应及时治疗。避免受凉、淋雨、酗酒和过度疲劳,特别是年老体弱和免疫功能低下者,如糖尿病、慢性肺病、慢性肝病、血液病、营养不良、艾滋病等。天气变化时随时增减衣服,预防上呼吸道感染。可注射流感或肺炎免疫疫苗,使之产生免疫力。②生活指导:劝导患者要注意休息,劳逸结合,生活有规律。保证摄取足够的营养物质,适当参加体育锻炼,增强机体抗病能力。对有意识障碍、慢性病、长期卧床者,应教会家属注意帮助患者经常改变体位、翻身、拍背,协助并鼓励患者咳出痰液,有感染征象时及时就诊。③出院指导:出院后需继续用药者,应指导患者遵医嘱按时服药,向患者介绍所服药物的疗效、用法、疗程、不良反应,不能自行停药或减量。教会患者观察疾病复发症状,如出现发热、咳嗽、呼吸困难等不适表现时,应及时就诊。告知患者随诊的时间及需要准备的有关资料,如 X 线胸片等。

3.护理评价

患者体温恢复正常;能进行有效咳嗽,痰容易咳出,显示咳嗽次数减少或消失,痰量减少;休克发生时及时发现并给予及时的处理。

三、其他类型肺炎

(一)葡萄球菌肺炎

葡萄球菌肺炎是由葡萄球菌引起的急性肺部化脓性炎症。葡萄球菌的致病物质主要是毒素与酶,具有溶血、坏死、杀白细胞和致血管痉挛等作用。其致病力可用血浆凝固酶来测定,阳性者致病力较强,是化脓性感染的主要原因。但其他凝固酶阴性的葡萄球菌亦可引起感染。随着医院内感染的增多,由凝固酶阴性葡萄球菌引起的肺炎也不断增多。医院获得性肺炎中,葡萄球菌感染占 11%～25%。常发生于有糖尿病、血液病、艾滋病、肝病或慢性阻塞性肺疾病等原有基础疾病者。若治疗不及时或不当,病死率甚高。

1.临床表现

(1)症状:起病多急骤,寒战、高热,体温高达 39～40 ℃,胸痛,咳大量脓性痰,带血丝或呈脓血状。全身肌肉和关节酸痛,精神萎靡,病情严重者可出现周围循环衰竭。院内感染者常起病隐袭,体温逐渐上升,咳少量脓痰。老年人症状可不明显。

(2)体征:早期可无体征,晚期可有双肺散在湿啰音。病变较大或融合时可出现肺实变体征。但体征与严重的中毒症状和呼吸道症状不平行。

2.治疗要点

早期清除原发病灶,积极抗感染治疗,加强支持疗法,预防并发症。通常首选耐青霉素酶的半合成青霉素或头孢菌素,如苯唑西林、头孢呋辛等。用法、剂量等可见表 3-3。对甲氧西林耐药株可用万古霉素、替考拉宁等治疗。疗程为 2～3 周,有并发症者需 4～6 周。

(二)肺炎支原体肺炎

肺炎支原体肺炎是由肺炎支原体引起的呼吸道和肺部的急性炎症。常同时有咽炎、支气管炎和肺炎。肺炎支原体是介于细菌和病毒之间、兼性厌氧、能独立生活的最小微生物。健康人吸入患者咳嗽、打喷嚏时喷出的口鼻分泌物可感染,即通过呼吸道传播。病原体通常吸附宿主呼吸道纤毛上皮细胞表面,不侵入肺实质,抑制纤毛活动和破坏上皮细胞。其致病性可能与患者对病原体及其代谢产物的变态反应有关。支原体肺炎占非细菌性肺炎的 1/3 以上,或各种原因引起的肺炎的 10%。以秋冬季发病较多,可散发或小流行,患者以儿童和青年人居多,婴儿间质性肺炎亦应考虑本病的可能。

1.临床表现

(1)症状:通常起病缓慢,潜伏期2～3周,症状主要为乏力、咽痛、头痛、咳嗽、发热、食欲缺乏、肌肉酸痛等。多为刺激性咳嗽,咳少量黏液痰,发热可持续2～3周,体温恢复正常后可仍有咳嗽。偶伴有胸骨后疼痛。

(2)体征:可见咽部充血、颈部淋巴结肿大等体征。肺部可无明显体征,与肺部病变的严重程度不相称。

2.治疗要点

肺炎支原体肺炎首选大环内酯类抗生素,如红霉素,用法、剂量等可见表3-3。疗程一般为2～3周。

(三)病毒性肺炎

病毒性肺炎是由上呼吸道病毒感染,向下蔓延所致的肺部炎症。常见病毒为甲、乙型流感病毒、腺病毒、副流感病毒、呼吸道合胞病毒和冠状病毒等。患者可同时受一种以上病毒感染,气道防御功能降低,常继发细菌感染。病毒性肺炎为吸入性感染,常有气管-支气管炎。呼吸道病毒通过飞沫与直接接触而迅速传播,可暴发或散发流行。病毒性肺炎约占需住院的社区获得性肺炎的8%,大多发生于冬春季节。密切接触的人群或有心肺疾病者、老年人等易受感染。

1.临床表现

(1)症状:一般临床症状较轻,与支原体肺炎症状相似。起病较急,发热、头痛、全身酸痛、乏力等较突出。有咳嗽、少痰或白色黏液痰、咽痛等症状。老年人或免疫功能受损的重症患者,可表现为呼吸困难、发绀、嗜睡、精神萎靡,甚至并发休克、心力衰竭和呼吸衰竭,严重者可发生急性呼吸窘迫综合征。

(2)体征:本病常无显著的胸部体征,病情严重者有呼吸浅速、心率增快、发绀、肺部干湿啰音。

2.治疗要点

病毒性肺炎以对症治疗为主,板蓝根、黄芪、金银花、连翘等中药有一定的抗病毒作用。对某些重症病毒性肺炎应采用抗病毒药物,如选用利巴韦林、阿昔洛韦等。

(四)真菌性肺炎

肺部真菌感染是最常见的深部真菌病。真菌感染的发生是机体与真菌相互作用的结果,最终取决于真菌的致病性、机体的免疫状态及环境条件对机体与真菌之间关系的影响。广谱抗生素、糖皮质激素、细胞毒药物及免疫抑制剂的广泛使用,人免疫缺陷病毒(HIV)感染和艾滋病增多使肺部真菌感染的机会增加。

1.临床表现

真菌性肺炎多继发于长期应用抗生素、糖皮质激素、免疫抑制剂、细胞毒药物或因长期留置导管、插管等诱发,其症状和体征无特征性变化。

2.治疗要点

真菌性肺炎目前尚无理想的药物,两性霉素B对多数肺部真菌仍为有效药物,但由于其不良反应较多,使其应用受到限制。其他药物尚有氟胞嘧啶、米康唑、酮康唑、制霉菌素等也可选用。

(五)重症肺炎

目前重症肺炎还没有普遍认同的标准,各国诊断标准不一,但都注重肺部病变的范围、器官灌注和氧合状态。我国制定的重症肺炎标准:①意识障碍。②呼吸频率>30 次/分。③PaO_2<8.0 kPa(60 mmHg),PO_2/FiO_2<300,需行机械通气治疗。④血压<12.0/8.0 kPa(90/60 mmHg)。⑤胸片显示双侧或多肺叶受累,或入院48 小时内病变扩大≥50%。⑥少尿:尿量<20 mL/h,或每4 小时<80 mL,或急性肾衰竭需要透析治疗。

(张佳佳)

第七节 反流性食管炎

反流性食管炎(reflux esophagitis,RE),是指胃十二指肠内容物反流入食管所引起的食管黏膜炎症、糜烂、溃疡和纤维化等病变,甚至引起咽喉、气道等食管以外的组织损害。其发病男性多于女性,男女比例为(2~3):1,发病率为1.92%。随着年龄的增长,食管下段括约肌收缩力的下降,胃十二指肠内容物自发性反流,而使老年人反流性食管炎的发病率有所增加。

一、病因与发病机制

(一)抗反流屏障削弱

食管下括约肌是指食管末端3~4 cm 长的环形肌束。正常人静息时压力为1.3~4.0 kPa(10~30 mmHg),为一高压带,防止胃内容物反流入食管。由于年龄的增长,机体老化导致食管下括约肌的收缩力下降引起食物反流。一过性食管下括约肌松弛也是反流性食管炎的主要发病机制。

(二)食管清除作用减弱

正常情况下,一旦发生食物的反流,大部分反流物通过1~2 次食管自发和继发性的蠕动性收缩将食管内容物排入胃内,即容量清除,剩余的部分则由唾液缓慢地中和。老年人食管蠕动缓慢和唾液产生减少,影响了食管的清除作用。

(三)食管黏膜屏障作用下降

反流物进入食管后,可以凭借食管上皮表面黏液、不移动水层和表面 HCO_3^-、复层扁平上皮等构成上皮屏障,以及黏膜下丰富的血液供应构成的后上皮屏障,发挥其抗反流物对食管黏膜损伤的作用。随着机体老化,食管黏膜逐渐萎缩,黏膜屏障作用下降。

二、护理评估

(一)健康史
询问患者的饮食结构及习惯、有无长期服用药物史。

(二)身体评估
1.反流症状

反酸、反食、反胃(指胃内容物在无恶心和不用力的情况下涌入口腔)、嗳气等,多在餐后明显或加重,平卧或躯体前屈时易出现。

2.反流物引起的刺激症状

胸骨后或剑突下烧灼感、胸痛、吞咽困难等。常由胸骨下段向上伸延,常在餐后1小时出现,平卧、弯腰或腹压增高时可加重。反流物刺激食管痉挛导致胸痛,常发生在胸骨后或剑突下。严重时可为剧烈刺痛,可放射到后背、胸部、肩部、颈部、耳后,有的酷似心绞痛的特点。

3.其他症状

咽部不适,有异物感、棉团感或堵塞感,可能与酸反流引起食管上段括约肌压力升高有关。

4.并发症

(1)上消化道出血:因食管黏膜炎症、糜烂及溃疡可以导致上消化道出血。

(2)食管狭窄:食管炎反复发作致使纤维组织增生,最终导致瘢痕性狭窄。

(3)Barrett食管:在食管黏膜的修复过程中,食管-贲门交界处2 cm以上的食管扁平上皮被特殊的柱状上皮取代,称为Barrett食管。Barrett食管发生溃疡时,又称为Barrett溃疡。Barrett食管是食管癌的主要癌前病变,其腺癌的发生率较正常人高30~50倍。

(三)辅助检查

1.内镜检查

内镜检查是反流性食管炎最准确、最可靠的诊断方法,能判断其严重程度和有无并发症,结合活检可与其他疾病相鉴别。

2.24小时食管pH监测

应用便携式pH记录仪在生理状态下对患者进行24小时食管pH连续监测,可提供食管是否存在过度酸反流的客观依据。在进行该项检查前3天,应停用抑酸药与促胃肠动力的药物。

3.食管吞钡X线检查

对不愿意接受或不能耐受内镜检查者行该检查。严重患者可发现阳性X线征。

(四)心理社会状况

反流性食管炎长期持续存在,病情反复、病程迁延,因此患者会出现食欲减退,体重下降,导致患者心情烦躁、焦虑;合并消化道出血时会使患者紧张、恐惧。应注意评估患者的情绪状态及对本病的认知程度。

三、诊断要点与治疗原则

(一)诊断要点

临床上有明显的反流症状,内镜下有反流性食管炎的表现,食管过度酸反流的客观依据即可做出诊断。

(二)治疗原则

以药物治疗为主,对药物治疗无效或发生并发症者可做手术治疗。

1.药物治疗

目前多主张采用递减法,即开始使用质子泵抑制剂加促胃肠动力药,迅速控制症状,待症状控制后再减量维持。

(1)促胃肠动力药:目前主要常用的药物是西沙必利。常用量为每次5~15 mg,每天3~4次,疗程8~12周。

(2)抑酸药:①H_2受体拮抗剂(H_2RA)。西咪替丁400 mg、雷尼替丁150 mg、法莫替丁20 mg,每天2次,疗程8~12周。②质子泵抑制剂(PPI)。奥美拉唑20 mg、兰索拉唑30 mg、泮托拉唑 40 mg、雷贝拉唑 10 mg 和埃索美拉唑 20 mg,一天 1 次,疗程 4～8 周。③抗酸药。仅用于症状轻、间歇发作的患者作为临时缓解症状用。反流性食管炎有并发症或停药后很快复发者,需要长期维持治疗。H_2RA、西沙必利、PPI 均可用于维持治疗,其中以 PPI 效果最好。维持治疗的剂量因患者而异,以调整至患者无症状的最低剂量为合适剂量。

2.手术治疗

手术为不同术式的胃底折叠术。手术指征:①严格内科治疗无效。②虽经内科治疗有效,但患者不能忍受长期服药。③经反复扩张治疗后仍反复发作的食管狭窄。④确证由反流性食管炎引起的严重呼吸道疾病。

3.并发症的治疗

(1)食管狭窄:大部分狭窄可行内镜下食管扩张术治疗。扩张后予以长程 PPI 维持治疗可防止狭窄复发。少数严重瘢痕性狭窄需行手术切除。

(2)Barrett 食管:药物治疗是预防 Barrett 食管发生和发展的重要措施,必须使用 PPI 治疗及长期维持。

四、常见护理诊断及问题

(一)疼痛

与胃食管黏膜炎性病变有关。

(二)营养失调:低于机体需要量

与害怕进食、消化吸收不良等有关。

(三)有体液不足的危险

与合并消化道出血引起活动性体液丢失、呕吐及液体摄入量不足有关。

(四)焦虑

与病情反复、病程迁延有关。

(五)知识缺乏

缺乏对反流性食管炎病因和预防知识的了解。

五、护理措施

(一)一般护理

为减少平卧时及夜间反流可将床头抬高 15～20 cm。避免睡前 2 小时内进食,白天进餐后亦不宜立即卧床。应避免食用使食管下括约肌压力降低的食物和药物,如高脂肪、巧克力、咖啡、浓茶及硝酸甘油、钙通道阻滞剂等。应戒烟及禁酒。减少一切影响腹压增高的因素,如肥胖、便秘、紧束腰带等。

(二)用药护理

遵医嘱给予药物治疗,注意观察药物的疗效及不良反应。

1.H_2 受体拮抗剂

药物应在餐中或餐后即刻服用,若需同时服用抗酸药,则两药应间隔 1 小时以上。若静脉给药应注意控制速度,过快可引起低血压和心律失常。西咪替丁对雄性激素受体有亲和力,可导致男性乳腺发育、阳痿及性功能紊乱,应做好解释工作。该药物主要通过肾排泄,用药期间应监测肾功能。

2.质子泵抑制剂

奥美拉唑可引起头晕,应嘱患者用药期间避免开车或做其他必须高度集中注意力的工作。兰索拉唑的不良反应包括荨麻疹、皮疹、瘙痒、头痛、口苦、肝功能异常等,轻度不良反应不影响继续用药,较严重时应及时停药。泮托拉唑的不良反应较少,偶可引起头痛和腹泻。

3.抗酸药

该药在饭后 1 小时和睡前服用。服用片剂时应嚼服,乳剂给药前应充分摇匀。

抗酸剂应避免与奶制品、酸性饮料及食物同时服用。

（三）饮食护理

(1)指导患者有规律地定时进餐,饮食不宜过饱,选择营养丰富,易消化的食物。避免摄入过咸、过甜、过辣的刺激性食物。

(2)制订饮食计划:与患者共同制订饮食计划,指导患者及家属改进烹饪技巧,增加食物的色、香、味,刺激患者食欲。

(3)观察并记录患者每天进餐次数、量、种类,以了解其摄入营养素的情况。

六、健康指导

（一）疾病知识的指导

向患者及家属介绍本病的有关病因,避免诱发因素。保持良好的心理状态,平时生活要有规律,合理安排工作和休息时间,注意劳逸结合,积极配合治疗。

（二）饮食指导

指导患者加强饮食卫生和饮食营养,养成有规律的饮食习惯;避免过冷、过热、辛辣等刺激性食物及浓茶、咖啡等饮料;嗜酒者应戒酒。

（三）用药指导

根据病因及病情进行指导,嘱患者长期维持治疗,介绍药物的不良反应,如有异常及时复诊。

（张媛媛）

第八节　胃　　炎

胃炎是指不同病因所致的胃黏膜炎症,通常包括上皮损伤、黏膜炎症反应和细胞再生 3 个过程,是最常见的消化道疾病之一。

一、急性胃炎

急性胃炎是由多种病因引起的急性胃黏膜炎症,内镜检查可见胃黏膜充血、水肿、出血、糜烂及浅表溃疡等一过性病变。临床上,以急性糜烂出血性胃炎最常见。

（一）病因与发病机制

1.药物

最常引起胃黏膜炎症的药物是非甾体抗炎药,如阿司匹林、吲哚美辛等,可破坏胃黏膜上皮层,引起黏膜糜烂。

2.急性应激

严重的重要脏器衰竭、严重创伤、大手术、大面积烧伤、休克甚至精神心理因素等引起的急性应激,导致胃黏膜屏障破坏和 H^+ 弥散进入黏膜,引起胃黏膜糜烂和出血。

3.其他

酒精具有亲脂性和溶脂能力,高浓度酒精可直接破坏胃黏膜屏障。某些急性细菌或病毒感染、胆汁和胰液反流、胃内异物及肿瘤放射治疗(简称放疗)后的物理性损伤,可造成胃黏膜损伤引起上皮细胞损害、黏膜出血和糜烂。

(二)临床表现

1.症状

轻者大多无明显症状,有症状者主要表现为非特异性消化不良的表现。上消化道出血是该病突出的临床表现。

2.体征

上腹部可有不同程度的压痛。

(三)辅助检查

1.实验室检查

大便潜血试验呈阳性。

2.内镜检查

纤维胃镜检查是诊断的主要依据。

(四)治疗要点

治疗原则是去除致病因素和积极治疗原发病。药物引起者,立即停药。急性应激者,在积极治疗原发病的同时,给予抑制胃酸分泌的药物。发生上消化道大出血时,按上消化道出血处理。

(五)护理措施

1.休息与活动

注意休息,减少活动。急性应激致病者应卧床休息。

2.饮食护理

定时、规律进食,少食多餐,避免辛辣刺激性食物。

3.用药指导

指导患者遵医嘱慎用或禁用对胃黏膜有刺激作用的药物,并指导患者正确服用抑酸剂、胃黏膜保护剂等药物。

二、慢性胃炎

慢性胃炎是由各种病因引起的胃黏膜慢性炎症。其发病率在各种胃病中居首位。

(一)病因与发病机制

1.幽门螺杆菌感染

幽门螺杆菌感染被认为是慢性胃炎最主要的病因。

2.饮食和环境因素

饮食中高盐和缺乏新鲜蔬菜、水果与发生慢性胃炎相关。幽门螺杆菌可增加胃黏膜对环境因素损害的易感性。

3.物理及化学因素

物理及化学因素可削弱胃黏膜的屏障功能,使其易受胃酸-胃蛋白酶的损害。

4.自身免疫

由于壁细胞受损,机体产生壁细胞抗体和内因子抗体,使胃酸分泌减少乃至缺失,还可影响维生素 B_{12} 吸收,导致恶性贫血。

5.其他因素

慢性胃炎与年龄相关。

(二)临床表现

1.症状

70%～80%的患者可无任何症状,部分患者表现为非特异性的消化不良,症状常与进食或食物种类有关。

2.体征

体征多不明显,有时上腹部轻压痛。

(三)辅助检查

1.实验室检查

胃酸分泌正常或偏低。

2.幽门螺杆菌检测

可通过侵入性和非侵入性方法检测。

3.胃镜及胃黏膜活组织检查

胃镜及胃黏膜活组织检查是诊断慢性胃炎最可靠的方法。

(四)治疗要点

治疗原则是消除病因、缓解症状、控制感染、防治癌前病变。

1.根除幽门螺杆菌感染

对幽门螺杆菌感染引起的慢性胃炎,尤其在活动期,目前多采用三联疗法,即一种胶体铋剂或一种质子泵抑制剂加上两种抗菌药物。

2.根据病因给予相应处理

若因非甾体抗炎药引起,应停药并给予抑酸剂或硫糖铝;若因胆汁反流,可用氢氧化铝凝胶来吸附,或予以硫糖铝及胃动力药物以中和胆盐,防止反流。

3.对症处理

有胃动力学改变者,可服用多潘立酮、西沙必利等;自身免疫性胃炎伴有恶性贫血者,遵医嘱肌内注射维生素 B_{12}。

(五)护理措施

1.一般护理

(1)休息与活动:急性发作或伴有消化道出血时应卧床休息,并可用转移注意力、做深呼吸等方法来减轻焦虑、缓解疼痛。病情缓解时,进行适当的运动和锻炼,注意避免过度劳累。

(2)饮食护理:以高热量、高蛋白、高维生素及易消化的饮食为原则,宜定时定量、少食多餐、细嚼慢咽,避免摄入过咸、过甜、过冷、过热及辛辣刺激性食物。

2.病情观察

观察患者消化不良症状,腹痛的部位及性质,呕吐物和粪便的颜色、量及性状等,用药前后患者的反应。

3.用药护理

注意观察药物的疗效及不良反应。

(1)慎用或禁用阿司匹林、吲哚美辛等对胃黏膜有刺激的药物。

(2)胶体铋剂:枸橼酸铋钾宜在餐前半小时用吸管吸入服用。部分患者服药后出现便秘和大便呈黑色,停药后可自行消失。

(3)抗菌药物:服用阿莫西林前应询问患者有无青霉素过敏史,应用过程中注意有无迟发性变态反应。甲硝唑可引起恶心、呕吐等胃肠道反应。

4.症状、体征的护理

腹部疼痛或不适者,避免精神紧张,采取转移注意力、做深呼吸等方法缓解疼痛;或用热水袋热敷胃部,以解除痉挛,减轻腹痛。

5.健康指导

(1)疾病知识指导:向患者及家属介绍本病的相关病因和预后,避免诱发因素。

(2)饮食指导:指导患者加强饮食卫生和营养,规律饮食。

(3)生活方式指导:指导患者保持良好的心态,生活要有规律,合理安排工作和休息时间,劳逸结合。

(4)用药指导:指导患者遵医嘱服药,如有异常及时就诊,定期门诊复查。

(张媛媛)

第九节　消化性溃疡

一、疾病概述

(一)概念和特点

消化性溃疡主要指发生在胃和十二指肠的慢性溃疡,即胃溃疡(gastric ulcer,GU)和十二指肠溃疡(duodenal ulcer,DU),因溃疡的形成与胃酸和/或胃蛋白酶的消化作用有关而得名。溃疡的黏膜缺损超过黏膜肌层,不同于糜烂。

消化性溃疡是全球常见疾病,其患病率在近年来呈下降趋势。本病可发生于任何年龄,但中年最为常见,DU多见于青壮年,而GU多见于中老年,后者发病高峰比前者约迟10年。男性患病比女性多见。临床上DU比GU多见,两者之比为(2~3):1,但有地区差异。

(二)相关病理、生理

目前,对消化性溃疡的病理、生理的认识主要是基于 Shay 和 Sun 等人提出的"平衡学说"。即正常情况下,胃黏膜的攻击因子与防御因子应保持生理上的平衡,若攻击因子过强或防御因子减弱,就会造成胃黏膜损伤而引起溃疡。攻击因子主要有胃酸、胃蛋白酶、幽门螺杆菌等。防御因子主要有碳酸氢盐、胃黏液屏障和前列腺素等细胞保护因子。因此,"平衡学说"实际上就是胃酸分泌系统与胃黏膜保护系统之间的平衡。

107

(三)消化性溃疡的病因

1.幽门螺杆菌感染和非甾体抗炎药

近年的研究已经明确,幽门螺杆菌感染和服用非甾体抗炎药是最常见病因。溃疡发生是黏膜侵袭因素和防御因素失平衡的结果,胃酸在溃疡的形成中起关键作用。对胃十二指肠黏膜有损伤的侵袭因素包括胃酸和胃蛋白酶的消化作用,幽门螺杆菌的感染、非甾体抗炎药,以及其他如胆盐、胰酶、酒精等,其中幽门螺杆菌和非甾体抗炎药是损害胃黏膜屏障,导致消化性溃疡的最常见病因。

2.下列因素与消化性溃疡发病有不同程度的关系

(1)吸烟:吸烟者消化性溃疡的发生率比不吸烟者高,吸烟影响溃疡愈合和促进溃疡复发。

(2)遗传:消化性溃疡的家族史可能是幽门螺杆菌感染"家庭聚集"现象,O型血胃上皮细胞表面表达更多黏附受体而有利于幽门螺杆菌定植,故O型血者易患消化性溃疡。

(3)急性应激:情绪应激可能主要起诱因作用,可能通过神经内分泌途径影响胃十二指肠分泌、运动和黏膜血流的调节。

(4)胃十二指肠运动异常:胃肠运动障碍不大可能是原发病因,但可加重幽门螺杆菌或非甾体抗炎药对黏膜的损害。

因此,消化性溃疡是一种多因素疾病,其中幽门螺杆菌感染和服用非甾体抗炎药是已知的主要病因,溃疡发生是黏膜侵袭因素和防御因素失平衡的结果,胃酸在溃疡形成中起关键作用。

(四)临床表现

上腹痛是消化性溃疡的主要症状,但部分患者可无症状或症状较轻以至于不为患者所注意,而以出血、穿孔等并发症为首发症状。

典型的消化性溃疡有如下临床特点:①慢性过程,病史可达数年至数十年;②周期性发作,发作与自发缓解相交替,发作期可为数周或数月,缓解期亦长短不一,短者数周、长者数年;发作常有季节性,多在秋冬季或冬春之交发病,可因精神情绪不良或过劳而诱发;③发作时上腹痛呈节律性,表现为空腹痛即餐后2~4小时和/或午夜痛,腹痛多为进食或服用抗酸药所缓解,典型节律表现在GU多见。

1.症状

上腹痛为主要症状,性质多为灼痛,亦可为钝痛、胀痛、剧痛或饥饿样不适感。多位于中上腹,可偏右或偏左。一般为轻至中度持续性痛。疼痛常有典型的节律性如上述。腹痛多在进食或服用抗酸药后缓解。

2.体征

溃疡活动时上腹部可有局限性轻压痛,缓解期无明显体征。

(五)辅助检查

1.实验室检查

血常规、尿和便常规(粪便潜血试验)、生化、肝肾功能检查(以了解其病因、诱因及潜在的护理问题)。

2.胃镜和胃黏膜活组织检查

胃镜和胃黏膜活组织检查是确诊消化性溃疡首选的检查方法。内镜下消化性溃疡多呈圆形或椭圆形,也有呈线形,边缘光整,底部覆有灰黄色或灰白色渗出物,外周黏膜可有充血、水肿,可见皱襞向溃疡集中。内镜下溃疡可分为活动期(A)、愈合期(H)和瘢痕期(S)3个病期。

3.X 线钡餐检查

其适用于对胃镜检查有禁忌或不愿接受胃镜检查者。溃疡的 X 线征象有直接和间接两种：龛影是直接征象，对溃疡有确诊价值；局部压痛、十二指肠球部激惹和球部畸形、胃大弯侧痉挛性切迹均为间接征象，仅提示可能有溃疡。

4.幽门螺杆菌检测

该检测应列为消化性溃疡诊断的常规检查项目，因为有无幽门螺杆菌感染决定治疗方案的选择。监测方法分为侵入性和非侵入性两大类。前者需通过胃镜检查取胃黏膜活组织进行监测，主要包括快速尿素酶试验、组织学检查和幽门螺杆菌培养；后者主要有 ^{13}C 或 ^{14}C 尿素呼气试验、粪便幽门螺杆菌抗原检测及血清学检查。

(六)治疗原则

消化性溃疡的治疗目的：消除病因、缓解症状、愈合溃疡、防止复发和防治并发症。针对病因的治疗，如根除幽门螺杆菌，有可能彻底治愈溃疡病，是近年来消化性溃疡治疗的一大进展。

1.药物治疗

治疗消化性溃疡的药物可分为抑制胃酸分泌的药物和保护胃黏膜的药物两大类，主要起缓解症状和促进溃疡愈合的作用，常与根除幽门螺杆菌治疗配合使用。

(1)抑制胃酸药物：溃疡的愈合与抑酸治疗的强度和时间成正比。抗酸药具有中和胃酸作用，可迅速缓解疼痛症状，但一般剂量难以促进溃疡愈合，故目前多作为加强止痛的辅助治疗。常用的抑制胃酸的药物有碱性抗酸剂，氢氧化铝、铝碳酸镁等及其复方制剂；H_2 受体拮抗剂，西咪替丁 800 mg，每晚 1 次或400 mg，2 次/天；雷尼替丁 300 mg，每晚 1 次或 150 mg，2 次/天；法莫替丁40 mg，每晚 1 次或 20 mg，2 次/天；尼扎替丁 300 mg，每晚 1 次或 150 mg，2 次/天；质子泵抑制剂，奥美拉唑 20 mg，1 次/天；兰索拉唑 30 mg，1 次/天。

(2)保护胃黏膜药物：硫糖铝和胶体铋目前已少用作治疗消化性溃疡的一线药物。枸橼酸铋钾因兼有较强抑制幽门螺杆菌作用，可作为根除幽门螺杆菌联合治疗方案的组分，但要注意此药不能长期服用，因会过量蓄积而引起神经毒性。米索前列醇具有抑制胃酸分泌、增加胃十二指肠黏膜的黏液及碳酸氢盐分泌和增加黏膜血流等作用，主要用于非甾体抗炎药溃疡的预防，腹泻是常见不良反应，因引起子宫收缩故孕妇忌服。

常用的有硫糖铝 1 g，4 次/天；前列腺素类药物：米索前列醇 200 μg，4 次/天；胶体铋：枸橼酸铋钾120 mg，4 次/天。

根除幽门螺杆菌治疗：凡有幽门螺杆菌感染的消化性溃疡，无论初发或复发、活动或静止、有无并发症，均应予以根除幽门螺杆菌治疗。根除幽门螺杆菌治疗结束后，继续给予一个常规疗程的抗溃疡治疗是最理想的。这对有并发症或溃疡面积大的患者尤为必要。

2.其他治疗

外科手术，仅限于少数有并发症者，包括：①大量出血经内科治疗无效；②急性穿孔；③瘢痕性幽门梗阻；④胃溃疡癌变；⑤严格内科治疗无效的顽固性溃疡。

二、护理评估

(一)一般评估

1.患病及治疗经过

询问发病的有关诱因和病因，如发病是否与天气变化，饮食不当或情绪激动有关；有无暴饮暴食、喜食酸辣等刺激性食物的习惯;是否嗜烟酒;有无经常服用非甾体抗炎药药物史;家族中有无溃疡病者等。询问患者的病程经过,如首次疼痛发作的时间,疼痛与进食的关系,是餐后还是空腹出现,有无规律,部位及性质如何,应用何种方法能缓解疼痛。曾做过何种检查和治疗,结果如何。

2.患者主诉与一般情况

有无恶心、呕吐、嗳气、反酸等其他消化道症状,有无呕血、黑便、频繁呕吐等症状。询问此次发病与既往有无变化,日常休息与活动如何等。

3.相关记录

腹痛、体重、体位、饮食、药物、液体出入量等记录结果。

(二)身体评估

1.头颈部

有无痛苦表情、消瘦、贫血貌等。

2.腹部

(1)上腹部有无固定压痛点,有无胃蠕动波,全腹有无压痛、反跳痛,有无腹肌紧张。

(2)有无空腹振水音,腹部有无肠鸣音变化(亢进、减弱或消失),结合病例综合考虑。

3.其他

有无因腹部疼痛而发生的体位改变等。

(三)心理-社会评估

患者及家属对疾病的认识程度,患者有无焦虑或恐惧等心理,患者在疾病治疗过程中的心理反应与需求,家庭及社会支持情况。

(四)辅助检查结果评估

(1)血常规:有无红细胞计数、血红蛋白含量减少。

(2)粪便潜血试验:是否为阳性。

(3)幽门螺杆菌检测:是否为阳性。

(4)胃液分析:基础排酸量和最大排酸量是增高、减少还是正常。

(5)X线钡餐造影:有无典型的溃疡龛影及其部位。

(6)胃镜及黏膜活检:溃疡的部位、大小及性质如何,有无活动性出血。

(五)常用药物治疗效果的评估

1.抗酸药评估要点

(1)用药剂量/天、时间、用药的方法(静脉注射、口服)的评估与记录。

(2)有无磷缺乏症表现:食欲缺乏、软弱无力等症状,甚至有骨质疏松的表现。

(3)有无严重便秘、代谢性碱中毒与钠潴留,甚至肾损害。服用镁剂应注意有无腹泻。

2.H_2受体拮抗剂评估要点

(1)用药剂量/天、时间、用药的方法(静脉注射、口服)的评估与记录,静脉给药应注意控制速度,速度过快可引起低血压和心律失常。

(2)注意监测肝、肾功能,注意有无头痛、头晕、疲倦、腹泻及皮疹等反应,因药物可随母乳排出,哺乳期应停止用药。

3.质子泵抑制剂的评估要点

(1)患者自觉症状:有无头晕、腹泻等症状。

(2)有无皮肤等反应:如荨麻疹、皮疹、瘙痒、头痛、口苦和肝功能异常等。

三、主要护理诊断

(1)腹痛:与胃酸刺激溃疡面引起化学性炎症反应有关。

(2)营养失调,低于机体需要量:与疼痛致摄入减少及消化吸收障碍有关。

(3)知识缺乏:缺乏有关消化性溃疡病因及预防知识。

(4)潜在并发症:上消化道大量出血、穿孔、幽门梗阻和癌变。

四、护理措施

(一)休息与活动

溃疡活动期且症状较重者,嘱其卧床休息几天至 2 周,可使疼痛等症状缓解。病情较轻者则应鼓励其适当活动,以分散注意力。

(二)指导缓解疼痛

注意观察及详细了解患者疼痛的规律和特点,并按其疼痛特点指导缓解疼痛的方法。如DU 表现为空腹痛或午夜痛,指导患者在疼痛前或疼痛时进食碱性食物(如苏打饼干等),或服用制酸剂。也可采用局部热敷或针灸止痛。

(三)合理饮食

选择营养丰富,易消化的食物。症状重者以面食为主。避免食用机械性和化学性刺激强的食物。以少食多餐为主,每天进食 4～5 次,避免过饱,进食宜细嚼慢咽,以增加唾液分泌,稀释和中和胃酸。

(四)用药护理

应严格按医嘱用药,并注意观察常用药的毒副作用,发现问题及时处理。

(五)心理护理

多关心体贴患者,使患者保持良好的情绪,因为过分焦虑和恐惧往往更易诱发和加重消化性溃疡。

(六)健康教育

1.帮助患者认识和去除病因

讲解引起和加重溃疡病的相关因素,指导其保持乐观情绪,规律生活。

2.饮食指导

建立合理的饮食习惯和结构,戒除烟酒,避免摄入刺激性食物。饮食宜清淡、易消化、富营养,少食多餐。

3.用药原则

指导患者按医嘱正确服药,学会观察药效及不良反应,不随便停药或减量,防止溃疡复发。指导患者慎用或勿用致溃疡的药物,如阿司匹林、咖啡因、泼尼松等。

4.适当活动计划

制订个体化的活动计划,选择合适的锻炼方式,提高机体抵抗力。

5.自我观察

教会患者出院后的某些重要指标的自我监测:如腹痛、呕吐、黑便等监测并正确记录。

6.及时就诊的指标

(1)上腹疼痛节律发生变化或疼痛加剧。

(2)出现呕血、黑便等。

(张媛媛)

第十节 糖 尿 病

糖尿病(diabetes mellitus,DM)是一组由多病因引起的以慢性高血糖为特征的代谢性疾病,是由胰岛素分泌和/或作用缺陷所引起。糖尿病是常见病、多发病。因此,糖尿病是严重威胁人类健康的世界性公共卫生问题。

一、分型

(一)1型糖尿病

1型糖尿病:胰岛β细胞破坏,常导致胰岛素绝对缺乏。

(二)2型糖尿病

2型糖尿病:从以胰岛素抵抗为主伴胰岛素分泌不足到以胰岛素分泌不足为主伴胰岛素抵抗。

(三)其他特殊类型糖尿病

其他特殊类型糖尿病指病因相对比较明确,如胰腺炎、库欣综合征等引起的一些高血糖状态。

(四)妊娠期糖尿病

妊娠期糖尿病指妊娠期间发生的不同程度的糖代谢异常。

二、病因与发病机制

糖尿病的病因和发病机制至今未完全阐明。总的来说,遗传因素及环境因素共同参与其发病过程。胰岛素由胰岛β细胞合成和分泌,经血液循环到达体内各组织器官的靶细胞,与特异受体结合并引发细胞内物质代谢效应。该过程中任何一个环节发生异常,均可导致糖尿病。

(一)1型糖尿病

1.遗传因素

遗传因素在1型糖尿病发病中起重要作用。

2.环境因素

糖尿病可能与病毒感染、化学毒物和饮食因素有关。

3.自身免疫

有证据支持1型糖尿病为自身免疫性疾病。

4.1型糖尿病的自然史

1型糖尿病的发生发展经历以下阶段。

(1)个体具有遗传易感性,临床无任何异常。

（2）某些触发事件,如病毒感染引起少量β细胞破坏并启动自身免疫过程。

（3）出现免疫异常,可检测出各种胰岛细胞抗体。

（4）β细胞数目开始减少,仍能维持糖耐量正常。

（5）β细胞持续损伤达到一定程度时(通常只残存10%～20%的β细胞),胰岛素分泌不足,出现糖耐量降低或临床糖尿病,需用外源胰岛素治疗。

（6）β细胞几乎完全消失,需依赖外源胰岛素维持生命。

（二）2型糖尿病

1.遗传因素与环境因素

有资料显示遗传因素主要影响β细胞功能。环境因素包括年龄增加、现代生活方式改变、营养过剩、体力活动不足、子宫内环境及应激、化学毒物等。

2.胰岛素抵抗和β细胞功能缺陷

胰岛素抵抗是指胰岛素作用的靶器官对胰岛素作用的敏感性降低。β细胞功能缺陷主要表现为胰岛素分泌异常。

3.糖耐量减低和空腹血糖调节受损

糖耐量减低是葡萄糖不耐受的一种类型。空腹血糖调节受损是指一类非糖尿病性空腹血糖异常,其血糖浓度高于正常,但低于糖尿病的诊断值。目前认为两者均为糖尿病的危险因素,是发生心血管病的危险标志。

4.临床糖尿病

达到糖尿病的诊断标准(表3-4)。

表 3-4 糖尿病诊断标准(WHO,1999)

诊断标准	静脉血浆葡萄糖水平
（1）糖尿病症状＋随机血糖或	≥11.1 mmol/L
（2）空腹血浆血糖(FPG)或	≥7.0 mmol/L
（3）葡萄糖负荷后两小时血糖(2 小时 PG)	≥11.1 mmol/L
无糖尿病症状者,需改天重复检查,但不做第3次OGTT	

注:空腹的定义是至少8小时没有热量的摄入;随机是指一天当中的任意时间而不管上次进餐的时间及食物摄入量。

三、临床表现

（一）代谢紊乱综合征

1.三多一少

多饮、多食、多尿和体重减轻。

2.皮肤瘙痒

患者常有皮肤瘙痒,女性患者可出现外阴瘙痒。

3.其他症状

四肢酸痛、麻木、腰痛、性欲减退、月经失调、便秘和视物模糊等。

（二）并发症

1.糖尿病急性并发症

（1）糖尿病酮症酸中毒(diabetic ketoacidosis,DKA):为最常见的糖尿病急症,以高血糖、酮症和酸中毒为主要表现。DKA 最常见的诱因是感染,其他诱因有胰岛素治疗中断或不适当减量、饮食不当、各种应激及酗酒等。临床表现为早期三多一少,症状加重;随后出现食欲缺乏、恶心、呕吐、多尿、口干、头痛、嗜睡,呼吸深快,呼气中有烂苹果味(丙酮);后期严重失水、尿量减少、眼球下陷、皮肤黏膜干燥、血压下降、心率加快,四肢厥冷;晚期出现不同程度意识障碍。

(2)高渗高血糖综合征:是糖尿病急性代谢紊乱的另一临床类型,以严重高血糖、高血浆渗透压、脱水为特点,无明显酮症酸中毒,患者常有不同程度的意识障碍或昏迷。本病起病缓慢,最初表现为多尿、多饮,但多食不明显或反而食欲缺乏;随病情进展出现严重脱水和神经精神症状,患者反应迟钝、烦躁或淡漠、嗜睡,逐渐陷入昏迷、出现抽搐,晚期尿少甚至尿闭,但无酸中毒样深大呼吸。与 DKA 相比,失水更为严重、神经精神症状更为突出。

(3)感染性疾病:糖尿病容易并发各种感染,血糖控制差者更易发生,病情也更严重。

(4)低血糖:一般将血糖≤2.8 mmol/L 作为低血糖的诊断标准,而糖尿病患者血糖值≤3.9 mmol/L 就属于低血糖范畴。低血糖有两种临床类型,即空腹低血糖和餐后(反应性)低血糖。低血糖的临床表现呈发作性,具体分为两类:①自主(交感)神经过度兴奋表现为多有出汗、颤抖、心悸、紧张、焦虑、饥饿、流涎、软弱无力、面色苍白、心率加快、四肢冰凉和收缩压轻度升高等。②脑功能障碍表现为初期表现为精神不集中、思维和语言迟钝、头晕、嗜睡、视物不清、步态不稳,后可有幻觉、躁动、易怒、性格改变、认知障碍,严重时发生抽搐和昏迷。

2.糖尿病慢性并发症

(1)微血管病变:这是糖尿病的特异性并发症。微血管病变主要发生在视网膜、肾、神经和心肌组织,尤其以肾脏和视网膜病变最为显著。

(2)大血管病变:这是糖尿病最严重、突出的并发症,主要表现为动脉粥样硬化。动脉粥样硬化主要侵犯主动脉、冠状动脉、脑动脉、肾动脉和肢体外周动脉等。

(3)神经系统并发症:以周围神经病变最常见,通常为对称性,下肢较上肢严重,病情进展缓慢。患者常先出现肢端感觉异常,如呈袜子或手套状分布,伴麻木、烧灼、针刺感或如踏棉垫感,可伴痛觉过敏、疼痛;后期可有运动神经受累,出现肌力减弱甚至肌萎缩和瘫痪。

(4)糖尿病足:指与下肢远端神经异常和不同程度周围血管病变相关的足部溃疡、感染和/或深层组织破坏,主要表现为足部溃疡、坏疽。糖尿病足是糖尿病最严重且需治疗费用最多的慢性并发症之一,是糖尿病非外伤性截肢的最主要原因。

(5)其他:糖尿病还可引起黄斑病、白内障、青光眼、屈光改变和虹膜睫状体病变等。牙周病是最常见的糖尿病口腔并发症。

在我国,糖尿病是导致成人失明、非创伤性截肢的主要原因;心血管疾病是使糖尿病患者致残、致死的主要原因。

四、辅助检查

(一)尿糖测定

尿糖受肾糖阈的影响。尿糖呈阳性只提示血糖值超过肾糖阈(大约10 mmol/L),尿糖呈阴性不能排除糖尿病可能。

(二)血糖测定

血糖测定的方法有静脉血葡萄糖测定、毛细血管血葡萄糖测定和 24 小时动态血糖测定3 种。前者用于诊断糖尿病,后两种仅用于糖尿病的监测。

(三)口服葡萄糖耐量试验

当血糖高于正常范围而又未达到诊断糖尿病标准时,须进行口服葡萄糖耐量试验(OGTT)。OGTT 应在无摄入任何热量 8 小时后,清晨空腹进行,75 g 无水葡萄糖,溶于 250～300 mL 水中,5～10 分钟内饮完,空腹及开始饮葡萄糖水后 2 小时测静脉血浆葡萄糖。儿童服糖量按 1.75 g/kg 计算,总量不超过 75 g。

(四)糖化血红蛋白 A₁ 测定

糖化血红蛋白 A_1 测定:其测定值者取血前 8～12 周血糖的总水平,是糖尿病病情控制的监测指标之一,正常值是 3%～6%。

(五)血浆胰岛素和 C 肽测定

主要用于胰岛 β 细胞功能的评价。

(六)其他

根据病情需要选用血脂、肝肾功能等常规检查,急性严重代谢紊乱时的酮体、电解质、酸碱平衡检查,心、肝、肾、脑、眼科及神经系统的各项辅助检查等。

五、治疗要点

糖尿病管理须遵循早期和长期、积极而理性、综合治疗和全面达标、治疗措施个体化等原则。国际糖尿病联盟(IDF)提出糖尿病综合管理 5 个要点:糖尿病健康教育、医学营养治疗、运动治疗、血糖监测和药物治疗。

(一)健康教育

健康教育是重要的基础管理措施,是决定糖尿病管理成败的关键。每位糖尿病患者均应接受全面的糖尿病教育,充分认识糖尿病并掌握自我管理技能。

(二)医学营养治疗

医学营养治疗是糖尿病基础管理措施,是综合管理的重要组成部分。详见饮食护理。

(三)运动疗法

在糖尿病的管理中占重要地位,尤其对肥胖的 2 型糖尿病患者,运动可增加胰岛素敏感性,有助于控制血糖和体重。运动的原则是适量、经常性和个体化。详见运动护理。

(四)药物治疗

1.口服药物治疗

(1)促胰岛素分泌剂。①磺脲类药物:其作用不依赖于血糖浓度。常用的有格列苯脲、格列吡嗪、格列齐特、格列喹酮和格列美脲等。②非磺脲类药物:降血糖作用快而短,主要用于控制餐后高血糖。如瑞格列奈和那格列奈。

(2)增加胰岛素敏感性药物。①双胍类:常用的药物有二甲双胍。二甲双胍通常每天剂量 500～1 500 mg,分 2～3 次口服,最大剂量不超过每天2 g。②噻唑烷二酮类:也称格列酮类,有罗格列酮和吡格列酮两种制剂。

(3)α-葡萄糖苷酶抑制剂:作为 2 型糖尿病第一线药物,尤其适用于空腹血糖正常(或偏高)而餐后血糖明显升高者。常用药物有阿卡波糖和伏格列波糖。

2.胰岛素治疗

胰岛素治疗是控制高血糖的重要和有效手段。

(1)适应证:①1 型糖尿病。②合并各种严重的糖尿病急性或慢性并发症。③处于应激状态,如手术、妊娠和分娩等。④2 型糖尿病血糖控制不满意,β 细胞功能明显减退者。⑤某些特殊类型糖尿病。

(2)制剂类型:按作用快慢和维持作用时间长短,可分为速效、短效、中效、长效和预混胰岛素5 类。根据胰岛素的来源不同,可分为动物胰岛素、人胰岛素和胰岛素类似物。

(3)使用原则:①胰岛素治疗应在综合治疗基础上进行。②胰岛素治疗方案应力求模拟生理性胰岛素分泌模式。③从小剂量开始,根据血糖水平逐渐调整。

(五)人工胰

人工胰由血糖感受器、微型电子计算机和胰岛素泵组成。目前尚未广泛应用。

(六)胰腺和胰岛细胞移植

治疗对象主要为 1 型糖尿病患者,目前尚局限于伴终末期肾病的患者。

(七)手术治疗

部分国家已将减重手术(代谢手术)推荐为肥胖 2 型糖尿病患者的可选择的治疗方法之一,我国也已开展这方面的治疗。

(八)糖尿病急性并发症的治疗

1.糖尿病酮症酸中毒

对于早期酮症患者,仅需给予足量短效胰岛素和口服液体,严密观察病情,严密监测血糖、血酮变化,调节胰岛素剂量。对于出现昏迷的患者应立即抢救,具体方法如下。

(1)补液:是治疗的关键环节。基本原则是先快后慢,先盐后糖。在 1~2 小时输入0.9％氯化钠溶液 1 000~2 000 mL,前 4 小时输入所计算失水量的 1/3。24 小时输液量应包括已失水量和部分继续失水量,一般为 4 000~6 000 mL,严重失水者可达 6 000~8 000 mL。

(2)小剂量胰岛素治疗:每小时 0.1 U/kg 的短效胰岛素加入生理盐水中持续静脉滴注或静脉泵入。根据血糖值调节胰岛素的泵入速度,血糖下降速度一般以每小时 3.9~6.1 mmol/L(70~110 mg/dL)为宜,每 1~2 小时复查血糖;病情稳定后过渡到胰岛素常规皮下注射。

(3)纠正电解质及酸碱平衡失调:①轻度酸中毒一般不必补碱。补碱指征为血 pH<7.1,HCO_3^-<5 mmol/L。应采用等渗碳酸氢钠(1.25％~1.4％)溶液。补碱不宜过多、过快,以避免诱发或加重脑水肿。②根据血钾和尿量补钾。

(4)防治诱因和处理并发症:如休克、严重感染、心力衰竭、心律失常、肾衰竭、脑水肿和急性胃扩张等。

2.高渗高血糖综合征

治疗原则同 DKA。严重失水时,24 小时补液量可达 6 000~10 000 mL。

3.低血糖

对轻至中度的低血糖,口服糖水或含糖饮料,进食面包、饼干、水果等即可缓解。重者和疑似低血糖昏迷的患者,应及时测定毛细血管血糖,甚至无须血糖结果,及时给予 50％葡萄糖 60~100 mL 静脉注射,继以 5％~10％葡萄糖液静脉滴注。另外,应积极寻找病因,对因治疗。

(九)糖尿病慢性并发症的治疗

1.糖尿病足

控制高血糖、血脂异常和高血压,改善全身营养状况和纠正水肿等;神经性足溃疡给予规范的伤口处理;给予扩血管和改善循环治疗;有感染出现时给予抗感染治疗;必要时行手术治疗。

2.糖尿病高血压

血脂紊乱和大血管病变,要控制糖尿病患者血压<17.3/10.7 kPa(130/80 mmHg);如尿蛋白排泄量达到 1 g/24 h,血压应控制低于 16.7/10.0 kPa(125/75 mmHg)。低密度脂蛋白胆固醇(LDL-C)的目标值为<2.6 mmol/L。

3.糖尿病肾病

早期筛查微量蛋白尿及评估 GFR。早期应用 ACEI 或 ARB,除可降低血压外,还可减轻微量清蛋白尿和使 GFR 下降缓慢。

4.糖尿病视网膜病变

定期检查眼底,必要时尽早使用激光进行光凝治疗。

5.糖尿病周围神经病变

早期严格控制血糖并保持血糖稳定是糖尿病神经病变最重要和有效的防治方法。在综合治疗的基础上,采用多种维生素及对症治疗可改善症状。

六、护理措施

(一)一般护理

1.饮食护理

应帮助患者制订合理、个性化的饮食计划,并鼓励和督促患者坚持执行。

(1)制订总热量。①计算理想体重(简易公式法):理想体重(kg)=身高(cm)-105。②计算总热量:成年人休息状态下每天每千克理想体重给予热量 105～126 kJ,轻体力劳动 126～147 kJ,中度体力劳动 147～167 kJ,重体力劳动>167 kJ。儿童、孕妇、乳母、营养不良和消瘦及伴有消耗性疾病者应酌情增加,肥胖者酌减,使体重逐渐恢复至理想体重的±5%左右。

(2)食物的组成和分配。①食物组成:总的原则是高碳水化合物、低脂肪、适量蛋白质和高纤维的膳食。碳水化合物所提供的热量占饮食总热量的 50%～60%,蛋白质的摄入量占供能比的10%～15%,脂肪所提供的热量不超过总热量的 30%,饱和脂肪酸不应超过总热量的 7%,每天胆固醇摄入量宜<300 mg。②确定每天饮食总热量和碳水化合物、脂肪、蛋白质的组成后,按每克碳水化合物、蛋白质产热 16.7 kJ,每克脂肪产热 37.7 kJ,将热量换算为食品后制订食谱,可按每天三餐分配为 1/5、2/5、2/5 或 1/3、1/3、1/3。

(3)注意事项:①超重者,禁食油炸、油煎食物,炒菜宜用植物油,少食动物内脏、蟹黄、蛋黄、鱼子、虾子等含胆固醇高的食物。②每天食盐摄入量应<6 g,限制摄入含盐高的食物,如加工食品、调味酱等。③严格限制各种甜食:包括各种糖果、饼干、含糖饮料、水果等。为满足患者口味,可使用甜味剂。对于血糖控制较好者,可在两餐之间或睡前加水果,如苹果、梨、橙子等。④限制饮酒量,尽量不饮白酒,不宜空腹饮酒。每天饮酒量≤1 份标准量(1 份标准量:啤酒350 mL 或红酒 150 mL 或低度白酒 45 mL,各约含乙醇 15 g)。

2.运动护理

(1)糖尿病患者运动锻炼的原则:有氧运动、持之以恒和量力而行。

(2)运动方式的选择:有氧运动为主,如散步、慢跑、快走、骑自行车、做广播体操、打太极拳和球类活动等。

(3)运动量的选择:合适的运动强度为活动时患者的心率达到个体 60%的最大氧耗量,简易计算方法:心率=170-年龄。

(4)运动时间的选择:最佳运动时间是餐后 1 小时(以进食开始计时)。每天安排一定量的运动,至少每周 3 次。每次运动时间 30~40 分钟,包括运动前作准备活动和运动结束时的整理运动时间。

(5)运动的注意事项:①不宜空腹时进行,运动过程应补充水分,携带糖果,出现低血糖症状时,立即食用。②运动过程中出现胸闷、胸痛、视物模糊等应立即停止运动,并及时处理。③血糖 >14 mmol/L,应减少活动,增加休息。④随身携带糖尿病卡以备急需。⑤运动时,穿宽松的衣服,棉质的袜子和舒适的鞋子,可以有效排汗和保护双脚。

(二)用药护理

1.口服用药的护理

指导患者正确服用口服降糖药,了解各类降糖药的作用、剂量、用法、不良反应和注意事项。

(1)口服磺脲类药物的护理:①协助患者于早餐前 30 分钟服用,每天多次服用的磺脲类药物应在餐前 30 分钟服用。②严密观察药物的不良反应。最主要的不良反应是低血糖,护士应教会患者正确识别低血糖的症状及如何及时应对和选择医疗支持。③注意药物之间的协同与拮抗。水杨酸类、磺胺类、保泰松、利血平、β 受体阻滞剂等药物与磺脲类药物合用时会产生协同作用,增强后者的降糖作用;噻嗪类利尿剂、呋塞米、依他尼酸、糖皮质激素等药物与磺脲类药物合用时会产生拮抗作用,降低后者的降糖作用。

(2)口服双胍类药物的护理:①指导患者餐中或餐后服药。②如出现轻微胃肠道反应,给予患者讲解和指导,以减轻患者的紧张或恐惧心理。③用药期间限制饮酒。

(3)口服 α-葡萄糖苷酶抑制剂类药物的护理:①应与第一口饭同时服用。②本药的不良反应有腹部胀气、排气增多或腹泻等症状,在继续使用或减量后消失。③服用该药时,如果饮食中淀粉类比例太低,而单糖或啤酒过多则疗效不佳。④出现低血糖时,应直接给予葡萄糖口服或静脉注射,进食淀粉类食物无效。

(4)口服噻唑烷二酮类药物的护理:①每天服用 1 次,可在餐前、餐中、餐后任何时间服用,但服药时间应尽可能固定。②密切观察有无水肿、体重增加等不良反应,缺血性心血管疾病的风险增加,一旦出现应立即停药。③如果发现食欲缺乏等情况,警惕肝功能损害。

2.使用胰岛素的护理

(1)胰岛素的保存:①未开封的胰岛素放于冰箱 4~8 ℃冷藏保存,勿放在冰箱门上,以免震荡受损。②正在使用的胰岛素在常温下(≤28 ℃)可使用 28 天,无须放入冰箱。③运输过程尽量保持低温,避免过热、光照和剧烈晃动等,否则可因蛋白质凝固变性而失效。

(2)胰岛素的注射途径:静脉注射和皮下注射。注射工具有胰岛素专用注射器、胰岛素笔和胰岛素泵。

(3)胰岛素的注射部位:皮下注射胰岛素时,宜选择皮肤疏松部位,如上臂三角肌、臀大肌、大腿前侧、腹部等。进行运动锻炼时,不要选择大腿、臂部等要活动的部位注射。注射部位要经常更换,如在同一区域注射,必须与上次注射部位相距 1 cm 以上,选择无硬结的部位。

(4)胰岛素不良反应的观察与处理:①低血糖反应。②变态反应表现为注射部位瘙痒,继而出现荨麻疹样皮疹,全身性荨麻疹少见。处理措施包括更换高纯胰岛素,使用抗组胺药及脱敏疗法,严重反应者中断胰岛素治疗。③注射部位皮下脂肪萎缩或增生时,采用多点、多部位皮下注射和及时更换针头可预防其发生。若发生则停止注射该部位后可缓慢自然恢复。④胰岛素治疗初期可发生轻度水肿,以颜面和四肢多见,可自行缓解。⑤部分患者出现视物模糊,多为晶状体屈光改变,常于数周内自然恢复。⑥体重增加以老年 2 型糖尿病患者多见,多引起腹部肥胖。护士应指导患者配合饮食、运动治疗控制体重。

(5)使用胰岛素的注意事项:①准确执行医嘱,按时注射。对 40 U/mL 和 100 U/mL 两种规格的胰岛素,使用时应注意注射器与胰岛素浓度的匹配。②长、短效或中、短效胰岛素混合使用时,应先抽吸短效胰岛素,再抽吸长效胰岛素,然后混匀,禁忌反向操作。③注射胰岛素时应严格无菌操作,防止发生感染。④胰岛素治疗的患者,应每天监测血糖 2~4 次,出现血糖波动过大或过高,及时通知医师。⑤使用胰岛素笔时要注意笔与笔芯是否匹配,每次注射前确认笔内是否有足够的剂量,药液是否变质。每次注射前安置新针头,使用后丢弃。⑥用药期间定期检查血糖、尿常规、肝功能、肾功能、视力、眼底视网膜血管、血压及心电图等,了解病情及糖尿病并发症的情况。⑦指导患者配合糖尿病饮食和运动治疗。

(三)并发症的护理

1.低血糖的护理

(1)加强预防:①指导患者应用胰岛素和胰岛素促分泌剂,从小剂量开始,逐渐增加剂量,谨慎调整剂量。②指导患者定时定量进餐,如果进餐量较少,应相应减少药物剂量。③指导患者运动量增加时,运动前应增加额外的碳水化合物的摄入。④乙醇能直接导致低血糖,应指导患者避免酗酒和空腹饮酒。⑤容易在后半夜及清晨发生低血糖的患者,晚餐适当增加主食或含蛋白质较高的食物。

(2)症状观察和血糖监测:观察患者有无低血糖的临床表现,尤其是服用胰岛素促分泌剂和注射胰岛素的患者。对老年患者的血糖不宜控制过严,一般空腹血糖≤7.8 mmol/L,餐后血糖≤11.1 mmol/L 即可。

(3)急救护理:一旦确定患者发生低血糖,应尽快给予糖分补充,解除脑细胞缺糖状态,并帮助患者寻找诱因,给予健康指导,避免再次发生。

2.高渗高血糖综合征的护理

(1)预防措施:定期监测血糖,应激状况时每天监测血糖。合理用药,不要随意减量或停药。保证充足的水分摄入。

(2)病情监测:严密观察患者的生命体征、意识和瞳孔的变化,记录 24 小时液体出入量等。遵医嘱定时监测血糖、血钠和渗透压的变化。

(3)急救配合与护理:①立即开放两条静脉通路,准确执行医嘱,输入胰岛素,按照正确的顺序和速度输入液体。②绝对卧床休息,注意保暖,给予患者持续低流量吸氧。③加强生活护理,尤其是口腔护理、皮肤护理。④昏迷者按昏迷常规护理。

3.糖尿病足的预防与护理

(1)足部观察与检查:①每天检查双足 1 次,视力不佳者,亲友可代为检查。②了解足部有无感觉减退、麻木、刺痛感;观察足部的皮肤温度、颜色及足背动脉搏动情况。③注意检查趾甲、趾间、足底皮肤有无红肿、破溃、坏死等损伤。④定期做足部保护性感觉的测试,常用尼龙单丝测试。

(2)日常保护措施:保持足部清洁,避免感染,每天清洗足部 1 次,10 分钟左右;水温适宜,不能烫脚;洗完后用柔软的浅色毛巾擦干,尤其是脚趾间;皮肤干燥者可涂护肤软膏,但不要太油,不能常用。

(3)预防外伤:①指导患者不能赤足走路,外出时不能穿拖鞋和凉鞋,不能光脚穿鞋,禁忌穿高跟鞋和尖头鞋,防止脚受伤。②应帮助视力不好的患者修剪趾甲,趾甲修剪与脚趾平齐,并锉圆边缘尖锐部分。③冬天不要使用热水袋、电热毯或烤灯保暖,防止烫伤,同时应注意预防冻伤。夏天注意避免蚊虫叮咬。④避免足部针灸、修脚等,防止意外感染。

(4)选择合适的鞋袜:①指导患者选择厚底、圆头、宽松、系鞋带的鞋子;鞋子的面料以软皮、帆布或布面等透气性好的面料为佳;购鞋时间最好是下午,需穿袜子试穿,新鞋第 1 次穿 20～30 分钟,之后再延长穿鞋时间。②袜子选择以浅色、弹性好、吸汗、透气及散热好的棉质袜子为佳,大小适中、无破洞和不粗糙。

(5)促进肢体血液循环:①指导患者步行和进行腿部运动(如提脚尖,即脚尖提起、放下,重复20 次,试着以单脚承受全身力量来做)。②避免盘腿坐或跷二郎腿。

(6)积极控制血糖,说服患者戒烟:足溃疡的教育应从早期指导患者控制和监测血糖开始。同时告知患者戒烟,因吸烟会导致局部血管收缩而促进足溃疡的发生。

(7)及时就诊:如果伤口出现感染或久治不愈,应及时就医,进行专业处理。

(四)心理护理

糖尿病患者常见的心理特征有否定、怀疑、恐惧紧张、焦虑烦躁、悲观抑郁、轻视麻痹、愤怒拒绝和内疚混乱等。针对以上特征,护理人员应对患者进行有针对性的心理护理。糖尿病患者的心理护理因人而异,但对每一个患者,护士都要做到以和蔼可亲的态度进行耐心细致、科学专业的讲解。

(1)当患者拒绝承认患病事实时,护士应耐心主动地向患者讲解糖尿病相关的知识,使患者消除否定、怀疑、拒绝的心理,并积极主动地配合治疗。

(2)有轻视、麻痹心理的患者,应耐心地向患者讲解不重视治疗的后果及各种并发症的严重危害,使患者积极地配合治疗。

(3)指导患者学习糖尿病自我管理的知识,帮助患者树立战胜疾病的信心,使患者逐渐消除上述心理。

(4)寻求社会支持,动员糖尿病患者的亲友学习糖尿病相关知识,理解糖尿病患者的困境,全面支持患者。

(张媛媛)

第十一节　血　脂　异　常

血脂异常指血浆中脂质量和质的异常,通常指血浆中胆固醇和/或甘油三酯(TG)升高,也包括高密度脂蛋白胆固醇降低。由于脂质不溶或微溶于水,必须与蛋白质结合形成脂蛋白才能在血液循环中运转,因此,血脂异常实际上表现为脂蛋白异常血症。据报道,我国成人血脂异常患病率为18.6%,估计患病人数为 1.6 亿。

一、病因与发病机制

脂蛋白代谢过程极为复杂,不论何种病因,若引起脂质来源、脂蛋白合成、代谢过程关键酶异常或降解过程受体通路障碍等,均可能导致血脂异常。

（一）原发性血脂异常

大多数原发性血脂异常认为是由多个基因与环境因素综合作用的结果。有关的环境因素包括不良的饮食习惯、体力活动不足、肥胖、年龄增加及吸烟、酗酒等。

（二）继发性血脂异常

1.全身系统性疾病

如糖尿病、甲状腺功能减退症、库欣综合征、肝肾疾病、系统性红斑狼疮、骨髓瘤等可引起继发性血脂异常。

2.药物

如噻嗪类利尿剂、β受体阻滞剂等。长期大量使用糖皮质激素可促进脂肪分解、血浆总胆固醇（TC）和甘油三酯（TG）水平升高。

二、临床表现

多数血脂异常患者无任何症状和异常体征，只是在常规血液生化检查时被发现。血脂异常的临床表现主要包括以下方面。

（一）黄色瘤、早发性角膜环和脂血症眼底改变

由于脂质局部沉积所引起，其中以黄色瘤较为常见。黄色瘤是一种异常的局限性皮肤隆起，颜色可为黄色、橘黄色或棕红色，多呈结节、斑块或丘疹形状，质地一般柔软，最常见的是眼睑周围扁平黄色瘤。早发性角膜环出现于40岁以下，多伴有血脂异常。严重的高甘油三酯血症可产生脂血症眼底改变。

（二）动脉粥样硬化

脂质在血管内皮沉积引起动脉粥样硬化、早发性和进展迅速的心脑血管和周围血管病变。

三、辅助检查

（一）生化检查

测定空腹状态下（禁食12～14小时，抽血前的最后一餐应忌食高脂食物和禁酒）血浆或血清TC、TG、LDL-C和HDL-C是最常用的实验室检查方法。LDL-C和HDL-C分别指低密度脂蛋白（LDL）和高密度脂蛋白（HDL）中的胆固醇含量。

（二）超速离心技术

超速离心技术是脂蛋白异常血症分型的金标准。

四、治疗要点

治疗原则：继发性血脂异常应以治疗原发病为主，治疗措施应是综合性的，生活方式干预是首要的基本的治疗措施。治疗血脂异常最主要的目的在于防治缺血性心血管疾病。

（一）治疗性生活方式改变（medical nutritional therapy，TLC）

1.医学营养治疗（medical nutritional therapy，MNT）

MNT为治疗血脂异常的基础，需长期坚持。根据患者血脂异常的程度、分型，以及性别、年龄和劳动强度等制订食谱。饮食中减少饱和脂肪酸和胆固醇摄入，增加植物固醇和可溶性纤维。

2.控制体重

增加有规律的体力活动，保持合适的体重指数（BMI）。

3.其他

戒烟;限盐;限制饮酒,禁烈性酒。

(二)药物治疗

1.羟甲基戊二酸单酰辅酶 A(HMG-CoA)还原酶抑制剂

该药又称他汀类,适用于高胆固醇血症和以胆固醇升高为主的混合性高脂血症。常用药物有辛伐他汀、阿托伐他汀等。

2.苯氧芳酸类

该药又称贝特类,适用于高甘油三酯血症和以甘油三酯升高为主的混合型高脂血症。常用药物有非诺贝特、苯扎贝特等。

3.烟酸类

烟酸属 B 族维生素,其用量超过作为维生素作用的剂量时,有调脂作用。常用药物有烟酸、阿昔莫司。

4.胆酸螯合剂

该药又称树脂类,适用于高胆固醇血症和以胆固醇升高为主的混合性高脂血症。常用药物有考来烯胺等。

5.依折麦布

肠道胆固醇吸收抑制剂,适用于高胆固醇血症和以胆固醇升高为主的混合性高脂血症。

6.普罗布考

适用于高胆固醇血症,尤其是纯合子型家族性高胆固醇血症。

7.n-3 脂肪酸制剂

n-3(ω-3)长链多不饱和脂肪酸是海鱼油的主要成分。适用于高甘油三酯血症和以甘油三酯升高为主的混合性高脂血症。

(三)血浆净化治疗

仅用于极个别对他汀类药物过敏或不能耐受的严重难治性高胆固醇血症者。

(四)手术治疗

对于非常严重的高胆固醇血症,可考虑手术治疗,包括部分回肠末段切除术、门静脉分流术和肝脏移植术等。

(五)基因治疗

可能成为未来根治基因缺陷所致血脂异常的方法。

五、护理措施

(一)一般护理

1.饮食护理

给予患者低脂、低热量、高纤维素饮食。

(1)低脂饮食:避免高脂、高胆固醇饮食,如少食脂肪含量高的肉类,尤其是肥肉,进食禽肉应去除皮脂;少食油炸食品;少食用动物油脂、棕榈油等富含饱和脂肪酸食物,以及蛋黄、动物内脏、鱼子、鱿鱼、墨鱼等高胆固醇食物。

(2)低热量饮食:如淀粉、玉米、鱼类、豆类、奶类、蔬菜、瓜果等,可减少总热量摄入,减少胆固醇合成,促使超体重患者增加脂肪消耗,有利于降低血脂。控制碳水化合物的摄入量,防止多余的糖分转化为血脂。

(3)高纤维素饮食:多吃粗粮、杂粮、米糠、麦麸、干豆类、蔬菜、海带、水果等,增加食物纤维含量,满足患者饱腹感,有利于减少热能的摄入,并提高食物纤维与胆汁酸的结合,增加胆盐在粪便的排泄,降低血清胆固醇浓度。

(4)戒烟限酒:禁用烈性酒,以减少引起动脉粥样硬化的危险因素。

2.运动护理

根据患者生活方式、体重的不同,制订科学的运动计划。提倡中、低强度的有氧运动方式,如快步行走、慢跑、游泳、做体操、打太极拳、骑自行车等,每天坚持 30 分钟,每周 5 次以上,活动时心率以不超过(170－年龄)为宜,运动后以微汗、不疲劳、无不适反应为宜。做到持之以恒,根据个体情况循序渐进。

(二)用药护理

指导患者正确服用调节血脂药物,观察和处理药物不良反应。

1.他汀类药物

少数病例服用大剂量时可引起转氨酶升高、肌肉疼痛,严重者可引起横纹肌溶解、急性肾衰竭等,用药期间定期监测肝功能。除阿托伐他汀和瑞舒伐他汀可在任何时间服药外,其余制剂均为每晚顿服。此类药物不宜用于儿童、孕妇及哺乳期妇女。

2.贝特类药物

不良反应一般较轻微,主要有恶心、腹胀、腹泻等胃肠道反应,有时有一过性血清转氨酶升高,宜在饭后服用。

3.烟酸类药物

不良反应为面部潮红、瘙痒、胃肠道症状,严重不良反应是使消化性溃疡恶化,偶见肝功能损害,可指导患者饭后服用。

4.树脂类药物

主要不良反应为恶心、呕吐、腹胀、腹痛、便秘。也可干扰其他药物的吸收,如叶酸、地高辛、贝特类、他汀类、抗生素、甲状腺素、脂溶性维生素等,可在服用本类药物前 1～4 小时或 4 小时后服用其他药物。

(张媛媛)

第十二节　骨质疏松症

骨质疏松症(osteoporosis,OP)是一种以骨量降低和骨组织微结构破坏为特征,导致骨脆性增加和易于骨折的代谢性疾病。本病各年龄段均可发病,但常见于老年人,尤其是绝经后女性,其发病居所有代谢性骨病的首位。

一、病因与发病机制

正常成熟骨的代谢主要以骨重建形式进行。凡使骨吸收增加和/或骨形成减少的因素都会导致骨丢失和骨质量下降,脆性增加,直至发生骨折。

(一)骨吸收及其影响因素

1.妊娠和哺乳

妊娠和哺乳期间,饮食含钙量不足,易导致母体骨质疏松。

2.性激素缺乏

雌激素缺乏使破骨细胞功能增强,骨丢失加速,这是绝经后骨质疏松症的主要病因。而雄激素缺乏在老年性 OP 的发病率中起重要作用。

3.活性维生素 D 缺乏和甲状旁腺激素(PTH)升高

由于高龄和肾功能减退等原因致肠钙吸收和 $1,25(OH)_2D_3$ 生成减少,PTH 呈代偿性分泌增多,加强了破骨细胞介导的骨吸收过程。

4.细胞因子表达紊乱

骨组织的 IL-1、IL-6 和 TNF 升高,导致破骨细胞活性增强和骨吸收增加。

(二)骨形成及其影响因素

1.遗传因素

青春发育期是人体骨量增加最快的时期,约在 30 岁达到峰值骨量(PBM)。遗传因素决定了 $70\%\sim80\%$ 的 PBM。

2.钙摄入量

钙是骨质中最基本的矿物质成分,当钙摄入量不足时,可造成峰值骨量下降。

3.生活方式和生活环境

活动过少或过度运动均容易发生骨质疏松症。高龄、吸烟、酗酒、长期卧床、长期服用糖皮质激素、光照减少、钙和维生素 D 摄入不足等均为骨质疏松症的易发因素。

4.骨重建功能衰退

可能是老年性 OP 的重要发病原因,成骨细胞的功能与活性缺陷导致骨形成不足和骨丢失量增多。

二、临床表现

(一)骨痛和肌无力

轻者无症状,较重者常诉腰背部疼痛、乏力或全身骨痛。骨痛通常为弥漫性,无固定部位,检查不能发现压痛区(点)。常于劳累或活动后加重,负重能力下降或不能负重。

(二)骨折

骨折是骨质疏松症最常见和最严重的并发症,常因轻微活动、创伤、弯腰、负重、挤压或跌倒后发生骨折。多发部位为脊柱、髋部和前臂。椎体骨折多见于绝经后骨质疏松,可引起驼背和身高变矮。

(三)并发症

驼背和胸廓畸形者常伴胸闷、气短、呼吸困难,甚至发绀等表现。髋部骨折者常因感染、心血管病或慢性衰竭而死亡;幸存者生活自理能力下降或丧失,需长期卧床,从而加重骨丢失,使骨折极难愈合。

三、辅助检查

(一)骨量的测定

骨量的测定包括单光子吸收测定法、双能 X 线吸收测定法、定量 CT 和超声检查。

(二)骨转换的生化测定

1.与骨吸收有关的生化指标

空腹尿钙或 24 小时尿钙排量测定是反映骨吸收状态最简易的方法。

2.与骨形成有关的生化指标

包括血清碱性磷酸酶、血清 I 型前胶原羧基前肽和血骨钙素。

(三)骨形态计算和微损伤分析

主要用于探讨 OP 的早期形态与功能变化。

(四)X 线检查

操作简单,较易普及。

四、治疗要点

(一)一般治疗

1.适当运动

适当的运动对预防跌倒、减少骨折的发生有好处,运动的类型、方式和量应根据患者的具体情况而定。

2.合理膳食

补给足够的蛋白质有助于 OP 的治疗,多进富含异黄酮类食物,如大豆等。少饮酒、咖啡和浓茶,不吸烟。

3.补充钙剂和维生素 D

不论何种 OP 均应补充适量钙剂,使每天元素钙的总摄入量达 $800 \sim 1\,200$ mg。除增加饮食钙含量外,可补充碳酸钙、葡萄糖酸钙、枸橼酸钙等制剂,同时补充维生素 D $400 \sim 600$ IU/d。

(二)特殊治疗

1.性激素补充疗法

雌激素是女性绝经后骨质疏松症的首选用药。雄激素则可用于男性老年患者。

2.应用抑制骨吸收药物

双膦酸盐能抑制破骨细胞生成和骨吸收,增加骨密度,缓解骨痛。常用制剂有依替膦酸二钠、帕米膦酸钠和阿伦膦酸钠。

3.介入治疗

介入治疗又称椎体成形术,是一种脊柱微创手术。适用于有疼痛症状的新鲜或陈旧性骨质疏松性椎体压缩性骨折。

(三)对症治疗

有疼痛者可给予适量非甾体镇痛药,如阿司匹林或吲哚美辛;发生骨折或遇顽固性疼痛时,可应用降钙素制剂。骨畸形者应局部固定或采用其他矫形措施以防止畸形加剧。骨折者应给予牵引、固定、复位或手术治疗,同时应尽早辅以物理康复治疗。

五、护理措施

(一)饮食护理

(1)指导患者摄入充足的富含钙食物,如牛奶、小鱼和海带。蛋白质的摄入也应保证,但动物蛋白不宜过多,可多摄入植物蛋白,如豆制品。

（2）应增加富含维生素 D、维生素 A、维生素 C 及含铁的食物,以利于钙的吸收。

（3）戒烟酒,少饮碳酸饮料,少吃糖及食盐。

（二）疼痛的护理

1.休息

使用硬板床,卧床休息数天到 1 周,可缓解疼痛。

2.对症护理

（1）使用骨科辅助物,必要时使用背架、紧身衣等,以限制脊柱的活动度和给予脊柱支持,从而减轻疼痛。

（2）物理疗法:对疼痛部位给予湿热敷,可促进血液循环,减轻肌肉痉挛,缓解疼痛。给予局部肌肉按摩,以减少因肌肉僵直所引发的疼痛。也可用各种物理治疗仪达到消炎和镇痛效果。

3.用药护理

正确评估疼痛程度,遵医嘱用药,并观察药物的效果和不良反应。

（三）用药护理

（1）服用钙剂时要增加饮水量,以增加尿量,减少泌尿系统结石形成的机会。空腹服用效果最好,服用维生素 D 时,不可同时进食绿叶蔬菜,以免形成钙螯合物而减少钙的吸收。

（2）性激素必须在医师的指导下使用,剂量要准确,并要与钙剂、维生素 D 同时服用。服用雌激素应定期进行妇科检查和乳腺检查,反复阴道出血应减少用量,甚至停药。服用雄激素应定期监测肝功能。

（3）服用双膦酸盐时,应晨起空腹服用,同时饮清水 200~300 mL,服药后至少半小时内不能进食或喝饮料,也不能平卧,应采取立位或坐位,以减轻对食管的刺激。同时,应嘱患者不要咀嚼或吮吸药片,以防发生口咽部溃疡。如果出现咽下困难、吞咽痛或胸骨后疼痛,警惕可能发生了食管炎、食管溃疡和食管糜烂情况,应立即停止用药。

（4）服用降钙素应注意观察不良反应,如食欲缺乏、恶心、颜面潮红等。

（5）镇痛药物如吲哚美辛、阿司匹林等应餐后服用,以减轻胃肠道反应。

（四）预防跌倒的护理

（1）保证住院环境安全:如走廊、厕所有扶手,病房和浴室地面干燥,灯光明暗适宜,过道避免有障碍物等。

（2）生活护理:指导患者维持良好姿势,且在改变体位时动作应缓慢,必要时建议患者使用手杖或助行器,以增加其活动时的稳定性;将日常用物放于患者随手可及处;鞋子大小适中,衣服穿着合适,有利于活动。

（3）加强巡视,防止意外发生。

（4）对使用利尿剂和镇静药的患者,应密切观察,防止其因频繁如厕或精神恍惚而发生意外。

（五）心理护理

骨质疏松患者由于疼痛及害怕骨折,常不敢运动而影响日常生活;当发生骨折时,需限制活动,不仅患者本身需要角色适应,其家属亦要面对此情境。因此,护士要协助患者及家属适应其角色,尽量避免对患者康复治疗不利的心理因素。

（六）健康指导

1.用药指导

嘱患者按时服用各种药物,学会自我监测药物不良反应。

2.预防跌倒

加强预防跌倒的宣传教育和保护措施,如家庭、公共场所防滑、防绊、防碰撞措施。

3.疾病预防

指导青少年合理的生活方式和饮食习惯,其中运动、充足的钙摄入较为可行有效。成年后的预防主要是尽量延缓骨丢失的速度和程度,除一般运动、生活指导外,绝经后骨质疏松患者应早期补充雌激素或雄、孕激素合剂。

4.适当运动

运动要循序渐进、持之以恒、因人而异。指导患者进行步行、游泳、慢跑、骑自行车等运动,应避免剧烈、有危险的运动。老年人规律的户外活动有助于全身肌肉和关节运动的协调性和平衡性,对预防跌倒、减少骨折的发生很有好处。

(张媛媛)

第十三节　面神经炎

一、概念和特点

面神经炎是由茎乳孔内面神经非特异性炎症所致的周围性面瘫,又称为特发性面神经麻痹,或称贝尔麻痹,是一种最常见的面神经瘫痪疾病。

二、病理生理

其早期病理改变主要为神经水肿和脱髓鞘,严重者可出现轴突变性,以茎乳孔和面神经管内部分尤为显著。

三、病因与诱因

面神经炎的病因尚未完全阐明。受凉、感染、中耳炎、茎乳孔周围水肿及面神经在面神经管出口处受压、缺血、水肿等均可引起发病。

四、临床表现

(1)本病任何年龄、任何季节均可发病,男性比女性略多。一般为急性发病,常于数小时或1～3天症状达到高峰。

(2)主要表现为一侧面部表情肌瘫痪,额纹消失,不能皱额蹙眉;眼裂闭合不能或闭合不完全;病侧鼻唇沟变浅,口角歪向健侧(露齿时更明显);吹口哨及鼓腮不能等。

(3)病初可有侧耳后麻痹或下颌角后疼痛。少数人可有茎乳孔附近及乳突压痛。面神经病变在中耳鼓室段者可出现说话时回响过度和病侧舌前 2/3 味觉缺失。影响膝状神经节者,除上述表现外,还出现病侧乳突部疼痛,耳郭与外耳道感觉减退,外耳道或鼓膜出现疱疹,称为 Hunt 综合征。

五、辅助检查

面神经传导检查对早期(起病 5～7 天)完全瘫痪者的预后判断是一项有用的检查方法,EMG 检查表现为病侧诱发的肌电动作电位 M 波波幅明显减低,如为对侧正常的 30% 或以上者,则可望在 2 月内完全恢复。如为 10%～29% 者则需要 2～8 个月才能恢复,且有一定程度的并发症;如仅为 10% 以下者则需要6～12 个月才有可能恢复,并常伴有并发症(面肌痉挛等);如病后 10 天内出现失神经电位,恢复时间将延长。

六、治疗

改善局部血液循环,减轻面部神经水肿,促使功能恢复。

(1)急性期应尽早使用糖皮质激素,可用泼尼松 30 mg 口服,1 次/天,或地塞米松静脉滴注 10 mg/d,疗程 1 周左右,并用大剂量维生素 B_1、维生素 B_{12} 肌内注射,还可以采用红外线照射或超短波透热疗法。若为带状疱疹引起者,可口服阿昔洛韦 7～10 天。眼裂不能闭合,可根据情况使用眼膏、眼罩,或缝合眼睑以保护角膜。

(2)恢复期可进行面肌的被动或主动运动训练,也可采用碘离子透入理疗、针灸、高压氧等治疗。

(3)2～3 个月后,对自愈较差的高危患者可行面神经减压手术,以争取恢复的机会。发病后 1 年以上仍未恢复者,可考虑整容手术或面-舌下神经或面-副神经吻合术。

七、护理评估

(一)一般评估

1.生命体征

一般无特殊。体温升高常见于感染。

2.患者的主诉

(1)诱因:发病前有无受凉、感染、中耳炎。

(2)发作症状:发作时有无侧耳后麻痹或下颌角后疼痛,一侧面部表情肌瘫痪,额纹消失,不能皱额蹙眉;眼裂闭合不能或闭合不完全;病侧鼻唇沟变浅,口角歪向健侧(露齿时更明显);不能吹口哨及鼓腮。

(3)发病形式:是否急性发病,持续时间,症状的部位、范围、性质、严重程度等。

(4)既往检查、治疗经过及效果,是否有遵医嘱治疗。目前情况包括使用药物的名称、剂量、用法和有无不良反应。

3.其他

体重与身高(BMI)、体位、皮肤黏膜、饮食状况及排便情况的评估和/或记录结果。口腔卫生评估:评估患者的口腔卫生清洁程度,患侧脸颊是否留有食物残渣。疼痛的评估:使用口诉言词评分法、数字等级评定量表、面部表情测量图对疼痛程度、疼痛控制及疼痛不良作用的评估。

(二)身体评估

1.头颈部

(1)外观评估:患侧额皱纹是否浅,眼裂是否增宽。鼻唇沟是否浅,口角是否低,口是否向健侧歪斜。

(2)运动评估:让患者做皱额、闭眼、吹哨、露齿、鼓气动作,比较两侧是否相等。

（3）味觉评估：让患者伸舌，检查者以棉签或毛笔蘸少许试液（醋、盐、糖等），轻擦于舌之前部，如有味觉可以手指预定符号表示，不能伸舌和讲话。先试可疑一侧再试健侧。每种味觉试验完毕时，需用温水漱口，一般舌尖对甜、咸味最敏感，舌后边对酸味最敏感。

2.胸部

无特殊。

3.腹部

无特殊。

4.四肢

无特殊。

（三）心理-社会评估

（1）了解患者对疾病知识特别是预后的知晓情况。

（2）观察患者有无心理异常的表现，患者面部肌肉出现瘫痪，自身形象改变，容易导致其焦虑和急躁的情绪。

（3）了解其患者家庭经济状况，家属及社会支持程度。

（四）辅助检查结果的评估

1.常规检查

一般无特殊，注意监测体温、血常规有无异常。

2.面神经传导检查

有无异常。

（五）常用药物治疗效果的评估

以糖皮质激素为主要用药。

（1）服用药物的具体情况：是否餐后服用，主要剂型、剂量与持续用药时间。

（2）胃肠道反应评估：这是口服糖皮质激素最常见的不良反应，主要表现为上腹痛、恶心及呕吐等。

（3）出血评估：糖皮质激素可致诱发或加剧胃和十二指肠溃疡的发生，严重时引起出血甚至穿孔。患者服药期间，应定期检测血常规和异常出血的情况。

（4）体温变化及其相关感染灶的表现：糖皮质激素对机体免疫反应有多个环节的抑制作用，削弱机体的抵抗力。容易诱发各种感染的发生有关，尤其是上呼吸道、尿路、皮肤（含肛周）的感染。

（5）神经精神症状的评估：小剂量糖皮质激素可引起精神欣快感，而大剂量则出现兴奋、多语、烦躁不安、失眠、注意力不集中和易激动等精神症状，少数尚可出现幻觉、幻想谵妄、昏睡等症状，也有企图自杀者，这种精神失常可迅速恶化。

八、主要护理诊断/问题

（1）身体意象紊乱：与面神经麻痹所致口角歪斜等有关。

（2）疼痛：下颌角或乳突部疼痛：与面神经病变累及膝状神经节有关。

九、护理措施

（一）心理护理

患者突然出现面部肌肉瘫痪，自身形象改变，害怕遇见熟人，不敢出现在公共场所。容易导致焦虑、急躁情绪。应观察有无心理异常的表现,鼓励患者表达对面部形象改变后的心理感受和对疾病预后担心的真实想法;告诉患者本病大多预后良好,并介绍治愈病例,指导克服焦躁情绪和害羞心理,正确对待疾病,积极配合治疗;同时护士在与患者谈话时应语言柔和、态度和蔼亲切,避免任何伤害患者自尊的言行。

(二)休息与修饰指导

急性期注意休息,防风、防寒,尤其患侧耳后茎乳孔周围应予保护,预防诱发。外出时可戴口罩,系围巾,或使用其他改善自身形象的恰当修饰。

(三)饮食护理

选择清淡饮食,避免粗糙、干硬、辛辣食物,有味觉障碍的患者应注意食物的冷热度,以防烫伤口腔黏膜;指导患者饭后及时漱口,清除口腔患侧滞留食物,保持口腔清洁,预防口腔感染。

(四)预防眼部并发症

眼睑不能闭合或闭合不全者予以眼罩、眼镜遮挡及点眼药等保护,防止角膜炎、溃疡。

(五)功能训练

指导患者尽早开始面肌的主动与被动运动。只要患侧面部能运动,就应进行面肌功能训练,可对着镜子做皱眉、举额、闭眼、露齿、鼓腮和吹口哨等运动,每天数次,每次 5~15 分钟,并辅以面肌按摩,以促进早日康复。

(六)就诊指标

受凉、感染、中耳炎后出现一侧面部表情肌瘫痪,额纹消失,不能皱额蹙眉;眼裂闭合不能或闭合不完全;病侧鼻唇沟变浅,口角歪向健侧(露齿时更明显);不能吹口哨及鼓腮以及侧耳后麻痹或下颌角后疼痛,及时就医。

十、护理效果评价

(1)患者能够正确对待疾病,积极配合治疗。

(2)患者能够掌握相关疾病知识,做好外出的自我防护。

(3)患者口腔清洁舒适,无口腔异物、异味及口臭,无烫伤。

(4)患者无角膜炎、溃疡的发生。

(5)患者积极参与康复锻炼,坚持自我面肌功能训练。

(6)患者对治疗效果满意。

(张媛媛)

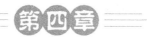

普外科护理

第一节　胃十二指肠损伤

一、概述

由于有肋弓保护且活动度较大,柔韧性较好,壁厚,钝挫伤时胃很少受累,只有胃膨胀时偶有发生胃损伤。上腹或下胸部的穿透伤则常导致胃损伤,多伴有肝、脾、横膈及胰等损伤。胃镜检查及吞入锐利异物或吞入酸、碱等腐蚀性毒物也可引起穿孔,但很少见。十二指肠损伤是由上中腹部受到间接暴力或锐器的直接刺伤而引起的,缺乏典型的腹膜炎症状和体征,术前诊断困难,漏诊率高,多伴有腹部脏器合并伤,病死率高,术后并发症多,肠瘘发生率高。

二、护理评估

(一)健康史

详细询问患者、现场目击者或陪同人员,以了解受伤的时间地点、环境,受伤的原因,外力的特点、大小和作用方向,坠跌高度;了解受伤前后饮食及排便情况,受伤时的体位,有无防御,伤后意识状态、症状、急救措施、运送方式,既往疾病及手术史。

(二)临床表现

(1)胃损伤若未波及胃壁全层,可无明显症状。若全层破裂,由于胃酸有很强的化学刺激性,可立即出现剧痛及腹膜刺激征。当破裂口接近贲门或食管时,可因空气进入纵隔而呈胸壁下气肿。较大的穿透性胃损伤时,可自腹壁流出食物残渣、胆汁和气体。

(2)十二指肠破裂后,因有胃液、胆汁及胰液进入腹腔,早期即可发生急性弥漫性腹膜炎,有剧烈的刀割样持续性腹痛伴恶心、呕吐,腹部检查可见有板状腹、腹膜刺激征症状。

(三)辅助检查

(1)疑有胃损伤者,应置胃管,若自胃内吸出血性液或血性物者可确诊。

(2)腹腔穿刺术和腹腔灌洗术:腹腔穿刺抽出不凝血液、胆汁,灌洗吸出 10 mL 以上肉眼可辨的血性液体,即为阳性结果。

(3)X 线检查:腹部 X 线片可显示腹膜后组织积气、肾脏轮廓清晰、腰大肌阴影模糊不清等有助于腹膜后十二指肠损伤的诊断。

(4)CT 检查:可显示少量的腹膜后积气和渗至肠外的造影剂。

(四)治疗原则

抗休克和及时、正确的手术处理是治疗的两大关键。

(五)心理、社会因素

胃十二指肠外伤性损伤多数在意外情况下发生,患者出现突发外伤后易出现紧张、痛苦、悲哀、恐惧等心理变化,担心手术成功及疾病预后。

三、护理问题

(一)疼痛

疼痛与胃肠破裂、腹腔内积液、腹膜刺激征有关。

(二)组织灌注量不足

组织灌注量不足与大量失血、失液,严重创伤,有效循环血量减少有关。

(三)焦虑或恐惧

焦虑或恐惧与经历意外及担心预后有关。

(四)潜在并发症

出血、感染、肠瘘、低血容量性休克。

四、护理目标

(1)患者疼痛减轻。

(2)患者血容量得以维持,各器官血供正常、功能完整。

(3)患者焦虑或恐惧减轻或消失。

(4)护士密切观察病情变化,如发现异常,及时报告医师,并配合处理。

五、护理措施

(一)一般护理

1.预防低血容量性休克

吸氧、保暖、建立静脉通道,遵医嘱输入温热生理盐水或乳酸盐林格液,抽血查全血细胞计数、血型和交叉配血。

2.密切观察病情变化

每 15～30 分钟应评估患者情况。评估内容包括意识状态、生命体征、肠鸣音、尿量、氧饱和度、有无呕吐、肌紧张和反跳痛等。观察胃管内引流物颜色、性质及量,若引流出血性液体,提示有胃十二指肠破裂的可能。

3.术前准备

胃十二指肠破裂大多需要手术处理,故患者入院后,在抢救休克的同时,尽快完成术前准备工作,如备皮、备血、插胃管及留置尿管、做好抗生素皮试等,一旦需要,可立即实施手术。

(二)心理护理

评估患者对损伤的情绪反应,鼓励他们说出自己内心的感受,帮助建立积极有效的应对措施。向患者介绍有关病情、损伤程度、手术方式及疾病预后,鼓励患者,告诉患者良好的心态、积极的配合有利于疾病早日康复。

（三）术后护理

1.体位

患者意识清楚、病情平稳，给予半坐卧位，有利于引流及呼吸。

2.禁食、胃肠减压

观察胃管内引流液颜色、性质及量，若引流出血性液体，提示有胃十二指肠再出血的可能。十二指肠创口缝合后，胃肠减压管置于十二指肠腔内，使胃液、肠液、胰液得到充分引流，一定要妥善固定，避免脱出。一旦脱出，要在医师的指导下重新置管。

3.严密监测生命体征

术后 15～30 分钟监测生命体征直至患者病情平稳。注意肾功能的改变，胃十二指肠损伤后，特别有出血性休克时，肾脏会受到一定的损害，尤其是严重腹部外伤伴有重度休克者，有发生急性肾功能障碍的危险，所以，术后应密切注意尿量，争取保持每小时尿量在 50 mL 以上。

4.补液和营养支持

根据医嘱，合理补充水、电解质和维生素，必要时输新鲜血、血浆，维持水、电解质、酸碱平衡。给予肠内、外营养支持，促进合成代谢，提高机体防御能力。继续应用有效抗生素，控制腹腔内感染。

5.术后并发症的观察和护理

（1）出血：如胃管内 24 小时内引流出新鲜血液＞200 mL，提示吻合口出血，要立即配合医师给予胃管内注入凝血酶粉、冰盐水洗胃等止血措施。

（2）肠瘘：患者术后持续低热或高热不退，腹腔引流管中引流出黄绿色或褐色渣样物，有恶臭或引流出大量气体，提示肠瘘发生，要配合医师进行腹腔双套管冲洗，并做好相应护理。

（四）健康教育

（1）讲解术后饮食注意事项，当患者胃肠功能恢复，一般 3～5 天后开始恢复饮食，由流质逐步恢复至半流质、普食，进食高蛋白、高能量、易消化饮食，增强抵抗力，促进愈合。

（2）行全胃切除或胃大部分切除术的患者，因胃肠吸收功能下降，要及时补充微量元素和维生素等营养素，预防贫血、腹泻等并发症。

（3）避免工作过于劳累，注意劳逸结合。讲明饮酒、抽烟对胃十二指肠疾病的危害性。

（4）避免长期大量服用非甾体抗炎药，如布洛芬等，以免引起胃肠道黏膜损伤。

（杨东兰）

第二节　胃十二指肠溃疡与并发症

一、胃溃疡和十二指肠溃疡

胃十二指肠溃疡是指发生于胃十二指肠黏膜的局限性圆形或椭圆形的全层黏膜缺损。因溃疡的形成与胃酸-蛋白酶的消化作用有关，故又称为消化性溃疡。纤维内镜技术的不断完善、新型制酸剂和抗幽门螺杆菌药物的合理应用使得大部分患者经内科药物治疗可以痊愈，需要外科手术的溃疡患者显著减少。外科治疗主要用于溃疡穿孔、溃疡出血、瘢痕性幽门梗阻、药物治疗无效及恶变的患者。

(一)病因与发病机制

胃十二指肠溃疡病因复杂,是多种因素综合作用的结果。其中最为重要的是幽门螺杆菌感染、胃酸分泌异常和黏膜防御机制的破坏,某些药物的作用及其他因素也参与溃疡病的发病。

1.幽门螺杆菌感染

幽门螺杆菌(helieobacter pylori, Hp)感染与消化性溃疡的发病密切相关。90%以上的十二指肠溃疡患者与近70%的胃溃疡患者中检出 Hp 感染, Hp 感染者发展为消化性溃疡的累计危险率为15%~20%; Hp 可分泌多种酶,部分 Hp 还可产生毒素,使细胞发生变性反应,损伤组织细胞。 Hp 感染破坏胃黏膜细胞与胃黏膜屏障功能,损害胃酸分泌调节机制,引起胃酸分泌增加,最终导致胃十二指肠溃疡。幽门螺杆菌被清除后,胃十二指肠溃疡易被治愈且复发率低。

2.胃酸分泌过多

溃疡只发生在经常与胃酸相接触的黏膜。胃酸过多的情况下,激活胃蛋白酶,可使胃十二指肠黏膜发生自身消化。十二指肠溃疡可能与迷走神经张力及兴奋性过度增高有关,也可能与壁细胞数量的增加及壁细胞对胃泌素、组胺、迷走神经刺激敏感性增高有关。

3.黏膜屏障损害

非甾体消炎药、肾上腺皮质激素、胆汁酸盐、乙醇等均可破坏胃黏膜屏障,造成 H^+ 逆流入黏膜上皮细胞,引起胃黏膜水肿、出血、糜烂,甚至溃疡。长期使用 NSAID 者胃溃疡的发生率显著增加。

4.其他因素

包括遗传、吸烟、心理压力和咖啡因等。遗传因素在十二指肠溃疡的发病中起一定作用。O 型血者患十二指肠溃疡的概率比其他血型者显著增高。

正常情况下,酸性胃液对胃黏膜的侵蚀作用和胃黏膜的防御机制处于相对平衡状态。如平衡受到破坏,侵害因子的作用增强、胃黏膜屏障等防御因子的作用削弱,胃酸、胃蛋白酶分泌增加,最终导致消化性溃疡的形成。

(二)临床表现

1.症状

(1)十二指肠溃疡:主要表现为上腹部或剑突下的疼痛,有明显的节律性,与进食密切相关,常表现为餐后延迟痛(餐后 3~4 小时发作),进食后腹痛能暂时缓解,服制酸药物能止痛。饥饿痛和夜间痛是十二指肠溃疡的特征性症状,与胃酸分泌过多有关,疼痛多为烧灼痛或钝痛,程度不一。腹痛具有周期性发作的特点,好发于秋冬季。十二指肠溃疡每次发作时,症状持续数周后缓解,间歇 1~2 个月再发。若间歇期缩短,发作期延长,腹痛程度加重,则提示溃疡病变加重。

(2)胃溃疡:腹痛是胃溃疡的主要症状,多于餐后 0.5~1.0 小时开始疼痛,持续 1~2 小时,进餐后疼痛不能缓解,有时反而加重,服用抗酸药物疗效不明显。疼痛部位在中上腹偏左,但腹痛的节律性不如十二指肠溃疡明显。胃溃疡经抗酸治疗后常容易复发,除易引起大出血、急性穿孔等严重并发症外,约有 5% 胃溃疡可发生恶变;其他症状:反酸、嗳气、恶心、呕吐、食欲减退,病程迁延可致消瘦、贫血、失眠、心悸及头晕等症状。

2.体征

溃疡活动期剑突下或偏右有一固定的局限性压痛,十二指肠溃疡压痛点在脐部偏右上方,胃溃疡压痛点位于剑突与脐的正中线或略偏左。缓解期无明显体征。

(三)实验室及其他检查

1.内镜检查

胃镜检查是诊断胃十二指肠溃疡的首选检查方法,可明确溃疡部位,并可经活检做病理学检查及幽门螺杆菌检测。

2.X线钡餐检查

可在胃十二指肠部位显示一周围光滑、整齐的龛影或见十二指肠壶腹部变形。上消化道大出血时不宜行钡餐检查。

(四)治疗要点

无严重并发症的胃十二指肠溃疡一般均采取内科治疗,外科手术治疗主要针对胃十二指肠溃疡的严重并发症进行治疗。

1.非手术治疗

(1)一般治疗:包括养成生活规律、定时进餐的良好习惯,避免过度劳累及精神紧张等。

(2)药物治疗:包括根除幽门螺杆菌、抑制胃酸分泌和保护胃黏膜的药物。

2.手术治疗

(1)适应证包括十二指肠溃疡手术适应证和胃溃疡手术适应证。①十二指肠溃疡外科手术治疗的主要适应证:十二指肠溃疡急性穿孔、内科无法控制的急性大出血、瘢痕性幽门梗阻及经内科正规治疗无效的十二指肠溃疡,即顽固性溃疡。②胃溃疡外科手术治疗的适应证:包括抗幽门螺杆菌措施在内的严格内科治疗8～12周,溃疡不愈合或短期内复发者;发生胃溃疡急性大出血、溃疡穿孔及溃疡穿透至胃壁外者;溃疡巨大(直径>2.5 cm)或高位溃疡者;胃十二指肠复合型溃疡者;溃疡不能除外恶变或已经恶变者。

(2)手术方式包括胃大部切除术和迷走神经切断术。

1)胃大部切除术:这是治疗胃十二指肠溃疡的首选式式。胃大部切除术治疗溃疡的原理:①切除胃窦部,减少G细胞分泌的胃泌素所引起的体液性胃酸分泌。②切除大部分胃体,减少了分泌胃酸、胃蛋白酶的壁细胞和主细胞数量。③切除了溃疡本身及溃疡的好发部位。胃大部切除的范围是胃远侧2/3～3/4,包括部分胃体、胃窦部、幽门和十二指肠壶腹部的近胃部分。

毕(Billrorh)Ⅰ式胃大部切除术:即在胃大部切除后将残胃与十二指肠吻合(图4-1),多适用于胃溃疡。其优点是重建后的胃肠道接近正常解剖生理状态,胆汁、胰液反流入残胃较少,术后因胃肠功能紊乱而引起的并发症亦较少;缺点是有时为避免残胃与十二指肠吻合口的张力过大致切除胃的范围不够,增加了术后溃疡的复发机会。

毕(Billrorh)Ⅱ式胃大部切除术:即切除远端胃后,缝合关闭十二指肠残端,将残胃与空肠行断端侧吻合(图4-2)。适用于各种胃及十二指肠溃疡,特别是十二指肠溃疡。十二指肠溃疡切除困难时,可行溃疡旷置。优点是即使胃切除较多,胃空肠吻合口张力也不致过大,术后溃疡复发率低;缺点是吻合方式改变了正常的解剖生理关系,术后发生胃肠道功能紊乱的可能性较毕Ⅰ式大。

胃大部切除后胃空肠Roux-en-Y吻合术:即胃大部切除后关闭十二指肠残端,在距十二指肠悬韧带10～15 cm处切断空肠,将残胃和远端空肠吻合,据此吻合口以下45～60 cm处将空肠与空肠近侧断端吻合。此法临床应用较少,但有防止术后胆汁、胰液进入残胃的优点。

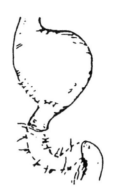

图 4-1　毕Ⅰ式胃大部切除术

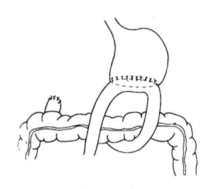

图 4-2　毕Ⅱ式胃大部切除术

2)胃迷走神经切断术:此手术方式临床已较少使用。迷走神经切断术治疗溃疡的原理:阻断迷走神经对壁细胞的刺激,消除神经性胃酸分泌。阻断迷走神经引起的促胃泌素的分泌,减少体液性胃酸分泌。可分为三种类型:①迷走神经干切断术。②选择性迷走神经切断术。③高选择性迷走神经切断术。

(五)常见护理诊断/问题

1.焦虑、恐惧

焦虑、恐惧与对疾病缺乏了解,担心治疗效果及预后有关。

2.疼痛

疼痛与胃十二指肠黏膜受侵蚀及手术后创伤有关。

3.潜在并发症

出血、感染、十二指肠残端破裂、吻合口瘘、胃排空障碍、消化道梗阻、倾倒综合征等。

(六)护理措施

1.术前护理

(1)心理护理:关心、了解患者的心理和想法,告知有关疾病治疗和手术的知识、手术前和手术后的配合,耐心解答患者的各种疑问,消除患者的不良心理,使其能积极配合疾病的治疗和护理。

(2)饮食护理:一般择期手术患者饮食宜少食多餐,给予高蛋白、高热量、高维生素等易消化的食物,忌酸辣、生冷、油炸、浓茶、烟酒等刺激性食品。患者营养状况较差或不能进食者常伴有贫血、低蛋白血症,术前应给予静脉输液,补充足够的热量,必要时补充血浆或全血,以改善患者的营养状况,提高其对手术的耐受力。术前 1 天进流质饮食,术前 12 小时禁食水。

(3)协助患者做好各种检查及手术前常规准备,做好健康教育,如教会患者深呼吸、有效咳嗽、床上翻身及肢体活动方法等。

(4)术日晨留置胃管,必要时遵医嘱留置胃肠营养管,并铺好麻醉床,备好吸氧装置,综合心电监护仪等。

2.术后护理

(1)病情观察:术后严密观察患者生命体征的变化,每 30 分钟测量 1 次,直至血压平稳,如病情较重仍需每 1~2 小时测量 1 次,或根据医嘱给予心电监护。同时观察患者神志、体温、尿量、伤口渗血、渗液情况。并且注意有无内出血、腹膜刺激征、腹腔脓肿等迹象,发现异常及时通知医师给予处理。

(2)体位:麻患者去枕平卧头后仰偏向一侧,麻醉清醒、血压平稳后改半卧位,以保持腹部松弛,减少切口缝合处张力,减轻疼痛和不适,以利腹腔引流,也有利于呼吸和循环。

(3)引流管护理:十二指肠溃疡术后患者常留有胃管、尿管及腹腔引流管等。护理时应注意:①妥善固定各种引流管,防止松动和脱出,并做好标识,一旦脱出后不可自行插回。②保持引流通畅、持续有效,防止引流管受压、扭曲及折叠等,可经常挤捏引流管以防堵塞。如若堵塞,可在医师指导下用生理盐水冲洗引流管。③密切观察并记录引流液的性质、颜色和量,发现异常及时通知医师,协助处理。

留置胃管可减轻胃肠道张力,促进吻合口愈合。护理时还应注意:胃大部切除术后 24 小时内可由胃管内引流出少量血液或咖啡样液体,若引流液有较多鲜血,应警惕吻合口出血,需及时与医师联系并处理;术后胃肠减压量减少,腹胀减轻或消失,肠蠕动功能恢复,肛门排气后可拔除胃管。

(4)疼痛护理:术后切口疼痛的患者,可遵医嘱给予镇痛药物或应用自控止痛泵,应用自控止痛泵的患者应注意预防并处理可能发生的并发症,如尿潴留、恶心、呕吐等。

(5)禁食及静脉补液:禁食期间应静脉补充液体。因胃肠减压期间,引流出大量含有各种电解质的胃肠液,加之患者禁食水,易造成水、电解质及酸碱失调和营养缺乏。因此,术后需及时补充患者所需的各种营养物质,包括糖、脂肪、氨基酸、维生素及电解质等,必要时输血、血浆或清蛋白,以改善患者的营养状况,促进切口的愈合。同时详细记录 24 小时液体出入量,为合理补液提供依据。

(6)早期肠内营养支持的护理:术前或术中放置空肠喂养管的患者,术后早期(术后 24 小时)可经喂养管输注肠内营养制剂,对改善患者的全身营养状况、维持胃肠道屏障结构和功能、促进肠功能恢复等均有益处。护理时应注意:①妥善固定喂养管,避免过度牵拉,防止滑脱、移动、扭曲和受压;保持喂养管的通畅,每次输注前后及输注中间每隔 4~6 小时用温开水或温生理盐水冲洗管道,防止营养液残留堵塞管腔。②肠内营养支持早期,应遵循从少到多、由慢至快和由稀到浓的原则,使肠道能更好地适应。③营养液的温度以 37 ℃左右为宜,温度偏低会刺激肠道引起肠痉挛,导致腹痛、腹泻;温度过高则可灼伤肠道黏膜,甚至可引起溃疡或出血。同时观察患者有无恶心、呕吐、腹痛、腹胀、腹泻和水电解质紊乱等并发症的发生。

(7)饮食护理:功能恢复、肛门排气后可拔除胃管,拔除胃管后当天可给少量饮水或米汤;如无不适,第 2 天进半量流食,每次 50~80 mL;第 3 天进全量流食,每次 100~150 mL;进食后若无不适,第 4 天可进半流食,以温、软、易于消化的食物为好;术后第 10~14 天可进软食,忌生、冷、硬和刺激性食物。要少食多餐,开始每天5~6餐,以后逐渐减少进餐次数并增加每餐进食量,逐步过渡到正常饮食。术后早期禁食牛奶及甜品,以免引起腹胀及胃酸。

(8)鼓励患者早期活动:围床期间,鼓励并协助患者翻身,病情允许时,鼓励并协助患者早期下床活动。如无禁忌,术日可活动四肢,术后第1天床上翻身或坐起做轻微活动,第2~3天视情况协助患者床边活动,第4天可在室内活动。患者活动量应根据个体差异而定,以不感到劳累为宜。

(9)胃大部切除术后并发症的观察及护理。

术后出血:包括胃和腹腔内出血。胃大部切除术后24小时内可由胃管内引流出少量血液或咖啡样液体,一般24小时内不超过300 mL,且逐渐减少、颜色逐渐变浅变清,出血自行停止;若术后短期内从胃管不断引流出新鲜血液,24小时后仍未停止,则为术后出血。发生在术后24小时以内的出血,多属术中止血不确切;术后4~6天发生的出血,常为吻合口黏膜坏死脱落所致;术后10~20天发生的出血,与吻合口缝线处感染或黏膜下脓肿腐蚀血管有关。术后要严密观察患者的生命体征变化,包括血压、脉搏、心率、呼吸、神志和体温的变化;加强对胃肠减压及腹腔引流的护理,观察和记录胃液及腹腔引流液的量、颜色和性质,若短期内从胃管引流出大量新鲜血液,持续不止,应警惕有术后胃出血;若术后持续从腹腔引流管引出大量新鲜血性液体,应怀疑腹腔内出血,须立即通知医师协助处理。遵医嘱采用静脉给予止血药物、输血等措施,或用冰生理盐水洗胃,一般可控制。若非手术疗法不能有效止血或出血量大于每小时500 mL时,需再次手术止血,应积极完善术前准备,并做好相应的术后护理。

十二指肠残端破裂:一般多发生在术后24~48小时,是毕Ⅱ式胃大部切除术后早期的严重并发症,原因与十二指肠残端处理不当及胃空肠吻合口输入袢梗阻引起的十二指肠腔内压力升高有关。临床表现为突发性上腹部剧痛、发热和出现腹膜刺激征及白细胞计数增加,腹腔穿刺可有胆汁样液体。一旦确诊,应立即进行手术治疗。

胃肠吻合口破裂或吻合口瘘:是胃大部切除术后早期并发症,常发生在术后1周左右。原因与术中缝合技术不当、吻合口张力过大、组织供血不足有关,表现为高热、脉速等全身中毒症状、上腹部疼痛及腹膜炎的表现。如发生较晚,多形成局部脓肿或外瘘。临床工作中应注意观察患者生命体征和腹腔引流情况,一般情况下,患者术后体温逐渐趋于正常,腹腔引流液逐日减少和变清。若术后腹腔引流量仍不减、伴有黄绿色胆汁或呈脓性、带臭味,伴腹痛,体温再次升高,应警惕吻合口瘘的可能,须及时通知医师,协助处理。处理措施:①出现吻合口破裂伴有弥漫性腹膜炎的患者须立即手术治疗,做好急症手术准备。②症状较轻无弥漫性腹膜炎的患者,可先行禁食、胃肠减压、充分引流,合理应用抗生素并给予肠外营养支持,纠正水、电解质紊乱和酸碱平衡失调。③保护瘘口周围皮肤,应及时清洁瘘口周围皮肤并保持干燥,局部可涂以氧化锌软膏或使用皮肤保护膜加以保护,以免皮肤破溃继发感染。经上述处理后多数患者吻合口瘘可在4~6周自愈;若经久不愈,须再次手术。

胃排空障碍:也称胃瘫,常发生在术后4~10天,发病机制尚不完全明了。临床表现为拔除胃管后,患者出现上腹饱胀、钝痛和呕吐,呕吐物含食物和胆汁,消化道X线造影检查可见残胃扩张、无张力、蠕动波少而弱,且通过胃肠吻合口不畅。处理措施:①禁食、胃肠减压,减少胃肠道积气、积液,降低胃肠道张力,使胃肠道得到充分休息,并记录24小时液体出入量。②输液及肠外营养支持,纠正低蛋白血症,维持水、电解质和酸碱平衡。③应用胃动力促进剂如甲氧氯普安、多潘立酮,促进胃肠功能恢复,也可用3%温盐水洗胃。一般经上述治疗均可痊愈。

术后梗阻:根据梗阻部位可分为输入袢梗阻、输出袢梗阻和吻合口梗阻。

输入袢梗阻:可分为急、慢性两类。①急性完全性输入袢梗阻,多发生于毕Ⅱ式结肠前输入段对胃小弯的吻合术式。临床表现为上腹部剧烈疼痛,频繁呕吐,呕吐量少、多不含胆汁,呕吐后症状不缓解,且上腹部有压痛性肿块。是输出袢系膜悬吊过紧压迫输入袢,或是输入袢过长穿入输出袢与横结肠的间隙孔形成内疝所致,属闭袢性肠梗阻,易发生肠绞窄,应紧急手术治疗。②慢性不完全性输入袢梗阻患者,表现为进食后出现右上腹胀痛或绞痛,呈喷射状呕吐大量不含食物的胆汁,呕吐后症状缓解。多由于输入袢过长扭曲或输入袢过短在吻合口处形成锐角,使输入袢内胆汁、胰液和十二指肠液排空不畅而滞留。由于消化液潴留在输入袢内,进食后消化液分泌明显增加,输入袢内压力增高,刺激肠管发生强烈的收缩,引起喷射样呕吐,也称输入袢综合征。

输出袢梗阻:多因粘连、大网膜水肿或坏死、炎性肿块压迫所致。临床表现为上腹饱胀,呕吐食物和胆汁。如果非手术治疗无效,应手术解除梗阻。

吻合口梗阻:因吻合口过小或是吻合时胃肠壁组织内翻过多而引起,也可因术后吻合口炎性水肿出现暂时性梗阻。患者表现为进食后出现上腹部饱胀感和溢出性呕吐等,呕吐物含或不含胆汁。应即刻禁食,给予胃肠减压和静脉补液等保守治疗。若保守治疗无效,可手术解除梗阻。

倾倒综合征:由于胃大部切除术后,胃失去幽门窦、幽门括约肌、十二指肠壶腹部等结构对胃排空的控制,导致胃排空过速所产生的一系列综合征。可分为早期倾倒综合征和晚期倾倒综合征。

早期倾倒综合征:多发生在进食后半小时内,患者以循环系统症状和胃肠道症状为主要表现。患者可出现心悸、乏力、出汗、面色苍白等一过性血容量不足表现,并有恶心、呕吐、腹部绞痛、腹泻等消化道症状。处理:主要采用饮食调整,嘱患者少食多餐,饭后平卧20~30分钟,避免过甜食物、减少液体摄入量并降低食物渗透浓度,多数可在术后半年或一年内逐渐自愈。极少数症状严重而持久的患者需手术治疗。

晚期倾倒综合征:主要因进食后,胃排空过快,高渗性食物迅速进入小肠被过快吸收而使血糖急剧升高,刺激胰岛素大量释放,而当血糖下降后,胰岛素并未相应减少,继而发生低血糖,故又称低血糖综合征。表现为餐后2~4小时,患者出现心慌、无力、眩晕、出汗、手颤、嗜睡以至虚脱。消化道症状不明显,可有饥饿感,出现症状时稍进饮食即可缓解。饮食中减少糖类含量,增加蛋白质比例,少食多餐可防止其发生。

(七)健康指导

(1)向患者及家属讲解有关胃十二指肠溃疡的知识,使之能更好地配合治疗和护理。

(2)指导患者学会自我情绪调整,保持乐观进取的精神风貌,注意劳逸结合,减少溃疡病的客观因素。

(3)指导患者饮食应定时定量,少食多餐,营养丰富,以后可逐步过渡至正常人饮食。少食腌、熏食品,避免进食过冷、过烫、过辣及油煎炸食物,切勿酗酒、吸烟。

(4)告知患者及家属有关手术后期可能出现的并发症的表现和预防措施。

(5)定期随访,如有不适及时就诊。

二、胃十二指肠溃疡急性穿孔

胃十二指肠溃疡急性穿孔是胃十二指肠溃疡的严重并发症,为常见的外科急腹症。起病急,变化快,病情严重,需要紧急处理,若诊治不当可危及生命。其发生率呈逐年上升趋势,发病年龄逐渐趋于老龄化。十二指肠溃疡穿孔男性患者较多,胃溃疡穿孔则多见于老年妇女。

(一)病因及发病机制

溃疡穿孔是活动期胃十二指肠溃疡向深部侵蚀、穿破浆膜的结果。胃溃疡穿孔60%发生在近幽门的胃小弯,而90%的十二指肠溃疡穿孔发生在壶腹部前壁偏小弯侧。急性穿孔后,具有强烈刺激性的胃酸、胆汁、胰液等消化液和食物进入腹腔,引起化学性腹膜炎和腹腔内大量液体渗出,6～8小时后细菌开始繁殖并逐渐转变为化脓性腹膜炎。病原菌以大肠埃希菌、链球菌多见。因剧烈的腹痛、强烈的化学刺激、细胞外液的丢失及细菌毒素吸收等因素,患者可出现休克。

(二)临床表现

1.症状

穿孔多突然发生于夜间空腹或饱食后,主要表现为突发性上腹部刀割样剧痛,很快波及全腹,但仍以上腹为重。患者疼痛难忍,常伴恶心、呕吐、面色苍白、出冷汗、脉搏细速、血压下降、四肢厥冷等表现。其后由于大量腹腔渗出液的稀释,腹痛略有减轻,继发细菌感染后,腹痛可再次加重;当胃内容物沿右结肠旁沟向下流注时,可出现右下腹痛。溃疡穿孔后病情的严重程度与患者的年龄、全身情况、穿孔部位、穿孔大小和时间及是否空腹穿孔密切相关。

2.体征

体检时患者呈急性病容,表情痛苦,蜷屈位、不愿移动;腹式呼吸减弱或消失;全腹有明显的压痛、反跳痛,腹肌紧张呈"木板样"强直,以右上腹部最为明显,肝浊音界缩小或消失、可有移动性浊音,肠鸣音减弱或消失。

(三)实验室及其他检查

1.X线检查

大约80%的患者行站立位腹部X线检查时,可见膈下新月形游离气体影。

2.实验室检查

提示血白细胞计数及中性粒细胞比例增高。

3.诊断性腹腔穿刺

临床表现不典型的患者可行诊断性腹腔穿刺,穿刺抽出液可含胆汁或食物残渣。

(四)治疗要点

根据病情选用非手术或手术治疗。

1.非手术治疗

(1)适应证:一般情况良好,症状及体征较轻的空腹状态下穿孔者;穿孔超过24小时,腹膜炎症已局限者;胃十二指肠造影证实穿孔已封闭者;无出血、幽门梗阻及恶变等并发症者。

(2)治疗措施:①禁欲食、持续胃肠减压,减少胃肠内容物继续外漏,以利于穿孔的闭合和腹膜炎症消退。②输液和营养支持治疗,以维持机体水、电解质平衡及营养需求。③全身应用抗生素,以控制感染。④应用抑酸药物,如给予H_2受体阻滞剂或质子泵拮抗剂等制酸药物。

2.手术治疗

(1)适应证:上述非手术治疗措施6～8小时,症状无减轻,而且逐渐加重者要改手术治疗。②饱食后穿孔,顽固性溃疡穿孔和伴有幽门梗阻、大出血、恶变等并发症者,应及早进行手术治疗。

(2)手术方式。①单纯缝合修补术:即缝合穿孔处并加大网膜覆盖。此方法操作简单,手术时间短,安全性高。适用于穿孔时间超过8小时,腹腔内感染及炎症水肿严重者;以往无溃疡病史或有溃疡病史但未经内科正规治疗,无出血、梗阻并发症者;有其他系统器质性疾病不能耐受急诊彻底性溃疡切除手术者。②彻底的溃疡切除手术(连同溃疡一起切除的胃大部切除术):手术方式包括胃大部切除术,对十二指肠溃疡穿孔行迷走神经切断加胃窦切除术,或缝合穿孔后行迷走神经切断加胃空肠吻合术,或行高选择性迷走神经切断术。

(五)常见护理诊断/问题

1.疼痛

疼痛与胃十二指肠溃疡穿孔后消化液对腹膜的强烈刺激及手术后切口有关。

2.体液不足

体液不足与溃疡穿孔后消化液的大量丢失有关。

(六)护理措施

1.术前护理/非手术治疗的护理

(1)禁食、胃肠减压:溃疡穿孔患者要禁食禁水,有效地胃肠减压,以减少胃肠内容物继续流入腹腔。做好引流期间的护理,保持引流通畅和有效负压,注意观察和记录胃液的颜色、性质和量。

(2)体位:休克者取休克体位(头和躯干抬高 20°~30°、下肢抬高 15°~20°),以增加回心血量;无休克者或休克改善后取半卧位,以利于漏出的消化液积聚于盆腔最低位和便于引流,减少毒素的吸收,同时也可降低腹壁张力和减轻疼痛。

(3)静脉输液,维持体液平衡。观察和记录 24 小时液体出入量,为合理补液提供依据。给予静脉输液,根据出入量和医嘱,合理安排输液的种类和速度,以维持水、电解质及酸碱平衡;同时给予营养支持和相应护理。

(4)预防和控制感染:遵医嘱合理应用抗菌药。

(5)做好病情观察:密切观察患者生命体征、腹痛、腹膜刺激征及肠鸣音变化等。若经非手术治疗6~8 小时病情不见好转,症状、体征反而加重者,应积极做好急诊手术准备。

2.术后护理

加强术后护理,促进患者早日康复。

三、胃十二指肠溃疡大出血

胃十二指肠溃疡出血是上消化道大出血中最常见的原因,占 50% 以上。其中 5%~10% 需要手术治疗。

(一)病因与病理

因溃疡基底的血管壁被侵蚀而导致破裂出血,患者过去多有典型溃疡病史,近期可有服用非甾体抗炎药物、疲劳、饮食不规律等诱因。胃溃疡大出血多发生在胃小弯,出血源自胃左、右动脉及其分支或肝胃韧带内较大的血管。十二指肠溃疡大出血通常位于壶腹部后壁,出血多来自胃十二指肠动脉或胰十二指肠上动脉及其分支;溃疡基底部的血管侧壁破裂出血不易自行停止,可引发致命的动脉性出血。大出血后,因血容量减少、血压下降、血流变慢,可在血管破裂处形成血凝块而暂时止血。由于胃酸、胃肠蠕动和胃十二指肠内容物与溃疡病灶的接触,部分病例可发生再次出血。

(二)临床表现

1.症状

患者的主要表现是呕血和黑便,多数患者只有黑便而无呕血,迅猛的出血则表现为大量呕血和排紫黑色血便。呕血前患者常有恶心,便血前多突然有便意,呕血或便血前后患者常有心悸、目眩、无力甚至昏厥。如出血速度缓慢则血压、脉搏改变不明显。如果短期内失血量超过400 mL时,患者可出现面色苍白、口渴、脉搏快速有力,血压正常或略偏高的循环系统代偿表现;当失血量超过800 mL时,可出现休克症状:患者烦躁不安、出冷汗、脉搏细速、血压下降、呼吸急促、四肢厥冷等。

2.体征

腹稍胀,上腹部可有轻度压痛,肠鸣音亢进。

(三)实验室及其他检查

1.内镜检查

胃十二指肠纤维镜检查可明确出血原因和部位,出血 24 小时内阳性率可为 70%～80%,超过 24 小时则阳性率下降。

2.血管造影

选择性腹腔动脉或肠系膜上动脉造影可明确病因与出血部位,并可采取栓塞治疗或动脉注射垂体升压素等介入性止血措施。

3.实验室检查

大量出血早期,由于血液浓缩,血常规变化不大;以后红细胞计数、血红蛋白、血细胞比容均呈进行性下降。

(四)治疗要点

胃十二指肠溃疡出血的治疗原则:补充血容量防止失血性休克,尽快明确出血部位并采取有效止血措施。

1.非手术治疗

(1)补充血容量:迅速建立静脉通路,快速静脉输液、输血。失血量达全身总血量的 20% 时,应输注右旋糖酐、羟乙基淀粉或其他血浆代用品,出血量较大时可输注浓缩红细胞,必要时可输全血,保持血细胞比容不低于 30%。

(2)禁食、留置胃管:用生理盐水冲洗胃腔,清除血凝块,直至胃液变清。还可经胃管注入 200 mL 含 8 mg 去甲肾上腺素的生理盐水溶液,每 4～6 小时 1 次。

(3)应用止血、制酸等药物:经静脉或肌内注射巴曲酶等止血药物;静脉给予 H_2 受体拮抗剂(西咪替丁等)、质子泵抑制剂(奥美拉唑)或生长抑素等。

(4)胃镜下止血:急诊胃镜检查明确出血部位后同时实施电凝、激光灼凝、注射或喷洒药物、钛夹夹闭血管等局部止血措施。

2.手术治疗

(1)适应证:①重大出血,短期内出现休克,或短时间内(6～8 小时)需输入大量血液(>800 mL)方能维持血压和血细胞比容者。②正在进行药物治疗的胃十二指肠溃疡患者发生大出血,说明溃疡侵蚀性大,非手术治疗难于止血,或暂时血止后又复发。③60 岁以上伴血管硬化症者自行止血机会较小,应及早手术。④近期发生过类似的大出血或合并溃疡穿孔或幽门梗阻。⑤胃镜检查发现动脉搏动性出血或溃疡底部血管显露、再出血危险性大者。

（2）手术方式：胃大部切除术，适用于大多数溃疡出血的患者。②贯穿缝扎术，在病情危急，不能耐受胃大部切除手术时，可采用单纯贯穿缝扎止血法。③在贯穿缝扎处理溃疡出血后，可行迷走神经干切断加胃窦切除或幽门成形术。

（五）常见护理诊断/问题

1.焦虑、恐惧

焦虑、恐惧与突发胃十二指肠溃疡大出血及担心预后有关。

2.体液不足

体液不足与胃十二指肠溃疡出血致血容量不足有关。

（六）护理措施

1.非手术治疗的护理（包括术前护理）

（1）缓解焦虑和恐惧：关心和安慰患者，给予心理支持，减轻患者的焦虑和恐惧。及时为患者清理呕吐物。情绪紧张者，可遵医嘱适当给予镇静剂。

（2）体位：取平卧位，卧床休息。有呕血者，头偏向一侧。

（3）补充血容量：迅速建立多条畅通的静脉通路，快速输液、输血，必要时可行深静脉穿刺输液。开始输液时速度宜快，待休克纠正后减慢滴速。

（4）采取止血措施：遵医嘱应用止血药物或冰盐水洗胃，以控制出血。

（5）做好病情观察：严密观察患者生命体征的变化，判断、观察和记录呕血、便血情况，观察患者有无口渴、肢端湿冷、尿量减少等循环血量不足的表现。必要时测量中心静脉压并做好记录。观察有无鲜红色血性胃液从胃管流出，以判断有无活动性出血和止血效果。若出血仍在继续，短时间内（6～8小时）需大量输血（＞800 mL）才能维持血压和血细胞比容，或停止输液、输血后，病情又恶化者，应及时报告医师，并配合做好急症手术的准备。

（6）饮食：出血时暂禁食，出血停止后，可进流质或无渣半流质饮食。

2.术后护理

加强术后护理，促进患者早日康复。

四、胃十二指肠溃疡瘢痕性幽门梗阻

胃十二指肠溃疡患者因幽门管、幽门溃疡或十二指肠壶腹部溃疡反复发作形成瘢痕狭窄、幽门痉挛水肿而造成幽门梗阻。

（一）病因与病理

瘢痕性幽门梗阻常见于十二指肠壶腹部溃疡和位于幽门的胃溃疡。溃疡引起幽门梗阻的机制有幽门痉挛、炎性水肿和瘢痕三种，前两种情况是暂时的和可逆的，在炎症消退、痉挛缓解后梗阻解除，无须外科手术；而瘢痕性幽门梗阻属于永久性，需要手术方能解除梗阻。梗阻初期，为克服幽门狭窄，胃蠕动增强，胃壁肌肉代偿性增厚。后期，胃代偿功能减退，失去张力，胃高度扩大，蠕动减弱甚至消失。由于胃内容物潴留引起呕吐而致水、电解质的丢失，导致脱水、低钾低氯性碱中毒；长期慢性不全性幽门梗阻者由于摄入减少，消化吸收不良，患者可出现贫血与营养障碍。

（二）临床表现

1.症状

患者表现为进食后上腹饱胀不适并出现阵发性胃痉挛性疼痛，伴恶心、嗳气与呕吐。呕吐多发生在下午或晚间,呕吐量大,一次达 1 000～2 000 mL,呕吐物内含大量宿食,有腐败酸臭味,但不含胆汁。呕吐后自觉胃部舒适,故患者常自行诱发呕吐以缓解症状。常有少尿、便秘、贫血等慢性消耗表现。体检时可见患者常有消瘦、皮肤干燥、皮肤弹性消失等营养不良的表现。

2.体征

上腹部可见胃型和胃蠕动波,用手轻拍上腹部可闻及振水声。

(三)实验室及其他检查

1.内镜检查

可见胃内有大量潴留的胃液和食物残渣。

2.X 线钡餐检查

可见胃高度扩张,24 小时后仍有钡剂存留(正常 24 小时排空)。已明确幽门梗阻者避免做此检查。

(四)治疗要点

瘢痕性幽门梗阻以手术治疗为主。最常用的术式是胃大部切除术,但年龄较大、身体状况极差或合并其他严重内科疾病者,可行胃空肠吻合加迷走神经切断术。

(五)常见护理诊断/问题

1.体液不足

体液不足与大量呕吐、胃肠减压引起水、电解质的丢失有关。

2.营养失调:低于机体需要量

营养失调:低于机体需要量与幽门梗阻致摄入不足、禁食和消耗、丢失体液有关。

(六)护理措施

1.术前护理

(1)静脉输液:根据医嘱和电解质检测结果合理安排输液种类和速度,以纠正脱水及低钾、低氯性碱中毒。密切观察及准确记录 24 小时出入量,为静脉补液提供依据。

(2)饮食与营养支持:非完全梗阻者可给予无渣半流质饮食,完全梗阻者术前应禁食水,以减少胃内容物潴留。根据医嘱于手术前给予肠外营养,必要时输血或其他血液制品,以纠正营养不良、贫血和低蛋白血症,提高患者对手术的耐受力。

(3)采取有效措施,减轻疼痛,增进舒适。①禁食,胃肠减压:完全幽门梗阻患者,给予禁食,保持有效胃肠减压,减少胃内积气、积液,减轻胃内张力。必要时遵医嘱给予解痉药物,以减轻疼痛,增加患者的舒适度。②体位:取半卧位,卧床休息。呕吐时,头偏向一侧。呕吐后及时为患者清理呕吐物。情绪紧张者,可遵医嘱给予镇静剂。

(4)洗胃:完全幽门梗阻者,除持续胃肠减压排空胃内潴留物外,须做术前胃的准备,即术前3 天每晚用 300～500 mL 温盐水洗胃,以减轻胃黏膜水肿和炎症,有利于术后吻合口愈合。

2.术后护理

加强术后护理,促进患者早日康复。

(杨东兰)

第三节 小肠破裂

一、概述

小肠是消化管中最长的一段肌性管道,也是消化与吸收营养物质的重要场所。人类小肠全长 3～9 m,平均 5～7 m,个体差异很大。其分为十二指肠、空肠和回肠三部分,十二指肠属上消化道,空肠及其以下肠段属下消化道。

各种外力的作用所致的小肠穿孔称为小肠破裂。小肠破裂在战时和平时均较常见,多见于交通事故、工矿事故、生活事故如坠落、挤压、刀伤和火器伤。小肠可因穿透性与闭合性损伤造成肠管破裂或肠系膜撕裂。小肠占满整个腹部,又无骨骼保护,因此易于受到损伤。由于小肠壁厚,血运丰富,故无论是穿孔修补或肠段切除吻合术,其成功率均较高,发生肠瘘的机会少。

二、护理评估

(一)健康史

了解患者腹部损伤的时间、地点及致伤源、伤情、就诊前的急救措施、受伤至就诊之间的病情变化,如果患者神志不清,应询问目击人员。

(二)临床表现

小肠破裂后在早期即产生明显的腹膜炎的体征,这是因为肠管破裂肠内容物溢出至腹腔所致。症状以腹痛为主,程度轻重不同,可伴有恶心及呕吐,腹部检查肠鸣音消失,腹膜刺激征明显。

小肠损伤初期一般均有轻重不等的休克症状,休克的深度除与损伤程度有关外,主要取决于内出血的多少,表现为面色苍白、烦躁不安、脉搏细速、血压下降、皮肤发冷等。若为多发性小肠损伤或肠系膜撕裂大出血,可迅速发生休克并进行性恶化。

(三)辅助检查

1.实验室检查

白细胞计数升高说明腹腔炎症;血红蛋白含量取决于内出血的程度,内出血少时变化不大。

2.X线检查

X线透视或摄片,检查有无气腹与肠麻痹的征象,因为一般情况下小肠内气体很少,且损伤后伤口很快被封闭,不但膈下游离气体少见,且使一部分患者早期症状隐匿。因此,阳性气腹有诊断价值,但阴性结果也不能排除小肠破裂。

3.腹部B超检查

腹部B超检查对小肠及肠系膜血肿、腹水均有重要的诊断价值。

4.CT或磁共振检查

CT或磁共振检查对小肠损伤有一定诊断价值,而且可对其他脏器进行检查,有时可能发现一些未曾预料的损伤,有助于减少漏诊。

5.腹腔穿刺

有浑浊的液体或胆汁色的液体,说明肠破裂,穿刺液中白细胞、淀粉酶含量均升高。

(四)治疗原则

小肠破裂一旦确诊,应立即进行手术治疗。手术方式以简单修补为主。肠管损伤严重时,则应做部分小肠切除吻合术。

(五)心理、社会因素

小肠损伤大多在意外情况下突然发生,加之伤口、出血及内脏脱出的视觉刺激和对预后的担忧,患者多表现为紧张、焦虑、恐惧。应了解其患病后的心理反应,对本病的认知程度和心理承受能力,家属及亲友对其支持情况、经济承受能力等。

三、护理问题

(一)有体液不足的危险

体液不足与创伤致腹腔内出血、体液过量丢失、渗出及呕吐有关。

(二)焦虑、恐惧

焦虑、恐惧与意外创伤的刺激、疼痛、出血、内脏脱出的视觉刺激及担心疾病的预后等有关。

(三)体温过高

体温过高与腹腔内感染毒素吸收和伤口感染等因素有关。

(四)疼痛

疼痛与小肠破裂或手术有关。

(五)潜在并发症

腹腔感染、肠瘘、失血性休克。

(六)营养失调,低于机体需要量

与消化道的吸收面积减少有关。

四、护理目标

(1)患者体液平衡得到维持,生命体征稳定。

(2)患者情绪稳定,焦虑或恐惧减轻,主动配合医护工作。

(3)患者体温维持正常。

(4)患者主诉疼痛有所缓解。

(5)护士密切观察病情变化,如发现异常,及时报告医师,并配合处理。

(6)患者体重不下降。

五、护理措施

(一)一般护理

1.伤口处理

对开放性腹部损伤者,妥善处理伤口,及时止血和包扎固定。若有肠管脱出,可用消毒或清洁器皿覆盖保护后再包扎,以免肠管受压、缺血而坏死。

2.病情观察

密切观察生命体征的变化,每 15 分钟测定脉搏、呼吸、血压 1 次。重视患者的主诉,若主诉心慌、脉快、出冷汗等,及时报告医师。不注射止痛药(诊断明确者除外),以免掩盖伤情。不随意搬动伤者,以免加重病情。

3.腹部检查

每 30 分钟检查 1 次腹部体征,注意腹膜刺激征的程度和范围变化。

4.禁食和灌肠

禁食和灌肠可避免肠内容物进一步溢出,造成腹腔感染或加重病情。

5.补充液体和营养

注意纠正水、电解质及酸碱平衡失调,保证输液通畅,对伴有休克或重症腹膜炎的患者可进行中心静脉补液,这不仅可以保证及时大量的液体输入,而且有利于中心静脉压的监测,根据患者具体情况,适量补给全血、血浆或人血清蛋白,尽可能补给足够的热量和蛋白质、氨基酸及维生素等。

(二)心理护理

关心患者,加强交流,讲解相关病情、治疗方式及预后,使患者了解自己的病情,消除患者的焦虑和恐惧,保持良好的心理状态,并与其一起制订合适的应对机制,鼓励患者,增加治疗的信心。

(三)术后护理

1.妥善安置患者

麻醉清醒后取半卧位,有利于腹腔炎症的局限,改善呼吸状态。了解手术的过程,查看手术的部位,对引流管、输液管、胃管及氧气管等进行妥善固定,做好护理记录。

2.监测病情

观察患者血压、脉搏、呼吸、体温的变化。注意腹部体征的变化。适当应用止痛药,减轻患者的不适。若切口疼痛明显,应检查切口,排除感染。

3.引流管的护理

腹腔引流管保持通畅,准确记录引流液的性状及量。腹腔引流液应为少量血性液,若为绿色或褐色渣样物,应警惕腹腔内感染或肠瘘的发生。

4.饮食

继续禁食、胃肠减压,待肠功能逐渐恢复、肛门排气后,方可拔除胃肠减压管。拔除胃管当天可进清流质饮食,第 2 天进流质饮食,第 3 天进半流质饮食,逐渐过渡到普通饮食。

5.营养支持

维持水、电解质和酸碱平衡,增加营养。维生素主要是在小肠被吸收,小肠部分切除后,要及时补充维生素 C、维生素 D、维生素 K 和复合维生素 B 等维生素和微量元素钙、镁等,可经静脉注射、肌内注射或口服进行补充,预防贫血,促进伤口愈合。

(四)健康教育

(1)注意饮食卫生,避免暴饮暴食,进易消化食物,少食刺激性食物,避免腹部受凉和饭后剧烈活动,保持排便通畅。

(2)注意适当休息,加强锻炼,增加营养,特别是回肠切除的患者要长期定时补充维生素 B_{12} 等营养素。

(3)加强社会宣传,增进劳动保护、安全生产、安全行车、遵守交通规则等知识,避免损伤等意外的发生。

(4)普及各种急救知识,在发生意外损伤时,能进行简单的自救或急救。

(5)无论腹部损伤的轻重,都应经专业医务人员检查,以免贻误诊治。

(杨东兰)

第四节　肠　梗　阻

一、概述

肠梗阻指肠内容物在肠道中通过受阻,为常见急腹症,可因多种因素引起。起病初梗阻肠段先有解剖和功能性改变,继则发生体液和电解质的丢失、肠壁循环障碍坏死和继发感染,最后可致毒血症休克死亡。当然如能及时诊断积极治疗大多能逆转病情的发展以至治愈。

二、病因

(一)机械性肠梗阻

1.肠外原因

(1)粘连与粘连带压迫:粘连可引起肠折叠扭转而造成梗阻。先天性粘连带较多见于小儿;腹部手术或腹内炎症产生的粘连是成人肠梗阻最常见的原因,但少数病例可无腹部手术及炎症史。

(2)嵌顿性外疝或内疝。

(3)肠扭转常由于粘连所致。

(4)肠外肿瘤或腹块压迫。

2.肠管本身的原因

(1)先天性狭窄和闭孔畸形。

(2)炎症肿瘤吻合手术及其他因素所致的狭窄。例如,炎症性肠病肠结核放射性损伤肠肿瘤(尤其是结肠瘤)肠吻合等。

(3)肠套叠在成人较少见,多因息肉或其他肠管病变引起。

3.肠腔内原因

由于成团蛔虫异物或粪块等引起肠梗阻已不常见。巨大胆石通过胆囊或胆总管-指肠瘘管进入肠腔,产生胆石性肠梗阻的病例时有报道。

(二)动力性肠梗阻

1.麻痹性

腹部大手术后腹膜炎、腹部外伤、腹膜后出血、某些药物肺炎、脓胸脓毒血症、低钾血症或其他全身性代谢紊乱均可并发麻痹性肠梗阻。

2.痉挛性

肠道炎症及神经系统功能紊乱均可引起肠管暂时性痉挛。

(三)血管性肠梗阻

肠系膜动脉栓塞或血栓形成和肠系膜静脉血栓形成为主要病因。各种病因引起肠梗阻的频率随年代地区、民族医疗卫生条件等不同而有所不同。例如,年前嵌顿疝所致的机械性肠梗阻的发生率最高,随着医疗水平的提高、预防性疝修补术得到普及,现已明显减少。而粘连所致的肠梗阻的发生率明显上升。

三、病理改变

单纯性完全机械性肠梗阻发生后,梗阻部位以上的肠腔扩张,肠壁变薄,黏膜易有糜烂和溃疡发生,浆膜可被撕裂,整个肠壁可因血供障碍而坏死穿孔,梗阻以下部分肠管多呈空虚坍陷。

麻痹性肠梗阻时肠管扩张肠壁变薄。

在绞窄性肠梗阻的早期,由于静脉回流受阻,小静脉和毛细血管可发生淤血、通透性增加、甚至破裂而渗出血浆或血液,此时肠管内因充血和水肿而呈紫色,继而出现动脉血流受阻、血栓形成,肠壁因缺血而坏死,肠内细菌和毒素可通过损伤的肠壁进入腹腔,坏死的肠管呈紫黑色最后可自行破裂。

四、病理生理

肠梗阻的主要病理生理改变为膨胀体液和电解质的丢失,以及感染和毒血症。这些改变的严重程度视梗阻部位的高低、梗阻时间的长短及肠壁有无血液供应障碍而不同。

(一)肠膨胀

机械性肠梗阻时,梗阻以上的肠腔因积液积气而膨胀,肠段对梗阻的最先反应是增强蠕动,而强烈的蠕动引起肠绞痛。此时食管上端括约肌发生反射性松弛,患者在吸气时不自觉地将大量空气吞入胃肠,因此肠腔积气的 70% 是咽下的空气,其中大部分是氮气,不易被胃肠吸收,其余 30% 的积气是肠内酸碱中和与细菌发酵作用产生的,或自备注弥散至肠腔的 CO_2、H_2、CH_4 等气体。正常成人每天消化道分泌的唾液、胃液、胆液、胰液和肠液的总量约 8 L,绝大部分被小肠黏膜吸收,以保持体液平衡。肠梗阻时大量液体和气体聚积在梗阻近端引起肠膨胀,而膨胀能抑制肠壁黏膜吸收水分,以后又刺激其增加分泌,如此肠腔内液体越积越多,使肠膨胀进行性加重。在单纯性肠梗阻,肠管内压力一般较低,初是常低于 0.8 kPa(8 cmH₂O)。

但随着梗阻时间的延长,肠管内压力甚至可达到 1.8 kPa(18 cmH₂O)。结肠梗阻止肠腔内压力平均多在 2.5 kPa(25 cmH₂O)。结肠梗阻时肠腔内压力平均多在 2.5 kPa(25 cmH₂O)以上,甚至有高到 5.2 kPa(52 cmH₂O)水柱。肠管内压力的增高可使肠壁静脉回流障碍,引起肠壁充血水肿,通透性增加。肠管内压力继续增高可使肠壁血流阻断使单纯性肠梗阻变为绞窄性肠梗阻。严重的肠膨胀甚至可使横膈抬高,影响患者的呼吸和循环功能。

(二)体液和电解质的丢失

肠梗阻时肠膨胀可引起反射性呕吐。高位小肠梗阻时呕吐频繁,大量水分和电解质被排出体外。如梗阻位于幽门或十二指肠上段,呕出过多胃酸,则易产生脱水和低氯低钾性碱中毒。如梗阻位于十二指肠下段或空肠上段,则重碳酸盐的丢失严重。低位肠梗阻,呕吐虽远不如高位者少见,但因肠黏膜吸收功能降低而分泌液量增多,梗阻以上肠腔中积留大量液体,有时多达 5～10 L,内含大量碳酸氢钠。这些液体虽未被排出体外,但封闭在肠腔内不能进入血液,等于体液的丢失。此外,过度的肠膨胀影响静脉回流,导致肠壁水肿和血浆外渗,在绞窄性肠梗阻时,血和血浆的丢失尤其严重。因此,患者多发生脱水伴少尿、氮质血症和酸中毒。如脱水持续,血液进一步浓缩,则导致低血压和低血容量休克。失钾和不进饮食所致的血钾过低可引起肠麻痹,进而加重肠梗阻的发展。

(三)感染和毒血症

正常人的肠蠕动使肠内容物经常向前流动和更新,因此小肠内是无菌的,或只有极少数细菌。单纯性机械性小肠梗阻时,肠内纵有细菌和毒素也不能通过正常的肠黏膜屏障,因而危害不大。若梗阻转变为绞窄性,开始时静脉血流被阻断,受累的肠壁渗出大量血液和血浆,使血容量进一步减少,继而动脉血流被阻断而加速肠壁的缺血性坏死。绞窄段肠腔中的液体含大量细菌(如梭状芽孢杆菌、链球菌、大肠埃希菌等)、血液和坏死组织,细菌的毒素及血液和坏死组织的分解产物均具有极强的毒性。这种液体通过破损或穿孔的肠壁进入腹腔后,可引起强烈的腹膜刺激和感染,被腹膜吸收后,则引起脓毒血症。严重的腹膜炎和毒血症是导致肠梗阻患者死亡的主要原因。

除上述三项主要的病理生理改变之外,如发生绞窄性肠梗阻往往还伴有肠壁、腹腔和肠腔内的渗血,绞窄的肠袢越长,失血量越大,亦是导致肠梗阻患者死亡的原因之一。

五、临床表现

症状和体征典型的肠梗阻是不难诊断的,但缺乏典型表现者诊断较困难。腹部 X 线检查对证实临床诊断、确定肠梗阻的部位很有帮助。正常人腹部 X 线平片上只能在胃和结肠内见到少量气体。如小肠内有气体和液平面,表明肠内容物通过障碍,提示肠梗阻的存在。急性小肠梗阻通常要经过 6 小时肠内才会积聚足够的液体和气体,形成明显的液平面经过 12 小时,肠扩张的程度肯定达到诊断水平。结肠梗阻发展到 X 线征象出现的时间就更长。充气的小肠特别是空肠可从横绕肠管的环状襞加以辨认,并可与具有结肠袋影的结肠相区别。此外,典型的小肠肠型多在腹中央部分,而结肠影在腹周围或在盆腔。根据患者体力情况可采用立或卧式,从正位或侧位摄片,必要时进行系列摄片。

肠梗阻的诊断确定后,应进步鉴别梗阻的类型。因于治疗及预后方面差异很大,如机械性肠梗阻多需手术解除,动力性肠梗阻则可用保守疗法治愈,绞窄性肠梗阻应尽早进行手术,而单纯性机械性肠梗阻可先试行保守治疗。应鉴别之点如下。

(一)鉴别机械性肠梗阻和动力性肠梗阻

首先要从病史上分析有无机械梗阻因素。动力性肠梗阻包括常见的麻痹性和少见的痉挛性肠梗阻。机械性肠梗阻的特征是阵发性肠绞痛、肠鸣音亢进和非对称性腹胀;而麻痹性肠梗阻的特征为无绞痛、肠鸣音消失和全腹均匀膨胀;痉挛性肠梗阻可有剧烈腹痛突然发作和消失,间歇期不规则,肠鸣音减弱而不消失,但无腹胀。腹部 X 线检查有助于两者的鉴别:机械性梗阻的肠胀气局限于梗阻部位以上的肠段;麻痹性梗阻时,全部胃、小肠和结肠均有胀气,程度大致相同;痉挛性梗阻时,肠无明显胀气和扩张。每隔分钟拍摄正、侧位腹部平片以观察小肠有无运动,常可鉴别机械性与麻痹性肠梗阻。

(二)鉴别单纯性肠梗阻和绞窄性肠梗阻

绞窄性肠梗阻可发生于单纯性机械性肠梗阻的基础上,单纯性肠梗阻因治疗不善而转变为绞窄性肠梗阻的占 15%～43%,一般认为出现下列征象应疑有绞窄性肠梗阻。

(1)急骤发生的剧烈腹痛持续不减,或由阵发性绞痛转变为持续性腹痛,疼痛的部位较为固定。若腹痛涉及背部提示肠系膜受到牵拉,更提示为绞窄性肠梗阻。

(2)腹部有压痛、反跳痛和腹肌强直,腹胀与肠鸣音亢进则不明显。

(3)呕吐物、胃肠减压引流物、腹腔穿刺液含血液,亦可有便血。

(4)全身情况急剧恶化,毒血症表现明显,可出现休克。

(5)X 线检查可见梗阻部位以上肠段扩张并充满液体,状若肿瘤或呈"C"形面被称为"咖啡豆征",在扩张的肠管间常可见有腹水。

(三)鉴别小肠梗阻和结肠梗阻

高位小肠梗阻呕吐频繁而腹胀较轻,低位小肠梗阻则反之。结肠梗阻的临床表现与低位小肠梗阻相似。但腹部 X 线检查则可区别。小肠梗阻是充气之肠袢遍及全腹,液平较多,而结肠则不显示。若为结肠梗阻则在腹部周围可见扩张的结肠和袋形,小肠内积气则不明显。

(四)鉴别完全性肠梗阻和不完全性肠梗阻

完全性肠梗阻多为急性发作而且症状明显,不完全性肠梗阻则多为慢性梗阻,症状不明显,往往为间歇性发作。X 线检查完全性肠梗阻者肠袢充气扩张明显,不完全性肠梗阻则反之。

(五)肠梗阻病因的鉴别诊断

判断病因可从年龄、病史、体检、X 线检查等方面的分析着手。例如,以往有过腹部手术、创伤、感染的病史,应考虑肠粘连或粘连带所致的梗阻;如患者有肺结核,应想到肠结核或腹膜结核引起肠梗阻的可能。遇风湿性心瓣膜病伴心房颤动、动脉粥样硬化或闭塞性动脉内膜炎的患者,应考虑肠系膜动脉栓塞;而门静脉高压和门静脉炎可致门静脉栓塞。这些动静脉血流受阻是血管性肠梗阻的常见原因。在儿童中,蛔虫引起肠堵塞偶可见到;3 岁以下婴幼儿中原发性肠套叠多见;青、中年患者的常见病因是肠粘连、嵌顿性外疝和肠扭转;老年人的常见病因是结肠癌、乙状结肠扭转和粪块堵塞,而结肠梗阻病例的 90% 为癌性梗阻。成人中肠套叠少见,多继发于Meckel 憩室、肠息肉和肿瘤。在腹部检查时,要特别注意腹部手术切口瘢痕和隐蔽的外疝。

腹痛、呕吐、腹胀、便秘和停止排气是肠梗阻的典型症状但在各类肠梗阻中轻重并不一致。

1.腹痛

肠梗阻的患者大多有腹痛。在急性完全性机械性小肠梗阻患者中,腹痛表现为阵发性绞痛。是由梗阻部位以上的肠管强烈蠕动所引起,多位于腹中部,常突然发作,逐步加剧至高峰,持续数分钟后缓解。间隙期可以完全无痛,但过段时间后可以再发,绞痛的程度和间隙期的长短则视梗阻部位的高低和病情的缓急而异,一般而言,十二指肠、上段空肠梗阻时呕吐可起减压作用,患者绞痛较轻。而低位回肠梗阻则可因肠胀气抑制肠蠕动,故绞痛亦轻。唯急性空肠梗阻时绞痛较剧烈,一般每 2~5 分钟即发作一次。不完全性肠梗阻腹痛较轻,在一阵肠鸣或排气后可见缓解。慢性肠梗阻亦然,且间隙期亦长。急性机械性结肠梗阻时腹痛多在下腹部,一般较小肠梗阻为轻。结肠梗阻时若回盲瓣功能正常,结肠内容物不能逆流到小肠,肠腔因而逐渐扩大,压力增高,因之除阵发性绞痛外可有持续性钝痛。此种情况的出现应注意有闭袢性肠梗阻的可能性。发作间隙期的持续性钝痛亦是绞窄性肠梗阻的早期表现。如若肠壁已发生缺血坏死则呈持续性剧烈腹痛。至于麻痹性肠梗阻,由于肠肌已无蠕动能力,故无肠绞痛发作,可由高度肠管膨胀而引起腹部持续性胀痛。

2.呕吐

肠梗阻患者几乎都有呕吐,早期为反射性呕吐,吐出物多为胃内容物。后期则为反流性呕吐,因梗阻部位高低而不同,部位越高,呕吐越频越剧烈。低位小肠梗阻时呕吐较轻亦较疏。结肠梗阻时,由于回盲瓣可以阻止反流故早期可无呕吐,但后期回盲瓣因肠腔过度充盈而关闭不全时亦有较剧烈的呕吐,吐出物可含粪汁。

3.腹胀

腹胀是较迟出现的症状,其程度与梗阻部位有关。高位小肠梗阻由于频繁呕吐多无明显腹胀;低位小肠梗阻或结肠梗阻的晚期常有显著的全腹膨胀。闭袢性梗阻的肠段膨胀很突出,常呈不对称的局部膨胀。麻痹性肠梗阻时,全部肠管均膨胀扩大,故腹胀显著。

4.便秘和停止排气

完全性肠梗阻时,患者排便和排气现象消失。但在高位小肠梗阻的最初2～3天,如梗阻以下肠腔内积存了粪便和气体,则仍有排便和排气现象,不能因此否定完全性梗阻的存在。同样,在绞窄性肠梗阻如肠扭转、肠套叠及结肠癌所致的肠梗阻等都仍可有血便或脓血便排出。

5.全身症状

单纯性肠梗阻患者一般无明显的全身症状,但呕吐频繁和腹胀严重者必有脱水,血钾过低者有疲软、嗜睡、乏力和心律失常等症状。绞窄性肠梗阻患者的全身症状最显著,早期即有虚脱,很快进入休克状态。伴有腹腔感染者,腹痛持续并扩散至全腹,同时有畏寒、发热、白细胞数增多等感染和毒血症表现。

六、治疗措施

肠梗阻的治疗方法取决于梗阻的原因、性质、部位、病情和患者的全身情况。但不论采取何种治疗方法,纠正肠梗阻所引起的水、电解质和酸碱平衡的失调,做胃肠减压以改善梗阻部位以上肠段的血液循环及控制感染等皆属必要。

(一)纠正脱水、电解质丢失和酸碱平衡失调

脱水与电解质的丢失与病情与病类有关。应根据临床经验与血化验结果予以估计。一般成人症状较轻的约需补液1 500 mL,有明显呕吐的则需补3 000 mL,而伴周围循环虚脱和低血压时则需补液4 000 mL以上。若病情一时不能缓解则尚需补给从胃肠减压及尿中排泄的量,以及正常的每天需要量。当尿量排泄正常时,尚需补给钾盐。低位肠梗阻多因碱性肠液丢失易有酸中毒,而高位肠梗阻则因胃液和钾的丢失易发生碱中毒,皆应予相应的纠正。在绞窄性肠梗阻和机械性肠梗阻的晚期,可有血浆和全血的丢失,产生血液浓缩或血容量的不足,故尚应补给全血或血浆、白蛋白等方能有效地纠正循环障碍。

在制订或修改此项计划时,必须根据患者的呕吐情况、脱水体征,每小时尿量和尿比重,血钠离子、钾离子、氯离子、二氧化碳结合力、血肌酐及血细胞压积、中心静脉压的测定结果加以调整。由于酸中毒、血浓缩、钾离子从细胞内逸出,血钾测定有时不能真实地反映细胞缺钾情况。而应进行心电图检查作为补充。补充体液和电解质、纠正酸碱平衡失调的目的在于维持机体内环境的相对稳定,保持机体的抗病能力,使患者在肠梗阻解除之前渡过难关,能在有利的条件下经受外科手术治疗。

(二)胃肠减压

通过胃肠插管减压可引出吞入的气体和滞留的液体,解除肠膨胀,避免吸入性肺炎,减轻呕吐,改善由于腹胀引起的循环和呼吸窘迫症状,在一定程度上能改善梗阻以上肠管的淤血、水肿和血液循环。少数轻型单纯性肠梗阻经有效的减压后肠腔可恢复通畅。胃肠减压可减少手术操作困难,增加手术的安全性。

减压管般有两种:较短的一种(Levin管)可放置在胃或十二指肠内,操作方便,对高位小肠梗阻减压有效;另一种减压管长数米(Miller-Abbott管),适用于较低位小肠梗阻和麻痹性肠梗阻的减压,但操作费时,放置时需要X线透视以确定管端的位置。结肠梗阻发生肠膨胀时,插管减压无效,常需手术减压。

(三)控制感染和毒血症

肠梗阻时间过长或发生绞窄时,肠壁和腹膜常有多种细菌感染(如大肠埃希菌、梭形芽孢杆菌、链球菌等),积极地采用以抗革兰阴性杆菌为重点的广谱抗生素静脉滴注治疗十分重要,动物实验和临床实践都证实应用抗生素可以显著降低肠梗阻的死亡率。

(四)解除梗阻恢复肠道功能

对单纯性机械性肠梗阻,尤其是早期不完全性肠梗阻,如由蛔虫、粪块堵塞或炎症粘连所致的肠梗阻等可做非手术治疗。早期肠套叠、肠扭转引起的肠梗阻亦可在严密的观察下先行非手术治疗。动力性肠梗阻除非伴有外科情况,不需手术治疗。

非手术治疗除前述各项治疗外尚可加用下列措施。

(1)油类:可用液状石蜡、生豆油或菜油 200～300 mL 分次口服或由胃肠减压管注入。适用于病情较重,体质较弱者。

(2)麻痹性肠梗阻如无外科情况可用新斯的明注射、腹部芒硝热敷等治疗。

(3)针刺足三里、中脘、天枢、内关、合谷、内庭等穴位可作为辅助治疗。

绝大多数机械性肠梗阻需做外科手术治疗,缺血性肠梗阻和绞窄性肠梗阻更宜及时手术处理。

外科手术的主要内容:①松解粘连或嵌顿性疝,整复扭转或套叠的肠管等,以消除梗阻的局部原因。②切除坏死的或有肿瘤的肠段,引流脓肿等,以清除局部病变。③肠造瘘术可解除肠膨胀,便利肠段切除,肠吻合术可绕过病变肠段,恢复肠道的通畅。

七、急救护理

急性肠梗阻护理要点是围绕矫正因肠梗阻引起的全身性生理紊乱和解除梗阻而采取的相应措施,即胃肠减压,纠正水、电解质紊乱和酸碱失衡,防治感染和中毒。采用非手术疗法过程中,需严密观察病情变化。如病情不见好转或继续恶化,应及时为医师提供信息,修改治疗方案。有适应证者积极完善术前准备,尽早手术解除梗阻,加强围术期护理。

(一)护理目标

(1)严密观察病情变化,使患者迅速进入诊断、治疗程序。

(2)维持有效的胃肠减压。

(3)减轻症状:如疼痛、腹胀、呼吸困难等。

(4)加强基础护理,增加患者的舒适感。

(5)做好水分、电解质管理。

(6)预防各种并发症,提高救治成功率。

(7)加强心理护理,增强患者战胜疾病的信心。

(8)帮助患者及家属掌握自护知识,为患者回归正常生活做准备。

(二)护理措施

1.密切观察病情变化

(1)意识表情变化能够反映中枢神经系统血液灌注情况。意识由清醒变模糊或昏迷提示病情加重。

(2)监测患者血压、脉搏、呼吸、体温,每 15～30 分钟 1 次,记录尿量,观察腹痛、腹胀、呕吐、肛门排气排便情况。如果患者有口渴、尿量减少、脉率增快、脉压缩小、烦躁不安、面色苍白等表现,为早期休克征象,应加快输液速度,配合医师进行抢救。早期单纯性肠梗阻患者,全身情况无明显变化,后因呕吐,水、电解质紊乱,可出现脉搏细速、血压下降、面色苍白、眼球凹陷、皮肤弹性减退,四肢发凉等中毒性休克征象,尤以绞窄性肠梗阻更为严重。

(3)注意有无突发的剧烈腹痛、腹胀明显加重等异常情况。若出现持续剧烈的腹痛,频繁的呕吐,非手术治疗疗效不明显,有明显的腹膜炎表现及呕血、便血等症状为绞窄性肠梗阻表现,应尽早配合医师行手术治疗。

(4)术后密切观察患者术后一般情况,应 30~60 分钟测血压、脉搏 1 次,平稳后可根据医嘱延长测定时间。对重症患者进行心电监护,预防中毒性休克。如发现异常情况要及时通知医师,做好抢救工作。

(5)保持各引流管通畅,妥善固定,防止挤压扭曲,同时密切观察引流液的性状,如量、颜色、气味等。

2.胃肠减压的护理

(1)肠梗阻的急性期须禁食,并保持有效的胃肠减压。胃肠减压可吸出肠道内气体和液体,减轻腹胀,降低肠腔内压力,改善肠壁血液循环,有利于改善局部病变及全身情况。关心安慰患者,讲解胃肠减压的作用及重要性,使患者重视胃肠减压的作用。

(2)妥善固定胃管,每 2 小时抽吸 1 次,避免折曲或脱出,保持引流通畅,若引流不畅时可用等渗盐水冲洗胃管,观察引出物的色、质、量并记录。

(3)避免胃内存留大量的液体和气体影响药物的保存和吸收。注药操作时,动作要轻柔,避免牵拉胃管引起患者不适,注射完毕,一定要夹紧胃管 2~3 小时,以利于药物吸收及进入肠道。

(4)动态观察胃肠吸出物的颜色及量。若吸出物减少及变清,肠鸣音恢复,表示梗阻正在缓解;若吸出物的量较多,有粪臭味或呈血性,表示肠梗阻未解除,促使细菌繁殖或者引起肠管血液循环障碍,应及早通知医师,采取合理手术治疗。

(5)术后更应加强胃肠减压的护理。每天记录胃液量,便于医师参考补液治疗。注意胃液性质,发现有大量血性液体引出时,应及时报告医师处理。

3.体位和活动的护理

(1)非手术患者卧床休息。在血压稳定的情况下,可采取半卧位,以减轻腹痛、腹胀,并有利于呼吸。

(2)术后待生命体征平稳后采用半卧位,以利于腹腔内渗出液流向盆腔而利于吸收(盆腔内腹膜吸收能力较强),使感染局限化,减少膈下感染,减轻腹部张力,减轻切口疼痛,有利于切口愈合。有造瘘口者应向造瘘口侧侧卧,以防肠内大便或肠液流出污染腹部切口或从造瘘口基底部刀口流入肠腔而致感染。护理人员应经常协助患者维持好半卧位。

(3)指导和协助患者活动。术后 6 小时血压平稳后可在床上翻身,动作宜小且轻缓,术后第一天可协助坐起并拍背促进排痰。同时鼓励患者早期下床活动,有利于肠蠕动恢复,防止肠粘连,促进生理功能和体力的恢复,防止肺不张。

(4)被动、主动活动双下肢,防止下肢静脉血栓形成。瘦、弱、年老的患者同时要特别注意骶尾部的皮肤护理,防止因受压过久发生压疮。

4.腹痛的护理

(1)患者主诉疼痛时应立即采取相应的处理措施,如给予舒适的体位、同情安慰患者、让患者做深呼吸。但在明确诊断前禁用强镇痛药物。

(2)禁食,保持有效的胃肠减压。

(3)观察腹疼的部位、性质、程度、进展情况。单纯性机械性肠梗阻一般为阵发性剧烈绞痛;绞窄性肠梗阻腹痛往往为持续性腹痛伴有阵发性加重,疼痛也较剧烈;麻痹性肠梗阻腹痛往往不明显,阵发性绞痛尤为少见;结肠梗阻一般为胀痛。要观察生命体征变化,判断有无绞窄性肠梗阻及休克的发生,为治疗时机选择提供依据。

5.呕吐的观察及护理

(1)呕吐时,协助患者坐起或使其头侧向一边,及时清理呕吐物,防止窒息和引起吸入性肺炎。

(2)呕吐后用温开水漱口,保持口腔清洁,清洁颜面部,并观察记录呕吐时间、次数、性质、量等。维持口腔清洁卫生,口腔护理每天 2 次,防止口腔感染。

(3)若留置胃肠减压后仍出现呕吐者,应考虑是否存在引流不畅,检查胃管的深度是否移位或脱出,管道是否打折、扭曲,管腔是否堵塞,应及时给予相应的处理。

6.腹部体征的观察及护理

(1)评估、记录腹胀的程度,观察病情变化。观察腹部外形,每小时听诊肠鸣音 1 次,腹胀伴有阵发性腹绞痛,肠鸣音亢进,甚至有气过水声或金属音,应严密观察。麻痹性肠梗阻时全腹膨胀显著,但不伴有肠型;闭袢性肠梗阻可以出现局部膨胀;结肠梗阻因回盲瓣关闭可以显示腹部高度膨胀,而且往往不对称。

(2)动态观察是否有肛门排气、排便。

(3)减轻腹胀的措施有胃管引流,保持有效负压吸引。热敷或按摩腹部。如无绞窄性肠梗阻,可从胃管注入液状石蜡,每次 20～30 mL,促进排气、排便。

7.加强水、电解质管理

(1)准确记录 24 小时液体出入量、每小时尿量,作为调整输液量的参考指标。

(2)遵医嘱尽快补充水和电解质的丢失。护士应科学、合理地安排补液顺序。危及生命的电解质紊乱,如低钾,要优先补给。

(3)维持有效的静脉通道,必要时建立中心静脉通道。加强局部护理。

8.预防感染的护理

(1)为患者执行各项治疗、操作时严格遵守无菌技术原则。接触患者前后均用流水洗手,防止交叉感染。

(2)有引流管者,应每天更换引流袋,保持引流通畅。

(3)禁食和胃肠减压期间应用生理盐水或漱口液口腔护理,每天 3 次,防止口腔炎的发生。

(4)留置导尿管者应用 0.1% 苯扎溴铵消毒尿道口或抹洗外阴,每天 3 次。

(5)加强皮肤护理,及时擦干汗液、清理呕吐物、更换衣被。每 2 小时变换体位 1 次,按摩骨突部位,防止压疮的发生。

9.引流管的护理

(1)术后因病情需要放置腹腔引流管,护士应明确引流管的放置位置及作用,注意引流管是否固定牢固,有无扭曲、阻塞等。

(2)术后每 30 分钟挤压 1 次引流管,以避免管腔被血块堵塞,保持引流管通畅。

(3)注意观察引流液的量及性质,及时准确地向医师报告病情。

(4)在操作过程中注意无菌操作,防止逆行感染。

10.饮食护理

待胃肠功能恢复,肛门排气后给患者少量流质饮食。肠切除者,应在肛门排气后1~2天后才能开始进食流质饮食。进食后如无不适,逐渐过渡至半流、软质、普通饮食。给予无刺激、易消化、营养丰富及富含纤维素的食物。有造瘘口者避免进食产气、产酸和刺激性食物如蛋、洋葱、芹菜、蒜或含糖高的食物,以免产生臭气。随着病情恢复,造瘘口功能的健全,2周左右可进容易消化的少渣普通食物及含纤维素高的食物,不但可使粪便成形,便于护理,而且起到扩张造瘘口的作用。

(杨东兰)

第五节 门静脉高压症

门静脉的正常压力是 1.3~2.4 kPa(13~24 cmH₂O),当门静脉血流受阻、血液淤滞时,压力 2.4 kPa(24 cmH₂O)时,称为门静脉高压症,临床上常有脾大及脾功能亢进、食管胃底静脉曲张破裂出血、腹水等一系列表现。

门静脉主干由肠系膜上、下静脉和脾静脉汇合而成。门静脉系统位于两个毛细血管网之间,一端是胃、肠、脾、胰的毛细血管网,另一端连接肝小叶内的肝窦。门静脉流经肝脏的血液约占肝血流量的 75%,肝动脉供血约占 25%,由此可见肝脏的双重供血以门静脉供血为主。门静脉内的血含氧量较体循环的静脉血高,故门静脉对肝的供氧几乎和肝动脉相等。此外门静脉系统内无控制血流方向的静脉瓣,与腔静脉之间存在 4 个交通支:①胃底、食管下段交通支。②直肠下段、肛管交通支。③前腹壁交通支。④腹膜后交通支。这些交通支中,最主要的是胃底、食管下段交通支,上述交通支在正常情况下都很细小,血流量很少。

门静脉血液淤滞或血流阻力增加均可导致门脉高压,但以门静脉血流阻力增加更为常见。按阻力增加的部位,可将门静脉高压症分为肝前、肝内和肝后三型。在我国肝内型多见,其中肝炎后肝硬化是引起门静脉高压症的常见病因;但在西方国家,酒精性肝硬化是门脉高压最常见的原因。由于增生的纤维束和再生的肝细胞结节挤压肝小叶内的肝窦,使其变窄或闭塞,导致门静脉血流受阻,其次由于位于肝小叶间汇管区的肝动脉小分支和门静脉小分支之间的许多动静脉交通支大量开放,引起门静脉压力增高。肝前型门静脉高压症的常见病因是肝外门静脉血栓形成(脐炎、腹腔内感染、胰腺炎、创伤等)、先天畸形(闭锁、狭窄或海绵样变等)和外在压迫。肝前型门静脉高压症患者肝功能多正常或轻度损害,预后较好。肝后型门静脉高压症常见病因包括 Budd-Chiari 综合征、缩窄性心包炎、严重右心衰竭等。

一、护理评估

(一)健康史

应注意询问患者有无肝炎病史、酗酒、血吸虫病病史。既往有无出现肝性脑病、上消化道出血的病史,以及诱发的原因,对于原发病是否进行治疗。

(二)身体状况

1.脾大、脾功能亢进

脾大程度不一,早期质软、活动,左肋缘下可扪及;晚期脾内纤维组织增生而变硬,活动度减少,左上腹甚至左下腹可扪及肿大的脾脏并能出现左上腹不适及隐痛、胀满,常伴有血白细胞、血小板数量减少,称脾功能亢进。

2.侧支循环建立与开放

门静脉与体静脉之间有广泛的交通支,在门静脉高压时,为了使淤滞在门静脉系统的血液回流,这些交通支大量开放,经扩张或曲张的静脉与体循环的静脉发生吻合而建立侧支循环。主要表现:①食管下段与胃底静脉曲张最常见,出现早,一旦曲张的静脉破裂可引起上消化道大出血,表现为呕血和黑便,是门静脉高压症最危险的并发症。由于肝功能损害引起凝血功能障碍,加之脾功能亢进引起的血小板减少,因此出血不易自止。②脐周围的上腹部皮下静脉曲张。③直肠下、肛管静脉曲张形成痔。

3.腹水

腹水是由于门静脉压力增高,使静脉系统毛细血管床滤过压增高;同时肝硬化引起的低蛋白血症,造成血浆胶体渗透压下降;以及淋巴液生成增加,使液体从肝表面、肠浆膜面漏入腹腔形成腹水。此外,由于中心血流量减少,刺激醛固酮分泌过多,导致水、钠潴留而加剧腹水形成。

4.肝性脑病

门静脉高压症时由于门静脉血流绕过肝细胞或肝实质细胞功能严重受损,导致有毒物质(如氨、硫醇、γ-氨基丁酸)不能代谢与解毒而直接进入体循环,从而对脑产生毒性作用并出现精神综合征,称为肝性脑病,是门静脉高压的并发症之一。肝性脑病常因胃肠道出血、感染、大量摄入蛋白质、镇静药物、利尿剂而诱发。

5.其他

可伴有肝大、黄疸、蜘蛛病、肝掌、男性乳房发育、睾丸萎缩等。

(三)心理-社会状况

患者因反复发作、病情逐渐加重、面临手术、担心出现严重并发症和手术后的效果而有恐惧心理。另外由于治疗费用过高,长期反复住院治疗,以及生活工作严重受限产生长期的焦虑情绪。

(四)辅助检查

1.血常规

脾功能亢进时,血细胞计数减少,以白细胞计数降至 $3 \times 10^9/L$ 以下和血小板计数至$(70 \sim 80) \times 10^9/L$ 以下最为明显。出血、营养不良、溶血、骨髓抑制都可引起贫血。

2.肝功能检查

常有血浆清蛋白降低,球蛋白增高,白、球比例倒置;凝血酶原时间延长;还应做乙型肝炎病原学和甲胎蛋白检查。

3.食管吞钡 X 线检查

在食管为钡剂充盈时,曲张的静脉使食管及胃底呈虫蚀样改变,曲张的静脉表现为蚯蚓样或串珠状负影。

4.腹部超声检查

腹部超声检查可显示腹水、肝密度及质地异常、门静脉扩张。

5.腹腔动脉造影的静脉相或直接肝静脉造影

可以使门静脉系统和肝静脉显影,确定静脉受阻部位及侧支回流情况,还可以为手术提供参考资料。

(五)治疗要点

外科治疗门静脉高压症主要是预防和控制食管胃底曲张静脉破裂出血。

(1)食管胃底曲张静脉破裂出血的治疗主要包括非手术治疗和手术治疗。

非手术治疗:①常规处理。绝对卧床休息,立即建立静脉通道,输液、输血扩充血容量;维持呼吸道通畅,防止呕吐物引起窒息或吸入性肺炎。②药物止血。应用内脏血管收缩药,常用药物有垂体后叶素、三甘氨酸酚酸加压素和生长抑素。③内镜治疗。经纤维内镜将硬化剂直接注入曲张静脉,使之闭塞及黏膜下组织硬化,达到止血和预防再出血目的。④三腔管压迫止血。利用充气的气囊分别压迫胃底和食管下段的曲张静脉,达到止血目的。⑤经颈静脉肝内门体分流术。采用介入放射方法,经颈静脉途径在肝内静脉与门静脉主要分支间建立通道,置入支架以实现门体分流。主要适用于药物和内镜治疗无效、肝功能差不宜急诊手术的患者,或等待肝移植的患者。

手术治疗:上述治疗无效时,应采用手术治疗,多主张行门-奇静脉断流术,目前多采用脾切除加贲门周围血管离断术;若患者一般情况好,肝功能较好的可行急诊分流术。血吸虫性肝硬化并食管胃底静脉曲张且门静脉压力较高的,主张行分流术。常用术式有门静脉-下腔静脉分流术,脾-肾静脉分流术。

(2)严重脾大,合并明显的脾功能亢进:多见于晚期血吸虫病,也见于脾静脉栓塞引起的左侧门静脉高压症。这类患者单纯脾切除术效果良好。

(3)肝硬化引起的顽固性腹水:有效的治疗方法是肝移植。其他方法包括 TIPS 和腹腔-上腔静脉转流术。

(4)肝移植:已成为外科治疗终末期肝病的有效方法,但供肝短缺,终身服用免疫抑制药的危险,手术风险,以及费用昂贵,限制了肝移植的推广。

二、护理诊断及合作性问题

(1)焦虑或恐惧与担心自身疾病的愈后不良,环境改变,对手术效果有疑虑,害怕检查、治疗有关。

(2)窒息与呕吐、咯血和置管有关。

(3)体液不足与呕吐、咯血、胃肠减压、不能进食有关。

(4)营养失调:低于机体需要量与摄入低于人体需要量有关。

(5)潜在并发症:上消化道大出血、肝性脑病。

三、护理目标

患者无焦虑和恐惧心情,无窒息发生,能得到及时的营养补充,肝功能及全身营养状况得到改善,体液平衡得到维持,无上消化道出血、肝性脑病等并发症发生。

四、护理措施

(一)非手术治疗及术前护理

1.心理护理

通过谈话、观察等方法,及时了解患者心理状态,医护人员要针对性地做好解释及思想工作,多给予安慰和鼓励,使之增强信心、积极配合,以保证治疗和护理计划顺利实施。对急性上消化道大出血患者,要专人看护,关心体贴。工作中要冷静沉着,抢救操作应娴熟,使患者消除精神紧张和顾虑。

2.注意休息

术前保证充分休息,必要时卧床休息。可减轻代谢方面的负担,能增进肝血流量,有利于保护肝功能。

3.加强营养,采取保肝措施

(1)宜给低脂、高糖、高维生素饮食,一般应限制蛋白质饮食量,但肝功尚好者可给予富含蛋白质饮食。

(2)营养不良、低蛋白血症者静脉输给支链氨基酸、人血清蛋白或血浆等。

(3)贫血及凝血机制障碍者可输给鲜血,肌内注射或静脉滴注维生素 K。

(4)适当使用肌苷、辅酶 A、葡栓内酯等保肝药物,补充 B 族维生素、维生素 C、维生素 E,避免使用巴比妥类、盐酸氯丙嗪、红霉素等有害肝功能的药物。

(5)手术前 3～5 天静脉滴注 GIK 溶液(即每天补给葡萄糖 200～250 g,并加入胰岛素及氯化钾),以促进肝细胞营养储备。

(6)在出血性休克及合并较重感染的情况下应及时吸氧。

4.防止食管胃底曲张静脉破裂出血

避免劳累及恶心、呕吐、便秘、咳嗽等使腹内压增高的因素,避免干硬食物或刺激性食物(辛辣食物或酒类),饮食不宜过热,口服药片应研成粉末冲服。手术前一般不放置胃管,必要时选细软胃管充分涂以液状石蜡,以轻巧手法协助患者徐徐吞入。

5.预防感染

手术前 2 天使用广谱抗生素。护理操作要遵守无菌原则。

6.分流手术前准备

除以上护理措施外,手术前 2～3 天口服新霉素或链霉素等肠道杀菌剂及甲硝唑,减少肠道氨的产生,防止手术后肝性脑病;手术前 1 天晚清洁灌肠,避免手术后肠胀气压迫血管吻合口;脾-肾静脉分流术前要检查明确肾功能正常。

7.食管胃底静脉曲张大出血三腔管压迫止血的护理

(1)准备:置管前先检查三腔管有无老化、漏气,向患者解释放置三腔管止血的目的、意义、方法和注意事项,以取得患者的配合;将食管气囊和胃气囊分别注气约 150 mL 和 200 mL 后,观察气囊是否膨胀均匀、弹性是否良好,有无漏气,然后抽空气囊,并分别做好标记备用。

(2)插管方法:管壁涂液体石蜡,经患者一侧鼻孔或口腔轻轻插入,边插边嘱患者做吞咽动作,直至插入50～60 cm;用注射器从胃管内抽得胃液后,向胃气囊注入 150～200 mL 空气,用止血钳夹闭管口,将三腔管向外提拉,感到不再被拉出并有轻度弹力时,利用滑车在置管端悬以 0.5 kg重物做牵引压迫。然后抽取胃液观察止血效果,若仍有出血,再向食管气囊注入 100～150 mL 空气以压迫食管下端。置管后,胃管接胃肠减压器或用生理盐水反复灌洗,观察胃内有无新鲜血液吸出。若无出血,同时脉搏、血压渐趋稳定,说明出血已得到控制;反之,表明三腔管压迫止血失败。

(3)置管后护理:①患者半卧位或头偏向一侧,及时清除口腔、鼻咽腔分泌物,防止吸入性肺炎。②保持鼻腔黏膜湿润,观察调整牵引绳松紧度,防止鼻黏膜或口腔黏膜长期受压发生糜烂、坏死;三腔管压迫期间应每 12 小时放气 10～20 分钟,使胃黏膜局部血液循环暂时恢复,避免黏膜因长期受压而糜烂、坏死。③观察、记录胃肠减压引流液的量、颜色,判断出血是否停止,以决定是否需要紧急手术;若气囊压迫 48 小时后,胃管内仍有新鲜血液抽出,表明压迫止血无效,应紧急手术止血。④床旁备剪刀,若气囊上移阻塞呼吸道,可引起呼吸困难其至窒息,应立即剪断三腔管。⑤拔管:三腔管放置时间不宜超过3~5天,以免食管、胃底黏膜长时间受压而缺血、坏死。气囊压迫24小时如出血停止,可考虑拔管。放松牵引,先抽空食管气囊、再抽空胃气囊,继续观察12~24小时,若无出血,让患者口服液体石蜡30~50 mL,缓慢拔出三腔管;若再次出血,可继续行三腔管压迫止血或手术。

(二)术后护理

(1)观察病情变化:密切注视有无手术后各种并发症的发生。

(2)防止分流术后血管吻合口破裂出血,48小时内平卧位或15°低半卧位;翻身动作宜轻柔;一般手术后卧床1周,做好相应生活护理;保持排尿排便通畅;分流术后短期内发生下肢肿胀,可予适当抬高。

(3)防止脾切除术后静脉血栓形成,手术后2周内定期或必要时隔天复查1次血小板计数,如超过$600×10^9/mm^3$时,考虑给抗凝处理,并注意用药前后凝血时间的变化。脾切除术后不再使用维生素K及其他止血药物。

(4)饮食护理,分流术后应限制蛋白质饮食,以免诱发肝性脑病。

(5)加强护肝,警惕肝性脑病:遵医嘱使用高糖、高维生素、能量合剂,禁用有损肝功能的药物。对分流术后患者,特别注意神志的变化,如发现有嗜睡、烦躁、谵妄等表现,警惕是肝性脑病发生,及时报告医师。

(三)健康指导

指导患者保持心情乐观愉快,保证足够的休息,避免劳累和较重体力劳动;禁忌烟酒、过热、刺激性强的食物;按医嘱使用护肝药物,定期来医院复查。

五、护理评价

患者有无焦虑和恐惧心情,有无窒息发生,能否得到及时的营养补充,肝功能及全身营养状况是否得到改善,体液平衡是否得到维持,有无上消化道大出血、肝性脑病等并发症发生。

(杨东兰)

第六节 肝 脓 肿

一、细菌性肝脓肿患者的护理

当全身性细菌感染,特别是腹腔内感染时,细菌侵入肝脏,如果患者抵抗力弱,可发生细菌性肝脓肿。细菌可以从下列途径进入肝脏。①胆道:细菌沿着胆管上行,是引起细菌性肝脓肿的主要原因。包括胆石、胆囊炎、胆道蛔虫、其他原因所致胆管狭窄与阻塞等。②肝动脉:体内任何部位的化脓性病变,细菌可经肝动脉进入肝脏。如败血症、化脓性骨髓炎、痈、疔等。③门静脉:已较少见,如坏疽性阑尾炎、细菌性痢疾等,细菌可经门静脉入肝。④肝开放性损伤:细菌可直接经伤口进入肝,引起感染而形成脓肿。细菌性肝脓肿的致病菌多为大肠埃希菌、金黄色葡萄球菌、厌氧链球菌等。肝脓肿可以是单个脓肿,也可以是多个小脓肿,数个小脓肿可以融合成为一个大脓肿。

(一)护理评估

1.健康史

注意询问有无胆道感染和胆道疾病、全身其他部位的化脓性感染特别是肠道的化脓性感染、肝脏外伤病史,是否有肝脓肿病史,是否进行过系统治疗。

2.身体状况

本病通常继发于某种感染性先驱疾病,起病急,主要症状为骤起寒战、高热、肝区疼痛和肝大。体温可高达 39~40 ℃,多表现为弛张热,伴有大汗、恶心、呕吐、食欲缺乏。肝区疼痛多为持续性钝痛或胀痛,有时可伴有右肩牵涉痛,右下胸及肝区叩击痛,增大的肝有压痛。肝前下缘比较表浅的脓肿,可有右上腹肌紧张和局部明显触痛。巨大的肝脓肿可使右季肋区呈饱满状态,甚至可见局限性隆起,局部皮肤可出现凹陷性水肿。严重时或并发胆道梗阻者,可出现黄疸。

3.心理-社会状况

细菌性肝脓肿起病急剧,症状重,如果治疗不彻底容易反复发作转为慢性,并且细菌性肝脓肿极易引起严重的全身性感染,导致感染性休克,患者产生焦虑。

4.辅助检查

(1)血液检查:化验检查白细胞计数及中性粒细胞增多,有时出现贫血。肝功能检查可出现不同程度的损害和低蛋白血症。

(2)X 线胸腹部检查:右叶脓肿可见右膈肌升高,运动受限;肝影增大或局限性隆起;有时伴有反应性胸膜炎或胸腔积液。

(3)B 超检查:在肝内可显示液平段,可明确其部位和大小,阳性诊断率在 96% 以上,为首选的检查方法。必要时可做 CT 检查。

(4)诊断性穿刺:抽出脓液即可证实本病。

(5)细菌培养:脓液细菌培养有助于明确致病菌,选择敏感的抗生素,并与阿米巴性肝脓肿相鉴别。

5.治疗要点

(1)全身支持疗法:给予充分营养,纠正水和电解质及酸碱平衡失调,必要时少量多次输血和血浆以纠正低蛋白血症,增强机体抵抗力。

(2)抗生素治疗:应使用大剂量抗生素。由于肝脓肿的致病菌以大肠埃希菌、金黄色葡萄球菌和厌氧性细菌最为常见,在未确定病原菌之前,可首选对此类细菌有效的抗生素,然后根据细菌培养和抗生素敏感试验结果选用有效的抗生素。

(3)经皮肝穿刺脓肿置管引流术:适用于单个较大的脓肿。在 B 超引导下进行穿刺。

(4)手术治疗:对于较大的单个脓肿,估计有穿破可能,或已经穿破胸腹腔;胆源性肝脓肿;位于肝左外叶脓肿,穿刺易污染腹腔;慢性肝脓肿,应施行经腹切开引流。病程长的慢性局限性厚壁脓肿,也可行肝叶切除或部分肝切除术。多发性小脓肿不宜行手术治疗,但对其中较大的脓肿,也可行切开引流。

(二)护理诊断及合作性问题

1.营养失调

低于机体需要量,与高代谢消耗或慢性消耗病程有关。

2.体温过高

体温过高与感染有关。

3.急性疼痛

急性疼痛与感染及脓肿内压力过高有关。

4.潜在并发症

急性腹膜炎、上消化道出血、感染性休克。

(三)护理目标

患者能维持适当营养,维持体温正常,疼痛减轻,无急性腹膜炎休克等并发症发生。

(四)护理措施

1.术前护理

(1)病情观察,配合抢救中毒性休克。

(2)高热护理:保持病室空气新鲜、通风、温湿度合适,物理降温。衣着适量,及时更换汗湿衣。

(3)维持适当营养:对于非手术治疗和术前的患者,给予高蛋白、高热量饮食,纠正水、电解质平衡失调和低蛋白血症。

(4)遵医嘱正确应用抗生素。

2.术后护理

(1)经皮肝穿刺脓肿置管引流术术后护理:术前做术区皮肤准备,协助医师进行穿刺部位的准确定位。术后向医师询问术中情况及术后有无特殊观察和护理要求。患者返回病房后,观察引流管固定是否牢固,引流液性状,引流管道是否密闭。术后第二天或数天开始进行脓腔冲洗,冲洗液选用等渗盐水(或遵医嘱加用抗生素)。冲洗时速度缓慢,压力不宜过高,估算注入液与引出液的量。每次冲洗结束后,可遵医嘱向脓腔内注入抗生素。待到引流出或冲洗出的液体变清澈,B超检查脓腔直径<2 cm即可拔管。

(2)切开引流术术后护理:切开引流术术后护理遵循腹部手术术后护理的一般要求。除此之外,每天用生理盐水冲洗脓腔,记录引流液量,<10 mL或脓腔容积<15 mL,即考虑拔除引流管,改凡士林纱布引流,致脓腔闭合。

3.健康指导

为了预防肝脓肿疾病的发生,应教育人们积极预防和治疗胆道疾病,及时处理身体其他部位的化脓性感染。告知患者应用抗生素和放置引流管的目的和注意事项,取得患者的信任和配合。术后患者应加强营养和提高抵抗力,定期复查。

(五)护理评价

患者是否能维持适当营养,体温是否正常,疼痛是否减轻,有无急性腹膜炎、上消化道出血、感染性休克等并发症发生。

二、阿米巴性肝脓肿患者的护理

阿米巴性肝脓肿是阿米巴肠病的并发症,阿米巴原虫从结肠溃疡处经门静脉血液或淋巴管侵入肝内并发脓肿,常见于肝右叶顶部,多数为单发性。原虫产生溶组织酶,导致肝细胞坏死、液化组织和血液、渗液组成脓肿。

(一)护理评估

1.健康史

注意询问有无阿米巴痢疾病史。

2.身体状况

阿米巴性肝脓肿有着跟细菌性肝脓肿相似的表现,两者的区别详见表4-1。

表 4-1　细菌性肝脓肿与阿米巴性肝脓肿的鉴别

鉴别要点	细菌性肝脓肿	阿米巴性肝脓肿
病史	继发于胆道感染或其他化脓性疾病	继发于阿米巴痢疾后
症状	病情急骤严重,全身中毒症状明显,有寒战、高热	起病较缓慢,病程较长,可有高热,或不规则发热、盗汗
血液化验	白细胞计数及中性粒细胞可明显增加。血液细菌培养可阳性	白细胞计数可增加,如无继发细菌感染液细菌培养阴性。血清学阿米巴抗体检查阳性
粪便检查	无特殊表现	部分患者可找到阿米巴滋养体或结肠溃疡(乙状结肠镜检)黏液或刮取涂片可找阿米巴滋养体或包囊
脓液	多为黄白色脓液,涂片和培养可发现细菌	大多为棕褐色脓液,无臭味,镜检有时可到阿米巴滋养体。若无混合感染,涂片和培养无细菌
诊断性治疗	抗阿米巴药物治疗无效	抗阿米巴药物治疗有好转
脓肿	较小,常为多发性	较大,多为单发,多见于肝右叶

3.心理-社会状况

由于病程长,忍受较重的痛苦,担忧预后或经济拮据等原因,患者常有焦虑、悲伤或恐惧反应。

4.辅助检查

基本同细菌性肝脓肿。

5.治疗要点

阿米巴性肝脓肿以非手术治疗为主。应用抗阿米巴药物,加强支持疗法纠正低蛋白、贫血等,无效者穿刺置管闭式引流或手术切开引流,多可获得良好的疗效。

(二)护理诊断及合作性问题

1.营养失调

低于机体需要量,与高代谢消耗或慢性消耗病程有关。

2.急性疼痛

与脓肿内压力过高有关。

3.潜在并发症

合并细菌感染。

(三)护理措施

1.非手术疗法和术前护理

(1)加强支持疗法:给予高蛋白、高热量和高维生素饮食,必要时少量多次输新鲜血、补充丙种球蛋白,增强抵抗力。

(2)正确使用抗阿米巴药物,注意观察药物的不良反应。

2.术后护理

除继续做好非手术疗法护理外,重点做好引流的护理。宜用无菌水封瓶闭式引流,每天更换消毒瓶,接口处保持无菌,防止继发细菌感染。如继发细菌感染需使用抗生素。

(杨东兰)

第七节 胆囊结石

一、概述

胆囊结石是指原发于胆囊的结石,是胆石症中最多的一种疾病。近年来随着卫生条件的改善及饮食结构的变化,胆囊结石的发病率呈升高趋势,已高于胆管结石。胆囊结石以女性多见,男女之比为1:(3~4);其以胆固醇结石或以胆固醇为主要成分的混合性结石为主。少数结石可经胆囊管排入胆总管,大多数存留于胆囊内,且结石越聚越大,可呈多颗小米粒状,在胆囊内可存在数百粒小结石,也可呈单个巨大结石;有些终身无症状而在尸检中发现(静止性胆囊结石),大多数反复发作腹痛症状,一般小结石容易嵌入胆囊管发生阻塞引起胆绞痛症状,发生急性胆囊炎。

二、诊断

(一)症状

1.胆绞痛

胆绞痛是胆囊结石并发急性胆囊炎时的典型表现,多在进油腻食物后胆囊收缩,结合移位并嵌顿于胆囊颈部,胆囊压力升高后强力收缩而发生绞痛。小结石通过胆囊管或胆总管时可发生典型的胆绞痛,疼痛位于右上腹,呈阵发性,可向右肩背部放射,伴恶心、呕吐,呕吐物为胃内容物,吐后症状并不减轻。存留在胆囊内的大结石堵塞胆囊腔时并不引起典型的胆绞痛,故胆绞痛常反映结石在胆管内的移动。急性发作特别是坏疽性胆囊炎时还可出现高热、畏寒等显著的感染症状,严重病例由于炎性渗出或胆囊穿孔可引起局限性腹膜炎,从而出现腹膜刺激症状。胆囊结石一般无黄疸,但30%的患者因伴有胆管炎或肿大的胆囊压迫胆管,肝细胞损害时也可有一过性黄疸。

2.胃肠道症状

大多数慢性胆囊炎患者有不同程度的胃肠道功能紊乱,表现为右上腹隐痛不适、厌油、进食后上腹饱胀感,常被误认为"胃病"。有近半数的患者早期无症状,称为静止性胆囊结石,此类患者在长期随访中仍有部分出现腹痛等症状。

(二)体征

1.一般情况

无症状期间患者大多一般情况良好,少数急性胆囊炎患者在发作期可有黄疸,症状重时可有感染中毒症状。

2.腹部情况

如无急性发作,患者腹部常无明显异常体征,部分患者右上腹可有深压痛;急性胆囊炎患者可有右上腹饱满、呼吸运动受限、右上腹触痛及肌紧张等局限性腹膜炎体征,Murphy 征阳性。有1/3～1/2的急性胆囊炎患者,在右上腹可扪及肿大的胆囊或由胆囊与大网膜粘连形成的炎性肿块。

(三)检查

1.化验检查

胆囊结石合并急性胆囊炎有血液白细胞升高,少数患者谷丙转氨酶也升高。

2.B超检查

B超检查简单易行,价格低廉,且不受胆囊大小、功能、胆管梗阻或结石含钙多少的影响,诊断正确率可达 96％以上,是首选的检查手段。典型声像特征是胆囊腔内有强回声光团并伴声影,改变体位时光团可移动。

3.胆囊造影

能显示胆囊的大小及形态并了解胆囊收缩功能,但易受胃肠道功能、肝功能及胆囊管梗阻的影响,应用很少。

4.X 线检查

腹部 X 线检查对胆囊结石的显示率为 10％～15％。

5.十二指肠引流

有无胆汁可确定是否有胆囊管梗阻,胆汁中出现胆固醇结晶提示结石存在,但此项检查目前已很少用。

6.CT、MRI、ERCP、PTC 检查

在 B 超不能确诊或者怀疑有肝内胆管、肝外胆管结石或胆囊结石术后多年复发又疑有胆管结石者,可酌情选用其中某一项或几项诊断方法。

(四)诊断要点

1.症状

20％～40％的胆囊结石可终生无症状,称"静止性胆囊结石"。有症状的胆囊结石的主要临床表现:进食后,特别是进油腻食物后,出现上腹部或右上腹部隐痛不适、饱胀,伴嗳气、呃逆等。

2.胆绞痛

胆囊结石的典型表现,疼痛位于上腹部或右上腹部,呈阵发性,可向肩胛部和背部放射,多伴恶心、呕吐。

3.Mirizzi 综合征

持续嵌顿和压迫胆囊壶腹部和颈部的较大结石,可引起肝总管狭窄或胆囊管瘘,及反复发作的胆囊炎、胆管炎及梗阻性黄疸,称"Mirizzi 综合征"。

4.Murphy 征

右上腹部局限性压痛、肌紧张,阳性。

5.B超检查

胆囊暗区有一个或多个强回声光团,并伴声影。

(五)鉴别诊断

1.肾绞痛

胆绞痛需与肾绞痛相鉴别,后者疼痛部位在腰部,疼痛向外生殖器放射,伴有血尿,可有尿路刺激症状。

2.胆囊非结石性疾病

胆囊良恶性肿瘤、胆囊息肉样病变等,B超、CT等影像学检查可提供鉴别线索。

3.胆总管结石

可表现为高热、黄疸、腹痛,超声等影像学检查可以鉴别,但有时胆囊结石可与胆总管结石并存。

4.消化性溃疡性穿孔

多有溃疡病史,腹痛发作突然并很快波及全腹,腹壁呈板状强直,腹部X线检查可见膈下游离气体。较小的十二指肠穿孔,或穿孔后很快被网膜包裹,形成一个局限性炎性病灶时,易与急性胆囊炎混淆。

5.内科疾病

一些内科疾病如肾盂肾炎、右侧胸膜炎、肺炎等,亦可发生右上腹疼痛症状,若注意分析不难获得正确的诊断。

三、治疗

(一)一般治疗

饮食宜清淡,防止急性发作,对无症状的胆囊结石应定期B超随诊;伴急性炎症者宜进食,注意维持水、电解质平衡,并静脉应用抗生素。

(二)药物治疗

溶石疗法服用鹅去氧胆酸或熊去氧胆酸对胆固醇结石有一定溶解效果,主要用于胆固醇结石。但此种药物有肝毒性,服药时间长,反应大,价格贵,停药后结石易复发。其适应证:胆囊结石直径在2 cm以下;结石为含钙少的X线能够透过的结石;胆囊管通畅;患者的肝脏功能正常,无明显的慢性腹泻史。目前多主张采取熊去氧胆酸单用或与鹅去氧胆酸合用,不主张单用鹅去氧胆酸。鹅去氧胆酸总量为15 mg/(kg·d),分次口服。熊去氧胆酸为8~10 mg/(kg·d),分餐后或晚餐后2次口服。疗程1~2年。

(三)手术治疗

对于无症状的静止胆囊结石,一般认为无须施行手术切除胆囊。但有下列情况时,应进行手术治疗:①胆囊造影胆囊不显影;②结石直径超过3 cm;③并发糖尿病且在糖尿病已控制时;④老年人或有心肺功能障碍者。

腹腔镜胆囊切除术适于无上腹创伤及手术史者,无急性胆管炎、胰腺炎和腹膜炎及腹腔脓肿的患者。对并发胆总管结石的患者应同时行胆总管探查术。

1.术前准备

择期胆囊切除术后引起死亡的最常见原因是心血管疾病。这强调了详细询问病史发现心绞痛和仔细进行心电图检查注意有无心肌缺血或以往心肌梗死证据的重要性。此外还应寻找脑血管疾病特别是一过性缺血发作的症状。若病史阳性或有问题时应做非侵入性颈动脉血流检查。此时对择期胆囊切除术应当延期,按照指征在冠状动脉架桥或颈动脉重新恢复血管流通后施行。

除心血管病外,引起择期胆囊切除术后第 2 位的死亡原因是肝胆疾病,主要是肝硬化。除术中出血外,还可发生肝功能衰竭和败血症。自从在特别挑选的患者中应用预防性措施以来,择期胆囊切除术后感染中毒性并发症的发生率已有显著下降。慢性胆囊炎患者胆汁内的细菌滋生率占 10%～15%;而在急性胆囊炎消退期患者中则高达 50%。细菌菌种为肠道菌如大肠埃希菌、产气克雷伯杆菌和粪链球菌,其次也可见到产气荚膜杆菌、类杆菌和变形杆菌等。胆管内细菌的发生率随年龄而增长,故主张年龄在 60 岁以上、曾有过急性胆囊炎发作刚恢复的患者,术前应预防性使用抗生素。

2.手术治疗

对有症状胆石症已成定论的治疗是腹腔镜胆囊切除术。虽然此技术的常规应用时间尚短,但是其结果十分突出,以致仅在不能施行腹腔镜手术或手术不安全时,才选用开腹胆囊切除术,包括无法安全地进入腹腔完成气腹,或者由于腹内粘连,或者解剖异常不能安全地暴露胆囊等。外科医师在遇到胆囊和胆管解剖不清及遇到止血或胆汁渗漏而不能满意地控制时,应当及时中转开腹。目前,中转开腹率在 5% 以下。

(四)其他治疗

体外震波碎石适用于胆囊内胆固醇结石,直径不超过 3 cm,且胆囊具收缩功能。治疗后部分患者可发生急性胆囊炎或结石碎片进入胆总管而引起胆绞痛和急性胆管炎,此外碎石后仍不能防止结石的复发。因并发症多,疗效差,现已基本不用。

四、护理

(一)术前护理

1.饮食

指导患者选用低脂肪、高蛋白质、高糖饮食。因为脂肪饮食可促进胆囊收缩排出胆汁,加剧疼痛。

2.术前用药

严重的胆石症发作性疼痛可使用镇痛剂和解痉剂,但应避免使用吗啡,因吗啡有收缩胆总管的作用,可加重病情。

3.病情观察

应注意观察胆石症急性发作患者的体温、脉搏、呼吸、血压、尿量及腹痛情况,及时发现有无感染性休克征兆。注意患者皮肤有无黄染及粪便颜色变化,以确定有无胆管梗阻。

(二)术后护理

1.症状观察及护理

定时监测患者生命体征的变化,注意有无血压下降、体温升高及尿量减少等全身中毒症状,及时补充液体,保持出入量平衡。

2.“T”形管护理

胆总管切开放置“T”形管的目的是为了引流胆汁,使胆管减压:①“T”形管应妥善固定,防止扭曲、脱落;②保持“T”形管无菌,每天更换引流袋,下地活动时引流袋应低于胆囊水平,避免胆汁回流;③观察并记录每天胆汁引流量、颜色及性质,防止胆汁淤积引起感染;④拔管:如果“T”形管引流通畅,胆汁色淡黄、清澄、无沉渣且无腹痛无发热等症状,术后 10～14 天可夹闭管道。开始每天夹闭 2～3 小时,无不适可逐渐延长时间,直至全日夹管。在此过程中要观察患者有无体温增高、腹痛、恶心、呕吐及黄疸等。经“T”形管造影显示胆管通畅后,再引流 2～3 天,及时排出造影剂。

经观察无特殊反应,可拔除"T"形管。

(三)健康指导

(1)进少油腻、高维生素、低脂饮食。烹调方式以蒸煮为宜,少吃油炸类的食物。

(2)适当体育锻炼,提高机体抵抗力。

(张又敏)

第八节 胆 道 感 染

胆道感染是指胆囊和/或胆囊壁受到细菌的侵袭而发生炎症反应,胆汁中有细菌生长。胆道感染与胆石症互为因果关系。胆石症可引起胆道梗阻,梗阻可造成胆汁淤滞、细菌繁殖而致胆道感染;胆道反复感染又是胆石形成的致病因素和促发因素。胆道感染为常见疾病,按发病部位可分为胆囊炎和胆管炎。

一、胆囊炎

(一)疾病概述

1.概念

胆囊炎是指发生在胆囊的细菌性和/或化学性炎症。根据发病的缓急和病程的长短分为急性胆囊炎、慢性胆囊炎和慢性胆囊炎急性发作 3 类。约 95％的急性胆囊炎患者合并胆囊结石,称为急性胆石性胆囊炎;未合并胆囊结石者,称为急性非结石性胆囊炎。胆囊炎的发病率很高,仅次于阑尾炎。年龄多见于 35 岁以后,以 40～60 岁为高峰。女性发病率约为男性的 4 倍,肥胖者多于其他体型者。

2.病因

(1)急性胆囊炎是外科常见急腹症,其发病率居于炎性急腹症的第二位,仅次于急性阑尾炎,女性居多。急性胆囊炎的病因复杂,胆囊结石和细菌感染是引发急性胆囊炎的两大重要因素,主要包括以下几点。①胆道阻塞:由于结石阻塞或嵌顿于胆囊管或胆囊颈,导致胆汁排出受阻,胆汁潴留,其中水分吸收而胆汁浓缩,胆汁中的胆汁酸刺激胆囊黏膜而引起水肿、炎症,甚至坏死。90％～95％的急性胆囊炎与胆石有关,在少数情况下,胰液从胰管和胆总管共同的腔道中反流,也可进入胆囊产生化学性刺激。结石亦可直接损伤受压部位的胆囊黏膜引起炎症。此外,胆囊颈或胆囊管腔的狭窄,或受到管外肿块的压迫也可以导致阻塞。胆管和胆囊颈结石嵌塞是引起急性胆囊炎重要的诱因。②细菌入侵:急性胆囊炎时胆囊胆汁的细菌培养阳性率可高达 80％～90％,包括需氧菌与厌氧菌感染,其中大肠埃希菌最为常见。细菌多来源于胃肠道,致病菌通过胆道逆行、直接蔓延或经血液循环和淋巴途径入侵胆囊。结石压迫局部囊壁的静脉,使静脉回流受阻而淤血、出血,以至坏死而引起炎症。③化学性刺激:胆汁酸、逆流的胰液和溶血卵磷脂,对细胞膜有毒性作用和损伤作用。④病毒感染:乙肝病毒可以侵犯许多组织和器官,可以在胆管上皮中复制,对胆道系统有直接的侵害作用。⑤胆囊的血流灌注量不足:如休克和动脉硬化等,可引起胆囊黏膜的局灶性坏死。⑥其他:严重创伤、烧伤后、严重过敏、长期禁食或与胆囊无关的大手术等导致的内脏神经功能紊乱时发生急性胆囊炎。

(2)慢性胆囊炎:大多继发于急性胆囊炎,是急性胆囊炎反复发作的结果。有较多的病例直接由化学刺激引起。胆囊结石或有阻塞常伴有慢性胆囊炎,这些原因不去除,浓缩胆汁长期刺激可造成慢性炎症。结石和慢性胆囊炎的关系尤为密切,约95%的慢性胆囊炎有胆石存在和反复急性发作的病史。

3.病理生理

(1)急性胆囊炎。①急性结石性胆囊炎:当结石致胆囊管梗阻时,胆汁淤积,胆囊内压力升高,胆囊肿大、黏膜充血、水肿,渗出增多;镜下可见血管扩张和炎性细胞浸润,称为急性单纯性胆囊炎。若梗阻未解除或炎症未控制,病情继续发展,病变可累及胆囊壁的全层,胆囊壁充血、水肿加重,出现瘀斑或脓苔,部分黏膜坏死脱落,甚至浆膜液有纤维素和脓性渗出物;镜下可见组织中有广泛的中性粒细胞浸润,黏膜上皮脱落,即为急性化脓性胆囊炎;还可引起胆囊积脓。若梗阻仍未解除,胆囊内压力继续升高,胆囊壁张力增高,导致血液循环障碍时,胆囊组织除上述炎性改变外,整个胆囊呈片状缺血坏死;镜下见胆囊黏膜结构消失,血管内外充满红细胞,即为急性坏疽性胆囊炎。若胆囊炎症继续加重,积脓增多,胆囊内压力增高,在胆囊壁的缺血、坏死或溃疡处极易造成穿孔,会引起胆汁性腹膜炎,穿孔部位常在颈部和底部,如胆囊坏疽穿孔发生过程较慢,周围粘连包裹,则形成胆囊周围脓肿。②急性非结石性胆囊炎:病理过程与急性结石性胆囊炎基本相同,但急性非结石性胆囊炎更容易发生胆囊坏疽和穿孔,约75%的患者发生胆囊坏疽,15%的患者出现胆囊穿孔。

(2)慢性胆囊炎:胆囊炎症和结石的反复刺激,胆囊壁炎性细胞浸润和纤维组织增生,胆囊壁增厚,可与周围组织粘连,甚至出现胆囊萎缩,失去收缩和浓缩胆汁的功能。本病可分为慢性结石性胆囊炎和慢性非结石性胆囊炎两大类,前者占本病的70%~80%,后者占20%~30%。

4.临床表现

(1)急性胆囊炎的临床表现有以下几点。

症状。①腹痛:多数患者有上腹部疼痛史,表现为右上腹阵发性绞痛,常在饱餐、进食油腻食物后或夜间发作,疼痛可放射至右肩及右肩胛下。②消化道症状:患者腹痛发作时常伴恶心、呕吐、厌食等消化道症状。③发热或中毒症状:根据胆囊炎症反应程度的不同,患者可出现不同程度的体温升高和脉搏加速。

体征。①腹部压痛:早期可有右上腹压痛或叩痛。胆囊化脓坏疽时可扪及肿大的胆囊,可有不同程度和不同范围的右上腹压痛,或右季肋部叩痛,墨菲(Murphy)征常为阳性,伴有不同程度的肌紧张,如胆囊张力大时更加明显。腹式呼吸可因疼痛而减弱,常显吸气性抑制。②黄疸:10%~25%的患者可出现轻度黄疸,多见于胆囊炎症反复发作合并 Mirizzi 综合征的患者。

(2)慢性胆囊炎:临床症状常不典型,主要表现为上腹部饱胀不适、厌食油腻和嗳气等消化不良的症状,以及右上腹和肩背部隐痛。多数患者曾有典型的胆绞痛病史。体检可发现右上腹胆囊区压痛或不适感,Murphy 征可呈弱阳性,如胆囊肿大,右上腹肋下可及光滑圆性肿块。在并发胆道急性感染时可有寒战、发热等。

5.辅助检查

(1)急性胆囊炎。①实验室检查:血常规检查可见血白细胞计数和中性粒细胞比例升高,部分患者可有血清胆红素、转氨酶、碱性磷酸酶和淀粉酶升高。②影像学检查:B超检查可显示胆囊肿大,胆囊壁增厚,大部分患者可见胆囊内有结石光团。^{99m}Tc-EHIDA 检查,急性胆囊炎时胆囊常不显影,但不作为常规检查。

(2)慢性胆囊炎:B超检查是慢性胆囊炎首选的辅助检查方法,可显示胆囊增大,胆囊壁增厚,胆囊腔缩小或萎缩,排空功能减退或消失,并可探知有无结石。此外,CT、MRI、口服胆囊造影、腹部 X 线平片等也是重要的检查手段。

6.主要处理原则

主要为手术治疗,手术时机和手术方式取决于患者的病情。

(1)非手术治疗,如下所述。

适应证:诊断明确、病情较轻的急性胆囊炎患者;老年人或伴有严重心血管疾病不能耐受手术的患者。在非手术治疗的基础上积极治疗各种并发症,待患者一般情况好转后再考虑择期手术治疗。作为手术前准备的一部分。

常用的非手术治疗措施主要包括禁饮食和/或胃肠减压、纠正水、电解质和酸碱平衡紊乱、控制感染、使用消炎利胆及解痉止痛药物、全身支持、对症处理,还可以使用中药、针刺疗法等。在非手术治疗期间,若病情加重或出现胆囊坏疽、穿孔等并发症应及时进行手术治疗。

(2)手术治疗,如下所述。

急诊手术适应证:①发病在 48~72 小时以内者。②经非手术治疗无效且病情加重者。③合并胆囊穿孔、弥漫性腹膜炎、急性梗阻性化脓性胆管炎、急性坏死性胰腺炎等严重并发症者。④其余患者可根据具体情况择期手术。

手术方式。①胆囊切除术:根据病情选择开腹或腹腔镜行胆囊切除术。手术过程中遇到下列情况应同时做胆总管切开探查＋T 管引流术。患者有黄疸史;胆总管内扪及结石或术前 B 超提示肝总管、胆总管结石;胆总管扩张,直径＞1 cm 者;胆总管内抽出脓性胆汁或有胆色素沉淀者;患者合并有慢性复发性胰腺炎者。②胆囊造口术:目的是减压和引流胆汁。主要用于年老体弱,合并严重心、肺、肾等内脏器官功能障碍不能耐受手术的患者,或局部炎症水肿、粘连严重导致局部解剖不清者。待病情稳定、局部炎症消退后再根据患者情况决定是否行择期手术治疗。

(二)护理评估

1.术前评估

(1)健康史及相关因素。①一般情况:患者的年龄、性别、职业、居住地及饮食习惯等。②发病的病因和诱因:腹痛的病因和诱因,腹痛发生的时间,是否与饱餐、进食油腻食物及夜间睡眠改变体位有关。③腹痛的性质:是否为突发性腹痛,疼痛的性质是绞痛、隐痛、阵发性或持续性疼痛,有无放射至右肩背部或右肩胛下等。④既往史:有无胆石症、胆囊炎、胆道蛔虫病史;有无胆道手术史;有无消化性溃疡及类似疼痛发作史;有无用药史、过敏史及腹部手术史。

(2)身体评估。①全身:患者有无寒战、发热、恶心、呕吐,有无面色苍白等贫血现象;有无黏膜和皮肤黄染等,有无体重减轻,有无意识及神经系统的其他改变等。②局部:腹痛的部位是位于右上腹还是剑突下,有无全腹疼痛;有无压痛、肌紧张及反跳痛;能否触及胆囊及胆囊肿大的程度,Murphy 征是否阳性等。③辅助检查:血常规检查中白细胞计数及中性粒细胞比例是否升高,血清胆红素、转氨酶、碱性磷酸酶及淀粉酶有无升高,B 超是否观察到胆囊增大或结石影,^{99m}Tc-EHIDA检查胆囊是否显影,心、肺、肾等器官功能有无异常。

(3)心理-社会评估:了解患者及其家属在疾病治疗过程中的心理反应与需求,家庭及社会支持情况,心理承受程度及对治疗的期望等,引导患者正确配合疾病的治疗与护理。

2.术后评估

(1)手术中情况:了解手术的方式和手术范围,如是胆囊切除还是胆囊造口术,是开腹还是腹腔镜;术中有无行胆总管探查,术中出血量及输血、补液情况;有无留置引流管及其位置和目的。

(2)术后病情:术后生命体征及手术切口愈合情况;T管及其他引流管引流情况,包括引流液的量、颜色、性质等;对老年患者尤其要评估其呼吸及循环功能等状况。

(3)心理-社会评估:患者及其家属对术后和术后康复的认知和期望。

(三)主要护理诊断(问题)

1.疼痛

与胆囊结石突然嵌顿、胆汁排空受阻致胆囊强烈收缩或继发胆囊感染、术后伤口疼痛有关。

2.有体液不足的危险

与恶心、呕吐、不能进食和手术前后需要禁食有关。

3.潜在并发症

胆囊穿孔、感染等。

(四)护理措施

1.减轻或控制疼痛

根据疼痛的程度,采取非药物或药物方法止痛。

(1)卧床休息:协助患者采取舒适体位,指导其有节律的深呼吸,达到放松和减轻疼痛的效果。

(2)合理饮食:病情较轻且决定采取非手术治疗的急性胆囊炎患者,指导其清淡饮食,忌食油腻食物;病情严重需急诊手术的患者予以禁食和胃肠减压,以减轻腹胀和腹痛。

(3)药物止痛:对诊断明确的剧烈疼痛者,可遵医嘱通过口服、注射等方式给予消炎利胆、解痉或止痛药,以缓解疼痛。

(4)控制感染:遵医嘱及时合理应用抗生素。通过控制胆囊炎症,减轻胆囊肿胀和胆囊压力达到减轻疼痛的效果。

2.维持体液平衡

对于禁食患者,根据医嘱经静脉补充足够的热量、氨基酸、维生素、水、电解质等,以维持水、电解质及酸碱平衡。对能进食、进食量不足者,指导和鼓励其进食高蛋白、高碳水化合物、高维生素和低脂饮食,以保持良好的营养状态。

3.并发症的预防和护理

(1)加强观察:严密观察患者的生命体征变化,了解腹痛的程度、性质、发作的时间、诱因及缓解的相关因素和腹部体征的变化。若腹痛进行性加重,且范围扩大,出现压痛、反跳痛、肌紧张等,同时伴有寒战、高热的症状,提示胆囊穿孔或病情加重。

(2)减轻胆囊内压力:遵医嘱应用敏感抗菌药,以有效控制感染,减轻炎性渗出,达到减少胆囊内压力、预防胆囊穿孔的目的。

(3)及时处理胆囊穿孔:一旦发生胆囊穿孔,应及时报告医师,并配合做好紧急手术的准备。

(五)护理评价

(1)患者腹痛得到缓解,能叙述自我缓解疼痛的方法。

(2)患者在禁食期间得到相应的体液补充。

(3)患者没有发生胆囊穿孔或能及时发现和处理已发生的胆囊穿孔。

(4)疾病愈合良好,无并发症发生。

(5)患者对疾病的心理压力得到及时的调适与干预。依从性较好,并对疾病的治疗和预防有一定的了解。

二、急性梗阻性化脓性胆管炎

(一)疾病概述

1.概念

急性梗阻性化脓性胆管炎又称急性重症胆管炎,是在胆道梗阻基础上并发的急性化脓性细菌感染,急性胆管炎和急性梗阻性化脓性胆管炎是同一疾病的不同发展阶段。

2.病因

(1)胆道梗阻:最常见的原因为胆道结石性梗阻。此外,胆道蛔虫、胆管狭窄、吻合口狭窄、胆管及壶腹部肿瘤等亦可引起胆道梗阻而导致急性化脓性炎症。胆道发生梗阻时,胆盐不能进入肠道,易造成细菌移位。

(2)细菌感染:胆道内细菌多来源于胃肠道,其感染途径可经十二指肠逆行进入胆道,或小肠炎症时,细菌经门静脉系统入肝到达胆道引起感染。可以是单一菌种感染,也可是两种以上的菌种感染。以大肠埃希菌、变形杆菌、克雷伯杆菌、铜绿假单胞菌等革兰阴性杆菌多见。近年来,厌氧菌及革兰阳性球菌在胆道感染中的比例有增高的趋势。

3.病理生理

急性梗阻性化脓性胆管炎的基本病理改变是胆管梗阻、肝实质及胆道系统胆汁淤滞和胆管内化脓性感染。胆管梗阻及随之而来的胆道感染造成梗阻以上胆管扩张、胆管壁黏膜肿胀,使梗阻进一步加重并趋向完全性;胆管内压力升高,胆管壁充血、水肿、炎性细胞浸润及溃疡形成,管腔内逐渐充满脓性胆汁或脓液,使胆管内压力继续升高,当胆管内压力超过4.0 kPa(40 cmH$_2$O)时,肝细胞停止分泌胆汁,胆管内脓性胆汁及细菌逆流,引起肝内胆管及肝细胞化脓性感染;若感染进一步加重,可使肝细胞发生大片坏死;胆小管破溃后形成胆小管与肝动脉或门静脉瘘,可在肝内形成多发性脓肿及胆道出血;大量细菌和毒素还可经肝静脉进入人体循环引起全身化脓性感染和多器官功能损害,甚至引起全身脓毒血症或感染性休克,严重者可导致多器官功能障碍综合征或多器官功能衰竭。

4.临床表现

多数患者有胆道疾病史,部分患者有胆道手术史。本病发病急骤,病情进展迅速,除了具有急性胆管炎的 Charcot 三联症(腹痛、寒战高热、黄疸)外,还有休克及中枢神经系统受抑制的表现,即 Reynolds 五联征。

(1)症状。①腹痛:患者常表现为突发的剑突下或右上腹持续性疼痛,可阵发性加重,并向右肩胛下及腰背部放射。腹痛及其程度可因梗阻的部位不同而有差异。肝内梗阻者疼痛较轻,肝外梗阻时症状明显。②寒战、高热:体温持续升高达 39~40 ℃或更高,呈弛张热热型。③胃肠道症状:多数患者伴恶心、呕吐,黄疸。

(2)体征。①腹部压痛或腹膜刺激征:剑突下或右上腹部可有不同程度和不同范围的压痛或腹膜刺激征,可有肝大及肝区叩痛,可扪及肿大的胆囊。②黄疸:多数患者可出现不同程度的黄疸,若仅为一侧胆管梗阻可不出现黄疸。③神志改变:主要表现为神志淡漠、烦躁、谵妄或嗜睡、神志不清,甚至昏迷,病情严重者可在短期内出现感染性休克表现。④休克表现:呼吸急促、出冷汗、脉搏细速,可达 120 次/分以上,血压在短时间内迅速下降,可出现全身发绀或皮下瘀斑。

5.辅助检查

(1)实验室检查:血常规检查可见白细胞计数升高,可超过 $20×10^9/L$;中性粒细胞比例明显升高;细胞质内可出现中毒颗粒;凝血酶原时间延长;血生化检查可见肝功能损害、电解质紊乱和尿素氮增高等;血气分析检查可提示血氧分压降低和代谢性酸中毒的表现。尿常规检查可发现蛋白及颗粒管型。寒战时做血培养,多有细菌生长。

(2)影像学检查:B超是主要的辅助检查方法。B超检查可显示肝和胆囊肿大,胆囊壁增厚、肝、内外胆管扩张及胆管内结石光团伴声影。必要时可行 CT、ERCP、MRCP、PTC 等检查,以了解梗阻部位、程度、结石大小和数量等。

6.主要处理原则

紧急手术解除胆道梗阻并引流,尽早而有效降低胆管内压力,积极控制感染和抢救患者生命。

(1)非手术治疗:既是治疗手段又是手术前准备。在严密观察下进行,若非手术治疗期间症状不能缓解或病情进一步加重,则应紧急手术治疗。主要措施:①禁食、持续胃肠减压及解痉止痛。②抗休克治疗:建立通畅的静脉输液通道,加快补液扩容,恢复有效循环血量;及时应用肾上腺皮质激素,必要时使用血管活性药物;纠正水、电解质酸碱平衡紊乱。③抗感染治疗:联合应用足量、有效、广谱、并对肝、肾毒性小的抗菌药物。④其他:包括吸氧、降温、支持治疗等,以保护重要内脏器官功能。⑤引流:非手术方法进行胆管减压引流,如 PTCD、经内镜鼻胆管引流术等。

(2)手术治疗:主要目的是解除梗阻、胆道减压,挽救患者生命。手术力求简单而有效。多采用胆总管切开减压加 T 管引流术。术中注意肝内胆管是否引流通畅,以防形成多发性肝脓肿。若病情无改善,应及时手术治疗。

(二)护理评估

1.术前评估

(1)健康史及相关因素。①发病情况:是否为突然发病,有无表现为起病急、症状重、进展快的特点。②发病的病因和诱因:此次发病与饮食、活动的关系,有无肝内、外胆管结石或胆囊炎反复发作史,有无类似疼痛史等。③病情及其程度:是否表现为急性病容,有无神经精神症状,是否为短期内即出现感染性休克的表现。④既往史:有无胆道手术史;有无用药史、过敏史及腹部手术史。

(2)身体状况。①全身及生命体征(T、P、R、BP):患者是否在发病初期即出现畏寒发热,体温持续升高至39~40 ℃或更高;有无伴呼吸急促、出冷汗、脉搏细速及血压在短时间内迅速下降等;患者有无巩膜及皮肤黄染及黄染的程度;有无神志改变的表现,如神志淡漠、谵妄或嗜睡、神志不清甚至昏迷等;有无感染、中毒的表现,如全身皮肤湿冷、发绀和皮下瘀斑等。②局部:腹痛的部位、性质、程度及有无放射痛等;肝区有无压痛、叩击痛;腹膜刺激征是否为阳性;腹部有无不对称性肿大等。③辅助检查:血常规检查白细胞计数升高及中性粒细胞比例是否明显升高;细胞质内是否出现中毒颗粒;尿常规检查有无异常;凝血酶原时间有无延长;血生化检查是否提示肝功能损害、电解质紊乱、代谢性酸中毒及尿素氮增高等;血气分析检查是否提示血氧分压降低。B超及其他影像学检查是否提示肝和胆囊肿大,肝、内外胆管扩张和结石。心、肺、肾等器官功能有无异常。

(3)心理和社会支持状况:了解患者和家属对疾病的认知、家庭经济状况、心理承受程度及对治疗的期望。

2.术后评估

(1)手术中情况：了解术中胆总管探查及解除梗阻、胆道减压、胆汁引流情况；术中患者生命体征是否平稳；肝内、外胆管结石清除及引流情况；有无多发性肝脓肿及处理情况；各种引流管放置位置和目的等。

(2)术后病情：术后生命体征及手术切口愈合情况，T管及其他引流管引流情况等。

(3)心理-社会评估：患者及其家属对术后康复的认知和期望程度。

（三）主要护理诊断（问题）

1.疼痛

与胆道梗阻、胆管扩张及手术后伤口疼痛有关。

2.体液不足

与呕吐、禁食、胃肠减压及感染性休克有关。

3.体温过高

与胆道梗阻并继发感染有关。

4.低效性呼吸困难

与感染中毒有关。

5.潜在并发症

胆道出血、胆瘘、多器官功能障碍或衰竭。

（四）护理措施

1.减轻或控制疼痛

根据疼痛的程度，采取非药物或药物方法止痛。

(1)卧床休息：协助患者采取舒适体位，指导其有节律的深呼吸，达到放松和减轻疼痛的效果。

(2)合理饮食：病情较轻且决定采取非手术治疗的急性胆囊炎患者，指导其清淡饮食，忌食油腻食物；病情严重需急诊手术的患者予以禁食和胃肠减压，以减轻腹胀和腹痛。

(3)解痉镇痛：对诊断明确的剧烈疼痛者，可遵医嘱通过口服、注射等方式给予消炎利胆、解痉或止痛药，以缓解疼痛。

(4)控制感染：遵医嘱及时合理应用抗生素。通过控制胆囊炎症，减轻胆囊肿胀和胆囊压力达到减轻疼痛的效果。

2.维持体液平衡

(1)加强观察：严密观察患者的生命体征和循环功能，如脉搏、血压、CVP和每小时尿量等，及时准确记录液体出入量，为补液提供可靠依据。

(2)补液扩容：对于休克患者应迅速建立静脉输液通路，补液扩容，尽快恢复血容量。遵医嘱及时给予肾上腺皮质激素，必要时应用血管活性药物，以改善和保证组织器官的血流灌注及供氧。

(3)纠正水、电解质、酸碱平衡紊乱：根据病情、CVP、胃肠减压及每小时尿量等情况，确定补液的种类和输液量，合理安排输液的顺序和速度，维持水、电解质及酸碱平衡。

3.降低体温

(1)物理降温：温水擦浴、冰敷等物理方法。

(2)药物降温：在物理降温的基础上，根据病情遵医嘱通过口服、注射或其他途径给予药物降温。

(3)控制感染:遵医嘱联合应用足量有效的广谱抗生素,以有效控制感染,使体温恢复正常。

4.维持有效呼吸

(1)加强观察:密切观察患者的呼吸频率、节律和深浅度;动态监测血氧饱和度的变化,定期进行动脉血气分析检查,以了解患者的呼吸功能状况。若患者呼吸急促、血氧饱和度下降、氧分压降低,提示患者呼吸功能受损。

(2)采取合适体位:协助患者卧床休息,减少耗氧量。非休克患者取半卧位,使腹肌放松、膈肌下降,有助于改善呼吸和减轻疼痛。半卧位还可促使腹腔内炎性渗出物局限于盆腔,减轻中毒症状。休克患者应取头低足高位。

(3)禁食和胃肠减压:禁食可减少消化液的分泌,减轻腹部胀痛。通过胃肠减压,可吸出胃内容物,减少胃内积气和积液,从而达到减轻腹胀、避免膈肌抬高和改善呼吸功能的效果。

(4)解痉镇痛:对诊断明确的剧烈疼痛患者,可遵医嘱给予消炎利胆、解痉或止痛药,以缓解疼痛,利于平稳呼吸,尤其是腹式呼吸。

(5)吸入氧气:根据患者呼吸的频率、节律、深浅度及血气分析情况选择给氧的方式和确定氧气流量和浓度,如可通过鼻导管、面罩、呼吸机辅助等方法给氧,以维持患者正常的血氧饱和度及动脉血氧分压,改善缺氧症状,保证组织器官的氧气供给。

5.营养支持

(1)术前:不能进食或禁食及胃肠减压的患者,可从静脉补充能量、氨基酸、维生素、水、电解质等,以维持和改善营养状况。对凝血机制障碍的患者,遵医嘱给予维生素 K_1 肌内注射。

(2)术后:在患者恢复进食前或进食量不足时,仍需从胃肠外途径补充营养素;当患者恢复进食后,应鼓励患者从清流饮食逐步转为进食高蛋白、高碳水化合物、高维生素和低脂饮食。

6.并发症的预防和护理

(1)加强观察:包括神志、生命体征、每小时尿量、腹部体征及引流液的量、颜色、性质,同时注意血常规、电解质、血气分析和心电图等检查结果的变化。若 T 管引流液呈血性,伴腹痛、发热等症状,应考虑胆道出血;若腹腔引流液呈黄绿色胆汁样,应警惕胆瘘的可能;若患者出现神志淡漠,黄疸加深,每小时尿量减少或无尿,肝、肾功能异常,血氧分压降低或代谢性酸中毒及凝血酶原时间延长等,提示多器官功能障碍或衰竭,应及时报告医师,并协助处理。

(2)加强腹壁切口、引流管和 T 管护理。

(3)加强支持治疗:患者发生胆瘘时,在观察并准确记录引流液的量、颜色的基础上,遵医嘱补充水、电解质及维生素,以维持水、电解质平衡;鼓励患者进食高蛋白、高碳水化合物、高维生素和低脂易消化饮食,防止因胆汁丢失影响消化吸收而造成营养障碍。

(4)维护器官功能:一旦出现多器官功能障碍或衰竭的征象,应立即与医师联系,并配合医师采取相应的急救措施。

(五)护理评价

(1)患者及时得到补液,体液代谢维持平衡。

(2)患者感染得到有效控制,体温恢复正常。

(3)患者能维持有效呼吸,没有发生低氧血症或发生后得到及时发现和纠正。

(4)患者的营养状况得到改善或维持。

(5)患者没有发生胆道出血、胆瘘及多器官功能障碍或衰竭等并发症，或发生后得到及时发现和处理。

(张又敏)

第九节　急性阑尾炎

急性阑尾炎是腹部外科最常见的疾病之一，是外科急腹症中最常见的疾病，其发病率约为 1:1 000。各年龄段(不满 1 岁至 90 岁，甚至 90 岁以上)的人均可发病，但以青年最为多见。阑尾切除术也是外科最常施行的一种手术。急性阑尾炎临床表现变化较多，需要与许多腹腔内外疾病相鉴别。早期明确诊断，及时治疗，可使患者在短期内恢复健康。若延误诊治，则可能出现严重后果。因此对本病的处理须予以重视。

一、病因

阑尾管腔较细且系膜短，常使阑尾扭曲，内容物排出不畅，阑尾管腔内本来就有许多微生物，远侧又是盲端，很容易发生感染。一般认为急性阑尾炎是由下列几种因素综合而发生的。

(一)梗阻

梗阻为急性阑尾炎发病最常见的基本因素，常见的梗阻原因：①粪石和粪块等。②寄生虫，如蛔虫堵塞。③阑尾系膜过短，造成阑尾扭曲，引起部分梗阻。④阑尾壁的改变，以往发生过急性阑尾炎后，肠壁可以纤维化，使阑尾腔变小，亦可减弱阑尾的蠕动功能。

(二)细菌感染

阑尾炎的发生也可能是细菌直接感染的结果。细菌可通过直接侵入、经由血运或邻接感染等方式侵入阑尾壁，从而形成阑尾的感染和炎症。

(三)其他

与急性阑尾炎发病有关的因素还有饮食习惯、遗传因素和胃肠道功能障碍等。阑尾先天性畸形，如阑尾过长、过度扭曲、管腔细小、血供不佳等都是易于发生急性炎症的条件。胃肠道功能障碍(如腹泻、便秘等)引起内脏神经反射，导致阑尾肌肉和血管痉挛，当超过正常强度时，可致阑尾管腔狭窄、血供障碍、黏膜受损，细菌入侵而致急性炎症。

二、病理

根据急性阑尾炎的临床过程和病理解剖学变化，可将其分为四种病理类型，这些不同类型可以是急性阑尾炎在其病变发展过程中不同阶段的表现，也可能是不同的病因和发病原理所产生的直接结果。

(一)急性单纯性阑尾炎

阑尾轻度肿胀，浆膜表面充血。阑尾壁各层组织间均有炎性细胞浸润，以黏膜和黏膜下层为最著；黏膜上可能出现小的溃疡和出血点，阑尾腔内可能有少量渗出液，临床症状和全身反应也较轻，如能及时处理，其感染可以消退、炎症完全吸收，阑尾也可恢复正常。

（二）急性化脓性阑尾炎

阑尾明显肿胀，壁内有大量炎性细胞浸润，可形成大量大小不一的微小脓肿；浆膜高度充血并有较多脓性渗出物，作为肌体炎症防御、局限化的一种表现，常有大网膜下移、包绕部分或全部阑尾。此类阑尾炎的阑尾已有不同程度的组织破坏，即使经保守治疗恢复，阑尾壁仍可留有瘢痕挛缩，致阑尾腔狭窄，因此，日后炎症可反复发作。

（三）坏疽性及穿孔性阑尾炎

坏疽性及穿孔性阑尾炎是一种重型的阑尾炎。根据阑尾血运阻断的部位，坏死范围可仅限于阑尾的一部分或累及整个阑尾。阑尾管壁坏死或部分坏死，呈暗紫色或黑色。阑尾腔内积脓，且压力升高，阑尾壁血液循环障碍。穿孔部位多存阑尾根部和尖端。穿孔如未被包裹，感染继续扩散，则可引起急性弥漫性腹膜炎。

（四）阑尾周围脓肿

急性阑尾炎化脓坏疽或穿孔，如果此过程进展较慢，大网膜可移至右下腹部，将阑尾包裹并形成粘连，形成炎性肿块或阑尾周围脓肿。

阑尾穿孔并发弥漫性腹膜炎最为严重，常见于坏疽穿孔性阑尾炎，婴幼儿大网膜过短、妊娠期的子宫妨碍大网膜下移，故易于在阑尾穿孔后出现弥漫性腹膜炎。由于阑尾炎症严重，进展迅速，局部大网膜或肠袢粘连尚不足以局限之，故一旦穿孔，感染很快蔓及全腹腔。患者有全身性感染、中毒和脱水等现象，有全腹性的腹壁强直和触痛，并有肠麻痹的腹胀、呕吐等症状。若不经适当治疗，病死率很高；即使经过积极治疗后全身性感染获得控制，也常因发生盆腔脓肿、膈下脓肿或多发性腹腔脓肿等并发症而需多次手术引流，甚至遗下腹腔窦道、肠瘘、粘连性肠梗阻等并发症而使病情复杂、病期迁延。

三、临床表现

急性阑尾炎不论其病因如何，亦不论其病理变化为单纯性、化脓性或坏疽性，在阑尾未穿孔、坏死或并有局部脓肿以前，临床表现大致相似。多数急性阑尾炎都有较典型的症状和体征。

（一）症状

一般表现在3个方面。

1.腹痛不适

腹痛不适是急性阑尾炎最常见的症状，约有98％急性阑尾炎患者以此为首发症状。典型的急性阑尾炎腹痛开始时多在上腹部或脐周围，有时为阵发性，并常有轻度恶心或呕吐；一般持续6～36小时（通常约12小时）。当阑尾炎症涉及壁腹膜时，腹痛变为持续性并转移至右下腹部，疼痛加剧，不少患者伴有呕吐、发热等全身症状。此种转移性右下腹痛是急性阑尾炎的典型症状，70％以上的患者具有此症状。该症状在临床诊断上有重要意义。但也应该指出不少患者其腹痛可能开始时即在右下腹，不一定有转移性腹痛，这可能与阑尾炎病理过程不同有关。没有明显管腔梗阻而直接发生的阑尾感染，腹痛可能一开始就是右下腹炎性持续性疼痛。异位阑尾炎在临床上虽同样也可有初期梗阻性、后期炎症性腹痛，但其最后腹痛所在部位因阑尾部位不同而异。

腹痛的轻重程度与阑尾炎的严重性之间并无直接关系。虽然腹痛的突然减轻一般显示阑尾腔的梗阻已解除或炎症在消退，但有时因阑尾腔内压过大或组织缺血坏死，神经末梢失去感受和传导能力，腹痛也可减轻；有时阑尾穿孔以后，由于腔内压随之减低，自觉的腹痛也可突然消失。故腹痛减轻，必须伴有体征消失，方可视为是病情好转的证据。

2.胃肠道症状

恶心、呕吐、便秘、腹泻等胃肠道症状是急性阑尾炎患者所常有的。呕吐是急性阑尾炎常见的症状,当阑尾管腔梗阻及炎症程度较重时更为突出。呕吐与发病前有无进食有关。阑尾炎发生于空腹时,往往仅有恶心;饱食后发生者多有呕吐;偶然于病程晚期亦见有恶心、呕吐者,则多由腹膜炎所致。食欲缺乏,不思饮食,则更为患者常见的现象。

当阑尾感染扩散至全腹时,恶心、呕吐可加重。其他胃肠道症状如食欲缺乏、便秘、腹泻等也偶可出现,腹泻多由于阑尾炎症扩散至盆腔内形成脓肿,刺激直肠而引起肠功能亢进,此时患者常有排便不畅、便次增多、里急后重及便中带黏液等症状。

3.全身反应

急性阑尾炎患者的全身症状一般并不显著。当阑尾化脓坏疽并有扩散性腹腔内感染时,可以出现明显的全身症状,如寒战、高热、反应迟钝或烦躁不安;当弥漫性腹膜炎严重时,可同时出现血容量不足与脓毒症表现,甚至有心、肺、肝、肾等生命器官功能障碍。

(二)体征

急性阑尾炎的体征在诊断上较自觉症状更具重要性。它的表现决定于阑尾的部位、位置的深浅和炎症的程度,常见的体征有下列几类。

1.患者体位

不少患者来诊时常见弯腰行走,且往往以双手按在右下腹部。在床上平卧时其右髋关节常呈屈曲位。

2.压痛和反跳痛

最主要和典型的是右下腹压痛,是诊断阑尾炎的重要依据,典型的压痛较局限,位于麦氏点(阑尾点)或其附近。无并发症的阑尾炎其压痛点比较局限,有时可以用一个手指在腹壁找到最明显压痛点;待出现腹膜炎时,压痛范围可变大,甚至全腹压痛,但压痛最剧点仍在阑尾部位。压痛点具有重大诊断价值,即使患者自觉腹痛尚在上腹部或脐周围,体检时往往已能发现在右下腹有明显的压痛点,常借此可获得早期诊断。

年老体弱、反应差的患者炎症有时即使很重,但压痛可能比较轻微,或必须深压才痛。压痛表明阑尾炎症的存在和其所在的部位,较转移性腹痛更具诊断意义。

反跳痛具有重要的诊断意义,体检时将压在局部的手突然松开,患者感到剧烈疼痛,更重于压痛。这是腹膜受到刺激的反应,可以更肯定局部炎症的存在。阑尾部位压痛与反跳痛的同时存在对诊断阑尾炎比单个存在更有价值。

3.右下腹肌紧张和强直

肌紧张是腹壁对炎症刺激的反应性痉挛,强直则是一种持续性不由自主地保护性腹肌收缩,都见于阑尾炎症已超出浆膜并侵及周围脏器或组织时。检查腹肌有无紧张和强直要求动作轻柔,患者情绪平静,以避免引起腹肌过度反应或痉挛,导致不正确结论。

4.疼痛试验

有些急性阑尾炎患者以下几种疼痛试验可能呈阳性,其主要原理是处于深部但有炎症的阑尾黏附于腰大肌或闭孔肌,在行以下各种试验时,局部受到明显刺激而出现疼痛。①结肠充气试验(Rovsing征):深压患者左下腹部降结肠处,患者感到阑尾部位疼痛。②腰大肌试验:患者左侧卧,右腿伸直并过度后伸时阑尾部位出现疼痛。③闭孔内肌试验:患者屈右髋右膝并内旋时感到阑尾部位疼痛。④直肠内触痛:直肠指检时按压右前壁患者有疼痛感。

(三)化验

急性阑尾炎患者的血常规、尿常规检查有一定重要性。90%的患者常有白细胞计数增多,是临床诊断的重要依据,一般为(10~15)×10⁹/L。随着炎症加重,白细胞可以增加,甚至可为20×10⁹/L以上。但年老体弱或免疫功能受抑制的患者,白细胞数不一定增多,甚至反而下降。白细胞数增多常伴有核左移。急性阑尾炎患者的尿液检查一般无特殊改变,但对排除类似阑尾炎症状的泌尿系统疾病,如输尿管结石,常规检查尿液仍有必要。

四、诊断

多数急性阑尾炎的诊断以转移性右下腹痛或右下腹痛、阑尾部位压痛和白细胞升高三者为决定性依据。典型的急性阑尾炎(约占80%)均有上述症状、体征,易于据此作出诊断。对于临床表现不典型的患者,尚需考虑借助其他一些诊断手段,以作进一步肯定。

五、鉴别诊断

典型的急性阑尾炎一般诊断并不困难,但在另一部分病例,由于临床表现并不典型,诊断相当困难,有时甚至诊断错误,以致采用错误的治疗方法或延误治疗,产生严重并发症,甚至死亡。要与急性阑尾炎相鉴别的疾病很多,常见的为以下3类。

(一)内科疾病

临床上,不少内科疾病具有急腹症的临床表现,常被误诊为急性阑尾炎而施行不必要的手术探查,将无病变的阑尾切除,甚至危及患者生命,故诊断时必须慎重。常见的需要与急性阑尾炎鉴别的内科疾病有以下几种。

1.急性胃肠炎

一般急性胃肠炎患者发病前常有饮食不慎或食物不洁史。症状虽亦以腹痛、呕吐、腹泻三者为主,但通常以呕吐或腹泻较为突出,有时在腹痛之前即已有吐泻。急性阑尾炎患者即使有吐泻,一般也不严重,且多发生在腹痛以后。

急性胃肠炎的腹痛有时虽很剧烈,但其范围较广,部位较不固定,更无转移至右下腹的特点。

2.急性肠系膜淋巴结炎

本病多见于儿童,往往发生于上呼吸道感染之后。患者过去大多有同样腹痛史,且常在上呼吸道感染后发作。起病初期于腹痛开始前后往往即有高热,此与一般急性阑尾炎不同;腹痛初起时即位于右下腹,而无急性阑尾炎之典型腹痛转移史。其腹部触痛的范围亦较急性阑尾炎为广,部位亦较阑尾的位置高,并较靠近内侧。腹壁强直不甚明显,反跳痛亦不显著。Rovsing征和肛门指检都是阴性。

3.Meckel憩室炎

Meckel憩室炎往往无转移性腹痛,局部压痛点也在阑尾点之内侧,多见于儿童,由于1/3Meckel憩室中有胃黏膜存在,患者可有黑便史。Meckel憩室炎穿孔时成为外科疾病。临床上如诊断为急性阑尾炎而手术中发现阑尾正常者,应即检查末段回肠至少100 cm,以视有无Meckel憩室炎,免致遗漏而造成严重后果。

4.局限性回肠炎

典型局限性回肠炎不难与急性阑尾炎相区别。但不典型急性发作时,右下腹痛、压痛及白细胞升高与急性阑尾炎相似,必须通过细致临床观察,发现局限性回肠炎所致的部分肠梗阻的症状与体征(如阵发绞痛和可触及条状肿胀肠祥),方能鉴别。

5.心胸疾病

如右侧胸膜炎、右下肺炎和心包炎等均可有反射性右侧腹痛,甚至右侧腹肌反射性紧张等,但这些疾病以呼吸、循环系统功能改变为主,一般没有典型急性阑尾炎的转移性右下腹痛和压痛。

6.其他

如过敏性紫癜、铅中毒等,均可有腹痛,但腹软无压痛。详细的病史、体检和辅助检查可予以鉴别。

(二)外科疾病

1.胃十二指肠溃疡急性穿孔

本病为常见急腹症,发病突然,临床表现可与急性阑尾炎相似。溃疡病穿孔患者多数有慢性溃疡史,穿孔大多发生在溃疡病的急性发作期。溃疡穿孔所引起的腹痛,虽亦起于上腹部并可累及右下腹,但一般均迅速累及全腹,不像急性阑尾炎有局限于右下腹的趋势。腹痛发作极为突然,程度也颇剧烈,常可引致患者休克。体检时右下腹虽也有明显压痛,但上腹部溃疡穿孔部位一般仍为压痛最显著地方;腹肌的强直现象也特别显著,常呈"板样"强直。腹内因有游离气体存在,肝浊音界多有缩小或消失现象;X线透视如能确定膈下有积气,有助于诊断。

2.急性胆囊炎

总体上急性胆囊炎的症状与体征均以右上腹为主,常可扪及肿大和有压痛的胆囊,Murphy征阳性,辅以B超不难鉴别。

3.右侧输尿管结石

本病有时表现与阑尾炎相似。但输尿管结石以腰部酸痛或绞痛为主,可有向会阴部放射痛,右肾区叩击痛(+),肉眼或镜检尿液有大量红细胞,B超检查和肾、输尿管、膀胱X线检查(KUB)可确诊。

(三)妇科疾病

1.右侧异位妊娠破裂

这是育龄妇女最易与急性阑尾炎相混淆的疾病,尤其是未婚怀孕女性,诊断时更要细致。异位妊娠患者常有月经过期或近期不规则史,在腹痛发生前,可有阴道不规则的出血史。其腹痛的发作极为突然,开始即在下腹部,并常伴有会阴部垂痛感觉。全身无炎症反应,但有不同程度的出血性休克症状。妇科检查常能发现阴道内有血液,子宫颈柔软而有明显触痛,一侧附件有肿大且具压痛;如阴道后穹隆或腹腔穿刺抽出新鲜不凝固血液,同时妊娠试验阳性可以确诊。

2.右侧卵巢囊肿扭转

本病可突然出现右下腹痛,囊肿绞窄坏死可刺激腹膜而致局部压痛,与急性阑尾炎相似。但急性扭转时疼痛剧烈而突然,坏死囊肿引起的局部压痛位置偏低,有时可扪到肿大的囊肿,都与阑尾炎不同,妇科双合诊或B超检查等可明确诊断。

3.其他

如急性盆腔炎、右侧附件炎、右侧卵巢滤泡或黄体破裂等,可通过病史、月经史、妇科检查、B超检查、后穹隆或腹腔穿刺等作出正确诊断。

六、治疗

手术切除是治疗急性阑尾炎的主要方法,但阑尾炎症的病理变化比较复杂,非手术治疗仍有其价值。

（一）非手术治疗

1.适应证

（1）患者一般情况差或因客观条件不允许，如合并严重心、肺功能障碍时，也可先行非手术治疗，但应密切观察病情变化。

（2）急性单纯性阑尾炎早期，药物治疗多有效，其炎症可吸收消退，阑尾能恢复正常，也可不再复发。

（3）当急性阑尾炎已被延误诊断超过48小时，病变局限，已形成炎性肿块，也应采用非手术治疗，待炎症消退，肿块吸收后，再考虑择期切除阑尾。当炎性肿块转成脓肿时，应先行脓肿切开引流，以后再进行择期阑尾切除术。

（4）急性阑尾炎诊断尚未明确，临床观察期间可采用非手术治疗。

2.方法

非手术治疗的内容和方法有卧床、禁食、静脉补充水、电解质和热量，同时应用有效抗生素及对症处理（如镇静、止痛、止吐等）。

（二）手术治疗

绝大多数急性阑尾炎诊断明确后均应采用手术治疗，以去除病灶、促进患者迅速恢复。但是急性阑尾炎的病理变化和患者条件常有不同，因此也要根据具体情况，对不同时期、不同阶段的患者采用不同的手术方式分别处理。

七、急救护理

（一）护理目标

（1）患者焦虑情绪明显好转配合治疗及护理。

（2）患者主诉疼痛明显缓解或消失。

（3）术后未发生相关并发症或并发症发生后能得到及时治疗与处理。

（二）护理措施

1.非手术治疗

（1）体位：取半卧位休息，以减轻疼痛。

（2）饮食：轻者可进流质，重症应禁食以减少肠蠕动，利于炎症局限。

（3）加强病情观察：定时测量生命体征，密切观察患者的腹部症状和体征，尤其注意腹痛的变化；观察期间禁用镇静止痛剂，如吗啡等，以免掩盖病情。

（4）避免增加肠内压力：禁服泻药及灌肠，以免肠蠕动加快，增高肠内压力，导致阑尾穿孔或炎症扩散。

（5）使用有效的抗生素控制感染。

（6）心理护理：耐心做好患者及家属的解释工作，减轻其焦虑和紧张情绪；向患者和家属介绍疾病相关知识，使之积极配合治疗和护理。

2.术后护理

（1）体位：患者全麻术后清醒或硬膜外麻醉平卧6小时后，血压平稳，采用半卧位，以减少腹壁张力，减轻切口疼痛，有利于呼吸和引流。

（2）饮食护理：患者术后禁食，禁食期间给予静脉补液。待肛门排气，肠蠕动恢复后，进流质饮食,逐渐向半流质和普食过渡。

(3)合理使用抗生素:术后遵医嘱及时正确使用抗生素,控制感染,防止并发症发生。

(4)早期活动:鼓励患者术后在床上活动,待麻醉反应消失后可起床活动,以促进肠蠕动恢复,防止肠粘连,增进血液循环,促进伤口愈合。

(5)切口的护理:①及时更换污染敷料,保持切口清洁、干燥。②密切观察切口愈合情况,及时发现出血及感染征象。

(6)引流管的护理:①妥善固定引流管和引流袋,防止引流管折叠、受压或牵拉而脱出,并减少牵拉引起的疼痛。②保持引流通畅,经常从近端至远端挤压引流管,防止血块或脓液堵塞。若发现引流液突然减少,应检查引流管有无脱落和堵塞。③观察并记录引流液的颜色、性状及量,准确记录24小时的引流量。当引流液量逐渐减少、颜色逐渐变淡至浆液性,患者体温及血常规正常,可考虑拔管。④每周更换引流袋2~3次。更换引流袋和敷料时,严格执行无菌操作,防止污染和避免引起逆行感染。

(7)术后并发症的观察及护理。①切口感染:阑尾切除术后最常见的并发症,多见于化脓性或穿孔性阑尾炎。切口感染可通过术中有效保护切口、彻底止血、消灭无效腔等措施得到预防。一般临床表现为术后2~3天体温升高,切口处出现红、肿、痛。治疗原则为先试穿刺抽脓液,一经确诊立即充分敞开引流。排出脓液,放置引流,定期换药,短期内可愈合。②粘连性肠梗阻:与局部炎性渗出、手术损伤和术后长期卧床等因素有关。早期手术、术后早期下床活动可以有效预防该并发症,完全性肠梗阻者应手术治疗。③腹腔内出血:常发生在术后48小时内,多因阑尾系膜结扎线松脱或止血不彻底而引起。临床表现为腹痛、腹胀和失血性休克等。一旦发生出血,应立即输血、补液,紧急手术止血。④腹腔感染或脓肿:多发生于化脓性或坏疽性阑尾炎术后,尤其阑尾穿孔伴腹膜炎的患者。患者表现为体温升高,腹痛、腹胀、腹部压痛及全身中毒症状。按腹膜炎治疗和护理原则处理。⑤阑尾残株炎:阑尾残端保留过长超过1cm时,术后残株易复发炎症,仍表现为阑尾炎的症状。X线钡剂检查可明确诊断。症状较重者,应手术切除阑尾残株。⑥粪瘘:很少见。残端结扎线脱落、盲肠原有结核或肿瘤等病变、手术时误伤盲肠等因素均是发生粪瘘的原因。临床表现类似阑尾周围脓肿,经非手术治疗后,粪瘘多可自行闭合。少数需手术治疗。

(三)健康教育

(1)术前向患者解释禁食的目的和意义,指导患者采取正确的卧位。

(2)指导患者术后早期下床活动,促进肠蠕动恢复,避免肠粘连。

(3)术后鼓励患者进食营养丰富的食物,以利于伤口愈合。

(4)出院指导:若出现腹痛、腹胀等症状,应及时就诊。

(张又敏)

第十节 结直肠息肉

凡从黏膜表面突出到肠腔的息肉状病变,在未确定病理性质前均称为息肉。分为腺瘤性息肉和非腺瘤性息肉两类,腺瘤性息肉上皮增生活跃,多伴有上皮内瘤变,可以恶变成腺癌;非腺瘤性息肉一般不恶变,但如伴有上皮内瘤变则也可恶变。结直肠息肉是一种癌前病变,近年来随着生活条件和饮食结构的改变,结直肠息肉发展为癌性病变的发病率也呈增高趋势。其发生率随年龄增加而上升,男性多见。临床上以结肠和直肠息肉为最多,小肠息肉较少,可分为单个或多个。小息肉一般无症状,大的息肉可有出血、黏液便及直肠刺激症状。息肉可采用经肠镜下切除,经腹或经肛门切除等多种方法进行治疗。

一、病因与发病机制

(一)感染
炎性息肉与肠道慢性炎症有关,腺瘤性息肉的发生可能与病毒感染有关。

(二)年龄
结直肠息肉的发病率随年龄增大而增高。

(三)胚胎异常
幼年性息肉病多为错构瘤,可能与胚胎发育异常有关。

(四)生活习惯
低食物纤维饮食与结直肠息肉有关,吸烟与腺瘤性息肉有密切关系。

(五)遗传
某些息肉病的发生与遗传有关,如家族性腺瘤性息肉病(FAP)。

二、临床表现

根据息肉生长的部位、大小、数量多少,临床表现不同。

(1)多数结直肠息肉患者无明显症状,部分患者可有间断性便血或大便表面带血,多为鲜红色;继发炎症感染可伴多量黏液或黏液血便;可有里急后重;便秘或便次增多。长蒂息肉较大时可引致肠套叠;息肉巨大或多发者可发生肠梗阻;长蒂且位置近肛门者息肉可脱出肛门。

(2)少数患者可有腹部闷胀不适、隐痛或腹痛症状。

(3)伴发出血者可出现贫血,出血量较大时可出现休克状态。

三、辅助检查

(1)直肠指诊可触及低位息肉。

(2)肛镜、直肠镜或纤维结肠镜可直视到息肉。

(3)钡灌肠可显示充盈缺损。

(4)病理检查明确息肉性质,排除癌变。

四、治疗要点

结直肠息肉是临床常见的、多发的一种疾病,因为其极易引起癌变,在临床诊疗过程中,一旦确诊就应及时切除。结直肠息肉完整的治疗方案:正确选择首次治疗方法,确定是否需要追加肠切除,及术后随访等三部分连续的过程。

(一)微创治疗(内镜摘除)
随着现代医疗技术的不断发展和进步,结肠镜检查和治疗结直肠息肉已经成为一种常见的诊疗手段,由于其方便、安全、有效,被越来越多的医护工作者和患者所接受。但内镜下治疗结直肠息肉依然存在着术后病情复发及穿孔、出血等手术并发症。符合内镜下治疗指征的息肉可行内镜下切除,并将切除标本送病理检查。直径<2 cm 的结直肠息肉,外观无恶性表现者,一律予以切除;<0.3 cm 息肉,以电凝器凝除;对于>0.3 cm 且<2 cm 的结直肠息肉,或息肉体积较大,但蒂部<2 cm 者可行圈套器高频电凝电切除术。

(二)手术治疗

息肉有恶变倾向或不符合内镜下治疗指征,或内镜切除后病理发现有残留病变或癌变,则需手术治疗。距肛门缘 8 cm 以下且直径≥2 cm 的单发直肠息肉可以经肛门摘除;距肛缘 8 cm 以上盆腹膜反折以下的直径≥2 cm 单发直肠息肉者可以经切断肛门括约肌入路或经骶尾入路直肠切开行息肉局部切除术;息肉直径≥2 cm 的长蒂、亚蒂或广基息肉,经结肠镜切除风险大,需行经腹息肉切除,术前钛夹定位或术中结肠镜定位。

(三)药物治疗

如有出血,给予止血,并根据出血量多少进行相应处置。

五、护理诊断

(一)焦虑与恐惧

与担忧预后有关。

(二)急性疼痛

急性疼痛与血栓形成、术后创伤等有关。

(三)便秘

便秘与不良饮食、排便习惯等有关。

(四)潜在并发症

贫血、创面出血、感染等。

六、护理措施

(1)电子结肠镜检查及经电子结肠镜息肉电切前 1 天进半流质、少渣饮食,检查及治疗前4~5 小时口服复方聚乙二醇电解质散行肠道准备,术前禁食。如患者检查前所排稀便为稀薄水样,说明肠道准备合格;如所排稀便为粪水,或混有大量粪渣,说明肠道准备差,可追加清洁灌肠或重新预约检查,待肠道准备合格后再行检查或治疗。

(2)肠镜下摘除息肉后应卧床休息,以减少出血并发症,息肉<1 cm 的患者手术后卧床休息6 小时,1 周内避免紧张、情绪激动和过度活动,息肉>1 cm 的患者应卧床休息 4 天,2 周内避免过度体力活动和情绪激动。注意观察有无活动性出血、呕血、便血,有无腹胀、腹痛及腹膜刺激症状,有无血压、心率等生命体征的改变。

(3)结直肠息肉内镜下摘除术后即可进流质或半流质饮食,1 周内忌食粗糙食物。禁烟酒及干硬刺激性食物,防止肠胀气和疼痛的发生。避免便秘摩擦使结痂过早脱落引起出血。

七、护理评价

通过治疗与护理,患者是否情绪稳定,能配合各项诊疗和护理;疼痛得到缓解;术后并发症得到预防,或被及时发现和处理。

八、健康教育

(一)饮食指导

多食新鲜蔬菜、水果等含膳食纤维高的食物,少吃油炸、烟熏和腌制的食物。

(二)生活指导

保持健康的生活方式;增加体育锻炼,增强免疫力,戒烟酒。

(三)随访

单个腺瘤性息肉切除,术后第 1 年随访复查,如检查阴性者则每 3 年随访复查一次。多个腺瘤切除或腺瘤>20 mm 伴不典型增生,则术后 6 个月随访复查一次,阴性则以后每年随访复查一次,连续两次阴性者则改为 3 年随访复查一次,随访复查时间不少于 15 年。

(张又敏)

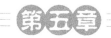

骨科护理

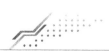

第一节 肩袖损伤

一、概述

肩袖为包绕于肩关节周围的冈上肌、冈下肌、小圆肌和肩胛下肌4块肌肉的总称,肩袖损伤指此4块肌肉损伤。肩袖的作用主要为参与肩关节外展、内收、上举等活动。肩袖损伤后,患者出现肩关节功能障碍,外展上举困难,出现疼痛弧。肩部疼痛或酸困不适,夜间疼痛尤甚,姿势不对时疼痛加重不能入睡,常放射至三角肌止点、大结节处及上臂中段外侧,肱二头肌肌间沟压痛。多发生于创伤后,并发有骨折或脱位。

二、治疗原则

(一)非手术治疗

肩袖不完全损伤,采用保守治疗,外展架或石膏固定于外展位,采用理疗,口服非甾体抗炎药、活血药等,1个月后进行肩关节功能锻炼;关节镜治疗,关节镜治疗只对一些小撕裂、不全层撕裂有效。

(二)手术治疗

肩袖撕裂较重、肩袖全层断裂或陈旧性肩袖损伤患者,采用手术切开肩袖修补术。

三、护理措施

(一)入院评估

患者入院后,认真观察患者疼痛性质、部位,以及肢体感觉、运动情况。

(二)心理护理

加强心理护理,了解心理所需,解除心理障碍。

(三)半卧位训练

入院后即给予患肢外展架固定,床头抬高半卧位训练,每天2次,每次30～120分钟,以适应术后体位。

(四)中药熏洗

术前 4～7 天给予中药熏洗,将中药加水 2 000 mL 煮沸,煎 30 分钟后,取药汁放入中药熏洗机中,打开电源继续加热保持温度在 70 ℃左右。让患者仰卧在熏洗床上并充分暴露患肩,肩部用双层治疗巾覆盖,保持药液的蒸汽能充分蒸到患者的肩部。每次熏蒸 30 分钟,每天 2 次。熏蒸 30 分钟后关闭电源停止加热,待药液温度在 40～45 ℃时,给患者洗患肩,在熏洗的过程中配合关节功能锻炼,活动肩关节,主动询问患者的适应程度,熏蒸时注意保持药液温度,不可过热防止烫伤皮肤,也不可过凉影响治疗效果。

(五)饮食护理

手术前尊重患者的生活习惯,建议进食高蛋白、高维生素、高纤维等易消化饮食,每天饮鲜牛奶 250～500 mL,手术当天根据麻醉方式选择进食时间,术前 4～6 小时禁食,术后第 2 天根据患者饮食习惯,宜食高维生素、清淡可口易消化食物,如新鲜蔬菜、香蕉、米粥、面条等;忌食生冷、辛辣、油腻、煎炸、腥发之食物,如辣椒、鱼、牛羊肉等。以后根据患者食欲及习惯进食高蛋白、高营养的饮食,如牛奶、鸡蛋、水果、新鲜蔬菜等,中后期多食滋补肝肾之品,如动物肝脏、排骨汤、鸡汤等,注意饮食节制。

(六)体位护理

手术前 3 天指导患者进行抬肩练习,每天 2 次,每次 10～15 分钟,且可在患者平卧时于患肢下垫棉垫或软枕。手术后患者取半卧位,患肢置于外展 60°,前屈 30°,保持床铺清洁、平整,防止压伤(石膏固定者按石膏固定的护理措施)术后第 2 天下床时(石膏干后),先坐起 30 分钟,站立 2 分钟,再活动,防止因手术后体质虚弱或直立性低血压而致晕倒。

(七)病情观察

手术及石膏、外展架固定后,如发现指端严重肿胀、发绀、麻木、剧痛、发凉、桡动脉搏动异常,及时报告医师处理。观察手术部位有无渗血情况,对于术后采用管型肩胸石膏固定的患者,观察石膏上血迹的范围是否扩大或渗血是否从石膏的边缘流出。

四、功能锻炼

手术当天麻醉消失后,做伸屈手指、握拳及腕关节功能锻炼。术后第 2 天可做易筋功,主动收缩肱二头肌及前臂肌肉,做握拳、伸指、伸掌等活动。术后第 3 天开始,做掌屈背伸、上翘下钩、五指增力、左右摆掌等,活动要循序渐进,每天 2～3 次,每次 5～10 分钟。6～8 周石膏及外展架固定拆除后,进行肩、肘关节全方位功能锻炼,加大活动强度,如屈肘耸肩,托手屈肘,肘关节的屈伸活动,也可做弯腰划圈、后伸探肩等,逐渐做提重物等活动。活动要循序渐进,逐渐增加次数,以不疲劳为度。必要时做后伸探背,手指爬墙,肩关节的外展、内收、上举。

五、出院指导

(1)嘱患者加强营养,增强机体抵抗力,多食胡桃、瘦肉、骨头汤、山芋肉、黑芝麻等补肝肾强筋骨之食品。

(2)肩袖损伤保守治疗外展架固定最少 4 周,术后固定最少 6 周,固定期间勿随意调节松紧、高度,勿随意拆除。

(3)继续进行手、腕、肘部功能锻炼,持之以恒,忌盲目粗暴活动。

(4)慎起居,避风寒,保持心情愉快,生活有规律,按时用药。

(5)出院 1 周后门诊复查,不适时来诊。

(6)3 个月可恢复正常活动,并逐渐恢复工作。

(韩春蕾)

第二节　肱骨干骨折

一、疾病概述

(一)概念

肱骨干骨折是发生在肱骨外髁颈下 1~2 cm 至肱骨髁上 2 cm 段内的骨折。在肱骨干中下 1/3 段后外侧有桡神经沟,此处骨折最容易发生桡神经损伤。

(二)相关病理生理

骨折的愈合过程如下。①血肿炎症极化期:在伤后 48~72 小时,血肿在骨折部位形成。由于创伤后,骨骼的血液供应减少,可引起骨坏死。死亡细胞促进成纤维细胞和成骨细胞向骨折部位移行,迅速形成纤维软骨,形成骨的纤维愈合。②原始骨痂形成期:由于血管和细胞的增殖,骨折后的 2~3 周骨折断端的周围形成骨痂。随着愈合的继续,骨痂被塑造成疏松的纤维组织,伸向骨内。常发生在骨折后 3 周至 6 个月。③骨板形成塑形期:在骨愈合的最后阶段,过多的骨痂被吸收,骨连接完成。随着肢体的负重,骨痂不断得到加强,损伤的骨组织逐渐恢复到损伤前的结构强度和形状。这个过程最早发生在骨折后 6 周,可持续一年。

影响愈合的因素如下。①全身因素:如年龄、营养和代谢因素、健康状况;②局部因素:如骨折的类型和数量、骨折部位的血液供应、软组织损伤程度、软组织嵌入及感染等;③治疗方法:如反复多次的手法复位、骨折固定不牢固、过早和不恰当的功能锻炼、治疗操作不当等。

(三)病因与诱因

肱骨干骨折可由直接暴力或间接暴力引起。直接暴力常由外侧打击肱骨干中部,致横形或粉碎性骨折。间接暴力常由于手部或肘部着地,外力向上传导,加上身体倾斜所产生的剪式应力,多导致中下1/3骨折。

(四)临床表现

1.症状

患侧上臂出现疼痛、肿胀、皮下瘀斑,上肢活动障碍。

2.体征

患侧上臂可见畸形、反常活动、骨摩擦感、骨擦音。若合并桡神经损伤,可出现患侧垂腕畸形、各手指关节不能背伸、拇指不能伸直、前臂旋后障碍、手背桡侧皮肤感觉减退或消失。

(五)辅助检查

X 线检查可确定骨折类型、移位方向。

(六)治疗原则

1.手法复位外固定

在止痛、持续牵引和肌肉放松的情况下复位,复位后可选择石膏或小夹板固定。复位后比较稳定的骨折,可用 U 形石膏固定。中、下段长斜形或长螺旋形骨折因手法复位后不稳定,可采用上肢悬垂石膏固定,宜采用轻质石膏,以免因重量太大导致骨折端分离。选择小夹板固定者可屈肘 90°,用三角巾悬吊,成人固定 6～8 周,儿童固定 4～6 周。

2.切开复位内固定

在切开直视下复位后用加压钢板螺钉内固定或带锁髓内针固定。内固定可在半年以后取出,若无不适也可不取。

二、护理评估

(一)一般评估

1.健康史

(1)一般情况:了解患者的年龄、职业特点、运动爱好、日常饮食结构、有无酗酒等。

(2)受伤情况:了解患者受伤的原因、部位和时间,受伤时的体位和环境,外力作用的方式、方向与性质,骨折轻重程度及有无合并桡神经损伤,急救处理的过程等。

(3)既往史:重点了解与骨折愈合有关的因素,如患者有无骨折史,有无药物滥用、服用特殊药物及药物过敏史,有无手术史等。

2.生命体征(T、P、R、BP)

按护理常规监测生命体征。

3.患者主诉

受伤的原因、时间、外力方式与性质、骨折轻重程度及有无合并桡神经损伤、受伤时的体位和环境、急救处理的过程等。

4.相关记录

外伤情况及既往史,X 线检查及实验室检查等结果记录。

(二)身体评估

1.术前评估

(1)视诊:患侧上臂出现疼痛、肿胀、皮下瘀斑,可见畸形,若合并桡神经损伤,可出现患侧垂腕畸形。

(2)触诊:患侧有触痛,骨摩擦感或骨擦音,若合并桡神经损伤,手背桡侧皮肤感觉减退或消失。

(3)动诊:可见反常活动,若合并桡神经损伤,各手指关节不能背伸,拇指不能伸直,前臂旋后障碍。

(4)量诊:患肢有无短缩、双侧上肢周径大小、关节活动度。

2.术后评估

(1)视诊:患侧上臂出现肿胀、皮下瘀斑减轻或消退;外固定清洁、干燥,保持有效固定。

(2)触诊:患侧触痛减轻或消退;若合并桡神经损伤者,手背桡侧皮肤感觉改善或恢复正常。

(3)动诊:反常活动消失;若合并桡神经损伤者,各手指关节能背伸,拇指能伸直,前臂旋后正常。

(4)量诊:患肢无短缩、双侧上肢周径大小相等、关节活动度无差异。

(三)心理-社会评估

患者突然受伤骨折,患侧肢体活动障碍,生活自理能力下降,疼痛刺激及外固定的使用,易产生焦虑、紧张及自身形象紊乱等心理变化。

(四)辅助检查阳性结果评估

X线检查结果确定骨折类型、移位方向。

(五)治疗效果的评估

(1)局部无压痛及纵向叩击痛。

(2)局部无反常活动。

(3)X线检查显示骨折处有连续骨痂通过,骨折线已模糊。

(4)拆除外固定后,成人上肢能胸前平举1 kg重物持续达1分钟。

(5)连续观察2周骨折处不变形。

三、主要护理诊断(问题)

(一)疼痛

疼痛与骨折、软组织损伤、肌痉挛和水肿有关。

(二)潜在并发症

肌萎缩、关节僵硬。

四、主要护理措施

(一)病情观察与体位护理

1.疼痛护理

及时评估患者疼痛程度,遵医嘱给予止痛药物。

2.体位

用吊带或三角巾将患肢托起,以促进静脉回流,减轻肢体肿胀、疼痛。

(二)饮食护理

指导患者进食高蛋白、高维生素、高热量、高钙和高铁的食物。

(三)生活护理

指导患者进行力所能及的活动,必要时为其帮助。

(四)心理护理

向患者和家属解释骨折的愈合是一个循序渐进的过程,充分固定能为骨折断端连接提供良好的条件。正确的功能锻炼可以促进断端生长愈合和患肢功能恢复。

(五)健康教育

1.指导功能锻炼

复位固定后尽早开始手指屈伸活动,并进行上臂肌肉的主动舒缩运动,但禁止做上臂旋转运动。2~3周后,开始主动的腕、肘关节屈伸活动和肩关节的外展、内收活动,逐渐增加活动量和活动频率。6~8周后加大活动量,并作肩关节旋转活动,以防肩关节僵硬或萎缩。

2.复查

告知患者若骨折远端肢体肿胀或疼痛明显加重,肢体感觉麻木、肢端发凉,夹板或外固定松动,应立即到医院复查并评估功能恢复情况。

3.安全指导

指导患者及家属评估家庭环境的安全性,妥善放置可能影响患者活动的障碍物。

五、护理效果评估

(1)患者是否主诉骨折部位疼痛减轻或消失,感觉舒适。

(2)患侧肢端能否维持正常的组织灌注,皮肤温度和颜色正常,外周动脉搏动有力。

(3)能否避免出现肌萎缩、关节僵硬等并发症发生。一旦发生,能否及时发现和处理。

(4)患者在指导下能否按计划进行有效的功能锻炼,患肢功能恢复情况及有无活动障碍。

（韩春蕾）

第三节　肱骨髁上骨折

一、疾病概述

(一)概念

肱骨髁上骨折是指肱骨干与肱骨髁交接处发生的骨折。在肱骨干中下 1/3 段后外侧有桡神经沟,此处骨折最容易发生桡神经损伤。肱骨髁上骨折多发生于 10 岁以下儿童,占小儿肘部骨折的 30%～40%。

(二)相关病理生理

在肱骨髁内、前方有肱动脉和正中神经,肱骨髁的内侧和外侧分别有尺神经和桡神经,骨折断端向前移位或侧方移位可损伤相应神经血管。在儿童期,肱骨下端有骨骺,若骨折线穿过骺板,有可能影响骨骺发育,导致肘内翻或外翻畸形。

骨筋膜室综合征:骨筋膜室是由骨、骨间膜、肌间膜和深筋膜形成的密闭腔隙。骨折时,骨折部位骨筋膜室内的压力增高,导致肌肉和神经因急性缺血而产生一系列早期综合征,主要表现为"5P"征:疼痛(pain)、苍白(pallor)、感觉异常(paresthesia)、麻痹(paralysis)及脉搏消失(pulseless)。

(三)病因和诱因

肱骨髁上骨折多为间接暴力引起。根据暴力类型和骨折移位方向,可分为屈曲型和伸直型。

(四)临床表现

1.症状

受伤后肘部出现疼痛、肿胀和功能障碍,肘后凸起,患肢处于半屈曲位,可有皮下瘀斑。

2.体征

局部明显压痛和肿胀,有骨擦音及反常活动,肘部可扪到骨折断端,肘后三角关系正常。

(五)辅助检查

肘部正、侧位 X 线检查能够确定骨折的存在及骨折移位情况。

(六)治疗原则

1.手法复位外固定

对受伤时间短,局部肿胀轻,没有血液循环障碍者,可进行手法复位外固定。复位后用后侧石膏托在屈肘位固定 4～5 周,屈肘角度以能清晰地扪到桡动脉搏动,无感觉运动障碍为宜。伤后时间较长,局部组织损伤严重,出现骨折部严重肿胀时,应卧床休息,抬高患肢,或用尺骨鹰嘴悬吊牵引,牵引重量1~2 kg,同时加强手指活动,待3~5天肿胀消退后进行手法复位。

2.切开复位内固定

手法复位失败或有神经血管损伤者,在切开直视下复位后内固定。

二、护理评估

(一)一般评估

1.健康史

(1)一般情况:了解患者的年龄、运动爱好、日常饮食结构等。

(2)受伤情况:了解患者受伤的原因、部位和时间,受伤时的体位和环境,外力作用的方式、方向与性质,骨折轻重程度及有无合并神经血管损伤,急救处理的过程等。

(3)既往史:重点了解与骨折愈合有关的因素,如患者有无骨折史,有无药物过敏史,有无手术史等。

2.生命体征(T、P、R、BP)

按护理常规监测生命体征。

3.患者主诉

受伤的原因、时间、外力方式与性质,骨折轻重程度及有无合并桡神经损伤、受伤时的体位和环境、急救处理的过程等。

4.相关记录

外伤情况及既往史,X线检查及实验室检查等结果记录。

(二)身体评估

1.术前评估

(1)视诊:受伤后肘部出现肿胀和功能障碍,患肢处于半屈曲位,可有皮下瘀斑。若肱动脉挫伤或受压,可因前臂缺血而表现为局部肿胀、剧痛、皮肤苍白、发凉、麻木。

(2)触诊:患肢有触痛、骨摩擦音,肘部可扪到骨折断端,肘后关系正常。若合并正中神经、尺神经或桡神经损伤,可有手臂感觉异常。

(3)动诊:可见反常活动,若合并正中神经、尺神经或桡神经损伤,可有运动障碍。

(4)量诊:患肢有无短缩、双侧上肢周径大小、关节活动度。

2.术后评估

(1)视诊:受伤后肘部肿胀、皮下瘀斑减轻或消退;外固定清洁、干燥,保持有效固定。若肱动脉挫伤或受压者,前臂缺血改善,局部肿胀减轻或消退、皮肤的颜色、温度、感觉正常。

(2)触诊:患侧触痛减轻或消退;骨摩擦音消失;肘部可不能扪到骨折断端。若合并正中神经、尺神经或桡神经损伤者,手臂感觉恢复正常。

(3)动诊:反常活动消失。若合并正中神经、尺神经或桡神经损伤者,运动正常。

(4)量诊:患肢无短缩,双侧上肢周径大小相等、关节活动度无差异。

(三)心理-社会评估

患者突然受伤骨折,患侧肢体活动障碍,生活自理能力下降,疼痛刺激及外固定的使用,易产生焦虑、紧张及自身形象紊乱等心理变化。

(四)辅助检查阳性结果评估

肘部正、侧位X线检查结果确定骨折类型、移位方向。

(五)治疗效果的评估

(1)局部无压痛及纵向叩击痛。

(2)局部无反常活动。

(3)X线检查显示骨折处有连续骨痂通过,骨折线已模糊。

(4)拆除外固定后,成人上肢能胸前平举 1 kg 重物持续达 1 分钟。

(5)连续观察 2 周骨折处不变形。

三、主要护理诊断(问题)

(一)疼痛

疼痛与骨折、软组织损伤、肌痉挛和水肿有关。

(二)外周神经血管功能障碍的危险

外周神经血管功能障碍的危险与骨和软组织损伤、外固定不当有关。

(三)不依从行为

不依从行为与患儿年龄小、缺乏对健康的正确认识有关。

四、主要护理措施

(一)病情观察与体位护理

1.疼痛护理

及时评估患者疼痛程度,遵医嘱给予止痛药物。

2.体位

用吊带或三角巾将患肢托起,以促进静脉回流,减轻肢体肿胀疼痛。

3.患肢缺血护理

观察石膏绷带或夹板固定的松紧度,必要时及时调整,以免神经、血管受压,影响有效组织灌注。观察前臂肿胀程度及手的感觉运动功能,如出现高张力肿胀、手指发凉、感觉异常、手指主动活动障碍、被动伸直剧痛、桡动脉搏动减弱或消失,即可确定骨筋膜室高压存在,须立即通知医师,并做好手术准备。如已出现"5P"征,及时手术也难以避免缺血性肌挛缩,从而遗留爪形手畸形。

(二)饮食护理

指导患者进食高蛋白、高维生素、高热量、高钙和高铁的食物。

(三)生活护理

指导患者进行力所能及的活动,必要时为其帮助。

(四)心理护理

向患者和家属解释骨折的愈合是一个循序渐进的过程,充分固定能为骨折断端连接提供良好的条件。正确的功能锻炼可以促进断端生长愈合和患肢功能恢复。

(五)健康教育

1.指导功能锻炼

复位固定后尽早开始手指及腕关节屈伸活动,并进行上臂肌肉的主动舒缩运动,有利于减轻水肿。4～6 周后外固定解除,开始肘关节屈伸活动。手术切开复位且内固定稳定的患者,术后 2 周即可开始肘关节活动。若患者为小儿,应耐心向患儿及家属解释功能锻炼的重要性,指导锻炼的方法,使家属能协助进行功能锻炼。

2.复查

告知患者及家属若骨折远端肢体肿胀或疼痛明显加重,肢体感觉麻木、肢端发凉,夹板或外固定松动,应立即到医院复查并评估功能恢复情况。

3.安全指导

指导患者及家属评估家庭环境的安全性,妥善放置可能影响患者活动的障碍物。

五、护理效果评估

(1)患者是否主诉骨折部位疼痛减轻或消失,感觉舒适。

(2)患侧肢端能否维持正常的组织灌注,皮肤温度和颜色正常,外周动脉搏动有力。

(3)能否避免因缺血性肌挛缩导致爪形手畸形的发生。一旦发生骨筋膜室综合征,能否及时发现和处理。

(4)患者在指导下能否按计划进行有效的功能锻炼,患肢功能恢复情况及有无活动障碍。

(韩春蕾)

第四节 尺桡骨干双骨折

一、疾病概述

(一)概念

尺桡骨干双骨折较多见,占各类骨折的 6% 左右,以青少年多见。因骨折后常导致复杂的移位,使复位十分困难,易发生骨筋膜室综合征。

(二)相关病理生理

骨筋膜室综合征:骨筋膜室是由骨、骨间膜、肌间膜和深筋膜形成的密闭腔隙。骨折时,骨折部位骨筋膜室内的压力增高,导致肌肉和神经因急性缺血而产生一系列早期综合征,主要表现为"5P 征":疼痛(pain)、苍白(pallor)、感觉异常(paresthesia)、麻痹(paralysis)及脉搏消失(pulseless)。

(三)病因与诱因

尺桡骨干双骨折多由于直接暴力、间接暴力和扭转暴力致伤。

1.直接暴力

多由于重物直接打击、挤压或刀伤引起。特点为两骨同一平面的横形或粉碎性骨折,多伴有不同程度的软组织损伤,包括肌肉、肌腱断裂、神经血管损伤等,整复对位不稳定。

2.间接暴力

常为跌倒时手掌着地,由于桡骨负重较多,暴力作用向上传到后首先使桡骨骨折,继而残余暴力通过骨间膜向内下方传导,引起低位尺骨斜形骨折。

3.扭转暴力

跌倒时手掌着地,同时前臂发生旋转,导致不同平面的尺桡骨螺旋形骨折或斜形骨折,尺骨的骨折线多高于桡骨的骨折线。

(四)临床表现

1.症状

受伤后,患侧前臂出现疼痛、肿胀、畸形及功能障碍。

2.体征

可发现畸形、反常活动、骨摩擦感。尺骨上 1/3 骨干骨折可合并桡骨小头脱位,称为孟氏骨折。桡骨干下 1/3 骨干骨折合并尺骨小头脱位,称为盖氏骨折。

(五)辅助检查

X 线检查应包括肘关节或腕关节,可发现骨折部位、类型、移位方向及是否合并有桡骨头脱位或尺骨小头脱位。

(六)治疗原则

1.手法复位外固定

手法复位成功后采用石膏固定,即用上肢前、后石膏夹板固定,待肿胀消退后改为上肢管型石膏固定,一般 8～12 周可达到骨性愈合。也可以采用小夹板固定,即在前臂掌侧、背侧、尺侧和桡侧分别放置四块小夹板并捆扎,将前臂放在防旋板上固定,再用三角巾悬吊患肢。

2.切开复位内固定

在骨折部位选择切口,在直视下准确对位,用加压钢板螺钉固定或髓内针固定。

二、护理评估

(一)一般评估

1.健康史

(1)一般情况:了解患者的年龄、职业特点、运动爱好、日常饮食结构、有无酗酒等。

(2)受伤情况:了解患者受伤的原因、部位和时间,受伤时的体位和环境,外力作用的方式、方向与性质,骨折轻重程度,急救处理的过程等。

(3)既往史:重点了解与骨折愈合有关的因素,如患者有无骨折史,有无药物滥用、服用特殊药物及药物过敏史,有无手术史等。

2.生命体征(T、P、R、BP)

按护理常规监测生命体征。

3.患者主诉

受伤的原因、时间、外力方式与性质,骨折轻重程度及有无合并桡神经损伤、受伤时的体位和环境、急救处理的过程等。

4.相关记录

外伤情况及既往史,X 线检查及实验室检查等结果记录。

(二)身体评估

1.术前评估

(1)视诊:患侧前臂出现肿胀、皮下瘀斑。

(2)触诊:患肢有触痛、骨摩擦音或骨擦感。

(3)动诊:可见反常活动。

(4)量诊:患肢有无短缩、双侧上肢周径大小、关节活动度。

2.术后评估

(1)视诊:患侧前臂出现肿胀、皮下瘀斑减轻或消退;外固定清洁、干燥,保持有效固定。

(2)触诊:患侧触痛减轻或消退;骨摩擦音或骨擦感消失。

(3)动诊:反常活动消失。

(4)量诊:患肢无短缩,双侧上肢周径大小相等、关节活动度无差异。

(三)心理-社会评估

患者突然受伤骨折,患侧肢体活动障碍,生活自理能力下降,疼痛刺激及外固定的使用,易产生焦虑、紧张及自身形象紊乱等心理变化。

(四)辅助检查阳性结果评估

肘关节或腕关节 X 线检查结果确定骨折类型、移位方向以及是否合并有桡骨头脱位或尺骨小头脱位。

(五)治疗效果的评估

(1)局部无压痛及纵向叩击痛。

(2)局部无反常活动。

(3)X 线检查显示骨折处有连续骨痂通过,骨折线已模糊。

(4)拆除外固定后,成人上肢能平举 1 kg 重物持续达 1 分钟。

(5)连续观察 2 周骨折处不变形。

三、主要护理诊断(问题)

(一)疼痛

疼痛与骨折、软组织损伤、肌痉挛和水肿有关。

(二)外周神经血管功能障碍的危险

外周神经血管功能障碍的危险与骨和软组织损伤、外固定不当有关。

(三)潜在并发症

肌萎缩、关节僵硬。

四、主要护理措施

(一)病情观察与体位护理

1.疼痛护理

及时评估患者疼痛程度,遵医嘱给予止痛药物。

2.体位

用吊带或三角巾将患肢托起,以促进静脉回流,减轻肢体肿胀疼痛。

3.患肢缺血护理

观察石膏绷带或夹板固定的松紧度,必要时及时调整,以免神经、血管受压,影响有效组织灌注。观察前臂肿胀程度及手的感觉运动功能,如出现高张力肿胀、手指发凉、感觉异常、手指主动活动障碍、被动伸直剧痛、桡动脉搏动减弱或消失,即可确定骨筋膜室高压存在,须立即通知医师,并做好手术准备。如已出现"5P"征,及时手术也难以避免缺血性肌挛缩,从而遗留爪形手畸形。

4.局部制动

支持并保护患肢在复位后体位,防止腕关节旋前或旋后。

(二)饮食护理

指导患者进食高蛋白、高维生素、高热量、高钙和高铁的食物。

(三)生活护理

指导患者进行力所能及的活动,必要时提供帮助。

(四)心理护理

向患者和家属解释骨折的愈合是一个循序渐进的过程,充分固定能为骨折断端连接提供良好的条件。正确的功能锻炼可以促进断端生长愈合和患肢功能恢复。

(五)健康教育

1.指导功能锻炼

复位固定后尽早开始手指伸屈和用力握拳活动,并进行上臂和前臂肌肉的主动舒缩运动。2周后局部肿胀消退,开始练习腕关节活动。4周以后开始练习肘关节和肩关节活动。8~10周后拍片证实骨折已愈合,才可进行前臂旋转活动。

2.复查

告知患者及家属若骨折远端肢体肿胀或疼痛明显加重,肢体感觉麻木、肢端发凉,夹板或外固定松动,应立即到医院复查并评估功能恢复情况。

3.安全指导

指导患者及家属评估家庭环境的安全性,妥善放置可能影响患者活动的障碍物。

五、护理效果评估

(1)患者是否主诉骨折部位疼痛减轻或消失,感觉舒适。

(2)患侧肢端能否维持正常的组织灌注,皮肤温度和颜色正常,外周动脉搏动有力。

(3)能否避免因缺血性肌挛缩导致爪形手畸形的发生。一旦发生骨筋膜室综合征,能否及时发现和处理。

(4)患者在指导下能否按计划进行有效的功能锻炼,患肢功能恢复情况及有无活动障碍。

(韩春蕾)

第五节　桡骨远端骨折

一、疾病概述

(一)概念

桡骨远端骨折是指距桡骨远端关节面3 cm以内的骨折,常见于有骨质疏松的中老年女性。

(二)病因与分类

多为间接暴力引起。根据受伤的机制不同,可发生伸直型骨折和屈曲型骨折。

（三）临床表现

1.症状

伤后腕关节局部疼痛和皮下瘀斑、肿胀、功能障碍。

2.体征

患侧腕部压痛明显,腕关节活动受限。伸直型骨折由于远折端向背侧移位,从侧面看腕关节呈银叉畸形;又由于其远折端向桡侧移位,从正面看呈枪刺样畸形。屈曲型骨折者受伤后腕部出现下垂畸形。

（四）辅助检查

X线检查可见典型移位。

（五）治疗原则

1.手法复位外固定

对伸直型骨折者,手法复位后在旋前、屈腕、尺偏位用超腕关节石膏绷带固定或小夹板固定2周。水肿消退后,在腕关节中立位改用前臂管型石膏或继续用小夹板固定。屈曲型骨折处理原则基本相同,复位手法相反。

2.切开复位内固定

严重粉碎性骨折移位明显、手法复位失败或复位后外固定不能维持复位者,可行切开复位,用松质骨螺钉、T形钢板或钢针固定。

二、护理评估

（一）一般评估

1.健康史

(1)一般情况:了解患者的年龄、职业特点、运动爱好、日常饮食结构、有无酗酒等。

(2)受伤情况:了解患者受伤的原因、部位和时间,受伤时的体位和环境,外力作用的方式、方向与性质,骨折轻重程度,急救处理的过程等。

(3)既往史:重点了解与骨折愈合有关的因素,如患者有无骨折史,有无药物滥用、服用特殊药物及药物过敏史,有无手术史等。

2.生命体征(T、P、R、BP)

按护理常规监测生命体征。

3.患者主诉

受伤的原因、时间、外力方式与性质,骨折轻重程度及有无合并桡神经损伤、受伤时的体位和环境、急救处理的过程等。

4.相关记录

外伤情况及既往史,X线检查及实验室检查等结果记录。

（二）身体评估

1.术前评估

(1)视诊:患侧腕关节出现肿胀、皮下瘀斑;伸直型骨折从侧面看腕关节呈银叉畸形,从正面看呈枪刺样畸形;屈曲型骨折者受伤后腕部出现下垂畸形。

(2)触诊:患侧腕关节压痛明显。

(3)动诊:患侧腕关节活动受限。

(4)量诊:患肢有无短缩、双侧上肢周径大小、关节活动度。

2.术后评估

(1)视诊:患侧腕关节出现肿胀、皮下瘀斑减轻或消退,外固定清洁、干燥,保持有效固定。

(2)触诊:患侧腕关节压痛减轻或消退。

(3)动诊:患侧腕关节活动改善或恢复正常。

(4)量诊:患肢无短缩,双侧上肢周径大小相等、关节活动度无差异。

(三)心理-社会评估

患者突然受伤骨折,患侧肢体活动障碍,生活自理能力下降,疼痛刺激及外固定的使用,易产生焦虑、紧张及自身形象紊乱等心理变化。

(四)辅助检查阳性结果评估

肘腕关节 X 线检查结果确定骨折类型、移位方向。

(五)治疗效果的评估

(1)局部无压痛。

(2)局部无反常活动。

(3)X 线检查显示骨折处有连续骨痂通过,骨折线已模糊。

(4)拆除外固定后,成人上肢能胸前平举 1 kg 重物持续达 1 分钟。

(5)连续观察 2 周骨折处不变形。

三、主要护理诊断(问题)

(一)疼痛

疼痛与骨折、软组织损伤、肌痉挛和水肿有关。

(二)外周神经血管功能障碍的危险

外周神经血管功能障碍的危险与骨和软组织损伤、外固定不当有关。

四、主要护理措施

(一)病情观察与体位护理

1.疼痛护理

及时评估患者疼痛程度,遵医嘱给予止痛药物。

2.体位

用吊带或三角巾将患肢托起,以促进静脉回流,减轻肢体肿胀疼痛。

3.患肢缺血护理

观察石膏绷带或夹板固定的松紧度,必要时及时调整,以免神经、血管受压,影响有效组织灌注。观察前臂肿胀程度及手的感觉运动功能,如出现高张力肿胀、手指发凉、感觉异常、手指主动活动障碍、被动伸直剧痛、桡动脉搏动减弱或消失,即可确定骨筋膜室高压存在,须立即通知医师,并做好手术准备。

4.局部制动

支持并保护患肢在复位后体位,防止腕关节旋前或旋后。

(二)饮食护理

指导患者进食高蛋白、高维生素、高热量、高钙和高铁的食物。

(三)生活护理

指导患者进行力所能及的活动,必要时提供帮助。

(四)心理护理

向患者和家属解释骨折的愈合是一个循序渐进的过程,充分固定能为骨折断端连接提供良好的条件。正确的功能锻炼可以促进断端生长愈合和患肢功能恢复。

(五)健康教育

1.指导功能锻炼

复位固定后尽早开始手指伸屈和用力握拳活动,并进行前臂肌肉的主动舒缩运动。4～6周后可去除外固定,逐渐开始关节活动。

2.复查

告知患者及家属若骨折远端肢体肿胀或疼痛明显加重,肢体感觉麻木、肢端发凉,夹板或外固定松动,应立即到医院复查并评估功能恢复情况。

3.安全指导

指导患者及家属评估家庭环境的安全性,妥善放置可能影响患者活动的障碍物。

五、护理效果评估

(1)患者是否主诉骨折部位疼痛减轻或消失,感觉舒适。

(2)患侧肢端能否维持正常的组织灌注,皮肤温度和颜色正常,外周动脉搏动有力。

(3)能否避免因缺血性肌挛缩的发生。一旦发生,能否及时发现和处理。

(4)患者在指导下能否按计划进行有效的功能锻炼,患肢功能恢复情况及有无活动障碍。

(韩春蕾)

第六节　股骨颈骨折

一、疾病概述

(一)概念

股骨颈骨折多发生在中老年人,以女性多见。常出现骨折不愈合(占15%)和股骨头缺血性坏死(占20%～30%)。

(二)相关病理生理

股骨颈骨折的发生常与骨质疏松导致骨质量下降有关,使患者在遭受轻微扭转暴力时即发生骨折。

(三)病因与分类

患者多在走路时滑倒,身体发生扭转倒地,间接暴力传导致股骨颈发生骨折。青少年股骨颈骨折较少见,常需较大暴力才会引起,且多为不稳定型。

(1)按骨折线部位分类:股骨头下骨折、经股骨颈骨折和股骨颈基底骨折。

(2)按X线表现分类:内收骨折、外展骨折。

(3)按移位程度分类:常采用 Garden 分型,可分为不完全骨折、完全骨折但不移位、完全骨折部分移位且股骨头与股骨颈有接触、完全移位的骨折。

(四)临床表现

1.症状

中老年人有摔倒受伤史,伤后感髋部疼痛,下肢活动受限,不能站立和行走。嵌插骨折患者受伤后仍能行走,但是数天后髋部疼痛逐渐加强,活动后更痛,甚至完全不能行走,提示可能由受伤时的稳定骨折发展为不稳定骨折。

2.体征

患肢缩短,出现外旋畸形,一般在 $45°\sim60°$。患侧大转子突出,局部压痛和轴向叩击痛。患者较少出现髋部肿胀和瘀斑。

(五)辅助检查

髋部正侧位 X 线检查可见明确骨折的部位、类型、移位情况,是选择治疗方法的重要依据。

(六)治疗原则

1.非手术治疗

无明显移位的骨折、外展型或嵌插型等稳定性骨折者,年龄过大、全身情况差。或合并有严重心、肺、肾、肝等功能障碍者,可选择非手术治疗。患者可穿防旋鞋,下肢 30°外展中立位皮肤牵引,卧床 6~8 周。对全身情况很差的高龄患者应以挽救生命和治疗并发症为主,骨折可不进行特殊治疗。尽管可能发生骨折不愈合,但患者仍能扶拐行走。

2.手术治疗

对内收型骨折和有移位的骨折,65 岁以上老年人的股骨头下型骨折、青少年股骨颈骨折、股骨陈旧性骨折不愈合及影响功能的畸形愈合等,应采用手术治疗。

(1)闭合复位内固定:对所有类型股骨颈骨折患者均可进行闭合复位内固定术。闭合复位成功后,在股骨外侧打入多根空心加压螺钉内固定或动力髋钉板固定。

(2)切开复位内固定:对闭合复位困难或复位失败者可行切开复位内固定术。经切口在直视下复位,用加压螺钉。

(3)人工关节置换术:对全身情况尚好的高龄患者股骨头下骨折,已合并骨关节炎或股骨头坏死者,可选择单纯人工股骨头置换术或全髋关节置换术。

二、护理评估

(一)一般评估

1.健康史

(1)一般情况:了解患者的年龄、职业特点、运动爱好、日常饮食结构、有无酗酒等。

(2)受伤史:有摔倒受伤后感髋部疼痛,下肢活动受限,不能站立和行走。

(3)既往史:重点了解与骨折愈合有关的因素,如患者有无骨折史,有无药物滥用、服用特殊药物及药物过敏史,有无手术史等。

2.生命体征(T、P、R、BP)

根据病情定时监测生命体征。

3.患者主诉

受伤的原因、时间、外力方式与性质,骨折轻重程度及有无合并桡神经损伤、受伤时的体位和环境、急救处理的过程等。

4.相关记录

外伤情况及既往史,X线检查及实验室检查等结果记录。

(二)身体评估

1.术前评估

(1)视诊:患肢出现外旋畸形,股骨大转子突出。

(2)触诊:患肢局部压痛。

(3)叩诊:患肢局部纵向压痛。

(4)动诊:患肢活动受限。

(5)量诊:患肢有无短缩、双侧下肢周径大小、关节活动度。

2.术后评估

(1)视诊:患肢保持外展中立位;外固定清洁、干燥,保持有效固定。

(2)触诊:患肢局部压痛减轻或消退。

(3)叩诊:患肢局部纵向压痛减轻或消退。

(4)动诊:患肢根据愈合情况进行相应活动。

(5)量诊:患肢无短缩,双侧下肢周径大小相等、关节活动度无差异。

(三)心理-社会评估

患者受伤骨折,患侧肢体活动障碍,生活自理能力下降,疼痛刺激及外固定的使用,易产生焦虑、紧张及自身形象紊乱等心理变化。

(四)辅助检查阳性结果评估

髋部正侧位X线检查结果确定骨折的部位、类型、移位方向。

(五)治疗效果的评估

(1)局部无压痛及叩击痛。

(2)局部无反常活动。

(3)内固定治疗者,X线检查显示骨折处有连续骨痂通过,骨折线已模糊。

(4)X线检查证实骨折愈合后可正常行走或负重行走。

三、主要护理诊断(问题)

(一)躯体活动障碍

躯体活动障碍与骨折、牵引或石膏固定有关。

(二)失用综合征的危险

失用综合征的危险与骨折、软组织损伤或长期卧床有关。

(三)潜在并发症

下肢深静脉血栓、肺部感染、压疮、股骨头缺血坏死、骨折不愈合、关节脱位、关节感染等。

四、主要护理措施

(一)病情观察与并发症预防

1.搬运与移动

尽量避免搬运和移动患者。搬运时将髋关节与患肢整体托起,防止关节脱位或骨折断端移位造成新的损伤。在病情允许的情况下,指导患者借助吊架或床栏更换体位、坐起、转移到轮椅上及使用助行器、拐杖行走的方法。

2.疼痛护理

及时评估患者疼痛程度,遵医嘱给予止痛药物。人工关节置换术后患者有中度至重度疼痛,术后用患者自控性止痛治疗、静脉或硬膜外止痛治疗可以控制疼痛。疼痛将逐渐减轻,到术后第 3 天,口服止痛药就可以充分缓解疼痛。口服止痛药在运动或体位改变前 1.5 小时服用为宜。

3.下肢深静脉血栓的预防

指导患者卧床时多做踝关节运动,鼓励患者术后早期运动和行走。人工关节置换术后患者要穿抗血栓长袜或充气压力长袜,术后第 1 天鼓励患者下床取坐位。

4.压疮的预防

保持床单的清洁、干燥,定时翻身并按摩受压的骨突部位,避免剪切力、摩擦力等损伤。

5.肺部感染的预防

鼓励患者进行主动咳嗽,可指导患者使用刺激性肺活量测定器(一种显示一次呼吸气量多少的塑料装置)来逐步增加患者的呼吸深度,调节深呼吸和咳嗽过程,防止肺炎。

6.关节感染的预防

保持关节腔内有效的负压吸引,引流管留置不应超过 72 小时,24 小时引流量少于 20 mL 后才可拔管。若手术后关节持续肿胀疼痛、伤口有异常体液溢出、皮肤发红、局部皮温较高,应警惕是否为关节感染。关节感染虽然少见,但是最严重的并发症。

(二)饮食护理

指导患者进食高蛋白、高维生素、高热量、高钙和高铁的食物。对于手术或进食困难者,予以静脉营养支持。

(三)生活护理

指导患者进行力所能及的活动,必要时为其帮助,如协助进食、进水、排便和翻身等。

(四)心理护理

向患者和家属解释骨折的愈合是一个循序渐进的过程,充分固定能为骨折断端连接提供良好的条件。正确的功能锻炼可以促进断端生长愈合和患肢功能恢复。对可能遗留残疾的患者,应鼓励其表达自己的思想,减轻患者及其家属的心理负担。

(五)健康教育

1.非手术治疗

卧床期间保持患肢外展中立位,即平卧时两腿分开 30°,腿间放枕头,脚尖向上或穿丁字鞋。不可使患肢内收或外旋,坐起时不能交叉盘腿,以免发生骨折移位。翻身过程应由护士或家属协助,使患肢在上且始终保持外展中立位,然后在两大腿之间放 1 个枕头以防内收。指导患肢股四头肌等长收缩、踝关节和足趾屈伸旋转运动,在非睡眠状态下每小时练习 1 次,每次 5～20 分钟,以防止下肢深静脉血栓、肌萎缩和关节僵硬。在锻炼患肢的同时,指导患者进行双上肢及健侧下肢全范围关节活动和功能锻炼。

一般 8 周后复查 X 线检查,若无异常可去除牵引后在床上坐起;3 个月后骨折基本愈合,可先双扶拐患肢不负重活动,后逐渐单拐部分负重活动;6 个月后复查 X 线检查显示骨折愈合牢固后,可完全负重行走。

2.内固定治疗

卧床期间不可使患肢内收,坐起不能交叉盘腿。若骨折复位良好,术后早期即可扶双拐下床活动,逐渐增加负重重量,X线检查证实骨折愈合后可弃拐负重行走。

3.人工关节置换术

卧床期间两腿间垫枕,保持患肢外展中立位,同时进行患肢股四头肌等长收缩、踝关节和足趾屈伸旋转运动。骨水泥型假体置换术后第1天后,即可遵医嘱进行床旁坐、站及扶双拐行走练习。生物型假体置换者一般于术后1周开始逐步进行行走练习。根据患者个体情况不同,制订具体康复计划,如果活动后感觉到关节持续疼痛和肿胀,说明练习强度过大。

在术后3个月内,关节周围软组织没有充分愈合,为避免关节脱位,应尽量避免屈髋大于90°和下肢内收超过身体中线。因此,避免下蹲、坐矮凳、坐沙发、跪姿、盘腿、过度内收或外旋、交叉腿站立、跷二郎腿或过度弯腰拾物等动作;侧卧时应健侧在下,患肢在上,两腿间夹枕头;排便时使用坐便器。可以坐高椅、散步、骑车、跳舞和游泳等,上楼时健肢先上,下楼时患肢先下。另外,嘱患者尽量不做或少做有损人工关节的活动,如爬山、爬楼梯和跑步等;避免在负重状态下反复做髋关节屈伸运动,或做剧烈跳跃和急转急停运动。肥胖患者应控制体重,预防骨质疏松,避免过多负重。

警惕术后关节感染的发生。人工关节置换多年后关节松动或磨损,可在活动时出现关节疼痛、跛行、髋关节功能减退。患者摔倒或髋关节扭伤后髋部不能活动,伴有疼痛,双下肢不等长,可能出现了关节脱位。嘱患者出现以上情况应尽快就诊。

严格定期随诊,术后1个、2个、3个、6个、12个月及以后每年,以便指导锻炼和了解康复情况。

4.安全指导

指导患者及家属评估家庭环境的安全性,妥善放置可能影响患者活动的障碍物。指导患者安全使用步行辅助器械或轮椅。行走练习时需有人陪伴,以防摔倒。

五、护理效果评估

(1)患者是否主诉骨折部位疼痛减轻或消失,感觉舒适。

(2)患侧肢端能否维持正常的组织灌注,皮肤温度和颜色正常,外周动脉搏动有力。

(3)能否避免下肢深静脉血栓、肺部感染、压疮、股骨头缺血坏死、骨折不愈合、关节脱位、关节感染等并发症的发生。一旦发生,能否及时发现和处理。

(4)患者在指导下能否按计划进行有效的功能锻炼,患肢功能恢复情况及有无活动障碍。

（韩春蕾）

第七节　股骨干骨折

一、疾病概述

(一)概念

股骨干骨折是至股骨转子以下、股骨髁以上部位的骨折,包括粗隆下2～5 cm至股骨髁上

2～5 cm 的骨干。约占全身骨折 6%。

(二)相关病理生理

股骨是人体最粗、最长、承受应力最大的管状骨,股骨干血运丰富,一旦骨折,常有大量失血。股骨干为 3 组肌肉所包围,其中伸肌群最大,由股神经支配;屈肌群次之,由坐骨神经支配;内收肌群最小,由闭孔神经支配,由于大腿的肌肉发达,骨折后多有错位及重叠。股骨干周围的外展肌群,与其他肌群相比其肌力稍弱,外展肌群位于臀部附着在大粗隆上,由于内收肌的作用,骨折远端常有向内收移位的倾向,已对位的骨折,常有向外弓的倾向,这种移位和成角倾向,在骨折治疗中应注意纠正和防止。

一般股骨上 1/3 骨折时,其移位方向比较规律,骨折近端因受外展、外旋肌群和髂腰肌的作用而出现外展、外旋和屈曲等向前、外成角突起移位,骨折远端则向内、向后、向上重叠移位。股骨中 1/3 骨折时,除原骨折端向上重叠外,移位多随暴力方向而异,一般远折端多向后向内移位。股骨下 1/3 骨折时,近折端因受内收肌的牵拉而向后倾斜成角突起移位,有损伤腘窝部动、静脉及神经的危险。

(三)病因与分类

多数骨折由强大的直接暴力所致,如撞击、挤压等;一部分骨折由间接暴力所致,如杠杆作用、扭转作用、由高处跌落等。正常股骨干在遭受强大外力才发生骨折。多数原因是车祸、行人相撞、摩托车车祸、坠落伤与枪弹伤等高能量损伤。

股骨干骨折由于部位不同可分为上 1/3 骨折,中 1/3 骨折和下 1/3 骨折,以中下 1/3 交界处骨折最为多见。

(四)临床表现

1.症状

受伤后患肢疼痛、肿胀,远端肢体异常扭曲,不能站立和行走。

2.体征

患肢明显畸形,可出现反常活动、骨擦音。单一股骨干骨折因失血较多者,可能出现休克前期表现;若合并多处骨折,或双侧股骨干骨折,发生休克的可能性很大,甚至可以出现休克表现。若骨折损伤腘动脉、腘静脉、胫神经或腓总神经,可出现远端肢体相应的血液循环、感觉和运动障碍。

(五)辅助检查

X 线正、侧位拍片可明确骨折部位、类型和移位情况。

(六)治疗原则

1.非手术治疗

(1)牵引法。①皮牵引:适用于 3 岁以下儿童。②骨牵引:适于成人各类型股骨骨折。由于需长期卧床、住院时间长、并发症多,目前已逐渐少用。牵引现在更多的是作为常规的术前准备或其他治疗前使用。

(2)石膏支具:离床治疗和防止髋人字石膏引起膝关节、髋关节挛缩导致石膏支具的发展。石膏支具在理论上有许多特点,它允许逐渐负重,可以改善肌肉和关节的功能,增加骨骼的应力刺激,促进骨折愈合。

2.手术治疗

采用切开复位内固定。由于内固定器械的改进,手术技术的提高及人们对骨折治疗观念的改变,股骨干骨折多趋向于手术治疗。内固定的选择应考虑到患者的全身情况、软组织情况及骨折损伤类型。内固定材料包括钢板螺钉固定和髓内钉固定。

二、护理评估

(一)一般评估

1.健康史

(1)一般情况:了解患者的年龄、职业特点、运动爱好、日常饮食结构、有无酗酒等。

(2)受伤情况:了解患者受伤的原因、部位和时间,受伤时的体位和环境,外力作用的方式、方向与性质,骨折轻重程度,急救处理的过程等。

(3)既往史:重点了解与骨折愈合有关的因素,如患者有无骨折史,有无药物滥用、服用特殊药物及药物过敏史,有无手术史等。

2.生命体征(T、P、R、BP)

密切观察患者的生命体征及神志,警惕休克发生。

3.患者主诉

受伤的原因、时间、外力方式与性质,骨折轻重程度及有无合并血管神经损伤、受伤时的体位和环境、急救处理的过程等。

4.相关记录

外伤情况及既往史;X线检查及实验室检查等结果记录。

(二)身体评估

1.术前评估

(1)视诊:肢体肿胀,缩短,由于肌肉痉挛,常有明显的扭曲畸形。

(2)触诊:局部皮温可偏高,明显压痛。完全骨折有骨擦音。触诊患肢足背动脉、腘窝动脉搏动情况。

(3)动诊:可见反常活动,膝、髋关节活动受限,不能站立和行走。

(4)量诊:患肢有无短缩、双侧下肢周径大小、关节活动度。

2.术后评估

(1)视诊:牵引患者患肢保持外展中立位;外固定清洁、干燥,保持有效固定。

(2)触诊:患肢局部压痛减轻或消退。

(3)动诊:患肢根据愈合情况进行如活动足部、踝关节及小腿。

(4)量诊:患肢无短缩,双侧上肢周径大小相等、关节活动度无差异。

(三)心理-社会评估

评估心理状态,了解患者社会背景,致伤经过及家庭支持系统,对疾病的接受程度,是否承受心理负担,能否有效调节角色转换。

(四)辅助检查阳性结果评估

X线检查结果明确骨折具体部位、类型、稳定性及损伤程度。

(五)治疗效果的评估

1.非手术治疗评估要点

(1)消肿处理效果的评估:观察患肢肿胀变化;使用冷疗技术后效果;外周感觉异常者避免冻伤。联合药物静脉使用时密切观察穿刺部位,谨防药物外渗引起局部组织损害。

(2)保持有效牵引效果评估:骨牵引穿刺的针眼有无出现感染征,注意观察患者有无足下垂情况,并注意膝关节外侧腓总神经有无受压。小儿悬吊牵引时无故哭闹时仔细查找原因,调整牵引带,经常检查双足的血液循环和感觉有无异常,皮肤有无破损、溃疡。

(3)观察石膏松紧情况,有无松脱、过紧、污染、断裂。长期固定有无出现关节僵硬、肌肉萎缩、肺炎、压疮、泌尿系统感染等并发症。

2.手术治疗评估要点

(1)评估术区伤口敷料有无渗血、渗液,评估早期功能锻炼的掌握情况。

(2)观察患肢血液循环、活动、感觉,及早发现术后并发症。

三、主要护理诊断(问题)

(一)疼痛

疼痛与骨折有关。

(二)躯体移动障碍

躯体移动障碍与骨折或牵引有关。

(三)潜在并发症

低血容量休克。

四、主要护理措施

(一)病情观察与并发症预防

1.病情观察

由于股骨干骨折失血量较大,观察患者有无脉搏增快、皮肤湿冷、血压下降等低血容量性休克表现。因骨折可损伤下肢重要神经或血管,观察患肢血液供应,如足背动脉搏动和毛细血管充盈情况,并与健肢比较,同时观察患肢是否出现感觉和运动障碍等。一旦发生异常,及时报告医师并协助处理。

2.疼痛护理

及时评估患者疼痛程度,遵医嘱给予止痛药物。

3.牵引护理

(1)保持有效牵引,定期测量下肢的长度和力线,以免造成过度牵引和骨端旋转。

(2)注意牵引针是否有移位,若有移位应消毒后调整。

(3)预防腓总神经损伤,在膝外侧腓骨头处垫纱布或棉垫,防止腓总神经受压,经常检查足部背伸运动,询问是否有感觉异常等情况。

(4)长期卧床者,骶尾处皮肤受压易发生压疮,给予睡气垫床,定时按摩受压处皮肤,足跟悬空。

(二)饮食

给予患者高热量、高蛋白、高纤维素、高钙、富含维生素及果胶成分饮食,如牛奶、鸡蛋、海米、虾皮、鱼汤、骨头汤、新鲜蔬菜和水果等。

(三)用药护理

了解药物不良反应,对症处理用药时观察其用药后效果。根据疼痛程度使用止痛药,并评估不良反应。

(四)心理护理

向患者和家属解释骨折的愈合是一个循序渐进的过程,充分固定能为骨折断端连接提供良好的条件。正确的功能锻炼可以促进断端生长愈合和患肢功能恢复。鼓励患者表达自己的思想,减轻患者及其家属的心理负担。

(五)健康教育

1.指导功能锻炼

患肢固定后,可在持续牵引下做股四头肌等长舒缩运动,并活动足部、踝关节和小腿。卧床期间鼓励患者利用牵引架拉手环或使用双肘、健侧下肢三点支撑抬起身体使局部减轻压力。在X线检查证实有牢固的骨折愈合后,才能取消牵引,进行较大范围的运动。有条件时,也可在8～10周后,有外固定架保护,早起不负重活动,以后逐渐增加负重。股骨中段以上骨折,下床活动时始终应注意保持患肢的外展体位,以免因负重和内收肌的作用而发生继发性向外成角突起畸形。

2.复查

告知患者及家属若骨折远端肢体肿胀或疼痛明显加重,肢体感觉麻木、肢端发凉,应立即到医院复查并评估功能恢复情况。

3.安全指导

指导患者及家属评估家庭环境的安全性,妥善放置可能影响患者活动的障碍物。

五、护理效果评估

(1)患者是否主诉骨折部位疼痛减轻或消失,感觉舒适。

(2)患侧肢端能否维持正常的组织灌注,皮肤温度和颜色正常,外周动脉搏动有力。

(3)能否避免低血容量休克等并发症的发生。一旦发生,能否及时发现和处理。

(4)患者在指导下能否按计划进行有效的功能锻炼,患肢功能恢复情况及有无活动障碍。

(韩春蕾)

第八节　脊　柱　骨　折

一、疾病概述

(一)概念

脊柱骨折又称脊椎骨折,占全身各类骨折的5%～6%。脊柱骨折可以并发脊髓或马尾神经损伤,特别是颈椎骨折-脱位合并有脊髓损伤时能严重致残甚至丧失生命。

(二)相关病理生理

脊柱分为前、中、后3柱。中柱和后柱包裹了脊髓和马尾神经,该区的损伤可以累及神经系统,特别是中柱损伤,碎骨片和髓核组织可以突入椎管的前半部而损伤脊髓。胸腰段脊柱第10胸椎至第2腰椎处于2个生理弧度的交汇处,是应力集中之处,也是常见骨折之处。

(三)病因与诱因

主要原因是暴力,多数由间接暴力引起,少数因直接暴力所致。当从高处坠落时,头、肩、臀部或足部着地,地面对身体的阻挡,使身体猛烈屈曲,所产生的垂直分力可导致椎体压缩性骨折,水平分力较大时则可同时发生脊椎脱位。直接暴力所致的脊椎骨折,多见于战伤、爆炸伤、直接撞伤等。

1.病理和分类

暴力的方向可以通过 X、Y、Z 轴,牵拉和旋转;在 X 轴上有屈、伸和侧方移动;在 Z 轴上则有侧屈和前后方向移动。因此,胸腰椎骨折和颈椎骨折分别可以有 6 种类型损伤。

2.胸、腰椎骨折的分类

(1)单纯性楔形压缩性骨折:脊柱前柱损伤,椎体成楔形,脊柱仍保持稳定。

(2)稳定性爆破型:前柱、中柱损伤。通常是高处坠落时,脊柱保持正直,胸腰段脊柱的椎体因受力、挤压而破碎;后柱不损伤,脊柱稳定。但破碎的椎体与椎间盘可突出于椎管前方,损伤脊髓而产生神经症状。

(3)不稳定性爆破型:前柱、中柱、后柱同时损伤。由于脊柱不稳定,可出现创作后脊柱后突和进行性神经症状。

(4)Chance 骨折:椎体水平状撕裂性损伤。如从高空仰面落下,背部被物体阻挡,脊柱过伸,椎体横形裂开;脊柱不稳定。

(5)屈曲-牵拉型:前柱部分因受压缩力而损伤,而中柱、后柱同时因牵拉的引力而损伤,造成后纵韧带断裂,脊椎关节囊破裂,关节突脱位,半脱位或骨折;是潜在性不稳定型骨折。

(6)脊柱骨折-脱位:又名移动性损伤。脊柱沿横面移位,脱位程度重于骨折。此类损伤较严重,伴脊髓损伤,预后差。

3.颈椎骨折的分类

(1)屈曲型损伤:前柱因受压缩力而损伤,而后柱因牵拉的张力而损伤。①前方半脱位(过屈型扭伤):后柱韧带完全或不完全性破裂。完全性者可有棘突上韧带、棘间韧带、脊椎关节囊破裂和横韧带撕裂。不完全性者仅有棘上韧带和部分棘间韧带撕裂。②双侧脊椎间关节脱位:因过度屈曲,中后柱韧带断裂,脱位的关节突超越至下一个节段小关节的前方与上方。大多数患者伴有脊髓损伤。③单纯椎体楔形(压缩性)骨折:较常见,除椎体压缩性骨折外,还不同程度的后方韧带结构破裂。

(2)垂直压缩损伤:多数发生在高空坠落或高台跳水者。①第一颈椎双侧前、后弓骨折:也称 Jefferson 骨折。②爆破型骨折:颈椎椎体粉碎骨折,多见于第 5、6 颈椎椎体。破碎的骨折片可凸向椎管内,瘫痪发生率高达 80%。

(3)过伸损伤。①过伸性脱位:前纵韧带破裂,椎体横行裂开,椎体向后脱位。②损伤性枢椎椎弓骨折:暴力来自颏部,使颈椎过度仰伸,枢椎椎弓垂直状骨折。

(4)齿状突骨折:机制不清,暴力可能来自水平方向,从前向后经颅骨至齿状突。

(四)临床表现

有严重的外伤史,如高空坠落、重物撞击腰背部、塌方事件被泥土、矿石掩埋等。

胸腰椎损伤后,主要症状为局部疼痛,站立及翻身困难。腹膜后血肿刺激了腹腔神经节,合并肠蠕动减慢,常出现腹痛、腹胀甚至肠麻痹症状。

检查时要详细询问病史、受伤方式、受伤时姿势、伤后有无感觉及运动障碍。

注意多发伤：多发伤患者往往合并有颅脑、胸、腹脏器的损伤。要先处理紧急情况，抢救生命。

检查脊柱时暴露面应足够，必须用手指从上至下逐个按压棘突，如发现位于中线部位局部肿胀和明显的局部压痛，提示后柱已有损伤；胸腰段脊柱骨折常可摸到后凸畸形。

（五）辅助检查

1.影像学检查

（1）X线检查：有助于明确脊椎骨折的部位、类型和移位情况。

（2）CT检查：用于检查椎体的骨折情况，椎管内有无出血及碎骨片。

（3）MRI检查：有助于观察及确定脊髓损伤的程度和范围。

2.肌电图

测量肌的电传导情况，鉴别脊髓完整性的水平。

3.实验室检查

除常规检查外，血气分析检查可判断有通气不足危险患者的呼吸状况。

（六）治疗原则

1.抢救生命

脊柱损伤患者伴有颅脑、胸、腹脏器损伤或并发休克时，首先处理紧急问题，抢救生命。

2.卧硬板床

胸腰椎骨折和脱位，单纯压缩骨折椎体压缩不超过1/3者，可仰卧于木板床，在骨折部加枕垫，使脊柱过伸。

3.复位固定

较轻的颈椎骨折和脱位者用枕颌带做卧位牵引复位；明显压缩移位者做持续颅骨牵引复位。牵引重量3～5 kg，复位后用头颈胸支具固定3个月。胸腰椎复位后用腰围支具固定。也可用两桌法或双踝悬吊法复位，复位后不稳定或关节交锁者，可手术治疗，做植骨和内固定。

4.腰背肌锻炼

胸腰椎单纯压缩骨折，椎体压缩不超过1/3者，在受伤后1～2天开始进行，利用背伸肌的肌力及背伸姿势，使脊柱过伸，借椎体前方的前纵韧带和椎间盘纤维环的张力，使压缩的椎体自行复位，恢复原形状。严重的胸、腰椎骨折和骨折脱位，可通过腰背肌功能锻炼，使骨折获一定程度的复位。

二、护理评估

（一）一般评估

1.健康史

（1）一般情况：了解患者的年龄、职业特点、运动爱好、日常饮食结构、有无酗酒等。

（2）受伤情况：了解患者受伤的原因、部位和时间，受伤时的体位、症状和体征，搬运方式、现场及急诊室急救情况，有无昏迷史和其他部位复合伤等。

（3）既往史与服药史：有无脊柱受伤或手术史。

2.生命体征（T、P、R、BP）与意识

评估患者的呼吸、血压、脉搏、体温及意识情况。其包括呼吸形态、节律、频率、深浅、呼吸道是否通畅、患者能否有效咳嗽和排除分泌物；有无心动过缓和低血压；有无出汗，患者皮肤的颜色、温度;有无体温调节障碍。对伴有颅脑损伤的患者,可用格拉斯昏迷量表评估患者的意识情况。排尿和排便情况:患者有无尿潴留或充盈性尿失禁;尿液颜色、量和比重;有无便秘或大便失禁。

3.患者主诉

受伤的时间、原因和部位,受伤时的体位、症状和体征,搬运方式,现场及急诊室急救的情况,有无昏迷史和其他部位的合并伤。患者既往健康情况,有无脊柱受伤或手术史,近期有无因其他疾病而服用药物,应用剂量、时间和疗程。

4.相关记录

疼痛评分、全身皮肤及其他外伤情况。

(二)身体评估

1.视诊

受伤部位有无皮肤组织破损,局部肤色和温度,有无活动性出血及其他复合性损伤的迹象。

2.触诊

评估感觉和运动情况:患者的痛、温、触及位置觉的丧失平面及程度。

3.叩诊

患肢神经反射是否正常。

4.动诊

肢体感觉,活动和肌力的变化,双侧有无差异,有无腹胀和麻痹性肠梗阻征象。

(三)心理-社会评估

评估患者有无恐惧、紧张心理;评估患者和亲属对疾病的心理承受能力和对相关康复知识的认知程度,家庭及社会支持情况。

(四)辅助检查阳性结果评估

评估患者的影像学检查和实验室检查结果有无异常,以帮助判断病情和预后。

(五)治疗效果的评估

手术治疗评估要点。

1.术前评估要点

(1)术前实验室检查结果评估:血常规及血生化、腰椎 X 线检查、心电图等。

(2)术前术区皮肤、饮食、肠道、用药准备情况。

(3)患者准备:评估患者对手术过程的了解程度,有无过度焦虑或者担忧;对预后的期望值等。

2.术后评估要点

(1)生命体征的评估:术后 24 小时内,密切观察生命体征的变化,进行床边心电监护,每30 分钟至 1 小时记录 1 次,观察有无因术中出血、麻醉等引起血压下降。

(2)体位评估:是否采取正确的体位,以保持脊柱功能位及舒适为标准。

(3)术后感觉,运动和各项功能恢复情况。

(4)功能锻炼情况,如患者是否按计划进行功能锻炼及有无活动障碍引起的并发症出现。

三、护理诊断(问题)

(一)有皮肤完整性受损的危险

这与活动障碍和长期卧床有关。

（二）潜在并发症

脊髓损伤。

（三）有失用综合征的危险

这与脊柱骨折长期卧床有关。

四、主要护理措施

（一）病情观察与并发症预防

1.脊髓损伤的观察和预防

观察患者肢体感觉、运动、反射和括约肌功能是否随着病情发展而变化,及时发现脊髓损伤征象,报告医师并协助处理。尽量减少搬动患者,搬运时保持患者的脊柱中立位,以免造成或加重脊髓损伤。对已发生脊髓损伤者做好相应护理。

2.疼痛护理

及时评估患者疼痛程度,遵医嘱给予止痛药物。

3.预防压疮

（1）定时翻身:间歇性解除压迫是有效预防压疮的关键,故在卧床期间应每2～3小时翻身1次。翻身时采用轴线翻身法;胸腰段骨折者双臂交叉放于胸前,两护士分别托扶患者肩背部和腰腿部翻至侧卧位;颈段骨折者还需一人托扶头部,使其与肩同时翻动。患者自行翻身时,应先挺直腰背部再翻身,以利用绷紧的躯干肌肉形成天然内固定夹板。侧卧时,患者背后从肩到臀用枕头抵住以免腰胸部脊柱扭转,上腿屈髋屈膝而下腿伸直。两腿间垫枕以防髋内收。颈椎骨折患者不可随意低头、抬头或转动颈部,遵医嘱决定是否垫枕及枕头放置位置。避免在床上拖拽患者,以减少局部皮肤剪切力。

（2）合适的床铺:床单清洁干燥和舒适,有条件的可使用特制翻身床、明胶床垫、充气床垫、波纹气垫等。注意保护骨突出部位,使用气垫或棉圈等使骨突部位悬空,定时对受压的骨突部位进行按摩。保持个人清洁卫生和床单清洁干燥。

（3）增加营养:保证足够的营养素摄入,提高机体抵抗力。

4.牵引护理

（1）颅骨牵引时,每班检查牵引,并拧紧螺母,防止牵引弓脱落。

（2）牵引重锤保持悬空,不可随意增减或移去牵引重量,定期测量下肢的长度和力线,以免造成过度牵引和骨端旋转。

（3）注意牵引针是否有移位,若有移位应消毒后调整。

（4）保持对抗牵引力:颅骨牵引时,应抬高床头,若身体移位,抵住了床头,及时调整,以免失去反牵引作用。

（5）告知患者和家属牵引期间牵引方向与肢体方向应成直线,以达到有效牵引。

（二）饮食

给予患者高热量、高蛋白、高纤维素、高钙、富含维生素及果胶成分饮食,如牛奶、鸡蛋、海米、虾皮、鱼汤、骨头汤、新鲜蔬菜和水果等。

（三）用药护理

了解药物不良反应,对症处理用药时观察其用药后效果。根据疼痛程度使用止痛药,并评估不良反应。

(四)心理护理

向患者和家属解释骨折的愈合是一个循序渐进的过程,充分固定能为骨折断端连接提供良好的条件。正确的功能锻炼可以促进断端生长愈合和患肢功能恢复。鼓励患者表达自己的思想,减轻患者及其家属的心理负担。

(五)健康教育

1.指导功能锻炼

脊柱损伤后长期卧床可导致失用综合征,故应根据骨折部位、程度和康复治疗计划,指导和鼓励患者早期活动和功能锻炼。单纯压缩骨折患者卧床 3 天后开始腰背部肌肉锻炼,开始臀部左右活动,然后要求做背伸动作,使臀部离开床面,随着腰背肌力量的增加,臀部离开床面的高度也逐渐增高。2 个月后骨折基本愈合,第 3 个月可以下地少量活动,但仍以卧床休息为主。3 个月后逐渐增加下地活动时间。除了腰背肌锻炼,还应定时进行全身各个关节的全范围被动或主动活动,每天数次,以促进血液循环,预防关节僵硬和肌萎缩。鼓励患者适当进行日常活动能力的训练,以满足其生活需要。

2.复查

告知患者及家属局部疼痛明显加重,或不能活动,应立即到医院复查并评估功能恢复情况。

3.安全指导

指导患者及家属评估家庭环境的安全性,妥善放置可能影响患者活动的障碍物。

五、护理效果评估

(1)患者是否主诉骨折部位疼痛减轻或消失,感觉舒适。

(2)患者皮肤是否保持完整,能否避免压疮发生。

(3)能否避免脊髓损伤等并发症的发生,一旦发生,能否及时发现和处理。

(4)患者在指导下能否按计划进行有效的功能锻炼,能否避免失用综合征的发生。

(韩春蕾)

第九节 骨 盆 骨 折

一、疾病概述

(一)概念

骨盆骨折多由直接暴力挤压骨盆所致,多伴有并发症和多发伤。

(二)相关病理生理

骨盆的血管及静脉丛丰富,内有重要脏器和血管,骨折常合并静脉丛、动脉出血及盆腔内脏器损伤并导致相应的病理生理变化。

(三)病因

常见原因有交通事故、意外摔倒或高处坠落等。年轻人骨盆骨折主要是由于交通事故和高处坠落引起。老年人骨盆骨折最常见的原因是摔倒。

(四)分类

目前国际上常用的骨盆骨折分类：Young&Burgess 分类，共 4 种类型。

1.分离型(APC)

由前后挤压伤所致，常见耻骨联合分离，严重时造成骶髂前后韧带损伤；根据骨折严重程度不同又分为Ⅰ、Ⅱ、Ⅲ 3 个亚型。

2.压缩型(LC)

由侧方挤压伤所致，常造成骶骨骨折(侧后方挤压)及半侧骨盆内旋(侧前方挤压)；也根据骨折严重程度不同又分为Ⅰ、Ⅱ、Ⅲ 3 个亚型。

3.垂直型(VS)

剪切外力损伤，由垂直或斜行外力所致，常导致垂直或旋转方向不稳定。

4.混合外力(CM)

侧方挤压伤及剪切外力损伤，导致骨盆前环及前后韧带的损伤占骨盆骨折的 14%。

该分类的优点是有助于损伤程度的判断及对合并损伤的估计可以指导抢救判断预后，根据文献统计，分离型骨折合并损伤最严重，死亡率也最高，压缩型次之，垂直型较低；而在出血量上的排序依次是分离型、垂直型、混合型、压缩型。

Tile's/AO 分类如下。

A 型：稳定，轻度移位。

B 型：纵向稳定，旋转不稳定，后方及盆底结构完整。

B_1：前后挤压伤，外旋，耻骨联合>2.5 cm，骶髂前韧带和骶棘韧带损伤。

B_2：侧方挤压伤，内旋。

$B_{2.1}$：侧方挤压伤，同侧型。

$B_{2.2}$：侧方挤压伤，对侧型。

B_3：双侧 B 型损伤。

C 型：旋转及纵向均不稳定(纵向剪力伤)。

C_1：单侧骨盆。

$C_{1.1}$：髂骨骨折。

$C_{1.2}$：骶髂关节脱位。

$C_{1.3}$：骶骨骨折。

C_2：双侧骨盆。

C_3：合并髋臼骨折。

(五)临床表现

1.症状

患者髋部肿胀、疼痛，不敢坐起或站立。有畸形、疼痛、肿胀、瘀斑、活动障碍、休克、后腹膜后血肿、直肠肛管及女性生殖道损伤、尿道膀胱损伤、神经损伤、脏器损伤。

2.体征

(1)骨盆分离试验与挤压试验阳性：检查者双手交叉撑开患者的两髂嵴，使两骶髂关节的关节面更紧贴，而骨折的骨盆前环产生分离，如出现疼痛即为骨盆分离试验阳性。双手挤压患者的两髂嵴，伤处仍出现疼痛为骨盆挤压试验阳性。

(2)肢体长度不对称：用皮尺测量胸骨剑突与两髂前上棘之间的距离，骨盆骨折向上移位的一侧长度较短。也可测量脐孔与两侧内踝尖端的距离。

（3）会阴部瘀斑：是耻骨和坐骨骨折的特有体征。

（六）辅助检查

X线和CT检查能直接反映是否存在骨盆骨折及其类型。

1.X线检查

（1）骨盆正位片：常规、必需的基本检查，90％的骨盆骨折可经正位片检查发现。

（2）骨盆入口位片：拍摄时球管向头端倾斜40°，可以更好地观察骶骨翼骨折、骶髂关节脱位、骨盆前后及旋转移位、耻骨支骨折、耻骨联合分离等。

（3）骨盆出口位片：拍摄时球管向尾端倾斜40°，可以观察骶骨、骶孔是否有骨折，骨盆是否有垂直移位。

2.CT是对于骨盆骨折最准确的检查方法

一旦患者的病情平稳，应尽早行CT检查。对于骨盆后方的损伤尤其是骶骨骨折及骶髂关节损伤，CT检查更为准确，伴有髋臼骨折时也应行CT检查，CT三维重建可以更真实的显示骨盆的解剖结构及骨折之间的位置关系，形成清晰逼真的三维立体图像，对于判断骨盆骨折的类型和决定治疗方案均有较高价值。CT还可以同时显示腹膜后及腹腔内出血的情况。

（七）治疗原则

首先处理休克和各种危及生命的并发症，再处理骨折。

1.非手术治疗

（1）卧床休息：骨盆边缘性骨折、骶尾骨骨折应根据损伤程度卧硬板床休息3～4周，以保持骨盆的稳定。髂前上棘骨折患者置于屈髋位；坐骨结节骨折置于伸髋位。

（2）复位与固定：不稳定骨折可用骨盆兜带悬吊牵引、髋人字石膏、骨牵引等方法达到复位与固定的目的。

2.手术治疗

（1）骨外固定架固定术：适用于骨盆环双处骨折患者。

（2）切开复位钢板内固定术：适用于骨盆环两处以上骨折患者，以保持骨盆的稳定。

二、护理评估

（一）一般评估

1.健康史

（1）一般情况：了解患者的年龄、职业特点、运动爱好、日常饮食结构、有无酗酒等。

（2）受伤情况：了解患者受伤的原因、部位和时间，受伤时的体位和环境，外力作用的方式、方向与性质等。

（3）既往史：有无药物滥用、服用特殊药物及药物过敏史，有无手术史等。

2.生命体征（T、P、R、BP）

每1小时监测体温、脉搏、呼吸、血压1次，详细记录，特别是血压情况，以防发生低血容量休克，为抢救提供有力的依据。

3.患者主诉

有无疼痛、排尿、排便等情况。

4.相关记录

皮肤完整性、排尿及排便情况、双下肢感觉、运动、外周血运、肿胀、畸形等情况。

(二)身体评估

1.术前评估

(1)视诊:有无活动受限。会阴部、腹股沟、臀部有无瘀血、瘀斑。有无骨盆变形、肢体不等长等现象。

(2)触诊:有无按压痛,有无异常活动及骨擦音等。

(3)叩诊:有无叩击痛。

(4)动诊:骨盆分离试验与挤压试验。

(5)量诊:肢体长度是否对称。用皮尺测量胸骨剑突与两髂前上棘之间的距离,向上移位的一侧长度较短。也可测量脐孔与两侧内踝尖端之间的距离。

2.术后评估

(1)视诊:观察患者神志,局部伤口有无红肿热痛、有无渗血、渗液情况,引流液的颜色、量、性质。

(2)触诊:足背及股动脉搏动情况、肢端皮温、颜色、毛细血管充盈情况。

(3)动诊:进行相应的感觉运动检查,有无麻木异样感、部位、程度;观察踝关节及足趾的活动情况。

(4)量诊:肢体长度是否对称。

(三)心理-社会评估

患者在疾病治疗过程中的心理反应与需求,家庭及社会支持情况,引导患者正确配合疾病的治疗与护理。

(四)辅助检查阳性结果评估

(1)骨盆 X 线检查、CT 检查等可显示骨折的损伤机制。

(2)血常规检验提示有无血容量不足、肝肾功能、电解质等。

(五)治疗效果的评估

1.非手术治疗评估要点

复位固定好,疼痛减轻,骨折端愈合良好。

2.手术治疗评估要点

对旋转不稳定骨折提供足够的稳定,以促使骨折愈合,并为早期负重提供所需的稳定。

三、护理诊断(问题)

(一)组织灌注量不足

这与骨盆损伤、出血等有关。

(二)排尿和排便形态异常

这与膀胱、尿道、腹内脏器或直肠损伤有关。

(三)有皮肤完整性受损的危险

这与骨盆骨折和活动障碍有关。

(四)躯体活动障碍

这与骨盆骨折有关。

(五)疼痛

这与骨折、软组织创伤等有关。

(六)潜在并发症

(1)术后感染:与损伤机制及手术有关。

(2)深静脉血栓:与盆腔静脉的损伤及制动有关。

(3)神经损伤:与骶髂关节脱位时的骶神经受牵拉和骶骨骨折时嵌压损伤有关。

(4)肺部感染:与长期卧床、无法改变体位有关。

(5)泌尿系统感染:与长期卧床、泌尿系统损伤有关。

四、主要护理措施

(一)术前护理

1.急救护理

有危及生命时应先抢救生命,对休克患者进行抗休克治疗,然后处理骨折。

(1)观察生命体征:骨盆骨折常合并静脉丛及动脉出血,出现低血容量休克。应注意观察患者的意识、脉搏、血压和尿量,及时发现和处理血容量不足。

(2)建立静脉输液通路:及时按医嘱输血和补液,纠正血容量不足。

(3)及时止血和处理腹腔内脏器官损伤:若经抗休克治疗和护理仍不能维持血压,应及时通知医师,并协助做好手术准备。

2.维持排尿、排便通畅

(1)观察:患者有无排尿困难、尿量及色泽,有无腹胀和便秘。

(2)导尿护理:对于尿道损伤致排尿困难者,予以导尿或留置导尿,并加强尿道口和导尿管的护理;保持导尿管通畅。

3.饮食护理

术前加强饮食营养,宜高蛋白、高维生素、高钙、高铁、粗纤维食物,以补充失血过多导致的营养失调。食物应易消化,且根据受伤程度决定膳食种类,若合并直肠损伤或有腹胀腹痛,则应酌情禁食。必要时静脉高营养治疗。

4.卧位

不影响骨盆环完整的骨折,可取仰卧与侧卧交替,侧卧时健侧在下,严禁坐立,伤后应平卧硬板床,且应减少搬动。必须搬动时则由多人平托,以免引起疼痛,增加出血。

(二)术后护理

1.病情观察

(1)生命体征:术后严密观察生命体征及神志,与麻醉科医师交班,了解患者术中情况,心电监护;留置导尿管,准确记录尿量。

(2)切口护理:观察切口敷料情况及切口愈合情况,有无红肿热痛、渗液。若切口感染者,协助做好分泌物培养,加强换药。

(3)切口引流管护理:妥善固定,变换体位时注意牵拉,保持通畅;观察引流液的量、色、性质。及时记录。

(4)导尿管的护理:观察尿液的量、色、性状。如无膀胱尿道损伤应间歇夹尿管,训练膀胱功能,尽早停尿管。如有膀胱尿道损伤,术后需持续开放尿管,根据医嘱停尿管。留置导尿管者一天2次会阴护理,鼓励患者每天饮水 1 500 mL 以上。

2.皮肤护理

(1)保持个人卫生清洁:注意卧床患者的皮肤护理,保持皮肤清洁、健康和床单平整干燥;按时按摩受压部位;防止发生压疮。

(2)体位:协助患者更换体位,绝对卧床,根据医嘱决定是否可以抬高床头或下床。可适当翻身,骨折愈合后方可向患侧卧位。

3.协助指导患者合理活动

根据骨折的稳定性和治疗方案,与患者一起制订适宜的锻炼计划并指导其实施。部分患者在手术后几天内即可完全负重,行牵引的患者需 12 周以后才能负重。长时间卧床的患者须练习深呼吸、进行肢体肌的等长舒缩;每天多次,每次 5~20 分钟。允许下床后,可使用助行器或拐杖,以使上下肢共同分担体重。

4.疼痛护理

(1)有效控制疼痛,保证足够的睡眠。

(2)宣教疼痛的评分方法,疼痛引起的原因及减轻疼痛的方法,如正确翻身、放松疗法、转移注意力、药物控制,提高患者疼痛阈值,减轻心理负担。

(3)疼痛>5 分,分析疼痛原因,针对疼痛引起的原因,给予相应的处理。如调整体位,解除局部皮肤卡压。

(4)疼痛原因明确按医嘱尽早给予止痛药,30 分钟后观察止痛效果。

5.饮食护理

术后 6 小时可进食,多饮水、多吃水果、蔬菜;高蛋白饮食,保持大便通畅。

6.功能锻炼

(1)不影响骨盆环完整的骨折:①单纯一处骨折,无合并伤,又不需复位者,卧床休息,仰卧与侧卧交替(健侧在下)。早期在床上做上肢伸展运动、下肢肌肉收缩及足踝活动。②伤后 1 周后半卧及坐位练习,并作髋关节、膝关节的伸屈运动。③伤后 2~3 周,如全身情况尚好,可下床站立并缓慢行走,逐渐加大活动量。④伤后 3~4 周,不限制活动,练习正常行走及下蹲。

(2)影响骨盆环完整的骨折:①伤后无并发症者,卧硬板床休息,并进行上肢活动。②伤后第 2 周开始半坐位,进行下肢肌肉收缩锻炼,如股四头肌收缩、踝关节背伸和跖屈、足趾伸屈等活动。③伤后第 3 周在床上进行髋、膝关节的活动,先被动,后主动。④伤后第 6~8 周(即骨折临床愈合),拆除牵引固定,扶拐行走。⑤伤后第 12 周逐渐锻炼,并弃拐负重步行。

(三)术后并发症的观察及护理

1.神经损伤

了解有无神经损伤,并观察各神经支配的感觉运动的进展情况。骶骨管骨折脱位可损伤支配括约肌及会阴部的马尾神经。骶骨孔部骨折可损伤坐骨神经根,骶 1 侧翼骨折可损伤腰 5 神经,坐骨大切迹部或坐骨骨折可伤及坐骨神经,耻骨支骨折偶可损伤闭孔神经或股神经。髂前上棘撕脱骨折可伤及骨外皮神经。

2.感染

观察生命体征、血常规结果,观察创面有无红肿热痛、渗液,有局部引流时,观察引流液的量、色、性状,保持局部引流通畅。及早发现处理合并伤,合理适用抗生素。直肠肛管损伤常常是盆腔感染的主要来源,可形成化脓性骨髓炎、骨盆周围脓肿、包括髋关节在内的一侧骨盆、臀部、腹股沟的严重化脓感染;阴道破裂与骨折相同,可引起深部感染。

3.肺栓塞

观察神志、生命体征、氧饱和度、胸闷、胸痛情况。其典型表现为咳嗽、胸痛、呼吸困难、低氧血症、意识改变。但大部分患者缺乏典型症状或以一种症状为主或无症状,不注意时易被忽略。小心搬运,患肢抬高放置,预防感染和防治休克,纠正酸中毒,给氧。如有严重骨折创伤、明显低血氧,又不能用其他原因解释者,有明显的诊断次要指标(如贫血、血小板计数减少等)可以初步诊断,应及时通知医师,密切观察,立即展开治疗。

4.下肢深静脉血栓形成

观察下肢有无疼痛、肿胀、静脉扩张、腓肠肌压痛等。加强小腿肌肉静态收缩和踝关节的活动、理疗、预防性抗凝治疗。血栓形成后,避免患肢活动,忌做按摩、理疗等,按医嘱予抗凝溶栓治疗,注意观察抗凝药的不良反应。

5.肌肉萎缩、关节僵硬

早期进行肌肉收缩锻炼。根据患者的活动能力,尽早进行股四头肌收缩和踝关节伸屈等活动。

6.压疮

观察患者疼痛的部位,皮牵引或石膏支具对皮肤的卡压情况,注意牵引部位或边缘皮肤有无破损或出现水疱。注意尾骶部皮肤情况。卧床患者定时翻身、抬臀,及时调整皮牵引,皮牵引时可在足跟部预防性贴水胶体敷料。

7.便秘

评估患者的饮食结构、排便习惯、目前的排便情况、活动情况。很多患者不习惯床上排便,怕造成别人麻烦,应消除患者的心理顾虑,宣教便秘及便秘防治的相关知识,宣教保持大便通畅的重要性;多吃含粗纤维多的蔬菜、水果,多饮水;予手法按摩腹部;必要时给予药物治疗。

(四)心理护理

(1)术前了解患者家庭支持情况,心理、社会、精神状况;患者对疾病的认知程度;患者伤势较重,易产生恐惧心理。应以娴熟的抢救技术控制病情发展,减少患者的恐惧。病情稳定后,可让患者和家属与同种手术成功的患者交谈,从心理上认清接受手术治疗的必要性,对手术要达到的目的及可能发生的并发症与意外事项,有一定的心理准备。

(2)术后心理支持,鼓励患者保持良好的心态,正确对待疾病。

(五)健康教育

(1)体位与活动:卧床,按医嘱循序渐进功能锻炼。不同部位的骨折,愈合时间不同,须严格按医嘱,不能自行过早负重。

(2)饮食:鼓励进高热量、高蛋白、富含维生素易消化的饮食。

(3)心理支持:鼓励患者保持良好精神状态。

(4)劝导戒烟。

(5)介绍药物的名称、剂量、用法、作用和不良反应。

(6)出院后继续功能锻炼。

(7)指导患者定时门诊复查,并说明复查的重要性。如出现病情变化,及时来医院就诊。

五、护理效果评估

（1）生命体征平稳，疼痛缓解。

（2）牵引复位或手术固定有效。

（3）合并腹膜后血肿和腹内脏器损伤得到有效处理，无相关并发症出现。

（4）根据指导适当有效的功能锻炼。

（韩春蕾）

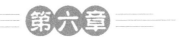

儿科护理

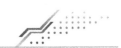

第一节 惊 厥

惊厥的病理生理基础是脑神经元的异常放电和过度兴奋。惊厥是由多种原因所致的大脑神经元暂时性功能紊乱的一种表现。惊厥发作时全身或局部肌群突然发生阵挛或强直性收缩,多伴有不同程度的意识障碍。惊厥是小儿常见的急症,有5%~6%的小儿发生过高热惊厥。

一、病因

小儿惊厥可由众多因素引起,凡能造成脑神经元兴奋性功能紊乱的因素(如脑缺氧、缺血、低血糖、脑炎症、水肿、中毒变性、坏死)均可导致惊厥的发生。其病因可归纳为以下几类。

(一)感染性疾病

1.颅内感染性疾病

该类疾病包括细菌性脑膜炎、脑血管炎、颅内静脉窦炎、病毒性脑炎、脑膜脑炎、脑寄生虫病、各种真菌性脑膜炎。

2.颅外感染性疾病

该类疾病包括呼吸系统感染性疾病、消化系统感染性疾病、泌尿系统感染性疾病、全身性感染性疾病、某些传染病、感染性病毒性脑病、脑病合并内脏脂肪变性综合征。

(二)非感染性疾病

1.颅内非感染性疾病

该类疾病包括癫痫、颅内创伤、颅内出血、颅内占位性病变、中枢神经系统畸形、脑血管病、神经皮肤综合征、中枢神经系统脱髓鞘病和变性疾病。

2.颅外非感染性疾病

(1)中毒:如氰化钠、铅、汞中毒,急性乙醇中毒及各种药物中毒。

(2)缺氧:如新生儿窒息、溺水、麻醉意外、一氧化碳中毒、心源性脑缺血综合征等。

(3)先天性代谢异常疾病:如苯丙酮尿症、黏多糖病、半乳糖血症、肝豆状核变性、尼曼-匹克病。

(4)水电解质紊乱及酸碱失衡:如低钙血症、低钠血症、高钠血症及严重代谢性酸中毒。

(5)全身及其他系统疾病并发症:如系统性红斑狼疮、风湿病、肾性高血压脑病、尿毒症、肝性脑病、糖尿病、低血糖、胆红素脑病。

(6)维生素缺乏症:如维生素 B_6 缺乏症、维生素 B_6 依赖综合征、维生素 B_1 缺乏性脑病。

二、临床表现

(一)惊厥发作形式

1.强直-阵挛发作

患儿在惊厥发作时突然意识丧失,摔倒,全身强直,呼吸暂停,角弓反张,牙关紧闭,面色青紫,持续10~20秒,转入阵挛期;不同肌群交替收缩,致肢体及躯干有节律地抽动,口吐白沫(若咬破舌头可吐血沫)。患儿呼吸恢复,但不规则,数分钟后肌肉松弛而缓解,可有尿失禁,然后入睡,醒后可有头痛、疲乏,对发作不能回忆。

2.肌阵挛发作

肌阵挛发作是由肢体或躯干的某些肌群突然收缩(或称电击样抽动),表现为头、颈、躯干或某个肢体快速抽搐。

3.强直发作

强直发作表现为肌肉突然强直性收缩,肢体可固定在某种不自然的位置,持续数秒钟,躯干四肢姿势可不对称,有强直表情,眼及头偏向一侧,睁眼或闭眼,瞳孔散大,可伴呼吸暂停、意识丧失。发作后意识较快恢复,不出现发作后嗜睡。

4.阵挛性发作

阵挛性发作时全身性肌肉抽动,左右可不对称,肌张力可升高或降低,有短暂意识丧失。

5.限局性运动性发作

发作时无意识丧失,常表现为下列形式。

(1)某个肢体或面部抽搐:口、眼、手指对应的脑皮层运动区的面积大,因而这些部位易受累。

(2)杰克逊(Jackson)癫痫发作:发作时大脑皮层运动区异常放电灶逐渐扩展到相邻的皮层区。抽搐也按皮层运动区对躯干支配的顺序扩展:面部→手→前臂→上肢→躯干→下肢。若进一步发展,可成为全身性抽搐,此时可有意识丧失。杰克逊癫痫发作常提示颅内有器质性病变。

(3)旋转性发作:发作时头和眼转向一侧,躯干也随之强直性旋转,或一侧上肢上举,另一侧上肢伸直,躯干扭转等。

6.新生儿轻微惊厥

新生儿轻微惊厥是新生儿期常见的一种惊厥形式。发作时新生儿呼吸暂停,两眼斜视,眼睑抽搐,有频频的眨眼动作,伴流涎、吸吮或咀嚼样动作,有时还出现上肢下肢类似游泳或蹬自行车样的动作。

(二)惊厥的伴随症状及体征

1.发热

发热为小儿惊厥最常见的伴随症状。例如,单纯性或复杂性高热惊厥患儿,于惊厥发作前均有 38.5 ℃甚至 40 ℃以上高热。由上呼吸道感染引起者,还可有咳嗽、流涕、咽痛、咽部出血、扁桃体肿大等表现。如惊厥为其他器官或系统感染所致,绝大多数患儿有发热及其相关的症状和体征。

2.头痛及呕吐

头痛为小儿惊厥常见的伴随症状。年长儿能正确叙述头痛的部位、性质和程度,婴儿常表现为烦躁、哭闹、摇头、抓耳或拍打头部。患儿多伴有频繁的喷射状呕吐,常见于颅内疾病及全身性疾病,如各种脑膜炎、脑炎、中毒性脑病、瑞氏综合征、颅内占位性病变。患儿还可出现程度不等的意识障碍,颈项抵抗,前囟饱满,颅神经麻痹,肌张力升高或减弱,克尼格征、布鲁津斯基征及巴宾斯基征呈阳性。

3.腹泻

重度腹泻病可导致水、电解质紊乱及酸碱失衡,出现严重低钠血症或高钠血症,低钙血症、低镁血症。补液不当造成水中毒,也可出现惊厥。

4.黄疸

当出现胆红素脑病时,不仅皮肤、巩膜高度黄染,还可有频繁性惊厥。重症肝炎患儿肝衰竭,出现惊厥前可见到明显黄疸。在瑞氏综合征、肝豆状核变性等的病程中,均可出现黄疸,此类疾病初期或中末期均能出现惊厥。

5.水肿、少尿

各类肾炎或肾病为儿童时期常见多发病。水肿、少尿为该类疾病的首起表现。当部分患儿出现急性、慢性肾衰竭或肾性高血压脑病时,可有惊厥。

6.智力低下

常见于新生儿窒息所致缺氧、缺血性脑病,颅内出血患儿,病初即有频繁惊厥,其后有不同程度的智力低下。智力低下亦见于先天性代谢异常疾病患儿,如未经及时、正确治疗的苯丙酮尿症、枫糖尿症患儿。

三、诊断依据

(一)病史

了解惊厥的发作形式、持续时间、伴随症状、诱发因素及有关的家族史,了解患儿有无意识丧失。

(二)体检

给患儿做全面的体格检查,尤其是神经系统的检查,检查神志、头颅、头围、囟门、颅缝、脑神经、瞳孔、眼底、颈抵抗、病理反射、肌力、肌张力、四肢活动等。

(三)实验室及其他检查

1.血、尿、大便常规

血白细胞数显著升高,通常提示细菌感染。血红蛋白含量很低,网织红细胞数升高,提示急性溶血。尿蛋白含量升高,提示肾炎或肾盂肾炎。粪便镜检可以排除痢疾。

2.血生化等检验

除常规查肝功能、肾功能、电解质外,还应根据病情选择有关检验。

3.脑脊液检查

对疑有颅内病变的惊厥患儿,应做脑脊液常规、脑脊液生化、脑脊液培养或有关的特殊化验。

4.脑电图检查

阳性率可达 $80\% \sim 90\%$。小儿惊厥患儿的脑电图上可表现为阵发性棘波、尖波、棘慢波、多棘慢波等多种波型。

5.CT 检查

对疑有颅内器质性病变的惊厥患儿,应做脑 CT 扫描。高密度影见于钙化灶、出血灶、血肿及某些肿瘤；低密度影常见于水肿、脑软化、脑脓肿、脱髓鞘病变及某些肿瘤。

6.MRI 检查

MRI 对脑、脊髓结构异常反映较 CT 更敏捷，能更准确地反映脑内病灶。

7.单光子反射计算机体层成像(SPECT)

SPECT 可显示脑内不同断面的核素分布图像，对癫痫病灶、肿瘤定位及脑血管疾病提供诊断依据。

四、治疗

(一)止惊治疗

1.地西泮

每次 0.25～0.50 mg/kg，最大剂量为 10 mg，缓慢静脉注射，1 分钟不多于 1 mg。必要时可在 15～30 分钟后重复静脉注射一次。之后可口服维持。

2.苯巴比妥钠

新生儿的首次剂量为 15～20 mg，给药方式为静脉注射。维持量为 3～5 mg/(kg·d)。婴儿、儿童的首次剂量为 5～10 mg/kg，给药方式为静脉注射或肌内注射，维持量为 5～8 mg/(kg·d)。

3.水合氯醛

每次 50 mg/kg，加水稀释成 5%～10% 的溶液，保留灌肠。惊厥停止后改用其他止惊药维持。

4.氯丙嗪

剂量为每次 1～2 mg/kg，静脉注射或肌内注射，2～3 小时后可重复 1 次。

5.苯妥英钠

每次 5～10 mg/kg，肌内注射或静脉注射。遇到癫痫持续状态时，可给予 15～20 mg/kg，速度不超过 1 mg/(kg·min)。

6.硫苯妥钠

该药有催眠作用，大剂量有麻醉作用。每次 10～20 mg/kg，稀释成 2.5% 的溶液，肌内注射。也可缓慢静脉注射，边注射边观察，惊厥停止即停止注射。

(二)降温处理

1.物理降温

可用 30%～50% 乙醇擦浴。在患儿的头部、颈、腋下、腹股沟等处放置冰袋，亦可用冷盐水灌肠。可用低于体温 3～4 ℃的温水擦浴。

2.药物降温

一般用布洛芬混悬液，1～3 岁，体重 10～15 kg，一次 4 mL；4～6 岁，体重 16～21 kg，一次 5 mL；7～9 岁，体重 22～27 kg，一次 8 mL；10～12 岁，体重 28～32 kg，一次 10 mL。

(三)降低颅内压

惊厥持续发作引起脑缺氧、缺血，易导致脑水肿；如惊厥由颅内感染引起，疾病本身即有脑组织充血、水肿，颅内压增高，因而应及时降低颅内压。常用 20% 的甘露醇溶液，每次 5～10 mL/kg，静脉注射或快速静脉滴注(10 mL/min)，6～8 小时重复使用。

(四)纠正酸中毒

惊厥频繁或持续发作过久，可导致代谢性酸中毒，如果血气分析发现血 $pH < 7.2$，BE(碱剩

余)为 15 mmol/L,可用 5%碳酸氢钠 3～5 mL/kg,稀释成 1.4%的等张溶液,静脉滴注。

(五)病因治疗

对惊厥患儿应通过了解病史、全面体检及必要的化验检查,争取尽快地明确病因,给予相应治疗。对可能反复发作的病例,还应制定预防复发的措施。

五、护理

(一)护理诊断

(1)有窒息的危险。

(2)有受伤的危险。

(3)潜在并发症有脑水肿、酸中毒、呼吸系统衰竭、循环系统衰竭。

(4)患儿家长缺乏关于该病的知识。

(二)护理目标

(1)患儿不发生误吸或窒息。

(2)患儿未发生并发症。

(3)患儿家长情绪稳定,能掌握止痉、降温等应急措施。

(三)护理措施

1.一般护理

(1)护理人员应将患儿平放于床上,取头侧位。保持安静,治疗操作应尽量集中进行,动作轻柔、敏捷,禁止一切不必要的刺激。

(2)护理人员应把患儿的头侧向一边,以及时清除呼吸道分泌物;对发绀的患儿供给氧气;患儿窒息时施行人工呼吸。

(3)物理降温可用沾有温水或冷水的毛巾湿敷额头,每 5～10 分钟更换 1 次毛巾,必要时把冰袋放在额部或枕部。

(4)护理人员应注意患儿的安全,预防损伤,清理好周围物品,防止患儿坠床和碰伤。

(5)护理人员应协助做好各项检查,以及时明确病因;根据病情需要,于惊厥停止后,配合医师做血糖、血钙、腰椎穿刺、血气分析及血电解质等针对性检查。

(6)护理人员应保持患儿的皮肤清洁、干燥,衣、被、床单清洁、干燥、平整,以防皮肤感染及压疮的发生。

(7)护理人员应关心、体贴患儿,熟练、准确地操作,以取得患儿的信任,消除其恐惧心理;说服患儿及家长主动配合各项检查及治疗,使诊疗工作顺利进行。

2.临床观察内容

(1)惊厥发作时,护理人员应观察惊厥患儿抽搐的时间和部位,有无其他伴随症状。

(2)护理人员应观察病情变化,尤其随时观察呼吸、面色、脉搏、血压、心音、心率、瞳孔大小、对光反射等重要的生命体征,如发现异常,以及时通报医师,以便采取紧急抢救措施。

(3)护理人员应观察体温变化,如患儿有高热,以及时做好物理降温及药物降温;如体温正常,应注意为患儿保暖。

3.药物观察内容

(1)护理人员应观察止惊药物的疗效。

(2)使用地西泮、苯巴比妥钠等止惊药物时,护理人员应注意观察患儿呼吸及血压的变化。

4.预见性观察

若惊厥持续时间长,频繁发作,护理人员应警惕有脑水肿、颅内压增高。收缩压升高,脉率减慢,呼吸节律慢而不规则,则提示颅内压增高。如未及时处理,可进一步发生脑疝,表现为瞳孔不等大、对光反射消失、昏迷加重、呼吸节律不整甚至呼吸骤停。

六、康复与健康指导

(1)护理人员应做好患儿的病情观察,准备好急救物品,教会家长正确的退热方法,提高家长的急救技能。

(2)护理人员应加强患儿营养与体育锻炼,做好基础护理等。

(3)护理人员应向家长详细交代患儿的病情、惊厥的病因和诱因,指导家长掌握预防惊厥的方法。

（孙海英）

第二节　病毒性脑炎

病毒性脑炎是指各种病毒感染引起的一组以精神和意识障碍为突出表现的中枢神经系统感染性疾病。80%以上的病毒性脑炎由肠道病毒引起(柯萨奇病毒、埃可病毒),其次为虫媒病毒(如乙脑病毒)、腮腺炎病毒和疱疹病毒等。由于神经系统受累的部位、病毒致病的强度等不同,临床表现差异较大。

一、临床特点

(一)前驱期症状

多数患儿有上呼吸道或胃肠道感染等前驱症状,如发热、头痛、咽痛、食欲减退、呕吐、腹泻等。

(二)脑实质受累症状

(1)意识障碍:对外界反应淡漠、迟钝,或烦躁、嗜睡,甚至出现谵妄、昏迷。如累及脑膜则出现脑膜刺激征。

(2)抽搐:可以为局限性、全身性或为持续性。

(3)运动功能障碍:病变累及脑干可有多数脑神经麻痹,表现为斜视、面瘫或吞咽困难,典型的出现交叉性瘫痪,严重的出现呼吸、循环衰竭。病变累及基底节等椎体外系时,出现各种不同类型的不自主运动,包括多动、震颤、肌张力改变如舞蹈性动作、肌强直等。

(4)小脑受累症状:共济失调、眼球震颤、肌张力低下等。

(5)精神症状:部分患儿精神症状非常突出,如记忆力减退,定向障碍,幻听、幻视;情绪改变、易怒,有时出现猜疑。

(6)自主神经症状:以出汗为明显,其次为唾液分泌增多,颜面潮红;可出现大小便功能障碍。

(三)颅内压增高症状

主要表现为头痛、呕吐、心动过缓、血压升高、球结膜水肿、视盘水肿,婴儿前囟饱满,意识障碍,严重时可出现脑疝,危及生命。

(四)后遗症

大部分病毒性脑炎的病程为2周,多可完全恢复,但重者可留下不同程度的后遗症,如肢体瘫痪、癫痫、智力低下、失语、失明等。

(五)辅助检查

(1)周围血常规:白细胞计数正常或偏低。

(2)脑脊液:压力正常或增高,白细胞轻或中度升高,一般不超过 $100×10^6/L$,以淋巴细胞为主,蛋白含量正常或略高,糖和氯化物正常。

(3)病毒学、免疫学检查:部分患儿脑脊液病毒培养及特异性抗体测试阳性。恢复期血清特异性抗体滴度高于急性期4倍以上有诊断价值。

二、护理评估

(一)健康史

询问患儿近1～2周内有无呼吸道、消化道等前驱感染症状,有无头痛、呕吐,抽搐等表现。

(二)症状、体征

评估患儿的生命体征,意识障碍、肢体瘫痪及头痛程度,注意检查脑膜刺激征,有无脑神经麻痹、精神症状、前囟隆起等表现。

(三)社会、心理状况

评估患儿、家长的心理状况和对本病的了解程度,有无焦虑、恐惧,以及家庭经济能力。

(四)辅助检查

及时了解血液化验、脑脊液检查结果,以及脑电图、头颅CT的改变。

三、常见护理问题

(1)体温过高:与病毒感染有关。

(2)营养失调:低于机体需要量,与摄入不足、机体消耗增多有关。

(3)有受伤的危险:与昏迷、抽搐、瘫痪有关。

(4)恐惧(家长):与预后不良有关。

(5)合作性问题:颅内高压征、昏迷。

四、护理措施

(1)合理的体位:患儿取平卧位,上半身可抬高15°～30°,利于静脉回流,降低脑静脉窦压力,有助于降低颅内压。呕吐患儿可取侧卧位,以便分泌物排出,保持呼吸道通畅。

(2)保持安静:患儿抽搐或躁动不安时,遵医嘱使用镇静药,因为任何躁动不安均能加重脑缺氧。

(3)密切观察病情:注意神志、瞳孔、呼吸、心率、血压、前囟、哭声、肌张力、抽搐次数、性质及持续时间等,应经常巡视,密切观察,详细记录,以便及早发现,给予急救处理。

(4)密切注意药物疗效及不良反应:甘露醇、呋塞米、激素使用后需注意瞳孔、前囟张力、头痛程度、血压、尿量等变化,必要时复查电解质。

(5)维持正常体温:监测体温变化,观察热型及伴随症状。体温>38℃时给予物理降温如头置冰水袋、温水擦浴、解热贴敷额等;体温＞39 ℃时遵医嘱药物降温,并注意降温疗效。鼓励患儿多饮水,必要时静脉补液;出汗后及时更换衣物,以防受凉。

(6)保护脑细胞:给予氧气吸入,定时监测血氧饱和度;并按医嘱使用甘露醇、呋塞米、地塞米松等以减轻脑水肿。

(7)保证营养供应:饮食宜清淡、易消化、富含营养。注意食物的调配,增加患儿的食欲。少量多餐,以减轻胃的饱胀,防呕吐发生。对昏迷或吞咽困难的患儿,应及早给予鼻饲,保证热量供应。

(8)促进肢体功能的恢复:①卧床期间协助患儿洗漱、进食、大小便和个人卫生等;②教会家长给患儿翻身及皮肤护理的方法,预防压疮的发生;③保持瘫痪肢体于功能位置。病情稳定后,以及早督促患儿进行肢体的被动或主动功能锻炼。活动要循序渐进,加强保护措施,防止碰伤。在每次改变锻炼方式时给予指导、帮助和鼓励。

(9)做好心理护理:树立患儿及其家长战胜疾病的信心,促进康复训练,增强患儿自我照顾能力。耐心介绍环境,给予关心、爱护,以减轻患儿的不安与焦虑。

(10)昏迷患儿按昏迷护理。

(11)健康教育:①腰穿是诊断病脑必不可少的检查。让家长懂得:脑脊液每小时可产生20 mL左右,抽出 2 mL 脑脊液检查不会影响机体的功能,腰穿后平卧 2 小时、禁食 2 小时即可,以解除患儿及家长的顾虑;②根据患儿及家长的接受程度,介绍病情及病毒性脑炎可能的转归,鼓励患儿和家长树立战胜疾病的信心;③指导、督促家长掌握保护性看护和日常生活护理的有关知识,指导家长做好智力训练和瘫痪肢体功能训练。

(孙海英)

第三节　房间隔缺损

房间隔缺损是最常见的成人先天性心脏病,女性多于男性,且有家族遗传倾向。房间隔缺损一般分为原发孔缺损和继发孔缺损,前者实际上属于部分心内膜垫缺损,常同时合并二尖瓣和三尖瓣发育不良。后者为单纯房间隔缺损。

一、临床表现

(一)症状

取决于缺损的大小、部位、年龄、分流量及是否合并其他畸形等。分流量小,极少患儿有不适表现,学龄前儿童体检时可闻及一柔和杂音。分流量大者,由于左向右分流使肺循环血流增加出现活动后心慌气短,并表现乏力、气急,反复发作严重的肺部感染、心律失常及心力衰竭。随年龄增长肺循环阻力增加,右心负荷过重,出现右向左分流,临床上出现发绀,应禁忌手术。

(二)体征

主要体征为胸骨左缘第 2、3 肋间可闻及 II～III 级柔和的收缩期杂音,肺动脉瓣第二音亢进及固定性分裂。

二、辅助检查

(一)胸部X线检查

可显示肺充血、肺动脉段突出、右房右室增大等表现。透视下可见肺动脉段及肺门动脉搏动增强,称为肺门舞蹈症。

(二)心电图检查

多见电轴右偏,右心室肥大和不完全右束支传导阻滞。

(三)超声心动图

检查右心房内径增大,主肺动脉增宽,房间隔部分回声脱失,并能直接测量缺损直径大小,彩色多普勒成像提示心房水平左向右分流信号。多普勒超声心动图、超声心动声学造影二者相结合几乎能检测出所有缺损的分流并对肺动脉压力有较高的测量价值。

(四)心导管检查

对疑难病例或出现肺高压,行右心导管或左房造影检查,可明确诊断及合并畸形,又可测量肺动脉压力,估计病程和预后。

三、治疗原则

(一)介入治疗

可以对大部分患者,结合超声心动图检查结果,在超声心动图和X线血管造影机器的引导下进行封堵治疗。

(二)外科治疗

在开展非手术介入治疗以前,对所有单纯房间隔缺损已引起血流动力学改变,即已有肺血增多征象、房室增大及心电图相应表现者均应手术治疗。患者年龄太大已有严重肺动脉高压者手术治疗应慎重。

四、护理诊断

(1)活动无耐力:与心脏畸形导致的心排血量下降有关。

(2)营养失调(低于机体需要量):与疾病导致的生长发育迟缓有关。

(3)潜在并发症:心力衰竭、肺部感染、感染性心内膜炎。

(4)焦虑:与自幼患病,症状长期反复存在有关。

(5)知识缺乏:缺乏疾病相关知识。

五、护理目标

(1)患者活动耐力有所增加。

(2)患者营养状况得到改善或维持。

(3)未发生相关并发症,或并发症发生后能得到及时治疗与处理。

(4)患者焦虑减轻或消除,情绪良好。

(5)患者或家属能说出有关疾病的自我保健方面的知识。

六、护理措施

(一)术前护理

1.心理护理

患者及家属均对心脏手术有恐惧感,担心预后,针对患者的心态,护士应详细了解疾病治疗的有关知识,说明治疗目的、方法及其效果,对封堵患者讲解微创手术创伤小,成功率高,消除其恐惧焦虑心理,增强信心,使其能配合治疗。

2.术前准备

入院后及时完成心外科各项常规检查,并在超声心动图下测量 ASD 的横径和长径、上残边、下残边等数值,以确定手术方式。

(二)术后护理

1.观察术后是否有空气栓塞的并发症存在

因修补房间隔缺损时,左心房排气不好,术中易出现空气栓塞,多见于冠状动脉和脑动脉空气栓塞。因而应保持患者术后平卧 4 小时,严密观察患者的反应,并记录血压、脉搏、呼吸、瞳孔及意识状态等。当冠状血管栓塞则出现心室纤颤,脑动脉栓塞则出现瞳孔不等大、头痛、烦躁等症状,此时应立即对症处理。

2.严密观察心率、心律的变化

少数上腔型 ASD 右房切口太靠近窦房结或上腔静脉阻断带太靠近根部而损伤窦房结,都将产生窦性或交界性心动过缓,这种心律失常需要安置心脏起搏器治疗。密切观察心律变化,维护好起搏器的功能。术后如出现心房颤动、房性或室性期前收缩,注意观察并保护好输入抗心律失常药物的静脉通路。

3.观察有无残余漏

常有闭合不严密或组织缝线撕脱而引起。听诊有无残余分流的心脏杂音,一经确诊房缺再通,如无手术禁忌证,应尽早再次手术。

4.预防并发症

对封堵患者术后早期在不限制正常肢体功能锻炼的前提下指导患者掌握正确有效的咳嗽方法,咳嗽频繁者适当应用镇咳药物,避免患者剧烈咳嗽,打喷嚏及用力过猛等危险动作,防止闭合伞脱落和移位,同时监测体温变化,应用抗生素,预防感染。

5.抗凝指导

ASD 封堵术后为防止血栓形成,均予以抗凝治疗,术后 24 小时内静脉注射肝素 0.2 mg/(kg·d)或皮下注射低分子肝素 0.2 mg/(kg·d),24 小时后改口服阿司匹林 5 mg/(kg·d),连服 3 个月。

(三)出院指导

(1)术后 3~4 天复查超声心动图,无残余分流,血常规、凝血机制正常即可出院。

(2)出院后患者避免劳累,防止受凉,预防感染,注意自我保健。

(3)必要时服用吲哚美辛 3~5 天,术后 1、3、6 个月复查超声心动图,以确保长期疗效。

(4)封堵患者术后口服阿司匹林 5 mg/(kg·d),连服 3 个月。

(孙海英)

第四节 室间隔缺损

室间隔缺损是胚胎间隔发育不全而形成的单个或多个缺损,由此产生左右两心室的异常交通,在心室水平产生异常血流分流的先天性心脏病。室间隔缺损可以单独存在或是构成多种复杂心脏畸形,如法洛四联症、矫正性大动脉转位、主动脉弓离断、完全性心内膜垫缺损、三尖瓣闭锁等畸形中的一个组成部分。室间隔缺损可以称得上是临床最常见的先天性心脏病之一。

一、临床表现

(一)症状

缺损小,一般并无症状。大室间隔缺损及大量分流者,婴儿期易反复发生呼吸道感染,喂养困难,发育不良,甚至左心衰竭。较大分流量的儿童或青少年患者,劳累后常有气促和心悸,发育不良。随着肺动脉高压的发展,左向右分流量逐渐减少,造成双向分流或右向左分流,患者将出现明显的发绀、杵状指、活动耐力下降、咯血等症状及腹胀、下肢水肿等右心衰竭表现。

(二)体征

心前区常有轻度隆起,胸骨左缘第三、四肋间能扪及收缩期震颤,并听到3~4级全收缩期杂音,高位漏斗部缺损杂音则位于第2肋间。肺动脉瓣区第二音亢进。分流量大者,心尖部尚可听到柔和的功能性舒张中期杂音。肺动脉高压导致分流量减少的病例,收缩期杂音逐步减轻,甚至消失,而肺动脉瓣区第二音则明显亢进、分裂,并可伴有肺动脉瓣关闭不全的舒张期杂音。

二、辅助检查

(一)心电图检查

缺损小,心电图正常或电轴左偏。缺损较大,随分流量和肺动脉压力增大而示左心室高电压、肥大或左右心室肥大。严重肺动脉高压者,则提示右心大或伴劳损。

(二)X线检查

中度以上缺损心影轻度到中度扩大,左心缘向左向下延长,肺动脉圆锥隆出,主动脉结变小,肺门充血。重度阻塞性肺动脉高压心影扩大反而不显著,右肺动脉粗大,远端突变小,分支呈鼠尾状,肺野外周纹理稀疏。

(三)超声心动图

检查左心房、左心室内径增大。二维切面可示缺损的部位和大小。彩色多普勒可显示左心室向右心室分流。

三、治疗原则

(一)介入治疗

部分肌部室间隔缺损和膜周部室间隔缺损可以行介入封堵治疗。

(二)外科手术治疗

在开展非手术介入治疗以前,成人小室间隔缺损 Qp/Qs<1.3 者一般不考虑手术,但应随访

观察;中度室间隔缺损者应考虑手术,此类患者在成人中少见;Qp/Qs 为 1.3～1.5 者可根据患者总体情况决定是否手术,除非年龄过大有其他疾病不能耐受手术者仍应考虑手术治疗;大室间隔缺损伴重度肺动脉压增高,肺血管阻力＞7 wood 单位者不宜手术治疗。

四、护理诊断

(1)活动无耐力:与心脏畸形导致的心排血量下降有关。
(2)营养失调(低于机体需要量):与疾病导致的生长发育迟缓有关。
(3)潜在并发症:心力衰竭、肺部感染、感染性心内膜炎。
(4)焦虑:与自幼患病,症状长期反复存在有关。
(5)知识缺乏:缺乏疾病相关知识。

五、护理目标

(1)患者活动耐力有所增加。
(2)患者营养状况得到改善或维持。
(3)未发生相关并发症,或并发症发生后能得到及时治疗与处理。
(4)患者焦虑减轻或消除,情绪良好。
(5)患者或家属能说出有关疾病的自我保健方面的知识。

六、护理措施

(一)术前护理

(1)婴幼儿有大室间隔缺损,大量分流及肺功脉高压发展迅速者,按医嘱积极纠正心力衰竭、缺氧、积极补充营养,增强体质,尽早实施手术治疗。
(2)术前患儿多汗,常感冒及患肺炎,故予以多饮水、勤换洗衣服,减少人员流动。预防感冒,有心力衰竭者应定期服用地高辛,并注意观察不良反应。

(二)术后护理

1.保持呼吸道通畅,预防发生肺动脉高压危象

中小型室间隔缺损手术后一般恢复较顺利。对大型缺损伴有肺动脉高压患者,由于术前大量血液涌向肺部,患儿有反复发作肺炎史,并且由于肺毛细血管床的病理性改变,使气体交换发生困难,在此基础上又加上体外循环对肺部的损害,使手术后呼吸道分泌物多,不易咳出,影响气体交换,重者可造成术后严重呼吸衰竭,慢性缺氧加重心功能损害。尤其是婴幼儿,术后多出现呼吸系统并发症,往往手术尚满意,却常因呼吸道并发症而死亡,因此术后呼吸道的管理更为重要。

(1)术后常规使用呼吸机辅助呼吸,对于肺动脉高压患者,术后必须较长时间辅助通气及充分供氧。
(2)肺动脉高压者,在辅助通气期间,提供适当的过度通气,使 pH 为 7.50～7.55、$PaCO_2$ 为 0.7～4.7 kPa(5～35 mmHg)、PaO_2＞13.3 kPa(100 mmHg),有利于降低肺动脉压。辅助通气要设置 PEEP,小儿常规应用 0.39 kPa(4 cmH_2O),增加功能残气量,防止肺泡萎陷。
(3)随时注意呼吸机同步情况、潮气量、呼吸频率等是否适宜,定期做血气分析,根据结果及时调整呼吸机参数。
(4)肺动脉高压患者吸痰的时间间隔应相对延长,尽可能减少刺激,以防躁动加重缺氧,使肺

动脉压力进一步升高,加重心脏负担及引起肺高压危象。

(5)气管插管拔除后应加强体疗,协助排痰,保证充分给氧。密切观察患者呼吸情况并连续监测血氧饱和度。

2.维持良好的循环功能

及时补充血容量密切观察血压、脉搏、静脉充盈度、外周温度及尿量。心源性低血压应给升压药,如多巴胺、间羟胺等维持收缩压在 12.0 kPa(90 mmHg)以上。术后早期应控制静脉输入晶体液,以 1 mL/(kg·h)为宜,并注意观察及保持左心房压不高于中心静脉压。

3.保持引流通畅

保持胸腔引流管通畅,观察有无术后大出血密切观察引流量,若每小时每千克体重超过 4 mL 表示有活动性出血的征象,连续观察 3~4 小时,用止血药无效,应立即开胸止血。

(三)出院指导

(1)逐步增加活动量,在术后 3 个月内不可过度劳累,以免发生心力衰竭。

(2)儿童术后应加强营养供给,多进高蛋白、高热量、高维生素饮食,以利生长发育。

(3)注意气候变化,尽量避免到公共场所,避免呼吸道感染。

(4)定期门诊随访。

(孙海英)

第五节　肺动脉狭窄

肺动脉狭窄是指由于右心室先天发育不良而与肺动脉之间的血流通道产生狭窄。狭窄发生于从三尖瓣至肺动脉的任何水平,其可各自独立存在,也可合并存在。该病占先天性心脏病的 25%～30%。

一、临床表现

(一)症状

肺动脉狭窄严重的新生儿,出生后即有发绀。重症病儿表现气急、躁动及进行性低氧血症。轻症或无症状的患儿可随着年龄的增长出现劳累后心悸、气促、胸痛或晕厥,严重者可有发绀和右心衰竭。

(二)体征

胸骨左缘第二肋间闻及粗糙收缩期喷射样杂音,向左颈根部传导,可触及震颤,肺动脉瓣第二心音减弱或消失。严重或病程长的患儿有发绀及杵状指(趾)及面颊潮红等缺氧表现。

二、辅助检查

(一)心电图

电轴右偏,P 波高尖,右心室肥厚。

(二)X 线检查

右心室扩大,肺动脉圆锥隆出,肺门血管阴影减少及纤细。

(三)彩色多普勒超声心动图检查

右心室增大,确定狭窄的解剖学位置及程度。

(四)心导管检查

可测定右心室压力是否显著高于肺动脉压力,并连续描记肺动脉至右心室压力曲线;鉴别狭窄的类型(瓣膜型或漏斗型);测定心腔和大血管血氧含量;注意有无其他先天性异常。疑为漏斗部狭窄或法洛三联症者,可行右心导管造影。

(五)选择性右心室造影

可确定病变的类型及范围,瓣膜型狭窄,可显示瓣膜交界融合的圆顶状征象。若为肺动脉瓣发育不良,在心动周期中可显示瓣膜活动度不良,瓣环窄小及瓣窦发育不良,则无瓣膜交界融合的圆顶状征象。

三、治疗原则

(一)介入治疗

绝大多数这类患者可以进行介入治疗,包括肺动脉瓣球囊扩张、经皮肺动脉瓣置入及肺动脉分支狭窄的支架置入。

(二)外科手术治疗

球囊扩张不成功或不宜行球囊扩张者,如狭窄上下压力阶差>5.3 kPa(40 mmHg)应采取手术治疗。

四、护理诊断

(1)活动无耐力:与心脏畸形导致的心排血量下降有关。

(2)营养失调(低于机体需要量):与疾病导致的生长发育迟缓有关。

(3)潜在并发症:心力衰竭、肺部感染、感染性心内膜炎。

(4)焦虑:与自幼患病,症状长期反复存在有关。

(5)知识缺乏:缺乏疾病相关知识。

五、护理目标

(1)患者活动耐力有所增加。

(2)患者营养状况得到改善或维持。

(3)未发生相关并发症,或并发症发生后能得到及时治疗与处理。

(4)患者焦虑减轻或消除,情绪良好。

(5)患者或家属能说出有关疾病的自我保健方面的知识。

六、护理措施

(一)手术前护理

(1)重症肺动脉瓣狭窄伴有重度发绀的新生儿,术前应静脉给予前列腺素 E,以延缓动脉导管闭合。

(2)休息:由于肺动脉瓣狭窄,右心室排血受阻,致右心室压力增高,负荷加重,患者可出现发绀和右心衰竭情况,故应卧床休息,减轻心脏负担。

(3)氧气吸入：发绀明显者或有心力衰竭的患者，术前均应给予氧气吸入，每天 2 次，每次半小时，改善心脏功能，必要时给予强心、利尿药物。

(二)手术后护理

1.循环系统

(1)建立有创血压监测，持续观察血压变化。对于较重患者，用微量泵泵入升压药物，并根据血压的变化随时进行调整，使血压保持稳定，切勿忽高忽低。

(2)注意中心静脉压的变化，以便了解右心有无衰竭和调节补液速度，必要时应用强心药物。此类患者由于狭窄解除后，短时间内心排血量增多，如心脏不能代偿容易造成心力衰竭。

(3)注意外周循环的变化，如周身皮肤、口唇、指甲颜色、温度及表浅动脉搏动情况。

(4)维持成人尿量＞0.5 mL/(kg·h)，儿童尿量＞1 mL/(kg·h)以上。

2.呼吸系统

(1)术后使用呼吸机辅助呼吸，保持呼吸道通畅，以及时吸痰。用脉搏血氧监测仪观察氧饱和度的变化并监测 PaO_2，如稳定在 10.7 kPa(80 mmHg)，可在术后早期停用呼吸机。如发生低氧血症[PaO_2＜10.7 kPa(80 mmHg)]应及时向医师报告，如明确存在残余狭窄，以及时做好再次手术的准备。

(2)协助患者排痰和翻身，听诊双肺呼吸音，必要时雾化吸入。

3.婴幼儿及较大的肺动脉狭窄患儿术后

婴幼儿及较大的肺动脉狭窄患儿，术后早期右心室压力及肺血管阻力可能仍较高，术后注意观察高压是否继续下降，如有异常表现，以及时报告医师，必要时作进一步检查及处理。

(三)出院指导

(1)患儿出院后需要较长期的随诊，如发现残余狭窄导致右室压力逐渐增加，或肺动脉瓣环更加变窄，均应再入院检查，可能需要再次手术，进一步切开狭窄或用补片加宽。

(2)逐步增加活动量，在术后 3 个月内不可过度劳累，以免发生心力衰竭。

(3)儿童术后应加强营养供给，多进高蛋白、高热量、高维生素饮食，以利生长发育。

(4)注意气候变化，尽量避免到公共场所，避免呼吸道感染。

(孙海英)

第六节　法洛四联症

法洛四联症是一种最为常见的发绀型复杂先天性心脏病，占整个先天性心脏病的 12％～14％。法洛四联症包括室间隔缺损、肺动脉狭窄、主动脉骑跨、右心室肥厚四种畸形或病变。

一、临床表现

主要是自幼出现的进行性发绀和呼吸困难，易疲乏，劳累后常取蹲踞位休息。严重缺氧时可引起晕厥，常伴有杵状指(趾)，心脏听诊肺动脉瓣第二心音减弱以致消失，胸骨左缘常可闻及收缩期喷射性杂音。脑血管意外(如脑梗死)、感染性心内膜炎、肺部感染为本病常见并发症。

二、辅助检查

(一)血常规检查
可显示红细胞、血红蛋白及红细胞比容均显著增高。

(二)心电图检查
可见电轴右偏、右心室肥厚。

(三)X线检查
主要为右心室肥厚表现,肺动脉段凹陷,形成木靴状外形,肺血管纹理减少。

(四)超声心动图
可显示右心室肥厚、室间隔缺损及主动脉骑跨。右室流出道狭窄及肺动脉瓣的情况也可以显示。

(五)磁共振检查
对于各种解剖结构异常可进一步清晰显示。

(六)心导管检查
对拟行手术治疗的患者应行心导管和心血管造影检查,根据血流动力学改变,血氧饱和度变化及分流情况进一步确定畸形的性质和程度,以及有无其他合并畸形,为制定手术方案提供依据。

三、治疗原则

未经姑息手术而存活至成年的本症患者,唯一可选择的治疗方法为手术纠正畸形,手术危险性较儿童期手术为大,但仍应争取手术治疗。

四、护理诊断

(1)活动无耐力:与心脏畸形导致的心排血量下降有关。

(2)营养失调(低于机体需要量):与疾病导致的生长发育迟缓有关。

(3)潜在并发症:心力衰竭、肺部感染、感染性心内膜炎。

(4)焦虑:与自幼患病,症状长期反复存在有关。

(5)知识缺乏:缺乏疾病相关知识。

五、护理目标

(1)患者活动耐力有所增加。

(2)患者营养状况得到改善或维持。

(3)未发生相关并发症,或并发症发生后能得到及时治疗与处理。

(4)患者焦虑减轻或消除,情绪良好。

(5)患者或家属能说出有关疾病的自我保健方面的知识。

六、护理措施

(一)术前护理
(1)贫血的处理:大多数法洛四联症患者的血红蛋白、红细胞计数和红细胞比积都升高,升高程度与发绀程度成正比。发绀明显的患儿,如血红蛋白、红细胞计数和红细胞比积都正常,应视为贫血,术前应给予铁剂治疗。

(2)进一步明确诊断:术前对患者做全面复查,确认诊断无误,且对疾病的特点搞清楚如肺动脉、肺动脉瓣、右室流出道狭窄的部位及程度;主动脉右移骑跨的程度;左心室发育情况,是否合并动脉导管未闭、左上腔静脉、房间隔缺损等。

(3)入院后每天吸氧两次,每次 30 分钟;发绀严重者鼓励患者多饮水,预防缺氧发作;缺氧性昏厥发作时,给予充分供氧的同时,屈膝屈胯,可增加外周阻力,减少左向右的分流,增加回心血量,增加氧合;肌肉或皮下注射吗啡(0.2 mg/kg);幼儿静脉注射 β 受体阻滞剂有缓解效应;静脉滴注碳酸氢钠或输液扩容;使用增加体循环阻力的药物如去氧肾上腺素等。

(4)预防感染性心内膜炎:术前应注意扁桃体炎、牙龈炎、气管炎等感染病灶的治疗。

(5)完成术前一般准备。

(二)术后护理

(1)术后应输血或血浆使胶体渗透压达正常值 2.3~2.7 kPa(17~20 mmHg),血红蛋白达 120 g/L 以上。一般四联症术后中心静脉压仍偏高,稍高的静脉压有利于右心排血到肺动脉。

(2)术后当天应用洋地黄类药物,力争达到洋地黄化,儿童心率维持在 100 次/分,成人 80 次/分左右。

(3)术后当天开始加强利尿,呋塞米效果较好,尿量维持>1 mL/(kg·h),利尿不充分时肝脏肿大,每天触诊肝脏两次,记录出入水量,出量应略多于入量。

(4)术后收缩压维持 12.0 kPa(90 mmHg)左右,舒张压维持 8.0~9.3 kPa(60~70 mmHg),必要时用微泵输入多巴胺或多巴酚丁胺,以增强心肌收缩力,增加心脏的兴奋性。

(5)术后左房压与右房压大致相等,维持在 1.18~1.47 kPa(12~15 cmH₂O)。若左房压比右房高0.49~0.98 kPa(5~10 cmH₂O),左室发育不良、左室收缩及舒张功能的严重损害,或有左向右残余分流,预后不良;若右房压比左房压高 0.49~0.98 kPa(5~10 cmH₂O),表明血容量过多或右室流出道或肺动脉仍有狭窄,负荷过重,远端肺血管发育不良,或右室功能严重受损。

(6)呼吸机辅助通气,当患者出现灌注肺时,延长机械通气时间,采用小潮气量通气,避免肺损伤。用呼气末正压促进肺间质及肺泡水肿的消退,从而改善肺的顺应性和肺泡通气,提高血氧分压。

(7)术后加强呼吸功能监测,检查有无气胸,肺不张。肺不张左侧较易出现,往往因气管插管过深至右支气管所致,摄胸片可协助诊断。如不能及时摄片,必要时可根据气管插管的深度拔出 1~2 cm。再听呼吸音以判断效果。术中损伤肺组织或放锁骨下静脉穿刺管时刺破肺组织,可致术后张力性气胸。

(8)拔出气管插管后雾化吸氧,注意呼吸道护理,以防肺不张及肺炎的发生。

(9)每天摄床头片一张,注意有无灌注肺、肺不张或胸腔积液征象。

(三)出院指导

(1)遵医嘱服用强心利尿剂,并注意观察尿量。

(2)逐步增加活动量,在术后 3 个月内不可过度劳累,以免发生心力衰竭。

(3)儿童术后应加强营养供给,多进高蛋白、高热量、高维生素饮食,以利生长发育。

(4)注意气候变化,尽量避免到公共场所,避免呼吸道感染。

(5)三个月门诊复查。

(孙海英)

第七节 动脉导管未闭

动脉导管是胎儿时期连接肺动脉与主动脉的生理性血流通道。多于生后 24 小时内导管功能丧失，出生后 4 周内形成组织学闭塞，成为动脉韧带。各种原因造成婴儿时期的动脉导管未能正常闭塞，称为动脉导管未闭（PDA）。未闭的动脉导管位于左锁骨下动脉远侧的降主动脉与左肺动脉根部之间。动脉导管未闭是最常见的先天心脏病之一，占先天性心脏病的 12%～15%，女性多见，男女之比为 1.0∶(1.4～3.0)。

一、临床表现

(一)症状

导管细、分流量少者，平时可无症状或仅有轻微症状。导管粗、分流量大者，临床常见反复上呼吸道感染，剧烈活动后心悸、气急、乏力。小儿则有发育不良、消瘦、活动受限等。重症患者，有肺动脉高压和逆向分流者，可以出现发绀和心力衰竭的表现。

(二)体征

胸骨左缘第 2 肋间有连续性机械样杂音，收缩期增强，舒张期减弱，并向左锁骨下传导，局部可触及震颤，肺动脉第二音增强。分流量大的患者，因二尖瓣相对狭窄，常在心尖部听到柔和的舒张期杂音。分流量大者，收缩压往往升高，舒张压下降，因而出现周围血管征象，主要表现为脉压增大、颈动脉搏动增强、脉搏宏大、水冲脉，指甲床或皮肤内有毛细血管搏动现象，并可听到枪击音。

二、辅助检查

(一)心电图检查

一般心电图正常或电轴左偏。分流量较大者。肺动脉压明显增高者，则显示左右心室肥大或右心室肥大。

(二)X 线检查

导管较细，血液分流量小者，可无明显表现。典型的为肺充血，心脏中度扩大。左心缘向下向外延长，主动脉突出，呈漏斗征，肺动脉圆锥隆出。

(三)超声心动图检查

二维超声心动图可在主、肺动脉之间探及异常通道，彩色多普勒血流成像显示血流通过导管的方向，并可测出流速与压差。

(四)心导管检查

绝大多数患者根据超声心动图即可确诊，合并重度肺动脉高压者，右心导管可评估肺血管病变程度，作为选择手术适应证的重要参考。

三、治疗原则

因本病易并发感染性心内膜炎，故即使分流量不大亦应及早争取介入或手术治疗。手术安全成功率高,任何年龄均可进行手术治疗,但对已有明显重度肺动脉高压,出现右向左分流者则禁忌手术。

四、护理诊断

(1)活动无耐力:与心脏畸形导致的心排血量下降有关。

(2)营养失调(低于机体需要量):与疾病导致的生长发育迟缓有关。

(3)潜在并发症:心力衰竭、肺部感染、感染性心内膜炎。

(4)焦虑:与自幼患病、症状长期反复存在有关。

(5)知识缺乏:缺乏疾病相关知识。

五、护理目标

(1)患者活动耐力有所增加。

(2)患者营养状况得到改善或维持。

(3)未发生相关并发症,或并发症发生后能得到及时治疗与处理。

(4)患者焦虑减轻或消除,情绪良好。

(5)患者或家属能说出有关疾病的自我保健方面的知识。

六、护理措施

(一)术前护理

(1)主动和患者交谈,尽快消除陌生感,生活上给予关怀和帮助,介绍恢复期的病例,增强患者战胜疾病的信心。

(2)做好生活护理,避免受凉,患感冒、发热要及时用药或用抗生素,控制感染。

(3)术前准确测量心率,血压,以供术后对比。

(4)测量患者体重,为术中、术后确定用药剂量提供依据。

(5)观察心脏杂音的性质。

(二)术后护理

(1)注意血压和出血情况:因导管结扎后阻断了分流到肺循环的血液,使体循环血容量较术前增加,导致术后患者血压较术前增高。术后严密监测血压变化,维持成人收缩压在 18.7 kPa(140 mmHg)以下,儿童收缩压维持在 16.0 kPa(120 mmHg)以下。若血压持续增高不降者,应用降压药物如硝普钠、硝酸甘油等,防止因血压过高引起导管缝合处渗血或导管再通,故术后要观察血压及有无出血征象。

(2)保持呼吸道通畅:有的患者术前肺动脉内压力增高,肺内血流量过多,肺脏长期处于充血状态,肺小血管纤维化使患者的呼吸功能受限,虽手术后能减轻一些肺血管的负担,但在短时间内,肺功能仍不健全;其次是由于麻醉的影响,气管内分泌物较多且不易咳出,易并发肺炎、肺不张。因此术后必须保持呼吸道通畅,轻症患者机械辅助通气1~2小时,但合并肺动脉高压者要适当延长辅助通气,协助咳嗽、排痰、雾化吸入,使痰排出。

(3)观察有无喉返神经损伤:因术中喉返神经牵拉,水肿或手术损伤,可出现声音嘶哑,以及进流质时引起呛咳。全麻清醒后同患者对话,观察有无声音嘶哑、进水呛咳现象。如发现声音嘶哑、进水呛咳应根据医嘱给予营养神经的药物,并防止患者饮水时误吸,诱发肺内感染。若出现上述症状,应给予普食或半流质。

(4)观察有无导管再通:注意心脏听诊,如再次闻及杂音,应考虑为导管再通,确诊后应尽快再次手术。

(5)观察有无假性动脉瘤形成:按医嘱合理应用抗生素,注意体温变化。如术后发热持续不退,伴咳嗽、声音嘶哑、咯血,有收缩期杂音出现,胸片示上纵隔增宽,肺动脉端突出呈现块状影,应考虑是否为假性动脉瘤,嘱患者卧床休息,避免活动,并给予祛痰药、缓泻药,以免因剧烈咳嗽或排便用力而使胸内压剧烈升高,导致假性动脉瘤的破裂。一旦确诊,尽早行手术治疗。

(6)胸腔引流液的观察:留置胸腔引流管的患者,注意观察胸腔引流液的性质和量,若引流速度过快,管壁发热,持续两小时引流量都超过 4 mL/(kg·h),应考虑胸腔内有活动性出血,积极准备二次开胸止血。

(7)术前有细菌性心内膜炎的患者,术后应观察体温和脉搏的变化,注意皮肤有无出血点,有无腹痛等,必要时做血培养。

(8)避免废用综合征:积极进行左上肢功能锻炼。

(三)出院指导

(1)进行左上肢的功能锻炼,避免废用综合征。

(2)逐步增加活动量,在术后 3 个月内不可过度劳累,以免发生心衰。

(3)儿童术后应加强营养供给,多进高蛋白、高热量、高维生素饮食,以利生长发育。

(4)注意气候变化,尽量避免到公共场所,避免呼吸道感染。

(孙海英)

第八节 完全性大动脉错位

完全性大动脉错位(D-transposition of great arteries,D-TGA)是常见的发绀型先天性心脏病,其发病率占先天性心脏病的 7%～9%,本病是指主动脉与肺动脉干位置互换,主动脉接受体循环的静脉血,而肺动脉干接受肺静脉的动脉血即氧合血,大多伴 VSD、ASD、PDA 或其他复杂畸形,使体循环血液在心脏内相互混合,否则患儿难以存活。如不接受手术治疗 80%～90%的患儿将于 1 岁内死亡。

一、临床特点

(一)缺氧及酸中毒

多属单纯性 D-TGA,两个循环系统之间缺乏足够的交通。无 VSD 或仅有小的 VSD 存在,两个循环间血液混合不充分,出生后不久即出现发绀和呼吸困难,吸氧后并无改善。

(二)充血性心力衰竭

多为 D-TGA 伴有较大的 VSD。由于循环间有较大的交通,血液混合较充分,发绀及酸中毒不明显,症状出现较晚,出生后数周或数月内可有心力衰竭表现,易发生肺部感染。

(三)肺血减少

多为 D-TGA 伴有 VSD 及肺动脉瓣狭窄或解剖左心室(功能右心室)流出道狭窄的病例,症状出现迟,发绀较轻,出现心力衰竭及肺充血的症状较少,自然生存时间最长。

(四)辅助检查

1.超声心动图检查

大动脉短轴可见主动脉瓣口移至右前方与右心室相连,肺动脉瓣口在左后方与左心室相连。四腔切面可显示房间隔或室间隔连续性中断,胸骨上主动脉长轴和胸骨旁主动脉长轴可发现未闭动脉导管。

2.右心导管及造影

右心导管检查显示右心室压力增高,收缩压与主动脉收缩压相似,右心室血氧含量增高,心导管可自右心室进入主动脉,导管也可从右心室经室间隔缺损进入左心室而进入肺动脉,肺动脉压力和血氧含量显著增高。心室造影可显示主动脉起源于右心室,肺动脉起源于左心室。主动脉瓣位置高于肺动脉,与正常相反,主动脉位于正常时的肺动脉处,而肺动脉位于右后侧接近脊柱。

二、护理评估

(一)健康史

了解母亲妊娠史,询问患儿发绀出现的时间及进展情况,有无气促及气促程度,询问家族中有无类似疾病发生。

(二)症状、体征

评估发绀、呼吸困难的程度,有无心力衰竭。

(三)心理-社会评估

了解家长对疾病知识的认识程度和经济支持能力,了解家长对患儿的关爱程度和对手术效果的认知水平。评估较大患儿是否有自卑心理,有无因住院和手术而感到恐惧。

(四)辅助检查

了解 X 线检查及心电图、超声心动图、心导管及造影结果,了解血气分析及电解质测定结果。

三、常见护理问题

(一)气体交换功能受损

与大血管起源的异常,使肺循环的氧合血不能有效地进入体循环有关。

(二)有发生心力衰竭的危险

与心脏长期负荷过重有关。

(三)有低心排血量的危险

与手术致心肌损害使心肌收缩力减弱,术后严重心律失常有关。

(四)有出血的危险

与大血管吻合口渗血、术中止血不彻底、肝素中和不良有关。

(五)有感染的危险

与手术切口、各种引流管及深静脉置管、机体抵抗力下降有关。

(六)合作性问题

切口感染。

四、护理措施

(一)术前

(1)密切观察生命体征、面色、口唇的发绀情况及 SpO_2。

(2)对伴有 PDA 的患儿,为了防止导管关闭,遵医嘱微泵内泵入前列腺素 E,以保持动脉导管的通畅。

(3)吸氧的观察:对伴有 PDA 的患儿,术前仅靠 PDA 分流含氧量高的血到体循环以维持生命,因此应予低流量吸氧,流速为 0.5~1.0 L/min,用呼吸机辅助呼吸时选择 21% 氧浓度,使 SpO_2 维持在 60%~70% 即可。

(4)根据血气分析的结果,遵医嘱及时纠正酸中毒。

(5)做好术前禁食、备皮、皮试等各项术前准备。

(二)术后

(1)患儿回监护室后,取平卧位,接人工呼吸机辅助呼吸,按呼吸机护理常规进行。

(2)持续心肺监护:密切监测心率、心律、血压、各种心内压。收缩压和左心房压应维持在正常低限水平,并观察是否有良好的外周循环。术后常规做床边全导联心电图,注意 ST 段、T 波、Q 波的改变,并与术前心电图比较。

(3)严格控制出入液量:手术当天,严格控制输液速度,以 5 mL/(kg·h)泵入,密切注意各心内压力、血压、心率的情况,以及时调整。同时密切注意早期的出血量,如术后连续 3 小时 >3 mL/(kg·h)或任何1 小时 >5 mL/kg,应及时报告医师。维持尿量 1 mL/(kg·h)。每小时总结一次出入液量,保持其平衡。

(4)正确应用血管活性药物:术后常规静脉泵入血管活性药物,根据心率、血压和心内压调节输入量。在更换药物时动作要快,同时具备两条升压药物静脉通路,并密切观察血压、心率的变化。药物必须从中心静脉内输入,以防外渗。

(5)加强呼吸道管理:每 2 小时翻身、拍背(未关胸者除外)及气管内吸痰,动作轻,保持无菌,加强对通气回路的消毒,每 48 小时更换呼吸机管道。

(6)观察切口有无渗血、渗液和红肿,保持切口敷料清洁、干燥,以防切口感染。

(7)饮食:呼吸机使用期间,禁食 24~48 小时,待肠蠕动恢复、无腹胀情况时予鼻饲牛奶。呼吸机撤离后 12~24 小时无腹胀者予鼻饲牛奶,从少到多,从稀到浓,并密切观察有无腹胀、呕吐及大便的性状。指导家长合理喂养,喂奶时注意患儿体位以防窒息。

(三)健康教育

(1)护理人员应热情、耐心介绍疾病的发生、发展过程及主要的治疗方法、手术目的及必要性,排除家长顾虑,给予心理支持,使其积极配合治疗。

(2)认真做好各项术前准备,向患儿及其家长讲解备皮、禁食、皮试、术前用药的目的及注意事项,取得家长的理解和配合。

(3)在术后康复过程中,指导家长加强饮食管理,掌握正确的喂养方法。

五、出院指导

(1)合理喂养:少量多餐,不宜过饱。多吃含蛋白质和维生素丰富的食物。

(2)适当活动:避免上下举逗孩子,术后 3 个月内要限制剧烈活动,小学生 6 个月内不宜参加剧烈的体育活动。

（3）切口护理：保持切口清洁,1周内保持干燥,2周后方可淋浴,避免用力摩擦。

（4）防止交叉感染：因手术后体质较弱,抵抗力差,故不宜去公共场所。

（5）出院时如有药物带回,应按医嘱定时服用,不得擅自停服或加服。

（6）按医嘱定期复查。

（孙海英）

第九节 病毒性心肌炎

一、概述

病毒性心肌炎是由病毒感染引起的心肌间质炎症细胞浸润和邻近的心肌细胞坏死、变形,有时病变也可累及心包或心内腹。该病可导致心肌损伤、心功能障碍、心律失常和周身症状。该病可发生于任何年龄,是儿科常见的心脏疾病之一,近年来发生率有增大的趋势。

（一）病因

近年来病毒学及免疫病理学迅速发展,通过大量动物实验及临床观察,证明多种病毒可引起心肌炎。其中柯萨奇病毒 B6（1～6 型）常见,其他病毒（如柯萨奇病毒 A、埃可病毒、脊髓灰质炎病毒、流感病毒、副流感病毒、腮腺炎病毒、水痘病毒、单纯疱疹病毒、带状疱疹病毒及肝炎病毒）也可能致病。柯萨奇病毒具有高度亲心肌性和流行性,据报道很多原因不明的心肌炎和心包炎由柯萨奇病毒 B 所致。

病毒性心肌炎在一定条件下才发病。例如,当机体继发细菌感染（特别是链球菌感染）、发热、缺氧、营养不良、接受类固醇或放疗而抵抗力低下时,可发病。

医师对病毒性心肌炎的发病原理至今未完全了解,目前提出病毒学说、免疫学说等几种学说。

（二）病理

病毒性心肌炎病理改变轻重不等。轻者常以局灶性病变为主,而重者则多呈弥漫性病变。局灶性病变者的心肌外观正常,而弥漫性病变者的心肌苍白、松软,心脏呈不同程度的扩大、增重。镜检可见病变部位的心肌纤维变性或断裂,心肌细胞溶解、水肿、坏死。心肌间质有不同程度的水肿,淋巴细胞、单核细胞和少数多核细胞浸润。左心室及室间隔的病变显著。病变可波及心包、心内膜及心脏传导系统。

慢性病例的心脏扩大,心肌间质炎症浸润,心肌纤维化,有瘢痕组织形成,心内膜呈弥漫性或局限性增厚,血管内皮肿胀。

二、临床表现

病情轻重悬殊。轻者可无明显自觉症状,仅有心电图改变。重者可出现严重的心律失常、充血性心力衰竭、心源性休克,甚至死亡。大约 1/3 以上的病例在发病前 1～3 周或发病的同时有呼吸道或消化道病毒感染,伴有发热、咳嗽、咽痛、周身不适、腹泻、皮疹等症状,继而出现心脏症

243

状,如年长儿常诉心悸、气短、胸部及心前区不适或疼痛、有疲乏感。发病初期患儿常有腹痛、食欲缺乏、恶心、呕吐、头晕、头痛等表现。3个月以内婴儿有拒乳、苍白、发绀、四肢凉、两眼凝视等症状。心力衰竭者呼吸急促,突然腹痛,发绀,水肿。心源性休克者烦躁不安,面色苍白、皮肤发花、四肢厥冷或发绀。发生窦性停搏或心室颤动时患儿可突然死亡。如病情拖延至慢性期,常表现为进行性充血心力衰竭、全心扩大,可伴有各种心律失常。

体格检查:多数心尖区第一音低钝。一般无器质性杂音,仅在胸前或心尖区闻及Ⅰ~Ⅱ级吹风样收缩期杂音。有时可闻及奔马律或心包摩擦音。该病严重者心脏扩大,脉细数,颈静脉怒张,肝大并有压痛,有肺部啰音,面色苍白,四肢厥冷,皮肤发花,指(趾)发绀,血压下降。

三、辅助检查

(一)实验室检查

(1)白细胞总数为(10.0~20.0)×10⁹/L,中性粒细胞数偏高。血沉、抗链"O"大多正常。

(2)血清肌酸磷酸激酶、乳酸脱氢酶及其同工酶、谷草转氨酶的含量在病程早期可升高。超氧化歧化酶在急性期降低。

(3)若从心包、心肌或心内膜中分离到病毒,或用免疫荧光抗体检查找到心肌中特异的病毒抗原,电镜检查心肌发现有病毒颗粒,可以确定诊断。

(4)测定补体结合抗体及用分子杂交法或聚合酶链式反应检测心肌细胞内的病毒核酸也有助于病原诊断。部分病毒性心肌炎患儿有抗心肌抗体,一般于短期内恢复,如抗体量持续提高,表示心肌炎病变处于活动期。

(二)心电图检查

心电图在急性期有多变与易变的特点,对可疑病例应反复检查,以助于诊断。其主要变化为ST-T改变,有各种心律失常和传导阻滞。恢复期多见各种类型的期前收缩。少数慢性期患儿可有房室肥厚的改变。

(三)X线检查

心影正常或不同程度地增大,多数为轻度增大。若该病迁延不愈或合并心力衰竭,则心脏扩大明显。该病合并心力衰竭可见心搏动减弱,伴肺淤血、肺水肿或胸腔少量积液。有心包炎时,有积液征。

(四)心内膜心肌活检

心内膜心肌活检在成人患者中早已开展,该检查用于小儿患者是近年才有报道的,这为心肌炎的诊断提供了病理学依据。据报道,心内膜心肌活检证明约40%原因不明的心律失常、充血性心力衰竭患者患有心肌炎。该检查的临床表现和组织学相关性较差,原因是取材很小且局限,取材时不一定是最佳机会;心内膜心肌活检本身可导致心肌细胞收缩,而出现一些病理性伪迹。因此,心内膜心肌活检无心肌炎表现者不一定无心肌炎,临床医师不能忽视临床诊断。此项检查在一般医院尚难开展,不作为常规检查项目。

四、诊断与鉴别诊断

(一)诊断要点

1.病原学诊断依据

(1)确诊指标:检查患儿的心内膜、心肌、心包或心包穿刺液,发现以下之一者可确诊心肌炎由病毒引起。①分离到病毒。②用病毒核酸探针查到病毒核酸。③特异性病毒抗体呈阳性。

(2)参考依据:有以下之一者结合临床表现可考虑心肌炎由病毒引起。①从患儿的粪便、咽拭子或血液中分离到病毒,并且恢复期血清同型抗体滴度是患儿入院检测的第一份血清的5倍或比患儿入院检测的第一份血清同型抗体滴度降低25％以上。②病程早期患儿血中特异性IgM抗体呈阳性。③用病毒核酸探针从患儿的血中查到病毒核酸。

2.临床诊断依据

(1)患儿有心功能不全、心源性休克或心脑综合征。

(2)心脏扩大。

(3)心电图改变,以R波为主的2个或2个以上主要导联(Ⅰ、Ⅱ、aVF、V_5)的ST-T改变持续4天以上伴动态变化,窦房传导阻滞,房室传导阻滞,完全性右束支或左束支阻滞,成联律、多型、多源、成对或并行性期前收缩,非房室结及房室折返引起异位性心动过速,有低电压(新生儿除外)及异常Q波。

(4)CK-MB(肌酸肌酶同工酶)含量升高或心肌肌钙蛋白(cTnI或cTnT)呈阳性。

3.确诊依据

(1)具备2项临床诊断依据,可临床诊断为心肌炎。发病的同时或发病前1~3周有病毒感染的证据支持诊断。

(2)同时具备病原学诊断依据之一,可确诊为病毒性心肌炎,具备病原学参考依据之一,可临床诊断为病毒性心肌炎。

(3)不具备确诊依据,应给予必要的治疗或随诊,根据病情变化,确诊或排除心肌炎。

(4)应排除风湿性心肌炎、中毒性心肌炎、先天性心脏病、结缔组织病、代谢性疾病的心肌损害、甲状腺功能亢进症、原发性心肌病、原发性心内膜弹力纤维增生症、先天性房室传导阻滞、心脏自主神经功能异常、β受体功能亢进及药物引起的心电图改变。

4.临床分期

(1)急性期:新发病,症状及检查的阳性发现明显且多变,一般病程为半年以内。

(2)迁延期:临床症状反复出现,客观检查指标迁延不愈,病程多为半年以上。

(3)慢性期:进行性心脏增大,反复心力衰竭或心律失常,病情时轻时重,病程为1年以上。

(二)鉴别诊断

在考虑九省市心肌炎协作组制定的心肌炎诊断标准时,应首先排除其他疾病,包括风湿性心肌炎、中毒性心肌炎、结核性心包炎、先天性心脏病、结缔组织病、代谢性疾病、代谢性疾病的心肌损害、原发性心肌病、先天性房室传导阻滞、高原性心脏病、克山病、川崎病、良性期前收缩、神经功能紊乱、电解质紊乱及药物等引起的心电图改变。

五、治疗、预防、预后

该病尚无特殊治疗方法。应结合患儿的病情采取有效的综合措施。

(一)一般治疗

1.休息

急性期患儿应至少卧床休息至热退3~4周;心功能不全或心脏扩大的患儿,更应绝对卧床休息,以减轻心脏负荷及减少心肌耗氧量。

2.抗生素

抗生素虽对引起心肌炎的病毒无直接作用,但因细菌感染是病毒性心肌炎的重要条件,故在开始治疗时,应适当使用抗生素。一般肌内注射青霉素1~2周,以清除链球菌和其他敏感细菌。

3.保护心肌

大剂量维生素C具有增加冠状血管血流量、心肌糖原、心肌收缩力,改善心功能,清除自由基,修复心肌损伤的作用。剂量为100~200 mg/(kg·d),溶于10~30 mL10%~25%的葡萄糖注射液,静脉注射,每天1次,15~30天为1个疗程;抢救心源性休克患儿时,第1天可用3~4次。

极化液、能量合剂及ATP因难进入心肌细胞内,故疗效差。近年来多推荐以下几种药物:①辅酶Q$_{10}$,1 mg/(kg·d),口服,可连用1~3个月。②1,6-二磷酸果糖,0.7~1.6 mL/kg,静脉注射,最大量不超过2.5 mL/kg,静脉注射速度为10 mL/min,每天1次,10~15天为1个疗程。

(二)激素治疗

肾上腺皮质激素可用于抢救危重病例及其他治疗无效的病例。口服泼尼松1~1.5 mg/(kg·d),用3~4周,症状缓解后逐渐减量停药。对反复发作或病情迁延者,可考虑较长期的激素治疗,疗程不少于半年。对于急重抢救病例可采用大剂量,如地塞米松0.3~0.6 mg/(kg·d),或氢化可的松15~20 mg/(kg·d),静脉滴注。

(三)免疫治疗

动物试验及临床研究均发现丙种球蛋白对心肌有保护作用。在美国波士顿及洛杉矶的儿童医院已将丙种球蛋白作为病毒性心肌炎治疗的常规用药。

(四)抗病毒治疗

动物实验中联合应用利巴韦林和干扰素可提高生存率,目前欧洲正在进行干扰素治疗心肌炎的临床试验,其疗效尚待确定。环孢霉素A、环磷酰胺目前尚无肯定疗效。

(五)控制心力衰竭

心肌炎患儿对洋地黄类药物耐受性差,易出现中毒而发生心律失常,故应选用快速作用的洋地黄类药物,如毛花苷C(西地兰)或地高辛。病重者静脉滴注地高辛,一般病例口服地高辛,饱和量为常规量的1/2~2/3,心力衰竭不重、发展不快者可每天口服维持量。应早用和少用利尿剂,同时注意补钾,否则易导致心律失常。注意供氧,保持安静。若患儿烦躁不安,可给镇静剂。患儿发生急性左心功能不全时,除短期内并用毛花苷C(西地兰)、利尿剂、镇静剂、吸入氧气外,应给予血管扩张剂(如酚妥拉明0.5~1.0 mg/kg加入50~100 mL10%的葡萄糖注射液内),快速静脉滴注。紧急情况下,可先用半量,以10%的葡萄糖注射液稀释,静脉缓慢注射,然后静脉滴注其余半量。

(六)抢救心源性休克

抢救心源性休克需要吸氧、扩容,使用大剂量维生素C、激素、升压药,改善心功能及心肌代谢等。

近年来,应用血管扩张剂——硝普钠取得良好疗效,常用剂量为5~10 mg,溶于100 mL5%的葡萄糖注射液中,开始时以0.2 μg/(kg·min)滴注,以后每隔5分钟增加0.1 μg/kg,直到获得疗效或血压降低,最大剂量不超过4~5 μg/(kg·min)。

(七)纠正严重心律失常

对轻度心律失常(如期前收缩、一度房室传导阻滞),多不用药物纠正,而主要是针对心肌炎本身进行综合治疗。若发生严重心律失常(如快速心律失常、严重传导阻滞),应迅速、及时地纠正,否则威胁生命。

六、护理

(一)护理诊断
(1)活动无耐力与心肌功能受损、组织器官供血不足有关。
(2)胸闷与心肌炎症有关。
(3)潜在并发症包括心力衰竭、心律失常、心源性休克。

(二)护理目标
(1)患儿的活动量得到适当控制,休息得到保证。
(2)患儿的胸闷缓解或消失。
(3)患儿无并发症或有并发症,但能被及时发现和适当处理。

(三)护理措施
1.休息
(1)急性期患儿要卧床休息至热退后 3～4 周,以后根据心功能恢复情况逐渐增加活动量。
(2)心功能不全的患儿或心脏扩大的患儿应绝对卧床休息。
(3)总的休息时间为 3～6 个月。
(4)护理人员应创造良好的休息环境,合理安排患儿的休息时间,保证患儿的睡眠时间。
(5)护理人员应主动提供服务,满足患儿的生活需要。

2.胸闷的观察与护理
(1)护理人员应观察患儿的胸闷情况,注意诱发和缓解因素,必要时给予吸氧。
(2)护理人员应遵医嘱给予心肌营养药,促进患儿的心肌恢复正常。
(3)患儿要保证休息,减少活动。
(4)护理人员应控制输液的速度和输液总量,减轻患儿的心肌负担。

3.并发症的观察与护理
(1)护理人员应密切注意患儿的心率、心律、呼吸、血压和面色改变,有心力衰竭时给予吸氧、镇静、强心等处理,应用洋地黄类药物时要密切观察患儿有无洋地黄中毒表现,如出现新的心律失常、心动过缓。
(2)护理人员应注意有无心律失常,一旦心律失常发生,需及时通知医师并给予相应处理。例如,对高度房室传导阻滞者给异丙肾上腺素和阿托品来提升心率。
(3)护理人员应警惕心源性休克,注意血压、脉搏、尿量、面色等的变化,一旦出现心源性休克,立即给患儿取平卧位,配合医师给予大剂量维生素 C 或肾上腺皮质激素来治疗。

(四)康复与健康指导
(1)护理人员应给患儿家长讲解病毒性心肌炎的病因、病理、发病机制、临床特点及诊断、治疗措施。
(2)护理人员应强调休息的重要性,指导患儿控制活动量,建立合理的休息制度。
(3)护理人员应讲解该病的预防知识,如预防上呼吸道感染和肠道感染。
(4)护理人员应对有高度房室传导阻滞者讲解安装心脏起搏器的必要性。

七、展望

近年来,心肌炎已成为常见心脏病之一,对人类健康构成了威胁,因而对该病的诊治研究也日益受到重视。心脏扩大、心律失常或心力衰竭为心脏明显受损的表现,心电图 ST-T 改变与异位心律或传导阻滞反映心肌病变的存在。但对于怀疑为病毒性心肌炎的患者,提倡进行心脏活检,行病理学检查。

但分离病毒检查或特异性荧光抗体检查存在以下几个问题。

(1)患儿不易接受。

(2)炎性组织在心肌中呈灶状分布,活检标本小而致病灶标本不一定取得到。

(3)提取 RNA 的质量和检测方法的敏感性不同。

(4)心脏中有病毒,而从血液中不一定检出抗原或抗体;心脏中无病毒,而从心脏中检出抗原或抗体;即使抗原或抗体呈阳性反应,也不足以证实有病毒性心肌炎;只有当感染某种病毒并引起相应的心脏损害时,心脏和血液检查呈阳性反应才有意义。在检查血液中抗原或抗体时,因检测试剂、检查方法、操作技术不同而结果迥异。

因此,病毒性心肌炎的确诊相当困难。由于抗病毒药物的疗效不显著,目前建议采用中西医结合疗法。有人用以黄芪、牛磺酸及一般抗心律失常药物为主的中西医结合方法治疗病毒性心肌炎,取得了比较满意的效果。中药黄芪除具有抗病毒、免疫调节、保护心肌的作用,还可以抑制内向钠-钙交换电流,改善部分心电活动,清除氧自由基,而广泛应用于临床。牛磺酸是心肌游离氨基酸的重要成分,也可通过抑制病毒复制,抑制病毒感染心肌细胞引起的钙电流增大,使受感染而降低的最大钙电流膜电压及外向钾电流趋于正常,使心肌细胞钙内流减少,在病毒性心肌炎动物模型及临床病毒性心肌炎患者中,具有保护心肌、改善临床症状等作用。

(孙海英)

第十节　先天性肥厚性幽门狭窄

先天性肥厚性幽门狭窄是由于幽门环肌增生肥厚使幽门管腔狭窄引起的不全梗阻,一般生后2～4 周发病。

一、临床特点

(一)呕吐

呕吐是该病早期的主要症状,每次喂奶后数分钟即有喷射性呕吐,呈进行性加重。呕吐物常有奶凝块,不含有胆汁,少数患儿因呕吐频繁致胃黏膜渗血而使呕吐物呈咖啡色。呕吐后即有饥饿感。

(二)进行性消瘦

因呕吐、摄入量少和脱水,患儿消瘦,出现老人貌、皮肤松弛、体重下降。

(三)上腹部膨隆

偶可见上腹部膨隆,有自左向右移动的胃蠕动波,右上腹可触及橄榄样肿块,是幽门狭窄的特有体征。

（四）辅助检查

（1）X 线钡餐检查：透视下可见胃扩张，胃蠕动波亢进，钡剂经过幽门排出时间延长，胃排空时间也延长，幽门前区呈鸟嘴状。

（2）B 超：其典型声源图改变为幽门环肌增厚，>4 mm。

（3）血气分析及电解质测定：可表现为低氯、低钾性碱中毒。晚期脱水加重，可表现代谢性酸中毒。

二、护理评估

（一）健康史

了解患儿呕吐出现时间、呕吐的程度及进展情况。评估患儿的营养状况及生长发育情况，了解家族中有无类似疾病发生。

（二）症状、体征

了解呕吐的次数、性质、量，大小便次数、量。评估营养状况，有无脱水及其程度。

（三）社会、心理状况

了解家长对患儿手术的认识水平及对治疗护理的需求。

（四）辅助检查

了解 X 线钡餐检查及 B 超检查结果，了解血气分析及电解质测定结果。

三、常见的护理问题

（1）有窒息的危险：与呕吐有关。

（2）营养失调：低于机体需要量：与频繁呕吐，摄入量少有关。

（3）体液不足：与呕吐、禁食、术中失血失液、胃肠减压有关。

（4）组织完整性受损：与手术切口、营养状态差有关。

（5）合作性问题：切口感染、裂开或延期愈合。

四、护理措施

（一）术前

（1）监测生命体征变化，观察呕吐的情况，了解呕吐方式、呕吐物性质和量，并及时清除呕吐物。

（2）喂奶应少量多餐，喂奶后应竖抱并轻拍婴儿背部，促使胃内的空气排出，待打嗝后再平抱，以预防和减少呕吐的发生。睡眠时应尽量右侧卧，防止呕吐物误吸引起窒息。

（3）做好禁食、备皮、皮试等术前准备。

（二）术后

（1）术后应去枕平卧位，头偏向一侧，保持呼吸道通畅，监测血氧饱和度，清醒后可取侧卧位。

（2）监测体温变化，如体温不升，需采取保暖措施。

（3）监测血压、心率、尿量，评估黏膜和皮肤弹性。

（4）术后大多数患儿呕吐还可持续数天才能逐渐好转，评估呕吐的量、性质、颜色，以及时清除呕吐物，防止误吸。

（5）进腹的幽门环肌切开术一般需禁食 24～48 小时、胃肠减压、做好口腔护理,并保持胃管引流通畅,观察引流液的量、颜色及性质。腹腔镜下幽门环肌切开术 6 小时后即可进食。奶量应由少到多,耐心喂养。

（6）保持伤口敷料清洁干燥,观察伤口有无红肿、渗血、渗液,避免剧烈哭闹,防止切口裂开。

（三）健康教育

（1）应该热情接待,耐心向家长介绍疾病发生、发展过程和手术治疗的必要性等。讲解该疾病的近、远期治疗效果是良好的,不会影响孩子的生长发育。

（2）向患儿家长仔细讲解术前准备的主要内容、注意事项、用药目的,充分与其沟通,取得家长积极配合。

（3）对家长进行喂奶的技术指导,注意喂乳方法,预防和减少呕吐的发生,防止窒息。

五、出院指导

（1）饮食指导:少量多餐,合理喂养。介绍母乳喂养的优点,提倡母乳喂养。4 个月后可逐渐添加辅食。

（2）伤口护理:保持伤口敷料清洁,切口未愈合时禁止浸水沐浴,小婴儿的双手要套上干净的手套,避免用手抓伤口导致发炎。如发现伤口红肿及时去医院诊治。

（3）按医嘱定期复查。

（孙海英）

第十一节　腹　泻　病

腹泻病是一种多病原多因素引起的消化道疾病,以大便次数增多,大便性状改变为特点,是小儿时期的常见病。腹泻病多见于<2 岁的婴幼儿。严重腹泻者除有较重的胃肠道症状外,还伴有水、电解质、酸碱平衡紊乱和全身中毒症状。

一、临床特点

（一）一般症状

（1）轻型腹泻:大便次数 5～10 次/天,呈黄色或绿色稀水样,食欲减退,伴有轻度的恶心、呕吐、溢乳、腹痛等症状,临床上无明显脱水症状或仅有轻度脱水,体液丢失约<50 mL/kg。

（2）重型腹泻:大便次数>10 次/天,甚至达数十次。大便水样、量多、少量黏液、腥臭,伴有不规则的发热,并伴呕吐,严重的可吐咖啡样物,体液丢失>100 mL/kg,有明显的水和电解质紊乱症状。

（二）水和电解质紊乱症状

（1）脱水:根据腹泻的轻重,失水量多少可分为轻、中、重度脱水。由于腹泻时水和电解质两者丧失的比例不同,从而引起体液渗透压的变化,临床上以等渗性脱水最常见。

（2）代谢性酸中毒:中、重度脱水多有不同程度的酸中毒,主要表现精神萎靡、嗜睡、呼吸深快、口唇樱桃红色,严重者可意识不清,呼气有酮味。<6 月龄婴儿呼吸代偿功能差,呼吸节律改

变不明显,应加以注意,尤其当 pH 下降<7.0 时,患儿往往有生命危险。

(3)低钾血症:当血钾<3.5 mmol/L 时,患儿表现为精神萎靡,四肢无力,腱反射减弱,腹胀,肠鸣音减弱,心音低钝,重者可出现肠麻痹、呼吸肌麻痹、腱反射消失、心脏扩大、心律不齐,而危及生命。

(4)低钙、低镁血症:当脱水酸中毒被纠正时,原有佝偻病的患儿,大多有低钙血症,甚至出现手足搐搦等低钙症状。

(三)几种常见不同病原体所致腹泻的临床特点

(1)轮状病毒肠炎:又称秋季腹泻,多发生于 6～24 个月婴幼儿。起病急,常伴发热和上呼吸道感染症状;病初即有呕吐,常先于腹泻;大便次数多、量多、水分多,为黄色水样或蛋花汤样,无腥臭味;常并发脱水和酸中毒。本病为自限性疾病,病程 3～8 天。

(2)致病性大肠埃希菌肠炎:大便每天 5～15 次,为稀水样带有黏液,无脓血,但有腥味。可伴发热、恶心、呕吐或腹痛。病程 1 周左右,体弱者病程迁延。

(3)鼠伤寒沙门菌肠炎:近年有上升趋势,可占沙门菌感染中的 40%～80%。全年均有发生,夏季发病率高,绝大多数患儿为小于 2 岁的婴幼儿,新生儿和婴儿尤易感染。临床表现多种多样,轻重不一,胃肠型表现为:呕吐、腹泻、腹痛、腹胀、发热等,大便稀糊状,带有黏液甚至脓血,性状多变,有特殊臭味,易并发脱水、酸中毒。重症可呈菌血症或败血症,可出现局部感染灶,病程常迁延。

(4)空肠弯曲菌肠炎:全年均可发病,以 7～9 月份多见,可散发或暴发流行,常伴发热,继而腹泻、腹痛、呕吐,大便为水样、黏液或典型菌痢样脓血便。

(四)辅助检查

(1)大便常规:病毒、非侵袭性细菌性及非感染性腹泻大便无或偶见少量白细胞;侵袭性细菌感染性腹泻大便有较多白细胞或脓细胞、红细胞。

(2)大便 pH 和还原糖测定:乳糖酶缺乏大便 pH<5.5,还原糖大于++。

(3)血生化检查:可有电解质紊乱。

二、护理评估

(一)健康史

询问喂养史,有无饮食不当及肠道内、外感染表现,询问患儿腹泻开始时间,大便次数、颜色、性状、量,有无发热、呕吐、腹胀、腹痛、里急后重等不适。

(二)症状、体征

评估患儿生命体征、脱水程度,有无电解质紊乱,检查肛周皮肤有无发红、破损。

(三)社会、心理状况

评估家长对疾病的了解程度和紧张、恐惧心理。

(四)辅助检查

了解大便常规、大便致病菌培养、血气分析等化验结果。

三、护理问题

(一)体液量不足

与排泄过多及摄入减少有关。

(二)腹泻

与肠道内、外感染,饮食不当导致肠道功能紊乱有关。

(三)有皮肤完整性受损的危险

与大便次数增多刺激臀部皮肤有关。

(四)营养失调:低于机体需要量

与摄入减少及腹泻呕吐丢失营养物质过多有关。

(五)知识缺乏

家长缺乏饮食卫生及腹泻患儿护理知识。

四、护理措施

(一)补充体液,纠正脱水

(1)口服补液:适用于轻度脱水及无呕吐、能口服的患儿。世界卫生组织推荐用口服补液盐溶液(oral rehydration salts,ORS)。①补液量:累积损失量 50 mL/kg(轻度脱水);继续损失量一般可按估计大便量的 1/2 补给。②补液方法:2 岁以下患儿每 1~2 分钟喂 5 mL,稍大患儿可用杯少量多次喂,也可随意口服,若出现呕吐,停 10 分钟后再喂,每 2~5 分钟喂 5 mL。累积损失量于 8~12 小时内补完。

(2)静脉补液:适用于中度以上脱水和呕吐较重的患儿。迅速建立静脉通道,保证液体按计划输入,对重度脱水伴有周围循环衰竭的患儿必须尽快(30~60 分钟)补充血容量,补液时按先盐后糖、先浓后淡、先快后慢、见尿补钾的原则补液,严禁直接静脉推注含钾溶液。密切观察输液速度,准确记录输液量,根据病情调整输液速度,并了解补液后第一次排尿的时间。

(二)合理喂养,调整饮食

腹泻患儿存在消化功能紊乱,应根据病情合理安排饮食,以达到减轻消化道负担的目的。原则上腹泻患儿不主张禁食,母乳喂养者,可继续母乳喂养,暂停辅食;人工喂养者应将牛奶稀释或喂以豆制代乳品或发酵奶、去乳糖奶。已断奶者喂以稠粥、面条加一些熟植物油、蔬菜末、精肉末等,少量多餐。腹泻停止后,继续给予营养丰富的饮食,并每天加餐一次,共 2 周,以赶上其正常生长发育。

(三)严密观察病情

(1)监测体温变化:体温过高者应采取适当的降温措施,做好口腔及皮肤护理。鼓励患儿增加口服液体的摄入,提供患儿喜爱的饮料,尤其是含钾、钠高的饮料。

(2)判断脱水程度:通过观察患儿的神志、精神、皮肤弹性、前囟及眼眶有无凹陷、尿量等临床表现,估计患儿脱水程度。同时观察经过补液后脱水症状是否得到改善。

(3)观察代谢性酸中毒:当患儿呼吸深快、精神萎靡、口唇樱红、血 pH 下降时积极准备碱性液体,配合医师抢救。

(4)观察低钾血症表现:低血钾常发生在输液脱水纠正时,当患儿出现精神萎靡、吃奶乏力、腹胀、肌张力低、呼吸频率不规则等临床表现,以及时报告医师,做血生化测定及心电图检查。

(5)注意大便的变化:观察记录大便的次数、颜色、性状,若出现脓血便,伴有里急后重的症状,考虑是否有细菌性痢疾的可能,立即送检大便化验,为输液和治疗方案提供可靠的依据。

(四)注意口腔清洁、加强皮肤护理

(1)口腔黏膜干燥的患儿,每天至少 2 次口腔护理,以保持口腔黏膜的湿润和清洁。如口腔

黏膜有白色分泌物附着考虑为鹅口疮,可涂制霉菌素甘油。

(2)保持床单位清洁、干燥、平整,以及时更换衣裤。每次便后及时更换尿布,用温水冲洗臀部并擦干,保持肛周皮肤清洁、干燥,臀部涂呋锌油或宝婴药膏。

(3)严重的尿布疹给予红外线照射臀部,每天 2 次;或 1∶5 000 高锰酸钾溶液坐浴,每天 2 次;也可用 5%聚维酮碘(PVP-Ⅰ)溶液外涂,每天 1～2 次。

(五)做好消毒隔离,防止交叉感染

做好床边隔离,护理患儿前后要彻底洗手,食具、衣物、尿布应专用。对传染性较强的感染患儿用后的尿布要焚烧。

(六)健康教育

(1)评估患儿家长文化程度,对知识的接受能力,选择适当的教育方案,教给家长腹泻的病因和预防方法,讲述调整饮食的目的、方法及步骤,示范配置和服用 ORS 的方法,示范食具的清洁消毒方法,讲述观察及处理呕吐物和大便的方法。

(2)合理喂养,宣传母乳喂养的优点,如何合理调整饮食,双糖酶缺乏者不宜用蔗糖,并暂时停喂含双糖的乳类。

(3)急性腹泻患儿出院无需带药,迁延性或慢性腹泻患儿可遵医嘱继续服药,如微生态制剂、蒙脱石散、多种维生素、消化酶等,以改善消化功能。告知家长微生态制剂应温水冲服,水温小于 37 ℃,以免杀伤有关的活菌。蒙脱石散最好在空腹时服用(尤其是小婴儿)以免服用该药呕吐误吸入气道,每次至少用 30～50 mL 温开水冲服有利于药物更好地覆盖肠黏膜。具体剂量:1 岁以下,每天 1 袋;1～2 岁,每天 1～2 袋;2 岁以上,每天 2～3 袋,每天 3 次口服。

五、出院指导

(一)指导合理喂养

宣传母乳喂养的优点,避免在夏季断奶,按时逐步添加辅食,切忌几种辅食同时添加,防止过食、偏食及饮食结构突然变动。

(二)注意饮食卫生

培养良好的卫生习惯。注意食物新鲜、清洁及食具消毒,避免肠道内感染,教育儿童饭前便后洗手,勤剪指甲。

(三)增强体质

适当户外运动,以及早治疗营养不良、佝偻病。

(四)注意气候变化

防止受凉或过热,冬天注意保暖,夏季多喂水。

(五)防止脱水

可选用以下效果较好的口服补液方法。

(1)米汤加盐溶液:米汤 500 mL＋细盐 1.75 g,或炒米粉 25 g＋细盐 1.75 g＋水 500 mL,煮 2～3 分钟。此液体为 1/3 张,且不含糖,口感好。

用法:20～40 mL/kg,4 小时内服完,以后随意口服。

(2)糖盐水:饮用水 500 mL＋白糖 10 g＋细盐 1.75 g,煮沸后备用,用法用量同上。

(3)口服补液盐(ORS):此液体为 2/3 张,用于预防脱水时张力过高,可用白开水稀释降低张力。

用法:每次腹泻后,2 岁以下服 50～100 mL;2～10 岁服 100～200 mL;大于 10 岁的能喂多少就给多少,也可按 40～60 mL/kg 预防脱水,腹泻开始即服用。

(孙海英)

第十二节　肠　套　叠

肠套叠是指肠管的一部分及其相邻的肠系膜套入邻近肠腔内的一种肠梗阻。以 4 月龄至 2 岁以内小儿多见,冬春季发病率较高。

一、临床特点

(1)腹痛:表现为阵发性哭闹,20～30 分钟发作一次,发作时脸色发白、拒奶、手足乱动、呈异常痛苦的表情。

(2)呕吐:在阵发性哭闹开始不久,即出现呕吐,开始时呕吐物为奶汁或其他食物,呕吐次数增多后可含有胆汁。

(3)血便:血便是肠套叠的重要症状,一般多在套叠后 8～12 小时排血便,多为果酱色黏液血便。

(4)腹部肿块:在右侧腹或右上腹季肋下可触及一腊肠样肿块,但腹胀明显时肿块不明显。

(5)右下腹空虚感:右下腹空虚感是因回盲部套叠使结肠上移,故右下腹较左侧空虚,不饱满。

(6)肛门指诊:指套上染有果酱样血便,若套叠在直肠,可触到子宫颈样套叠头部。

(7)其他:晚期患儿一般情况差,精神萎靡,反应迟钝,嗜睡甚至休克。若伴有肠穿孔则情况更差,腹胀明显,有压痛、肠鸣音减弱,腹壁水肿,发红。

(8)辅助检查。①空气灌肠:对高度怀疑肠套者,可选此检查,确诊后,可直接行空气灌肠整复。②腹部 B 超:套叠肠管肿块的横切面似靶心样同心圆。③腹部立位片:腹部见多个液平面的肠梗阻征象。

二、护理评估

(一)健康史
了解患儿发病前有无感冒、突然饮食改变及腹泻、高热等症状。询问以前有无肠套史。

(二)症状、体征
询问腹痛性质、程度、时间、发作规律和伴随症状及诱发因素,有无腹部肿块及血便。评估呕吐情况,有无发热及脱水症状。

(三)社会、心理状况
评估家长对小儿喂养的认知水平和对疾病的了解程度,以及对预后是否担心。

(四)辅助检查
分析辅助检查结果,了解腹部 B 超、腹部 X 线立位片等结果。

三、常见护理问题

(1)体温过高:与肠道内毒素吸收有关。

(2)体液不足:与呕吐、禁食、胃肠减压、高热、术中失血失液有关。

(3)舒适的改变:与腹痛、腹胀有关。

(4)合作性问题:肠坏死、切口感染、粘连性肠梗阻。

四、护理措施

(一)术前

(1)监测生命体征,严密观察患儿精神、意识状态、有无脱水症状及腹痛性质、部位、程度,观察呕吐次数、量及性质。呕吐时头侧向一边,防止窒息,以及时清除呕吐物。

(2)开放静脉通路,遵医嘱使用抗生素,纠正水、电解质紊乱。

(3)术前做好禁食、备皮、皮试等准备,禁用止痛剂,以免掩盖病情。

(二)术后

(1)术后患儿回病房,去枕平卧4~6小时,头侧向一边,保持呼吸道通畅,麻醉清醒后可取平卧位或半卧位。

(2)监测血压、心率、尿量,评估皮肤弹性和黏膜湿润情况。

(3)监测体温变化,由于肠套整复后毒素的吸收,应特别注意高热的发生,观察热型及伴随症状,以及早控制体温,防止高热惊厥。出汗过多时,以及时更换衣服,以免受凉。发热患儿每4小时一次监测体温,给予物理降温或药物降温,并观察降温效果,保持室内通风。

(4)观察肠套整复术后有无阵发性哭闹、呕吐、便血,以防再次肠套。

(5)禁食期间,做好口腔护理,根据医嘱补充水分和电解质溶液。

(6)密切观察腹部症状,有无呕吐、腹胀、肛门排气,观察排便情况并记录,保持胃肠减压引流通畅,观察引流液量、颜色、性质。

(7)肠蠕动恢复后,饮食以少量多餐为宜,逐步过渡,避免进食产气、胀气的食物,并观察进食后有无恶心、呕吐、腹胀情况。

(8)观察伤口有无渗血、渗液、红肿,保持伤口敷料清洁、干燥,防止大小便污染伤口。

(9)指导家长多安抚患儿,分散注意力,避免哭闹。

(三)健康教育

(1)陌生的环境,对疾病相关知识的缺乏及担心手术预后,患儿及家长易产生恐惧、焦虑,护理人员应热情、耐心介绍疾病的发生、发展过程及主要的治疗方法、手术目的及必要性,排除顾虑,给予心理支持,使其积极配合治疗。

(2)认真做好各项术前准备,向患儿及家长讲解备皮、禁食、皮试、术前用药的目的及注意事项,取得家长的理解和配合。

(3)术后康复过程中,指导家长加强饮食管理,防止再次发生肠套叠。

(四)出院指导

(1)饮食:合理喂养,添加辅食应由稀到稠,从少量到多量,从一种到多种,循序渐进。注意饮食卫生,预防腹泻,以免再次发生肠套叠。

(2)伤口护理:保持伤口清洁、干燥,勤换内衣,伤口未愈合前禁止沐浴,忌用手抓伤口。

（3）适当活动，避免上下举逗孩子。

（4）如患儿出现阵发性哭闹、呕吐、便血或腹痛、腹胀、伤口红肿等情况及时去医院就诊。

（孙海英）

第十三节　先天性巨结肠

先天性巨结肠又称赫希施普龙病（Hirschsprung's disease，HD），是一种较为多见的肠道发育畸形。主要是因结肠的肌层、黏膜下层神经丛内神经节细胞缺如，引起该肠段平滑肌持续收缩，呈痉挛状态，形成功能性肠梗阻。而近端正常肠段因粪便滞积，剧烈蠕动而逐渐代偿性扩张、肥厚形成巨大的扩张段。

一、临床特点

（1）新生儿首次排胎粪时间延迟，一般于生后 48～72 小时才开始排便，或需扩肛、开塞露通便后才能排便。

（2）顽固性便秘：大便几天一次，甚至每次都需开塞露塞肛或灌肠后才能排便。

（3）呕吐、腹胀：由于是低位性、不全性、功能性肠梗阻，故呕吐、腹胀出现较迟，腹部逐渐膨隆呈蛙腹状，一般为中度腹胀，可见肠型、肠鸣音亢进，儿童巨结肠左下腹有时可触及粪石块。

（4）全身营养状况：病程长者可见消瘦、贫血貌。

（5）直肠指检：直肠壶腹部空虚感，在新生儿期，拔出手指后有爆发性肛门排气、排便。

（6）辅助检查。①钡剂灌肠造影：显示狭窄的直肠、乙状结肠、扩张的近段结肠、若肠腔内呈鱼刺或边缘呈锯齿状，表明伴有小肠结肠炎。②腹部 X 线立位平片：结肠低位肠梗阻征象，近段结肠扩张。③直肠黏膜活检：切取一小块直肠黏膜及肌层作活检，先天性巨结肠者神经节细胞缺如，异常增生的胆碱能神经纤维增多、增粗。④肛管直肠测压法或下消化道动力测定：当直肠壶腹内括约肌处受压后正常小儿和功能性便秘小儿，其内括约肌会立即出现松弛反应。但巨结肠患儿未见松弛反应，甚至可见压力增高，但对两周内的新生儿此法可出现假阴性结果。

二、护理评估

(一)健康史
了解患儿出现便秘腹胀的时间、进展情况及家长对患儿排便异常的应对措施。评估患儿生长发育有无落后，询问家族中有无类似疾病发生。

(二)症状、体征
询问有无胎便延迟排出，顽固性便秘时间；有无呕吐及呕吐的时间、性质、量；腹胀程度，有无消瘦、贫血貌。

(三)社会、心理状况
评估较大患儿是否有自卑心理、有无因住院和手术而感到恐惧，了解家长对疾病知识的认识程度和经济支持能力，了解家长对患儿的关爱程度和对手术效果的认知水平。

(四)辅助检查

直肠黏膜活检神经节细胞缺如支持本病诊断。了解钡剂灌肠造影、腹部立位 X 线平片、肛管直肠测压、下消化道动力测定结果。

三、常见护理问题

(1)舒适的改变:与腹胀、便秘有关。

(2)营养失调:低于机体需要量:与食欲缺乏、肠道吸收功能障碍有关。

(3)有感染的危险:与手术切口、机体抵抗力下降有关。

(4)体液不足:与术中失血失液、禁食、胃肠减压有关。

(5)合作性问题:巨结肠危象。

四、护理措施

(一)术前

(1)给予高热量、高蛋白质、高维生素和易消化的无渣饮食,禁食有渣的水果及食物,以利于灌肠。

(2)巨结肠灌肠的护理彻底灌净肠道积聚的粪便,为手术做好准备。在灌肠过程中,操作应轻柔、肛管应插过痉挛段,同时注意观察患儿的反应,洗出液的颜色,保持出入液量平衡,灌流量每次 100 mL/kg 左右。

(3)肠道准备手术晨灌肠排出液必须无粪渣。手术前日、手术日晨予甲硝唑口服或保留灌肠。

(4)做好术前禁食、备皮、皮试、用药等术前准备。

(二)术后

(1)患儿回病房后,去枕平卧 4～6 小时,头侧向一边,保持呼吸道通畅,防止术后呕吐或舌后坠引起窒息。

(2)监测心率、血压、尿量,评估黏膜和皮肤弹性,根据医嘱补充水分和电解质溶液。

(3)让患儿取仰卧位,两大腿分开略外展,向家长讲明肛门夹钳固定的重要性,必要时用约束带约束四肢,使之基本制动,防止肛门夹钳戳伤肠管或过早脱落。

(4)术后需禁食 3～5 天和胃肠减压,禁食期间,做好口腔护理,每天 2 次,并保持胃肠减压引流通畅,观察引流液的量、颜色和性质,待肠蠕动恢复后可进流质并逐步过渡为半流质饮食,限制粗糙食物,饮食宜少量多餐。

(5)观察腹部体征变化,注意有无腹胀、呕吐,伤口有无渗出,肛周有无渗血、渗液,随时用无菌生理盐水棉球或 PVP 碘棉球清洁肛周及肛门夹钳,动作应轻柔。清洁用具需每天更换。

(6)指导家长如何保持患儿肛门夹钳的正确位置,使夹钳位置悬空、平衡。更换尿布时要轻抬臀部,避免牵拉夹钳。

(7)肛门夹钳常在术后 7～10 天自然脱落,脱落时观察钳子上夹带的坏死组织是否完整,局部有无出血。

(8)对留置肛管者,以及时清除从肛管内流出的粪便,保护好臀部皮肤,防止破损。

(9)观察患儿排便情况,肛门狭窄时指导家长定时扩肛。

(10)观察有无夹钳提早或延迟脱落、有无结肠小肠炎,闸门综合征等并发症的发生。

(三)健康教育

(1)耐心介绍疾病的发生、发展过程,手术的必要性及预后等,以排除患儿及家长的顾虑。

(2)向患儿及家长讲解各项术前准备(备皮、禁食、皮试、术前用药)的目的和注意事项,以取得患儿及家长的配合。

(3)向患儿及家长讲解巨结肠灌肠的目的,灌肠时间及注意事项,以及进食无渣饮食的目的。

(4)解释术后注意保持肛管和肛门夹钳位置固定的重要性,随时清除粪便,保持肛门区清洁及各引流管引流通畅,以促使患儿早日康复。

(四)出院指导

(1)饮食适当增加营养,3～6个月内给予高蛋白、高热量、低脂、低纤维、易消化饮食,以促进患儿的康复。限制粗糙食物。

(2)伤口护理保持伤口清洁,敷料干燥。小婴儿忌用手抓伤口。如发现伤口红肿及时就诊。

(3)出院后密切观察排便情况,若出现果酱样伴恶臭大便,则提示可能发生小肠结肠炎,应及时去医院诊治。

(4)肛门狭窄者要定时扩肛,教会家长正确的扩肛方法,并定期到医院复查。

(孙海英)

第十四节　脐　膨　出

脐膨出是一种先天性腹壁发育不全,胚胎期腹壁未能在脐部完成汇合,使脐带周围发生缺损,致使腹膜及内脏脱出体外的畸形。

一、临床特点

(1)出生后脐部隆起一肿块,大小不一,巨大的肿块直径可超过 5 cm,表面有一厚薄不一的膜,可见内脏在其下方突出,如肝脏、小肠。生后 24 小时囊膜渐浑浊、脆弱最后坏死,几天后出现裂缝,引起腹腔感染。

(2)少数囊膜已破裂,内脏突出,但腹壁裂隙在脐部,在肠管间可找到残余的囊膜。

(3)辅助检查。①染色体检查:必要时选做,因此病常伴有染色体异常,如 13,18,21 三体综合征。②胸、腹部 X 线片:可能合并膈疝,肠闭锁等畸形。

二、护理评估

(一)健康史

脐膨出可有家族史,询问患儿有无家族史、是否顺产。

(二)症状、体征

评估肿块大小,有无突出内脏及囊膜有无破裂,有无合并其他畸形。

(三)社会、心理状况

了解家长对急诊手术的心理准备及承受能力。评估家长是否得到脐膨出疾病的健康指导。

(四)辅助检查

了解膨出物为哪种内脏,有无合并畸形,有无染色体异常。

三、常见护理问题

(1)低效性呼吸型态:与腹胀使横膈抬高、切口加压包扎有关。

(2)有组织完整性受损的危险:与术前腹内脏器突出腹壁、术后腹压增高、营养状况差有关。

(3)体温过低:与新生儿体温调节中枢发育不完善、皮下脂肪薄,术中身体暴露致散热增加有关。

四、护理措施

(一)术前

保持膨出组织的完整,完善术前各项准备以备急诊手术,禁止喂水、喂奶致胃肠胀气,腹压增高使内脏复位困难。

(二)术后

(1)监测呼吸频率、深浅度及经皮测血氧饱和度,观察面色。

(2)保持呼吸道通畅,以及时清除呼吸道分泌物。

(3)给予鼻导管或面罩吸氧。如有呼吸频率快、呼吸困难、发绀表现,可使用呼吸机。

(4)为防止发生低温,并发硬肿症,患儿可置于保温箱内,密切观察体温变化。

(5)保持胃肠减压通畅,记录胃肠减压液量、颜色。

(6)保持患儿安静,尽量避免哭闹,防止腹压增高。

(7)饮食护理因进食过早可引起术后腹腔高压,术后常规禁食、胃肠减压,必要时采用胃肠外营养,禁食时间较长,待肠蠕动恢复后经口进食,宜少量多餐。对新生儿,向家长讲述母乳喂养知识。

(8)伤口护理观察腹部切口有无渗血、渗液,有污染及时更换敷料。

(三)健康教育

(1)患儿入院后向家长解释立即禁食的必要性及患儿体温不稳的原因和处理措施,讲授术前准备内容及相关注意事项。

(2)向家长讲明术后进食过早可引起术后腹腔高压,因此需要禁食,留置胃管,但可通过静脉途径保证患儿的营养供给。

(3)指导家长注意喂食时应少量多餐。对新生儿,则向家长讲述母乳喂养的优点,尽可能保持母乳喂养。

五、出院指导

(1)指导家长喂养知识,宜少量多餐,喂奶后抬高头位或多竖抱,以减少吐奶。

(2)保持伤口敷料清洁干燥,患儿的双手可用干净的无指手套约束,以防抓伤创口。尽量避免患儿剧烈哭闹,防止伤口裂开。

(3)出院后患儿如出现呕吐、腹胀等情况,应及时就诊。

(孙海英)

第十五节　腹股沟斜疝

急性阑尾炎是儿童常见的急腹症,可发生于任何年龄,新生儿及婴幼儿阑尾炎也有报道。临床表现多变易被误诊,若能正确处理,绝大多数患儿可以治愈,但如延误诊断治疗,可引起严重并发症,甚至造成死亡。

一、临床特点

(1)腹痛:多起于脐周或上腹部,呈阵发性加剧,数小时后腹痛转移至右下腹,右下腹压痛是急性阑尾炎最重要的体征,压痛点常在脐与右髂前上棘连线中、外 1/3 交界处,也称麦氏点,需反复三次测得阳性体征才能确诊。盆腔阑尾炎、腹膜后阑尾炎及肥胖小儿压痛不明显。穿孔时腹痛突然加剧。

(2)呕吐:早期常伴有呕吐,吐出胃内容物。

(3)发热:早期体温正常,数小时后渐发热,一般在 38 ℃左右,阑尾穿孔后呈弛张型高热。

(4)局部肌紧张及反跳痛:肌紧张和反跳痛是壁层腹膜受到炎性刺激的一种防御反应,提示阑尾炎已到化脓、坏疽阶段。右下腹甚至全腹肌紧张及反跳痛,提示伴有腹膜炎。阑尾坏疽或穿孔引起腹膜炎时,患儿行走时喜弯腰,卧床时爱双腿卷曲。阑尾脓肿时除高热外,炎症刺激直肠可引起里急后重、腹泻等直肠刺激症状。并发弥散性腹膜炎时可出现腹胀。

(5)腹部肿块:腹壁薄的消瘦患儿可在右下腹触及索条状的炎性肥厚的阑尾。阑尾脓肿时可在右下腹触及一包块。

(6)直肠指检:阑尾脓肿时直肠前壁触及一痛性肿块,右侧尤为明显。

(7)辅助检查。①血常规:多数有白细胞总数及中性粒细胞比例升高。②末梢血 C 反应蛋白(CRP)测定＞8 mg/L。③腹部 B 超:有时可见水肿的阑尾、腹腔渗出液、阑尾脓肿包块。

二、护理评估

(一)健康史

了解患儿有无慢性阑尾炎史及胃肠道疾病史,询问腹痛出现的时间、部位,有无呕吐、发热等。

(二)症状、体征

评估腹部疼痛的部位、性质、程度及伴随症状,有无反跳痛及阵发性加剧,麦氏点有无压痛,有无恶心、呕吐及发热。

(三)社会、心理状况

评估患儿及家长对突然患病并需立即进行急诊手术的认知程度及心理反应。

(四)辅助检查

根据血常规、C 反应蛋白、腹部 B 超结果评估疾病的严重程度。

三、常见护理问题

(1)疼痛:与阑尾的炎性刺激及手术创伤有关。

（2）体温过高：与阑尾的急性炎症有关。

（3）体液不足：与禁食、呕吐、高热及术中失血、失液有关。

（4）合作性问题：感染、粘连性肠梗阻。

四、护理措施

（一）术前

（1）监测体温、心率、血压，评估疼痛的部位、程度、性质、持续时间及伴随症状。

（2）患儿取半卧位，在诊断未明确前禁用止痛剂，以免掩盖病情。

（3）开放静脉通路，遵医嘱及时补液、应用抗生素，并做好各项术前准备。

（4）与患儿及家长进行交谈，消除或减轻对疾病和手术恐惧、紧张、焦虑的心情。

（二）术后

（1）术后麻醉清醒、血压稳定后取半卧位，以促进腹部肌肉放松，有助于减轻疼痛，同时使腹膜炎性渗出物流至盆腔，使炎症局限。

（2）咳嗽、深呼吸时用手轻按压伤口。遵医嘱准确使用止痛剂后需观察止痛药物的效果。

（3）指导家长多安抚患儿，讲故事、唱儿歌，以分散患儿注意力。

（4）监测体温，体温＞39 ℃时给物理降温或药物降温，并观察降温的效果。

（5）监测血压、心率、尿量，评估黏膜和皮肤弹性，观察有无口渴。

（6）肠蠕动恢复后，开始进少量水，若无呕吐再进流质饮食、软食，并逐渐过渡到普通饮食。

（7）保持伤口敷料清洁、干燥，观察伤口有无红肿、渗出，疼痛有无加重。

（8）观察肠蠕动恢复情况及腹部体征有无变化，鼓励并协助患儿床上活动，术后 24 小时后视病情鼓励早期下床活动，以防止肠粘连。若患儿术后体温升高或体温一度下降后又趋上升，并伴有腹痛、里急后重、大便伴脓液或黏液，应考虑为盆腔脓肿的可能。

（三）健康教育

（1）患儿及家长对手术易产生恐惧、忧虑，并担心手术预后，护理人员应热情接待患儿，耐心讲解疾病的发生、发展过程及主要治疗手段等，以减轻患儿及家长的顾虑，积极配合医护人员。

（2）在术前准备阶段，认真向患儿及家长讲解术前各项准备的内容如备皮、皮试、禁食、禁水、术前用药的目的、注意事项，以取得患儿及家长配合。

（3）术后康复过程中，护理人员应始终将各项术后护理的目的、方法向患儿及家长说明，共同实施护理措施，以取得良好的康复效果。

五、出院指导

（1）饮食适当增加营养，指导家长注意饮食卫生，给易消化的食物如稀饭、面条、肉末、鱼、蛋、新鲜蔬菜、水果等，饮食要定时定量，避免过饱。

（2）伤口护理保持伤口的清洁干燥，勤换内衣，伤口发痒时忌用手抓，以防破损、发炎。

（3）鼓励适度的活动，以促进伤口愈合，预防肠粘连，但应避免剧烈活动，以防止伤口裂开。

（4）注意个人卫生，保持室内通风、清洁，防止感冒、腹泻等疾病的发生。

（5）如患儿出现腹痛、腹胀、发热、呕吐或伤口红、肿、痛等情况需及时去医院就诊。

（孙海英）

第十六节　急性肾小球肾炎

一、概述

急性肾小球肾炎（acute glomerulonephritis，AGN）简称急性肾炎，是一组不同病因所致的感染后免疫反应引起的急性弥漫性肾小球炎性病变。其特点为急性起病，患儿出现血尿、蛋白尿、水肿和高血压，并可伴有一过性氮质血症，多发生于 5～10 岁儿童，小于 2 岁者少见（原因是其免疫系统未发育完全）。男孩发病率是女孩的 2 倍。本病为自限性疾病，发病率为 10％～12％。绝大多数为 A 组 β 溶血性链球菌感染后所致，称为急性链球菌感染后肾炎（APSGN）；较少见的病原体有肺炎链球菌、支原体和腮腺炎病毒等，称为急性非链球菌感染后肾炎。

(一)病因

最常见的病因是 A 组 β-溶血性链球菌感染后引起的，冬季常继发于呼吸道感染（尤其是咽扁桃体炎），夏季继发于皮肤感染。

(二)发病机制

发病机制详见图 6-1。

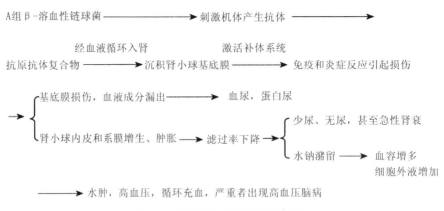

图 6-1　急性肾小球肾炎发病机制

(三)原发性肾小球肾炎的主要类型

(1)肾小球轻微病变。

(2)局灶性序段性肾小球硬化。

(3)局灶性序段性肾小球肾炎

(4)弥漫性肾小球肾炎：①膜性肾小球肾炎（膜性肾病）；②系膜增生性肾小球肾炎；③毛细血管内增生性肾小球肾炎；④膜性增生性肾小球肾炎（系膜毛细血管性肾小球肾炎）Ⅰ型及Ⅲ型；⑤致密沉积物性肾小球肾炎（致密沉积物病；膜性增生性肾小球肾炎Ⅱ型）；⑥新月体性（毛细血管外增生性）肾小球肾炎。

(5)未分类肾小球肾炎。

二、治疗

本病治疗以休息及对症为主,少数急性肾衰竭病例应予透析,待其自然恢复。不宜用激素及细胞毒素药物。

(一)一般治疗

急性肾炎卧床休息十分重要。卧床能增加肾血流量,可改善尿异常改变。预防和减轻并发症,防止再感染。当肉眼血尿消失、水肿消退,血压下降可作适量散步,逐渐增加轻度活动,防止骤然增加活动量。予低盐(<3 g/d)饮食,尤其有水肿及高血压时。肾功能正常者蛋白质入量应保持正常(每天每公斤体重1 g),但氮质血症时应限制蛋白质摄入,并予高质量蛋白(富含必需氨基酸的动物蛋白)。仅明显少尿的急性肾衰竭病例才限制液体入量。

(二)感染灶治疗

肾炎急性期在有感染灶的情况下要给以足够抗感染治疗,无感染灶时,一般以不用为妥。使用抗生素来预防本病的再发往往无效。首选青霉素。

(三)对症治疗

利尿、消肿、降血压。

1.利尿

利尿是治疗本病的关键。经控制水盐入量后仍有水肿少尿或高血压者给予利尿剂,一般用氢氯噻嗪每天 1~2 mg/kg,口服;重症者用呋塞米(速尿)每次 1~2 mg/kg,每天 1~2 次,肌内注射或静脉注射。应用利尿剂前后注意观察体重、尿量、水肿变化并做好记录,氢氯噻嗪饭后服,减轻胃肠道反应,利尿酸深部肌内注射或静脉滴注,尤其是静脉注射呋塞米后要注意有无大量利尿、脱水和电解质紊乱等现象,常见的有低血容量、低钾血症、低钠血症等。

2.降压

经上述处理血压仍持续升高,舒张压>12.0 kPa(90 mmHg)时应给予降压药,首选硝苯地平(心痛定)每天 0.25~0.50 mg/kg,分 3 次口服;卡托普利,初始剂量每天 0.3~0.5 mg/kg,最大剂量每天 5~6 mg/kg,分 3 次口服,与硝苯地平交替使用效果好。

3.高血压脑病

首选硝普钠,5~20 mg 加入 5%葡萄糖注射液 100 mL 中,以 1 μg/(kg·min)速度静脉滴注,最快不得超过 8 μg/(kg·min),同时,给予地西泮止痉及呋塞米利尿脱水等。应用硝普钠应新鲜配制,放置 4 小时后即不能再用,整个输液系统须用黑纸或铝箔包裹遮光。快速降压时必须严密监测血压、心率和药物不良反应(恶心、呕吐、情绪不安定、头痛和肌痉挛)。

4.严重循环充血

应严格限制水、钠入量和应用强利尿剂(如呋塞米)促进液体排出,表现有发生肺水肿者可用硝普钠扩张血管降压;对难治病例可采用腹膜透析或血液滤过治疗。

5.急性肾衰竭

维持水电解质平衡,以及时观察和处理水过多、低钠血症、高钾血症(乏力、心率减慢、心律失常)、氮质血症(恶心、呕吐、疲乏、意识障碍)、酸中毒(呼吸深快、樱桃嘴)。

(四)中医治疗

本病多属实证。根据辨证可分为风寒、风热、湿热,分别予以宣肺利尿,凉血解毒等疗法。

(五)抗凝疗法

根据发病机制,肾小球内凝血是个重要病理改变,主要为纤维素沉积及血小板聚集。因此,在治疗时,可采用抗凝疗法,将有助于肾炎缓解。具体方法:①肝素按 $0.8\sim1.0$ mg/kg 体重加入 5% 葡萄糖注射液250 mL,静脉滴注,每天 1 次,$10\sim14$ 次为 1 个疗程,间隔 $3\sim5$ 天再行下 1 个疗程,共 $2\sim3$ 个疗程;②双嘧达莫 $50\sim100$ mg 每天 3 次;③丹参 $20\sim30$ g 静脉滴注,亦可用尿激酶 $2\sim6$ 万 U 加入 5% 葡萄糖注射液250 mL静脉滴注,每天 1 次,10 天为 1 个疗程,根据病情进行 $2\sim3$ 个疗程。但宜注意肝素与尿激酶不可同时应用。

(六)抗氧化剂应用

可应用超氧歧化酶(SOD)、含硒谷胱甘肽过氧化酶及维生素 E。①超氧歧化酶可使 O_2 转变成 H_2O_2。②含硒谷胱甘肽过氧化物酶(SeGsHPx),使 H_2O_2 还原为 H_2O。③维生素 E 是体内血浆及红细胞膜上脂溶性清除剂,维生素 E 及辅酶 Q_{10} 可清除自由基,阻断由自由基触发的脂质过氧化的连锁反应,保护肾细胞,减轻肾内炎症过程。

三、护理评估

(一)健康史

询问患儿病前 $1\sim3$ 周有无上呼吸道或皮肤感染史,目前有无发热、乏力、头痛、呕吐及食欲下降等全身症状;若主要症状为水肿或血尿,应了解水肿开始时间、持续时间、发生部位、发展顺序及程度。了解患儿 24 小时排尿次数及尿量、尿色。询问目前药物治疗情况,用药的种类、剂量、疗效及不良反应等。

(二)身体状况

重点评估患儿目前的症状、体征,包括一般状态,如神志、体位、呼吸、脉搏、血压及体重等。

1.一般病例

均有以下四项表现。①水肿:水肿的出现率为 $70\%\sim90\%$,初始于眼睑和颜面,渐下行至四肢及全身,多为轻度或中度水肿,合并浆膜腔积液者少见。水肿一般为非凹陷性,与肾病性水肿明显不同。②尿少:尿量减少,可有少尿或无尿。尿量越少则水肿越重。③血尿:100% 患儿有血尿,多为镜下血尿,约 1/3 病例可有肉眼血尿,此时尿呈鲜红色或洗肉水样(中性或弱碱性尿者),也可呈浓茶色、茶褐色或烟灰样(酸性尿者)。④高血压:70% 病例有高血压,患儿可有头晕、头痛、恶心、呕吐和食欲缺乏等,此因水钠潴留,血容量扩大所致。

2.严重病例

多在病程 $1\sim2$ 周内发生,除上述一般病例的表现外,有以下一项或多项表现:①严重循环充血:表现有尿少加剧、心慌气促、频咳、烦躁、不能平卧、呼吸深大、发绀、两肺湿音、心率增快,可有奔马律和肝脏进行性增大。②高血压脑病:表现有剧烈头痛、频繁呕吐、视物模糊、一过性失明、嗜睡、惊厥和昏迷。此时血压可高达 $21.3\sim26.7/14.7\sim18.7$ kPa(160~200/110~140 mmHg)。③急性肾功能不全:表现有少尿或无尿、水肿加剧、氮质血症、代谢性酸中毒和电解质紊乱。

3.非典型病例

(1)无症状性 APSGN:无急性肾炎的临床表现,但有相应的实验室检查异常,但较轻微,故又称为亚临床型急性肾炎。

(2)肾外症状性 APSGN:患儿有水肿和/或高血压,但尿改变轻微,多呈一过性尿异常或尿检始终正常,故又称为尿轻微异常或无异常的急性肾炎。

(3)具肾病表现的 APSGN:以急性肾炎起病,但水肿和蛋白尿似肾病,可有低蛋白血症,以至于误诊为肾炎性肾病综合征,故又称为肾病综合征性急性肾炎。

(三)社会、心理状况

了解患儿及家长的心态及对本病的认识程度。患儿多为年长儿,心理压力来源较多,除因疾病和治疗对活动及饮食严格限制的压力外,还有来自家庭和社会的压力,如中断了日常与同伴的玩耍或不能上学而担心学习成绩下降等,会产生紧张、忧虑、抱怨等心理,表现为情绪低落、烦躁易怒等。家长因缺乏本病的有关知识,担心转为慢性肾炎影响患儿将来的健康,可产生焦虑、失望等心理,渴望寻求治疗方法,愿意接受健康指导并与医务人员合作。学龄期患儿的老师及同学因缺乏本病的有关知识,会表现出过度关心和怜悯,会忽略对患儿的心理支持,使患儿产生自卑心理。

(四)辅助检查指标

(1)尿液检查:血尿为急性肾炎重要所见,或肉眼血尿或镜下血尿,尿中红细胞多为严重变形红细胞,此外还可见红细胞管型,提示肾小球有出血渗出性炎症,是急性肾炎的重要特点。尿沉渣还常见肾小管上皮细胞、白细胞、大量透明和颗粒管型。尿蛋白通常为(＋)～(＋＋),尿蛋白多属非选择性,尿中纤维蛋白降解产物(FDP)增多。尿常规一般在 4～8 周内大致恢复正常。残余镜下血尿(或爱迪计数异常)或少量蛋白尿(可表现为起立性蛋白尿)可持续半年或更长。

红细胞计数及血红蛋白可稍低,是因血容量扩大,血液稀释所致。白细胞计数可正常或增高,此与原发感染灶是否继续存在有关。血沉增快,2～3 个月内恢复正常。

(2)血常规:肾小球滤过率(GFR)呈不同程度下降,但肾血浆流量仍可正常,因而滤过分数常减少。与肾小球功能受累相较,肾小管功能相对良好,肾浓缩功能多能保持。临床常见一过性氮质血症,血中尿素氮、肌酐增高。不限水量的患儿,可有一轻度稀释性低钠血症。此外病儿还可有高血钾及代谢性酸中毒。血浆蛋白可因血液稀释而轻度下降,在蛋白尿达肾病水平者,血清蛋白下降明显,并可伴一定程度的高脂血症。

(3)血化学及肾功能检查。

(4)细胞学和血清学检查:急性肾炎发病后自咽部或皮肤感染灶培养出 β 溶血性链球菌的阳性率约 30%,抗链球菌溶血素 O 抗体(ASO),其阳性率达 50%～80%,通常于链球菌感染后 2～3 周出现,3～5 周滴度达高峰,半年内恢复正常。判断其临床意义时应注意,其滴度升高仅表示近期有过链球菌感染,与急性肾炎的严重性无直接相关性;尚可检测抗脱氧核糖核酸酶 B 及抗透明质酸酶,并应注意应于 2～3 周后复查,如滴度升高,则更具诊断价值。

(5)血补体测定:除个别病例外,肾炎病程早期血总补体及 C_3 均明显下降,6～8 周后恢复正常。此规律性变化为本症的典型表现。血补体下降程度与急性肾炎病情轻重无明显相关,但低补体血症持续 8 周以上,应考虑有其他类型肾炎之可能,如膜增生性肾炎、冷球蛋白血症或狼疮肾炎等。

(6)肾活检:肾活检将展示急性间质性肾炎或肾小球肾炎的特征性病理变化。肾小球囊内可见广泛的新月体形成。

(7)其他检查:部分病例急性期可测得循环免疫复合物及冷球蛋白。通常典型病例不需肾活检,但如与急进性肾炎鉴别困难;或病后 3 个月仍有高血压、持续低补体血症或肾功能损害者可行肾活检检查。

四、护理措施

(1)急性期应绝对卧床休息 2 周,待水肿和肉眼血尿消失,血压正常,可逐渐恢复活动。

(2)严格执行饮食管理,急性期高度水肿、少尿时给予低蛋白、低盐、高糖饮食,适当限制水分,待尿量增加,水肿消退,可改为普通饮食,鼓励患儿多吃水果及糖类食物。

(3)详细记录尿液颜色、性质、次数,每周送检尿常规 2 次。

(4)急性期每天测血压 2 次,有条件给予血压监测,以及时记录。

(5)每周测体重 2 次,并积极应用抗生素控制感染灶,勿选用对肾有损害的抗生素。

(6)严密观察并发症的发生,发现问题及时报告医师处理。①心力衰竭:患儿烦躁不安、发绀、端坐呼吸、胸闷、心率增快、尿少、肝急骤增大、呼吸急促、咳泡沫样痰,应立即安置患儿半坐卧位、吸氧,报告医师并做好抢救准备。②高血压脑病:患儿出现血压增高、头痛、呕吐、烦躁、惊厥等,应立即报告医师并保持患儿安静,给予吸氧,神志不清按昏迷常规护理。③急性肾功能不全:患儿出现少尿或无尿、头痛、呕吐、呼吸深长,立即报告医师,按急性肾功能不全护理。

(孙海英)

第十七节　肾病综合征

一、概述

肾病综合征(nephrotic syndrome,NS)是由于多种病因造成肾小球基底膜通透性增高,大量血浆蛋白从尿中丢失引起的一组临床综合征。

NS 在小儿肾脏疾病中发病率仅次于急性肾炎。我国的调查结果显示,NS 占同期住院泌尿系统疾病患儿的 21%。男女比例为 3.7:1。发病年龄多为学龄前儿童,3~5 岁为发病高峰,按病因分为原发性、继发性和先天性 3 种类型。小儿时期绝大多数>90%以上为原发性肾病综合征,本节主要叙述原发性肾病综合征。

原发性肾病综合征分为单纯性肾病和肾炎性肾病,单纯性肾病多见 2~7 岁,临床上具有四大特征,水肿非常重,可伴有胸腔积液、腹水及阴囊水肿,重者有少尿。病理多见微小病变。肾炎性肾病多见 7 岁以上儿童,水肿不如单纯性肾病重,但伴有持续性高血压或血尿或血补体下降,肾功能不全。病理多见微小病变。

(一)病因

目前病因尚未明确,多认为与机体的免疫功能异常有关(如急性肾炎引起肾小球滤过膜损伤等)患儿起病或复发前常有前驱期的感染症状,尤其是呼吸道感染,McDonald 曾做前瞻性研究发现近 70%复发前有上呼吸道感染。

(二)发病机制

发病机制详见图 6-2。

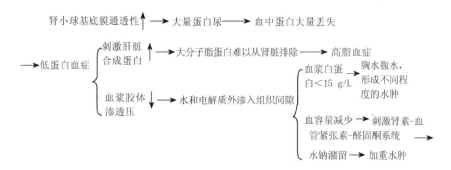

图 6-2　肾病综合征发病机制

二、治疗

治疗原则:利尿、激素治疗、免疫抑制剂治疗、抗凝治疗、中药治疗。

(一)利尿药物

一般不用利尿剂治疗,只有高度水肿、严重胸腔积液、腹水等时使用,以改善全身症状,如速尿和氢氯噻嗪等,以及右旋糖酐-40(提高血浆胶体渗透压)。必要时按医嘱用清蛋白。

(二)激素治疗

应用激素尽管有某些不良反应、且尚未解决复发问题,临床实践证明仍是目前能诱导蛋白消失的有效药物,并作为肾病治疗的首选药。故肾上腺皮质激素为治疗肾病综合征较有效的首选药物。常用泼尼松,口服给药。在尿蛋白消失以前每天 2 mg/kg,分 3~4 次服用;尿蛋白转阴后改为隔天给药一次,早餐后一次顿服、不能擅自停药。

1.泼尼松中长程疗法

国内较多采用。

2.泼尼松短程治疗

欧美等国多采用此法。

3.疗效判断

用药后 8 周进行评价,评价的要点是水肿情况,尿蛋白 2 项指标。激素分泌有晨高夜低昼夜波动规律,护理要点是正确准时执行药疗,并注意观察激素的不良反应。

4.复发

尿蛋白转阴,停用激素 4 周以上,尿蛋白≥＋＋。①反复:治疗过程中尿蛋白转阴后出现同复发蛋白尿变化。②频繁复发:初次反应后 6 月内 2 次,1 年内＞3 次。③激素依赖:皮质激素停用或减量 2 周内复发或反复且重复＞3 次。④激素耐药:治疗满 8 周尿蛋白＋＋以上。⑤激素敏感:正规治疗 8 周内尿蛋白转阴,水肿消退。⑥激素部分敏感:治疗 8 周内水肿消退,尿蛋白＋~＋＋。

(三)免疫抑制剂治疗

适应证:难治性肾病和/或激素不良反应严重者,可加用或换用免疫抑制剂,用药有环磷酰胺、雷公藤多苷等。

(四)抗凝治疗

如肝素、双嘧达莫、活血化瘀中药丹参等。

三、护理评估

询问感染病史、水肿血尿情况、尿量情况,观察患儿有无严重并发症,了解患儿及家长对本病的认识程度。

(一)健康史

询问患儿病前 1～3 周有无上呼吸道或皮肤感染史;若主要症状为水肿或蛋白尿,应了解水肿开始时间、持续时间、发生部位、发展顺序及程度。了解患儿 24 小时排尿次数及尿量、尿色,有无泡沫。询问目前药物治疗情况,用药的种类、剂量、疗效及不良反应等。

(二)身体状况

重点评估患儿目前的体征及有无并发症发生,检查水肿的部位、程度及指压迹,是否为凹陷性水肿,有无凝状态和血栓形成(如最常见的肾静脉血栓形成发生突然腰痛或腹痛)、感染、电解质紊乱、生长延迟等并发症。

临床四大特点:水肿(常为主诉,最常见)、大量蛋白尿[尿蛋白定性＞＋＋＋,24 小时定量＞50 mg/kg,最根本的病理生理改变,是引起其他三大症的基本原因]、低清蛋白血症和高胆固醇血症。

1.全身水肿

几乎所有肾病综合征患儿均出现程度不同的凹陷性水肿,水肿可持续数周或数月,或于整个病程中时肿时消。检查水肿的部位、程度及指压迹,是否为凹陷性水肿。在肾病综合征患儿感染(特别是链球菌感染)后,常使水肿复发或加重,甚至可出现氮质血症。

2.消化道症状

因胃肠道水肿,肾病综合征患儿常有不思饮食、恶心、呕吐、腹胀等消化道功能紊乱症状。当肾病综合征患儿出现有氮质血症时,上述症状加重。

3.高血压

非肾病综合征的重要症状,但有水、钠潴留及血容量增多,可出现一时性高血压,而Ⅱ型原发性肾病综合征可伴有高血压症状。

4.蛋白尿

大量蛋白尿是诊断肾病综合征最主要症状。

5.低蛋白血症

主要是肾病综合征患儿血浆蛋白下降,其程度与蛋白尿的程度有明显关系。

6.高脂血症

肾病综合征患儿血中甘油三酯明显增高。

(三)社会、心理状况

了解患儿及家长的心态及对本病的认识程度。年长儿因来自医院、家庭、社会多方面的压力而产生抑郁、焦虑、烦躁、隐瞒、否认等情绪,再加之患儿应用激素关系引起的体型改变产生自卑心理;而年龄小患儿会因医院检查治疗及医疗性限制等造成患儿情绪异常。

(四)辅助检查指标

1.尿

尿常规镜下可见大量的红细胞,白细胞和多种细胞或颗粒管型。在过敏性间质性肾炎患儿尿中可见嗜酸性细胞。尿钠浓度 10～40 meq/L。尿蛋白明显增多,定性＋＋＋～＋＋＋＋,

24 小时尿蛋白定量≥0.05 g/kg。

2.血常规

血浆总蛋白和清蛋白明显减少,血清胆固醇明显增高。在免疫复合物沉积期间,血清补体成分减少。在某些条件下,可检出循环免疫复合物。其他测定可发现红斑狼疮和血栓性血小板减少性紫癜等全身性疾病。

3.X 线检查

静脉尿路造影或同位素肾扫描可以表现为显影不良。因为造影剂有肾毒性作用,因此应避免进行常规的静脉尿路造影。超声检查是排除尿路梗阻的最佳手段。

四、护理措施

(1)执行儿科一般护理常规。

(2)适当休息,无高度水肿、低血容量及感染的患儿无须卧床,即使卧床也应在床上经常变换体位,以防血管栓塞等并发症,但不要过劳,以防复发,严重水肿或高血压须卧床休息,并遵医嘱使用利尿剂及降压药,一般无须严格限制活动。

(3)饮食治疗目的是保证营养供应,减轻肾的工作负担,减少钠、水潴留及代谢产物的积聚。严格按照医嘱给予必要的饮食治疗,有高血压、水肿时应限制盐的摄入。肾功能减退、明显少尿时,严格限水;氮质血症时应限制患儿蛋白质的入量,并给予含有必需氨基酸的优质蛋白;激素治疗阶段,适当增加蛋白质、钙剂和维生素 D。

(4)与感染性疾病患儿分室居住,防止交叉感染。病室温度适宜,注意随气候变化增减衣服,防止受凉感冒使病情加重或复发。

(5)准确记录出入量,观察尿色、性质、尿量等。

(6)及时收集尿标本,收集早晨第 1 次尿做尿常规,每周送检 2 次。留取尿培养标本时遵守无菌操作,争取于治疗前送检。留 24 小时或 12 小时尿标本,在尿盆内加入 0.8% 硼酸 10 mL。尿标本内不要混入大便,准确测量尿量并做记录。

(7)每周测体重 2 次(每周二、周六早餐前),水肿严重、少尿患儿每天测体重 1 次。

(8)加强皮肤护理,保持皮肤清洁、干燥,预防皮肤感染及压疮。阴囊肿大时,可用阴囊托带托起。

(9)密切观察生命体征及病情变化,如发现烦躁、头痛、心律失常等及时报告医师。①肾衰竭:少尿或无尿、恶心、呕吐、食欲缺乏、头痛、呼吸深长等。②高血压脑病:血压增高、头痛眼花、呕吐、呼吸急促、烦躁、神志不清、惊厥等。③心力衰竭:患儿烦躁不安、胸闷、气促、咳嗽、脉快、尿少、肝大等。

(10)注意观察水、电解质平衡紊乱症状,以及时报告医师处置。①低钾血症:心律减慢、心音低钝、无力。②低钠血症:面色苍白、无力、食欲低下、水肿加重。③低钙血症:出现手足抽搐。

(11)血压高者,根据病情每天测量血压 1~3 次。

(12)肾病患儿用激素治疗时,易有骨质疏松,要避免剧烈活动,防止发生骨折。

（孙海英）

第十八节 肾盂肾炎

一、概述

肾盂肾炎是尿路感染中的一种重要临床类型,是由细菌(极少数为真菌、病毒、原虫等)直接引起的肾盂肾盏和肾实质的感染性炎症。本病好发于女性,女:男约为 10:1,临床上将本病分为急性或慢性两期。

(一)病因

本病为细菌直接引起的感染性肾脏病变,近年也有认为细菌抗原激起的免疫反应可能参与慢性肾盂肾炎的发生和发展过程。致病菌以肠道细菌为最多,大肠埃希菌占 60%～80%,其次依次是副大肠埃希菌、变形杆菌、葡萄球菌、粪链球菌、产碱杆菌、绿脓杆菌等,偶见厌氧菌、真菌、病毒和原虫感染。感染途径以上行感染最常见。

(二)发病机制

细菌侵入肾脏后,血液循环与肾脏感染局部均可产生抗体,与细菌结合,引起免疫反应。另外,细菌毒力在发病机制中起重要作用,某些大肠埃希菌对尿路上皮细胞有特殊亲和力,可黏附在尿路上皮细胞的相应受体上引起感染。

二、治疗

治疗原则:控制症状,消除病原体,去除诱发因素,预防复发。

(一)急性肾盂肾炎

1.轻型急性肾盂肾炎

经单剂或 3 天疗法治疗失败的尿路感染或轻度发热和/或肋脊角叩痛的肾盂肾炎,应口服有效抗菌药物 14 天,一般用药 72 小时显效,如无效,则应根据药物敏感试验结果更改药物。

2.较严重急性肾盂肾炎

发热体温>38.5 ℃,血白细胞升高等全身感染中毒症状明显者,静脉输注抗菌药物。无药敏结果前,暂用环丙沙星 0.25 g,每 12 小时 1 次,或氧氟沙星 0.2 g,每 12 小时 1 次,或庆大霉素 1 mg/kg,每 8 小时1次,必要时改用头孢噻肟 2 g,每 8 小时 1 次。获得药敏报告后,酌情使用肾毒性小而便宜的抗菌药。静脉用药至退热 72 小时后,改用口服有效抗菌药,完成 2 周疗程。

3.重型急性肾盂肾炎

寒战、高热、血白细胞显著增高、核左移等严重感染中毒症状,甚至低血压、呼吸性碱中毒,疑为革兰阴性败血症者,多是复杂性肾盂肾炎,无药敏结果前,可选用下述抗菌药联合治疗:①半合成的广谱青霉素(如哌拉西林 3 g,每 6 小时静脉滴注 1 次),毒性低,价格较第 3 代头孢菌素便宜;②氨基糖苷类抗生素(如妥布霉素或庆大霉素 1 mg/kg,每 8 小时静脉滴注 1 次);③第 3 代头孢菌素类(如头孢曲松钠 1 g,每 12 小时静脉滴注 1 次,或头孢哌酮钠 2 g,每 8 小时静脉滴注1 次)。通常使用一种氨基糖苷类抗生素加上一种广谱青霉素或头孢菌素类联用起协同作用。退热 72 小时后,改用口服有效抗菌药,完成 2 周疗程。肾盂肾炎患儿在病情允许时,应尽快做影像学检查。以确定有无尿路梗阻(尤其是结石),如尿液引流不畅未能纠正,炎症很难彻底治好;④碱化尿液:口服碳酸氢钠片,每次1g,每天3次,增强上述抗生素的疗效,减轻尿路刺激症状及减少磺胺结晶所致结石等。

(二)慢性肾盂肾炎

1.一般治疗

寻找并去除导致发病的易感因素,尤其是解除尿流不畅、尿路梗阻,纠正肾和尿路畸形,提高机体免疫力等。多饮水、勤排尿,增加营养。

2.抗菌药物治疗

药物与急性肾盂肾炎相似,但治疗较困难。抗菌治疗原则:①常需两类药物联合应用,必要时中西医结合治疗;②疗程宜适当延长,选用敏感药物;③抗菌治疗同时,寻找并去除易感因素;④急性发作期用药同急性肾盂肾炎。

三、护理评估

(一)健康史

询问患儿有无寒战、高热、全身不适、疲乏无力等全身症状及尿液外观有无浑浊、脓尿或血尿等。

(二)身体状况

评估患儿有无尿频、尿急、尿痛、耻骨弓上不适等尿路刺激征,是否伴腰痛或肾区不适、肋脊角有压痛和/或叩击痛或腹部上、中输尿管点和耻骨上膀胱区有压痛。

1.急性肾盂肾炎

临床表现为患儿起病急,常有寒战、高热(体温可达40℃以上)、全身不适、疲乏无力、食欲减退、恶心、呕吐等,泌尿系统症状患儿有腰痛,多为钝痛或酸痛,程度不一,少数有腹部绞痛,沿输尿管向膀胱方向放射,体检时在上输尿管点(腹直肌外缘与脐平线交叉点)或肋腰点(腰大肌外缘与十二肋交叉点)有压痛,肾叩痛阳性。患儿常有尿频、尿急、尿痛等膀胱刺激症状。

2.慢性肾盂肾炎

症状较急性期轻,有时可表现为无症状性尿。半数以上患儿有急性肾盂肾炎既往史,其后有乏力、低热、厌食及腰酸腰痛等症状,并伴有尿频、尿急、尿痛等下尿路刺激症状。急性发作表现也时有出现。肾盂肾炎病程超过半年,同时伴有以下情况之一者,可诊断为慢性肾盂肾炎:①在静脉肾盂造影片上可见肾盂肾盏变形、狭窄;②肾外形凹凸不平(有局灶粗糙的肾皮质瘢痕),且两肾大小不等;③肾功能有持续性损害。

(三)社会、心理状况

了解患儿及家长的生活环境,以及对本病的认识程度。

(四)辅助检查指标

1.尿常规和细胞计数

镜检尿白细胞明显增多,见白细胞管型。红细胞增多,可有肉眼血尿。白细胞最常见>5个/HP。尿蛋白常为阴性或微量,一般<2.0 g/d。

2.血常规

急性肾盂肾炎血白细胞和中性粒细胞增高,并有中性粒细胞核左移。血沉可增快。慢性期红细胞计数和血红蛋白可轻度降低。

3.尿细菌学检查

临床意义为尿含菌量≥10^5/mL,即为有意义的细菌尿。$10^4 \sim 10^5$/mL 为可疑阳性,<10^4/mL 则可能是污染。膀胱穿刺尿定性培养有细菌生长也提示菌尿。

4.尿沉渣镜检细菌

清洁中段尿的未染色的沉渣用高倍镜找细菌,如平均每视野≥20 个细菌,即为有意义的细菌尿。

5.肾功能检查

尿渗透浓度下降,肌酐清除率降低,血尿素氮、肌酐增高。

6.影像学检查

肾盂造影、B 超等。

四、护理措施

(1)密切观察患儿的生命体征,尤其是体温的变化,对高热患儿可采用冰敷等物理降温措施,并注意观察和记录降温的效果。

(2)进食清淡而富于营养的饮食,指导患儿尽量多摄入水分,以使尿量增加达到冲洗膀胱、尿道的目的,减轻尿路刺激征。

(3)急性发作期患儿应注意卧床休息,各项护理操作最好集中进行,避免过多打扰患儿,加重患儿的不适,应做好生活护理。

(4)按医嘱使用抗生素药物,让患儿及家属了解药物的作用、用法、疗程的长短。尤其是慢性肾盂肾炎患儿治疗较复杂。

(5)向患儿及家属解释各种检查的意义和方法,正确采集化验标本,以指导临床选用抗生素药物。

(6)认真观察病情变化,如腰痛的性质、部位、程度变化及有无伴随症状、急性肾盂肾炎患者若高热等全身症状加重或持续不缓解,且出现腰痛加剧等时,应考虑是否出现肾周脓肿、肾乳头坏死等并发症,应及时通知医师处理。

(7)肾疼痛明显应卧床休息,嘱其尽量不要弯腰,应站立或坐直,以减少对肾包膜的牵拉力,利于疼痛减轻。

(8)加强卫生宣教,注意个人清洁,尤其是注意会阴部及肛周皮肤的清洁。避免过度劳累,多饮水、勤排尿是最简单而有效的预防尿路感染的措施。

(孙海英)

第十九节　尿道下裂

尿道下裂是一种外生殖器畸形,因胚胎发育过程障碍,尿道沟不能完全融合到龟头的远端,尿道口位于冠状沟至会阴之间的任何部位,可同时伴有阴茎下曲畸形。

一、临床特点

(一)临床类型

(1)阴茎头、冠状沟型:尿道外口位于冠状沟腹侧,系带缺如,包皮位于龟头的背侧呈帽状,阴茎发育正常,龟头轻度下曲。

(2)阴茎体型:尿道外口位于阴茎体腹侧,阴茎可向腹侧弯曲。

(3)阴茎、阴囊型:尿道外口位于阴茎、阴囊交界处,阴茎严重向腹侧弯曲,不能站立排尿。

(4)会阴型:尿道外口位于会阴,阴茎海绵体发育不良,严重下曲,阴囊对裂,伴阴茎阴囊转位,外生殖器酷似女性。

(二)辅助检查

染色体检查核型为46XY;影像学、腹腔镜检查可见男性性器官。

二、护理评估

(一)健康史

询问有无尿道下裂的家族史。母亲孕期有无外源性雌激素接触和应用史。了解患儿对排尿方式改变的适应能力。

(二)症状、体征

评估患儿尿道开口的位置高低,阴茎发育情况及有无阴茎下弯存在。是否合并单、双侧隐睾。

(三)社会、心理状况

评估患儿及家长对手术的心理反应,有无担心阴茎外观及成年后的性生活和生育能力。

三、常见护理问题

(1)焦虑:与患儿年幼、幻想阴茎被切除,双亲因患儿性别不明或担心成年后无法婚育有关。

(2)有阴茎血循环障碍的危险:与手术后阴茎肿胀、伤口出血、弹力绷带包扎过紧有关。

(3)感染的危险:与手术切口及引流管有关。

(4)疼痛:与手术损伤、术后局部水肿有关。

(5)合作性问题:伤口出血、尿瘘、尿道狭窄。

四、护理措施

(一)术前护理

(1)心理护理了解患儿及家长焦虑的程度,主动听取患儿及家长对有关疾病的述说,了解其对疾病认识程度,保护患儿及家长的隐私。利用图片、玩偶,简单地告知患儿手术后尿道开口会移向前面,避免用"切""割开"等字眼。

(2)强调术前阴茎包皮清洗的重要性,皮肤皱褶处展开清洗,防止术后感染。

(3)术前训练在床上排便。

(二)术后护理

1.卧位

麻醉清醒前去枕头侧位,防止呕吐物吸入引起窒息。密切观察生命体征变化。清醒后取平卧位或平侧卧位,四肢适当约束,尽量少翻动,避免伤口出血,使用护架,避免盖被直接压迫阴茎。

2.导尿管护理

(1)妥善固定导尿管并保持引流通畅,避免折叠、扭曲、过度牵拉,适当约束患儿四肢,防止因烦躁、哭闹而拔管。

(2)由于导尿管的放置容易刺激膀胱引起尿意,嘱患儿不要用力排尿,以免引起尿液自尿道口外溢及导尿管滑出。

(3)定时更换引流袋并观察记录引流液的性质及量。

(4)如发现尿袋内尿量较长时间未见增加,膀胱区膨隆,且孩子有哭叫、疼痛、想排尿等症状,则提示引流不畅,须及时处理,必要时给予膀胱冲洗。

(5)留置导尿管放置7~12天,拔管后第一次排尿可能会有疼痛,应鼓励患儿多饮水、增加排尿次数,保持排尿通畅。拔管后注意观察尿线粗细及有无尿瘘发生。

3.伤口护理

评估局部切口敷料渗出情况及是否被尿液污染,观察龟头色泽、阴茎血液循环,如有发紫、肿胀等情况,应立即报告医师处理。术后伤口有渗血时可用消毒干棉签轻轻擦去。阴茎外露部分涂上抗生素软膏。

4.饮食护理

鼓励多饮水,限制各种饮料的摄入,防止尿酸结晶形成阻塞导尿管。多食粗纤维及高蛋白、高维生素的食物,保持大便通畅,如有排便困难,可用开塞露通便,避免因用力排便引起伤口出血及尿液自尿道口外溢。

5.疼痛的护理

观察疼痛发生的时间、性质,倾听其对疼痛的描述,根据疼痛脸谱分级图评估患儿疼痛的程度,如疼痛较轻时鼓励家长给孩子讲故事、听音乐、用有吸引力的玩具分散其注意力,必要时给予药物止痛并观察效果,如夜间阴茎勃起引起疼痛,可每晚睡前口服乙酚。

6.皮肤护理

加强背部皮肤清洁,每天用温水清洗,臀、背部可垫柔软毛巾。如术后肛周皮肤瘙痒,可用PVP-I棉签擦拭。

(三)健康教育

(1)向家长讲解疾病的相关知识及手术后可能发生的并发症,如尿瘘、尿道狭窄等。

(2)向家长解释约束患儿四肢的重要性,防止意外拔管。

五、出院指导

(1)伤口:保持阴茎伤口清洁干燥,避免搔抓。局部用PVP-I、红霉素软膏涂抹至完全愈合。

(2)饮食:加强营养,给予易消化、刺激性小的食物,多喝开水,多吃蔬菜和水果,避免吃含激素类补品。

(3)活动:避免剧烈活动及骑跨动作。

(4)复查:观察尿线粗细,有无排尿困难,如有排尿困难及时来院就诊。出院后2周可回院检查一次,如有尿道狭窄应定期扩张至术后3个月,以后可间隔1年、3年、6年分别随访检查一次。有尿瘘患儿应定期复查,如半年后仍未愈合需手术修补。

(5)阴茎发育差的患儿可遵医嘱在手术后一年酌情使用绒毛膜促性腺激素注射治疗,以刺激阴茎发育。

(孙海英)

第二十节　单纯性肥胖症

　　单纯性肥胖症是指全身脂肪组织异常增加,主要是由于营养过剩造成的。一般以体重超过同年龄、同身高小儿正常标准的 20％,或超过同年龄、同性别健康儿童平均体重 2 个标准差称为肥胖。小儿时期的肥胖症是成人肥胖症、冠心病、高血压、糖尿病等的先驱症,故应引起社会和家庭的重视,以及早加以预防。

一、临床特点

　　单纯性肥胖在任何年龄的小儿均可发生,尤以婴儿期、5～6 岁及青春期最为常见。肥胖儿体重超过正常,平时食欲旺盛、皮下脂肪厚、少动(与肥胖形成恶性循环)。

(一)症状

　　外表和同龄儿比较,高大、肥胖,皮下脂肪分布均匀,面颊、乳部、肩部、四肢肥大,尤以上臂和腹部特别明显。男童因外阴部脂肪堆积,将外生殖器遮盖,显得阴茎短小,常被误认为外生殖器发育不良,腹部皮肤可见粉红色或紫色线纹。

(二)体征

　　胸廓与膈肌运动受损,可致呼吸浅快,肺泡换气量减少,少数严重病例可有低氧血症、红细胞增多症,甚至心脏增大,充血性心力衰竭。

(三)社会、心理状况

　　由于外形肥胖不好动,性情孤僻,有自卑感。

(四)辅助检查

　　血清甘油三酯、胆固醇增高,血尿酸水平增高,男孩雄激素水平下降,女孩雌激素水平增高,血生长激素水平下降。

二、护理评估

(一)健康史

　　询问患儿每天进食状况,食物种类、数量、烹饪方式,主食是什么;家族成员中有无肥胖或糖尿病史;生活习惯。

(二)症状、体征

　　测量小儿的身高与体重、皮下脂肪的厚度,评估体重超标情况,有无活动后感到胸闷、气促、面色发绀等情况。

(三)社会、心理状况

　　评估家长和小儿对疾病、减肥的认知程度。

(四)辅助检查

　　了解血生化中脂肪代谢,如胆固醇、甘油三酯、血细胞比容等结果。

三、常见护理问题

(一)营养失调:高于机体需要量

与过量进食或消耗减少使皮下脂肪过多积聚有关。

(二)自我形象紊乱

与体态异常有关。

(三)焦虑

与控制饮食困难有关。

(四)知识缺乏

家长对合理营养的认识不足。

四、护理措施

(一)限制饮食,缓慢减轻体重

改变不良的饮食习惯,供给低热能膳食,避免过度过快进食。少进食糖类、软饮料及快餐,避免暴饮暴食。为使食后有饱满感,不使小儿短时间内产生饥饿,可多食蔬菜、水果。少吃油炸食品,尽量少食动物脂肪。培养良好的饮食习惯,提倡少量多餐,杜绝过饱,不吃夜宵和零食。鼓励患儿坚持饮食疗法。

(二)增加活动量

肥胖小儿平时少动,应鼓励小儿坚持长期锻炼,通过运动增加机体热量消耗,例如饭后散步、小跑走或竞走,也可跳绳、爬楼梯、游泳、踢球等。每天坚持运动1小时,运动量根据患儿耐受力而定,以运动后感轻松愉快、不感到疲劳为原则,如运动后出现疲惫不堪、心慌、气促,以及食欲大增,提示活动过度。

(三)消除顾虑,改变心理状态

让患儿多参加集体活动,改变孤僻、怕羞的心理状态,避免因家长对子女的肥胖过分忧虑而到处求医,对患儿进食的习惯经常指责而引起患儿精神紧张。让患儿积极参与制定饮食控制和运动计划,提高坚持控制饮食和运动锻炼的兴趣,帮助患儿对自身形象建立信心,达到身心健康的发展。

(四)健康教育

(1)告知家长小儿肥胖治疗以限制饮食、体格锻炼为主,儿童期肥胖不主张服用减肥食品、减肥饮品,从小要养成良好的进食习惯,细嚼慢咽,不要过分偏食糖类、高脂、高热量食物,体重减轻需要一个较长的过程,要不断鼓励运动。

(2)让家长知道过度肥胖不仅影响小儿外形,而且与成人期的肥胖症、高血压、糖尿病息息相关,使家长认识到肥胖不是富有的体现。

五、出院指导

(1)小儿出院以后应每天监测体重,3～6个月复查肝功能、血脂。

(2)继续做好饮食控制,使体重逐渐降低,当体重达到正常范围10%左右时,则给小儿正常饮食。给予低热量、高容积的食品,如西红柿、黄瓜、萝卜、芹菜等,主食以粗杂粮替代,如红豆粥、燕麦片、玉米等,改变食物的制作及烹调方法,以炸、煎改为蒸、煮、凉拌等,减少热量的摄入。

(3)坚持运动锻炼,制定合理的运动方案,从运动兴趣效果着手,如骑自行车、散步、慢跑、游泳。也可以让小儿做一些合适的家务劳动。运动应循序渐进,家长共同参与,以达到运动持之以恒的效果。

(孙海英)

第二十一节　维生素营养障碍

一、维生素 D 缺乏性佝偻病

(一)维生素 D 缺乏性佝偻病的护理评估

维生素 D 缺乏性佝偻病,是婴幼儿时期一种常见的慢性营养缺乏症,以钙磷代谢失常和骨样组织钙化不良为特征,严重者发生骨骼畸形,肌肉、神经系统亦同时受累,严重影响小儿的身体健康。

(二)维生素 D 缺乏性佝偻病的病因

(1)日光照射不足:在冬季和雨雾地区,本病多见。小儿缺乏户外活动,也易患病。

(2)维生素 D 摄入不足:婴儿饮食,包括母乳,含维生素 D 不足。

(3)生理需要量增加:婴儿生长速度快,维生素 D 需要量大,但未及时补充。

(4)疾病影响:肝、肾的严重疾病,慢性腹泻等都可影响维生素 D 的吸收利用。

(三)维生素 D 缺乏性佝偻病的症状和体征

1.症状

主要表现为非特异性神经精神症状,如易激惹、烦躁、睡眠不安、夜啼、多汗、坐立走迟缓。

2.体征

主要表现为骨骼改变。早起可见颅骨软化,囟门大,颅缝增宽;7～8 个月小儿可见出牙迟;方颅、鞍颅、十字状颅;1 岁左右小儿可见肋骨串珠、肋膈沟、鸡胸、漏斗胸;1 岁以上小儿可出现 O 型腿、X 型腿。

(四)维生素 D 缺乏性佝偻病的分期

1.初期

神经精神症状明显,骨骼症状无或轻,血生化程度改变,X 线正常。

2.激期

症状体征明显,血生化检测指标改变,X 线检查改变。

3.恢复期

经治疗后症状好转或消失,血生化及 X 线改变有好转。

4.后遗症期

仅存骨骼改变而无血生化及 X 线改变。

(五)维生素 D 缺乏性佝偻病的辅助检查

(1)血磷初期即下降,激期时下降明显,恢复期时回升最早。

(2)血钙初期时可正常,激期时下降,恢复期时回升晚于血磷。

（3）碱性磷酸酶初期即上升，激期时上升明显，恢复期时下降。

（4）X线检查：干骺端临时钙化带模糊或消失，呈毛刷样，并有杯口样改变，骨骺软骨增宽，骨质疏松，可有骨干弯曲或骨折。

（六）维生素 D 缺乏性佝偻病的护理问题

1.营养失调

低于机体需要量，与日光照射不足和维生素 D 摄入不足有关。

2.有感染的危险

与免疫功能低下有关。

3.知识缺乏

患儿家长缺乏佝偻病的预防及护理知识。

4.潜在并发症

骨骼畸形、药物不良反应。

（七）维生素 D 缺乏性佝偻病的护理措施

1.户外活动

指导家长每天带患儿进行一定时间的户外活动，直接接受阳光照射。生后 2～3 周即可带婴儿户外活动，冬季也要注意保证每天 1～2 小时户外活动时间。夏季气温太高，应避免太阳直射，可在阴凉处活动，尽量多暴露皮肤。冬季室内活动时开窗，让紫外线能够通过。有研究显示，每周让母乳喂养的婴儿户外活动 2 个小时，仅暴露面部和手部，可维持婴儿血 25-$(OH)D_3$ 浓度在正常范围的低值。

2.补充维生素 D

（1）提倡母乳喂养，按时添加辅食，给予富含维生素 D、钙、磷和蛋白质的食物。

（2）遵医嘱给予维生素 D 制剂，注意维生素 D 过量的中毒表现，如遇过量立即停服维生素 D。

3.预防骨骼畸形和骨折

衣着柔软、宽松，床铺松软，避免早坐、久坐，以防脊柱后突畸形；避免早站、久站和早行走，以防下肢弯曲形成"O"型腿或"X"型腿。严重佝偻病患儿肋骨、长骨易发生骨折，护理操作时应避免重压和强力牵拉。

4.加强体格锻炼

对已有骨骼畸形可采取主动和被动运动的方法矫正。如遗留胸廓畸形，可作俯卧位抬头展胸运动；下肢畸形可施行肌肉按摩，"O"型腿按摩外侧肌，"X"型腿按摩内侧肌，以增加肌张力，矫正畸形。对于行外科手术矫正者，指导家长正确使用矫正器具。

5.预防感染

保持室内空气清新，温、湿度适宜，阳光充足，避免交叉感染。

（八）维生素 D 缺乏性佝偻病的健康教育

（1）指导家长掌握佝偻病的护理方法：①对烦躁、睡眠不安、多汗的患儿每天清洁皮肤，勤换内衣和枕套；②护理操作时动作要轻柔；③不能坐、站过久以防发生骨折，恢复期开始活动。

（2）对出现骨骼畸形的患儿，向家长示范矫正的方法，例如：胸部畸形可让小儿做俯卧位抬头展胸运动；下肢畸形可做肌肉按摩，O 型腿按摩外侧肌，X 型腿按摩内侧肌，以增加肌张力，促使畸形的矫正。畸形严重者可指导手术矫正事宜。

(九)维生素 D 缺乏性手足搐搦症的护理评估

维生素 D 缺乏性手足搐搦症称佝偻病性低钙惊厥。是由于维生素 D 缺乏而致血中钙离子降低,使神经肌肉兴奋性增高,引起全身惊厥、手足抽搐、喉痉挛等症状。

1.病因

维生素 D 不足,甲状旁腺功能代偿不全。

2.症状

(1)惊厥:多见于婴儿,一般无发热。

(2)手足搐弱:多见于幼儿和儿童。

(3)喉痉挛:婴儿多见,可呈现呼吸困难,严重时可窒息而死亡。

3.体征

无发作时可查出神经-肌肉兴奋性高的体征。有面神经征、腓反射和陶瑟征。

4.辅助检查

血清钙低于 1.75 mmol/L,碱性磷酸酶增高,血清磷可降低、正常或升高。

(十)维生素 D 缺乏性手足搐搦症的护理问题

1.有窒息的危险

与惊厥、喉痉挛有关。

2.有受伤的危险

与惊厥有关。

3.营养失调

低于机体需要量,与维生素 D 缺乏及血钙降低有关。

(十一)维生素 D 缺乏性手足搐搦症的护理措施

1.预防窒息的护理

(1)惊厥发作时,就地抢救:立即松解患儿衣领,去枕仰卧位,头偏向一侧,以及时清除口鼻分泌物,以防误吸发生窒息;喉痉挛发作时,立即将舌头拉出口外,在上下磨牙之间放置牙垫,保证呼吸道通畅并防止舌咬伤;加压给氧并备好气管插管用。

(2)遵医嘱应用镇静剂控制惊厥或解除喉痉挛,注意静脉注射地西泮的速度每分钟不可超过1 mg,以免引起呼吸抑制。

(3)同时遵医嘱给予钙剂治疗,注意静脉注射钙剂的速度应缓慢,在 10 分钟以上,或静脉滴注,以免发生呕吐或心搏骤停,并注意避免药液外渗,造成局部组织坏死。

2.预防外伤的护理

(1)惊厥发作时应就地抢救,对正在抽搐的小儿,不要紧抱或摇晃患儿,以免外伤或加重抽搐,也不能强力撬开紧咬的牙关,以免造成损伤,可试用指压(针刺)人中、上官等穴位的方法止惊,防止长时间缺氧引起脑损伤。

(2)遵医嘱正确使用镇静剂与钙剂,以及时控制惊厥。

(3)病床两侧加床挡防止惊厥发作时坠床,造成外伤。

3.营养失调的护理

(1)遵医嘱给予维生素 D:注意口服维生素 D 制剂时将其直接滴于舌上,以保证用量;对 3 个月以下患儿及有手足搐搦症病史者,在使用大剂量维生素 D 前 2～3 天至用药后 2 周需按医嘱加服钙剂,以防发生抽搐。

（2）增加内源性维生素 D：增加日光照射，每天保证一定的户外活动时间，从数分钟逐渐增加到 1 小时以上，注意在不影响保暖的情况下尽量暴露皮肤，直接接受日光照射，夏季可在树荫下进行，冬季在室内接受日光照射时要开窗，以免紫外线被玻璃阻挡。

（3）合理喂养：提倡母乳喂养，无母乳者哺以维生素 D 强化牛奶或配方奶粉，并及时添加富含维生素 D、钙和磷的食物。

（十二）维生素 D 缺乏性手足搐搦症的健康教育

（1）向患儿家长介绍本病的原因和预后，更好地配合治疗和护理。

（2）教会患儿家长在惊厥、喉痉挛发作时正确的处理方法，如就地抢救，平卧，松解颈部衣扣，保持呼吸道通畅，试用指压（针刺）人中、上宣穴的方法来制止惊厥，并同时通知医护人员。

（3）指导家长遵医嘱补充维生素 D 和钙剂，强调口服钙剂时应与乳类分开，以免影响钙的吸收；平时注意多晒太阳，按时添加辅食，防止本病再次发生。

二、维生素 A 缺乏症

（一）维生素 A 缺乏症的护理评估

维生素 A 缺乏症是由于体内缺乏维生素 A 而引起的上皮组织角化、增生、变性的全身性疾病。眼部病变最为突出，故又称干眼病、夜盲症。

（二）维生素 A 缺乏症的护理问题

1.营养失调

低于机体需要量。与维生素 A 摄入不足和/或吸收利用障碍有关。

2.有感染的危险

与维生素 A 缺乏所致免疫功能降低及角膜溃疡有关。

3.潜在并发症

失明、药物不良反应。

（三）维生素 A 缺乏症的护理措施

1.调整饮食

供给含维生素 A 丰富的饮食。鼓励母乳喂养，无母乳者选用其他乳类食品喂养。及时添加含维生素 A 丰富的食品，如蛋、肝及水果或水果汁等，以保证机体需要。

2.补充维生素 A

遵医嘱给予维生素 A 口服或肌内注射，注意观察治疗效果，防止维生素 A 中毒。

3.保护眼睛，防止视觉障碍

用消毒鱼肝油滴双眼，促进上皮细胞修复；有角膜软化、溃疡者用 0.25% 氯霉素滴眼液，或 0.5% 红霉素，或金霉素眼药膏，防止继发感染；用 1% 阿托品散瞳，防止虹膜粘连。作眼部护理时力争小儿合作，动作应轻柔，切勿压迫眼球，以免角膜穿孔。

4.预防感染

注意保护性隔离，预防呼吸道感染及其他感染的发生。

（四）维生素 A 缺乏症的健康教育

（1）饮食宣教：提倡母乳喂养，炼乳、豆浆、淀粉类食物不能长期作为婴儿主食，要及时添加富含维生素 A 的食物，如乳、蛋、肝类及含胡萝卜素丰富的胡萝卜、绿色蔬菜等。

（2）应积极治疗慢性消耗性疾病，并及时补充维生素 A。

三、维生素 B_1 缺乏症

(一)维生素 B_1 缺乏症的护理评估

维生素 B_1 缺乏症又称脚气病。维生素 B_1 在体内糖代谢中起重要作用,还能抑制胆碱酯酶活性,缺乏时,可引起神经、心脏和脑组织的结构和功能改变,还可引起胃肠蠕动变慢、消化液分泌减少等消化道症状。

1.病因

(1)摄入不足:母乳喂养未加辅食,而乳母又缺乏维生素 B_1,则婴儿多发生缺乏症。米面类加工过精,米淘洗次数过多,习惯食饭弃去米汤,蔬菜切碎后浸泡过久,不食菜汤,在食物中加碱烧煮,均可使维生素 B_1 大量丢失。偏食也可致其缺乏。

(2)需要增加:小儿、孕妇、乳母、摄食碳水化物较多者和有发热消耗性疾病时,维生素 B_1 需要增加,如不补充,易引起缺乏。

2.症状

(1)消化系统症状:食欲减退、腹泻、呕吐、腹胀、便秘。

(2)神经系统症状:烦躁不安、哭声嘶哑、神情淡漠、反应迟钝、喂食呛咳、嗜睡,严重时发生昏迷、惊厥,可引起死亡。年长儿则以多发性周围神经病变为主。

(3)心血管系统症状:常突发急性心力衰竭,具有左、右心衰的症状

3.体征

具有消化系统、神经系统、心血管系统相应体征。年长儿患周围神经炎时可有蹲踞时起立困难,膝反射消失,挤压腓肠肌疼痛。

4.辅助检查

(1)维生素 B_1 负荷试验尿中排出量减少。

(2)血丙酮酸、乳酸浓度增高。

(3)红细胞转酮酶活性降低。

(二)维生素 B_1 缺乏症的护理问题

1.营养失调

低于机体需要量。与维生素 B_1 摄入不足和/或吸收利用障碍有关。

2.有受伤的危险

与肌力下降、惊厥发作有关。

3.潜在并发症

心功能不全、惊厥发作。

(三)维生素 B_1 缺乏症的护理措施

1.改善饮食

鼓励食用含维生素 B_1 丰富的食物,如谷类、豆类、坚果、酵母、肝、肉、鱼等。

2.维生素 B_1 治疗

一般口服维生素 B_1 每天 15~30 mg,应同时治疗乳母,每天给予维生素 B_1 60 mg;重症患儿可采用肌内注射维生素 B_1,每次 10 mg,1 天 2 次,或每天静脉注射 50~100 mg,勿用葡萄糖注射液稀释,以免因血中丙酮酸增高,加重病情。

3.观察病情

对重症患儿要严密观察病情,以及时对症处理,尽量不用高渗葡萄糖注射液和激素,后者对抗维生素 B_1,可加重病情,惊厥发作时及时处理。

(四)维生素 B_1 缺乏症的健康教育

(1)向患儿家属介绍本病的病因、表现及治疗、预防。

(2)营养宣教:加强孕母、乳母营养,按时添加辅食。不宜单纯以精白米、白面为主食,应添加杂粮。煮饭时不加碱。必要时补充适量的维生素 B_1。

四、维生素 C 缺乏症

(一)维生素 C 缺乏症的护理评估

1.病因

(1)摄入不足:牛乳内含维生素 C 较少,煮沸消毒时又遭破坏,故人工喂养儿易发生本病。年长儿若新鲜蔬菜和水果供给不足也易患本病。

(2)需要增加:生长发育迅速或患急、慢性疾病时维生素 C 需要量增加,如未能及时补充易患本病。

2.症状、体征

(1)骨骼:常见骨膜下出血,以股骨下端和胫骨近端为多发部位,可见局部肿痛。不愿活动,见人走近时惊哭。

(2)皮肤、黏膜出血:皮肤上可见细小密集的小出血点,齿龈、结膜出血。重者可有血尿、呕血、便血、脑膜出血。

3.辅助检查

(1)毛细血管脆性试验阳性。

(2)血清维生素 C 含量降低,低于 5 mg/L。

(3)维生素 C 负荷试验,尿排出量小于 50%。

(4)尿中维生素 C 排出量小于 20 mg/d。

维生素 C 缺乏症见于 6~15 个月的婴幼儿,又称婴儿坏血病,是由于体内缺乏维生素 C(抗坏血酸)所致,发病缓慢,主要表现为骨骼改变和出血。

(二)维生素 C 缺乏症的护理问题

1.营养失调

低于机体需要量,与维生素 C 摄入不足和/或吸收利用障碍有关。

2.疼痛

与骨膜下出血、关节出血有关。

3.躯体移动障碍

与骨膜下出血所致运动肢体产生疼痛有关。

4.有感染的危险

与维生素 C 缺乏、免疫力低下有关。

(三)维生素 C 缺乏症的护理措施

1.改善营养

供给富含维生素 C 的食品。注意烹调方法,减少烹调不当所致维生素 C 的过多破坏。纠正偏食,以及时添加辅食。

2.补充维生素 C

遵医嘱给予维生素 C 口服或静脉注射。

3.减轻疼痛

保持安静、少动,护理中动作轻柔,避免不必要的移动患肢,以免疼痛加剧和发生骨折、骨干骺脱位。

4.观察生命体征

密切观察患儿神志、呼吸、脉搏、血压及瞳孔变化,以及早发现颅内出血先兆。

5.预防感染

注意口腔卫生,避免牙龈出血部位继发感染。注意保护性隔离,避免交叉感染。

(四)维生素 C 缺乏症的健康教育

(1)向家属介绍本病的病因、表现及预防治疗。

(2)营养宣教:鼓励母乳喂养,以及时添加菜水、果汁和蔬菜等,在缺乏新鲜蔬菜和水果的季节,可每天补充维生素 C 制剂。

(孙海英)

第二十二节　营养性贫血

贫血是指单位容积中红细胞数、血红蛋白量低于正常或其中一项明显低于正常。营养性贫血是由于各种原因导致造血物质缺乏而引起的贫血,如缺铁引起营养性缺铁性贫血,缺乏叶酸、维生素 B_{12} 引起营养性巨幼红细胞贫血等。

一、临床特点

(一)营养性缺铁性贫血

营养性缺铁性贫血是体内铁缺乏致使血红蛋白合成减少而发生的一种小细胞低色素性贫血。临床上除出现贫血症状外,还可因含铁酶活性降低而出现消化道功能紊乱、循环功能障碍、免疫功能低下,出现精神神经症状及皮肤黏膜病变等一系列非血液系统的表现。可由早产、喂养不当、摄入不足、偏食、吸收障碍、失血等原因引起。

1.症状和体征

发病高峰年龄在 6 个月至 2 周岁,贫血呈渐进性,患儿逐渐出现面色苍白,不爱活动,食欲缺乏、甚至出现异食癖。新生儿或小婴儿可有屏气发作;年长儿童可诉头晕、目眩、耳鸣、乏力等,易患各种感染。患儿毛发干枯,缺乏光泽,脉搏加快,心前区可有收缩期吹风样杂音,贫血严重时可有心脏扩大和心功能不全,肝脾淋巴结可轻度肿大。

2.辅助检查

(1)血常规:红细胞、血红蛋白低于正常,血红蛋白减少比红细胞减少更明显。红细胞体积小、含色素低。白细胞和血小板正常或稍低。

(2)骨髓细胞学检查:涂片见幼红细胞内、外可染铁明显减少或消失。幼红细胞比例增多,有核细胞增生活跃。

(3)其他:血清铁蛋白减少(<12 μg/L),血清铁减低(<50 μg/dL),总铁结合力增高(>62.7 μmol/L),运铁蛋白饱和度降低($<15\%$),红细胞游离原卟啉增高(>9 μmol/L)。

(二)营养性巨幼红细胞性贫血

营养性巨幼红细胞性贫血又称大细胞性贫血,主要由叶酸和/或维生素 B_{12} 直接或间接缺乏所致,大多因长期单一母乳喂养而导致直接缺乏引起。临床除有贫血表现外还常伴有精神、神经症状。

1.症状、体征

好发于 6 个月至 2 周岁的婴幼儿,病程进展缓慢,逐渐出现贫血,面部水肿,常有厌食、恶心、呕吐、腹泻,偶有吞咽困难、声音嘶哑。患儿面色蜡黄,烦躁不安,表情呆滞,舌、肢体颤抖,食欲差,疲乏无力,呼吸、脉搏快,舌面光滑,头发稀黄。肝、脾、淋巴结及心脏病变同缺铁性贫血。维生素 B_{12} 缺乏可出现明显的精神神经症状及智力障碍。

2.辅助检查

(1)血常规:红细胞较血红蛋白降低得更明显,红细胞体积增大,中央淡染区缩小。粒细胞及血小板数量减少,出血时间延长。

(2)骨髓细胞学检查:骨髓细胞大多数代偿性增生旺盛,均有红细胞巨幼变。

(3)其他:血清叶酸及维生素 B_{12} 含量减低,胃酸常减低,个别内因子缺乏。

二、护理评估

(一)健康史

询问母亲怀孕时期的营养状况及患儿出生后的喂养方法及饮食习惯,有无饮食结构不合理或患儿偏食导致铁、叶酸、维生素 B_{12} 长期摄入不足。对小婴儿则应询问有无早产、多胎、胎儿失血等引起先天储铁不足的因素,了解有无因生长发育过快造成铁相对不足及有无慢性疾病如慢性腹泻、肠道寄生虫、反复感染使铁丢失、消耗过多或吸收减少等现象。了解患儿乏力、面色苍白出现的时间。

(二)症状、体征

评估贫血程度,注意患儿面色、皮肤、毛发色泽,评估有无肝、脾大等其他系统受累的表现。

(三)社会、心理状况

了解家长对本病相关知识的熟知程度,评估家长的焦虑水平及患儿对疾病的承受能力。

(四)辅助检查

了解各项相关检查如血红蛋白值、红细胞数量及形态变化、骨髓变化等。

三、常见护理问题

(1)活动无耐力:与贫血致组织缺氧有关。

(2)营养失调:低于机体需要量,与相关元素供应不足、吸收不良、丢失过多或消耗增加有关。

(3)有感染的危险:与营养失调、免疫功能低下有关。

(4)知识缺乏:缺乏营养知识。

四、护理措施

(一)注意休息,适当活动

应根据患儿的病情制订适合个体的运动方案;贫血较轻者,对日常活动均可耐受,但应避免剧烈运动,以免疲乏而致头晕目眩;严重贫血或因贫血已引起心功能不全者应注意休息,减少活动,有缺氧者酌情吸氧。

(二)饮食护理

应予高蛋白、高维生素、适量脂肪饮食,营养搭配应均衡,纠正患儿偏食、挑食等不良饮食习惯,多吃含铁或含叶酸、维生素 B_{12} 丰富的食物。积极治疗原发病如胃炎、腹泻、感染等,促进营养物质的吸收和利用。巨幼红细胞性贫血患儿伴有吞咽困难者要耐心喂养,防止窒息。

(三)铁剂应用的注意事项

(1)铁剂对胃肠道有刺激,可引起胃肠道反应及便秘或腹泻,故口服铁剂应从小剂量开始,在两餐之间服药。

(2)可与稀盐酸和/或维生素 C 同服以利吸收,忌与抑制铁吸收的食品同服,如茶、咖啡、牛奶等。

(3)注射铁剂时应精确计算剂量,分次深部肌内注射,每次应更换注射部位,以免引起组织坏死。首次注射后应观察 1 小时,以免个别患儿因应用右旋糖酐铁引起过敏性休克的发生。

(4)疗效的观察:铁剂治疗 1 周后可见血红蛋白逐渐上升,血红蛋白正常后继续服用铁剂 2 个月,以增加储存铁,但需防止铁中毒。如用药 3~4 周无效,应查找原因。

(四)安全护理

巨幼红细胞性贫血患儿伴有精神、神经症状者要做好安全防护工作,防止摔伤、跌伤、烫伤等;对智障者要有同情心和耐心,积极争取患儿配合治疗和护理。

(五)输血护理

严重贫血(Hb<70 g/L)或因贫血引起心功能不全者,应少量多次输血,以减轻慢性缺氧。输血时注意点滴速度要缓慢(<20 滴/分),并注意观察输血不良反应。

(六)健康教育

(1)疾病相关知识:疾病确诊后应向家长讲解引起营养性贫血的各种因素,积极查找和治疗原发病,宣教合理饮食的重要性,纠正不良饮食习惯。

(2)治疗与用药相关知识:向家长详细说明骨髓穿刺的重要性,使家长积极配合尽快明确病因。说明应用铁剂可能会出现的不良反应如胃肠道反应、便秘、腹泻、牙黑染、大便呈黑色等,以消除患儿及家长的顾虑,积极配合治疗。告知减轻或避免服用铁剂不良反应的应对措施,如餐后服,用吸管吸取,避免与牙齿接触。

(3)教育和培训:对于智力低下、身材矮小、行为异常的患儿应耐心教育和培训,不应歧视和谩骂,帮助患儿提高学习成绩,过正常儿童的生活,养成良好的性格和行为。

五、出院指导

(一)饮食指导

遵守饮食护理原则,多吃些含铁丰富的食物如红枣、花生、黑木耳、猪肝、各种动物蛋白、豆类等以促进造血。维生素 C、氨基酸、果糖、脂肪酸可促进铁吸收,可与铁剂或含铁食品同时进食,忌与抑制铁吸收的食物如茶、咖啡、牛奶、蛋类等同服。婴幼儿应指导及时添加含铁丰富的辅食，提倡母乳喂养。富含叶酸及维生素 B_{12} 的食物有：红苋菜、龙须菜、菠菜、芦笋、豆类、酵母发酵食物及苹果、柑橘等。应用叶酸时需补充铁剂及含钾丰富的食物。

(二)运动指导

适当运动，劳逸结合，增强机体抵抗力，促进骨髓血循环，促进造血。

(三)环境及温度

居室及周边环境空气新鲜，温度适宜，定时通风换气。不去公共场所，注意冷暖，以及时增减衣服，防止感冒、发热。

(四)用药就医指导

定时复查血常规，如有异常及时就医。按医嘱定时服药，正确掌握服药的方法，不随意增加药量，以防铁中毒。巨幼红细胞性贫血者须每 3 天肌内注射维生素 B_{12} 一次，共 2～3 周，伴有神经系统症状者可加用维生素 B_6，适当加服铁剂以供制造红细胞所用，多食含钾丰富的食物，如香蕉、橘子、含钾饮料等。用药过程如出现较严重的不良反应，应及时来院咨询。

(孙海英)

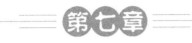

手术室护理

第一节　手术室护士岗位职责

手术室护理工作的内容主要为手术室管理和手术患者的护理。

手术室管理包括对手术室设施、仪器设备、手术器械、周围环境、常用药品的管理,要求物品配备齐全、功能完好并处于备用状态。手术间内部设施、温控、湿控要求应当符合环境卫生学管理和医院感染控制的基本要求。

手术室护理工作具有高风险、高强度、高应急等特点,因此必须与临床科室等有关部门加强联系,有效预防手术患者在手术过程中的意外伤害,保证手术患者的安全和围术期各项工作的顺利进行。

手术室护理实施以手术患者为中心的整体护理模式,根据岗位各司其职,但又需相互密切合作,共同完成护理任务。

一、手术室巡回护士

(一)手术前一天

1.术前访视

术前一天至病房访视手术患者,有异常特殊情况及时交班。

2.术前用物检查

检查灭菌手术用物是否符合规范、准备齐全;检查次日手术所用仪器、设备性能是否正常;检查次日手术特殊需求是否满足(如骨科和脑外科特殊体位的手术床准备)。

(二)手术当天

1.术前

(1)检查手术灭菌包的有效期和室内各类用物、仪器设备、医用气体是否齐全;调节室内温湿度,做好环境准备;检查室内恒温箱是否调节至适当温度。

(2)核对手术通知单无误后,由手术室工作人员(一般为工勤人员)至病房接手术患者;病房护士陪同手术患者至手术室半限制区,与手术室巡回护士进行手术患者交接,共同核对手术患者身份、手术信息、术前准备情况及所带入用物,正确填写《手术患者交接单》并签名,适时进行心理护理。

（3）手术室巡回护士护送下，将手术患者转运至手术间内手术床，做好防坠床措施。协助麻醉医师施行麻醉。

（4）按医嘱正确冲配抗生素，严格执行用药查对制度，并于划皮前 30～60 分钟内给药。

（5）协助洗手护士穿无菌衣。提供手术操作中所需的无菌物品（如手套、缝针等）。

（6）与洗手护士共同执行《手术物品清点制度》。按规范正确清点纱布、器械、缝针等术中用物的数量、完整性，及时正确地记录清点内容，并签字。

（7）严格执行手术安全核查制度。在麻醉前、手术划皮前，手术室巡回护士、手术医师、麻醉医师、共同按《手术安全核查表》内容逐项核查确认，并签字。

（8）手术护理操作尽量在手术患者麻醉后进行。例如，留置导尿管，放置肛温测温装置等，尽量减少手术患者的疼痛。操作时注意保护患者的隐私。

（9）正确放置手术体位，充分暴露手术野；妥善固定患者肢体，约束带松紧适宜，维持肢体功能位，防止受压；床单保持平整、干燥、无皱折；调节头架、手术操作台高度；调整无影灯位置、亮度。

（10）正确连接高频电刀、负压吸引、外科超声装置、腹腔镜等手术仪器设备，划皮前完成仪器设备自检，仪器脚踏放置在适宜的位置；完成手术仪器使用前准备工作，如正确粘贴高频电刀电极板、环扎止血仪器的止血袖带。

（11）督查手术人员执行无菌操作规范的情况，如手术医师外科洗手、手术部位皮肤消毒、铺无菌手术巾等操作，及时指出违规行为。

2.术中

（1）维持手术间室内环境整洁、安静、有序。严格督查手术医师、洗手护士、麻醉医师、参观手术人员、实习同学遵守无菌操作原则、消毒隔离制度和手术室参观制度。

（2）密切关注手术进展调整无影灯光，及时供给手术操作中临时需求的无菌物品（如器械、缝针、纱布、吻合器、植入物等），并记录。

（3）注意手术患者的生命体征波动。保持静脉输液通路、动静脉测压通路、导尿管等通畅；观察吸引瓶液量，及时提示手术医师术中出血量；定时检查调整手术患者的手术体位，防止闭合性压疮的发生。

（4）术中输液、输血、用药必须严格遵守用药查对制度。紧急情况下执行的术中口头医嘱，应复述 2 遍后经确认再执行，术后手术医师必须补医嘱。

（5）熟练操作术中所需仪器设备，如正确调节高频电刀、超声刀、心脏除颤仪等仪器设备的参数，变温毯的故障排除、电钻术中拆装等。

（6）手术中在非手术部位盖大小适宜的棉上衣保暖。术中冲洗体腔的盐水，水温必须在 35～37 ℃。遇上大手术或年老体弱患者，根据现有条件，加用保温装置（温水循环热毯或热空气装置）。

（7）术中手术标本及时与洗手护士、手术医师核对后放入标本袋存放（特殊情况除外）。如手术标本需快速做冰冻切片检验，必须及早送检。

（8）术中发生应急事件（如停电、心脏停搏、变态反应等），应及时按照手术室应急预案，积极配合抢救，挽救患者生命。

（9）与洗手护士在关闭腔隙前、关闭腔隙后及缝皮后分别共同执行《手术物品清点制度》，按规范正确清点术中用物数量、完整、正确、及时、记录，并签字确认。

(10)准确及时书写各类手术室护理文件和表单。

3.术后

(1)协助医师包扎手术切口,擦净血迹,评估患者皮肤情况,采取保暖措施,妥善固定肢体,执行防坠床措施。固定各种引流管及其他管道,防止滑脱,待麻醉医师记录尿量后,将尿袋内的尿液放空。

(2)手术患者离开手术间前,手术室巡回护士、手术医师、麻醉医师、共同再按《手术安全核查表》《手术患者交接单》内容逐项核查、确认、签字。

(3)手术人员协同将手术患者安全转运至接送车。手术患者的病历、未用药品、影像学资料等物品随手术患者带回病房或监护室。护送手术患者离开手术室。

(4)严格执行手术室标本管理制度。手术室巡回护士、手术医师、洗手护士共同再次核对手术标本,正确保存、登记、送检。

(5)清洁、整理手术间设施、设备、仪器,填写使用情况登记手册。所有物品物归原位,更换手术床床单及被套,添加手术间常用的一次性灭菌物品,如手套、缝线等。若为感染手术,则按感染手术处理规范进行操作。

(6)正确填写各种手术收费单。

二、手术室洗手护士

(一)手术前一天

(1)了解手术情况:了解次日手术患者病情、手术方式、手术步骤及所需特殊器械、物品及仪器设备。

(2)协助巡回护士检查术前用物。

(二)手术当天

1.术前

(1)协助巡回护士检查灭菌器械、敷料包是否符合规范、准备齐全;准备手术所需一次性无菌用品,包括各类缝针、引流管、止血用物和特殊器械等。准备次日手术所用仪器、设备。

(2)严格按照查对制度检查无菌器械包和敷料包的有效期、包外化学指示胶带及外包装完整性,是否潮湿及被污染。在打开无菌器械包和敷料包后,检查包内化学指示卡。严格按照无菌原则,打开器械包和敷料包。

(3)提前15分钟按规范洗手、穿无菌手术衣、戴无菌手套。

(4)与巡回护士共同执行《手术物品清点制度》。按规范正确清点纱布、器械、缝针等术中用物的数量、完整性,按规范铺手术器械台。

(5)协助并督查手术医师按规范铺无菌巾,协助手术医师系无菌手术衣带、戴无菌手套。

(6)严格按照无菌原则将高频电刀、负压吸引、外科超声装置、腹腔镜等各种连接管路或手柄连接线交予巡回护士连接,并妥善固定在手术无菌区域。

2.术中

(1)严格执行无菌操作,遇打开空腔脏器的手术,需用无痛碘纱布垫于其周围。及时回收处理相关器械,关闭空腔脏器后更换手套和器械。

(2)密切关注手术进展及需求,主动、正确、及时地传递器械、敷料及针线等。

(3)及时取回暂时不用的器械,擦净血迹;及时收集线头;无菌巾一经浸湿,及时更换或加盖,手术全程保持手术操作台无菌、干燥、整洁。

（4）密切关注手术进展，若术中突发大出血、心搏骤停等意外情况，沉着冷静，积极配合手术。

（5）密切注意手术器械等物品的功能性与完整性，发现问题及时更换；规范精密器械的使用与操作。

（6）正确与手术医师核对并保管术中取下的标本，按标本管理制度及时交予巡回护士。

（7）妥善保管术中的自体骨、异体骨、移植组织或器官，不得遗失或污染。

（8）正确管理术中外科用电设备的使用，防止电灼伤患者和手术人员。

（9）术中手术台上需用药，按查对制度抽取药物，并传递于手术医师使用。

（10）术中需使用外科吻合器、手术植入物时，应及时向巡回护士通报型号、规格及数量，与手术医师、巡回护士共同核对后，方能在无菌区域使用。

（11）与巡回护士在关闭腔隙前、后及缝皮后分别按手术用物清点规范正确清点术中用物数量并检查完整性。

3.术后

（1）协助巡回护士做好手术患者的基础护理工作，并协助将患者安全转运至接送车上。

（2）按手术用物清点规范，在手术物品清点记录单上签字。

（3）与手术医师、巡回护士共同核对手术标本。

（4）对常规器械、专科器械和腹腔镜器械等进行规范清洗和处理，精密器械和贵重器械单独进行规范清洗和处理，若为感染手术，则按感染手术处理规范对器械、敷料等物品进行处理。

三、手术室器械护士

（1）每天上午检查灭菌物品的有效期、包外化学指示胶带及外包装情况；清点手术器械包与敷料包数量；及时补充添加一次性消毒灭菌物品。

（2）检查包装，保持灭菌区和无菌物品存放区清洁整齐，保持敷料柜、无菌用品柜上用物排列整齐、定位放置、标签醒目。无菌用品柜上的无菌包和一次性消毒灭菌物品按失效日期的先后顺序排列。

（3）检查与核对每包手术器械的清洁度、完好性、关节的灵活性，对损坏或功能不良的器械进行更换或及时送修。

（4）负责待灭菌器械及物品的包装，选择正确的包装方法及材料，按规定放置包外及包内化学指示物，并填写灭菌物品包装的标识，若遇硬质容器还应检查安全闭锁装置。

（5）负责每天对预真空压力蒸汽灭菌、过氧化氢低温等离子灭菌和环氧乙烷灭菌的技术操作，保证灭菌手术物品及时供应。

（6）根据手术通知单准备并发放次日手术用器械、敷料，如需特殊手术器械，应立即准备做灭菌处理并发放。如需植入物及植入性手术器械，应在生物监测合格后方可发放。

（7）负责外来器械及手术植入物的接收、清点、清洗、核对、消毒灭菌及监测登记发放工作。

（8）负责手术器械的借物管理，严格执行借物管理制度。

（9）对清洗、消毒、灭菌操作过程、日常监测和定期监测进行具有可追溯性的记录，负责保存清洗，消毒监测资料和记录≥6个月，保留灭菌质量监测资料和记录≥3年。

（10）专人负责管理精密器械与贵重器械，并督查各专科组员进行保养管理工作，并做相应记录。

(11)负责与各专科组长之间保持沟通,了解临床器械使用情况,每半年对器械进行一次保养工作。

(12)根据持续质量改进制度及措施,发现问题及时处理,认真执行灭菌物品召回制度。

四、手术室值班护士

(1)与日班护士交班前,完成手术间内基数物品、体位垫、贵重仪器及值班备用物品的清点核对,做到数量相符、定位放置并登记签名。核对所有术中留取标本,确认手术标本、病理申请单、标本送检登记本三者书写内容一致。

(2)与日班护士交班前,按次日手术通知单检查并核对次日手术所需器械、敷料及特殊手术用物;检查灭菌包有效期、灭菌效果及是否按失效日期进行先后顺序排列。

(3)与日班护士进行交接班,全面了解手术室内各种情况,做到心中有数。

(4)根据轻重缓急,合理安排并完成急诊手术,积极并正确应对可能出现的各种突发事件,遇有重大问题,及时与医院总值班人员或手术室护士长取得联系。

(5)仔细核对次日第一台手术患者的姓名、病区床号和住院号,如信息缺失或错误,应及时与相关病房护士和手术医师取得沟通。

(6)值班过程中,若接到次日选择性手术安排有改变通知,应及时汇报手术室护士长及麻醉科,征得同意,通知供应室,更换器械、敷料,准备特殊手术用物,并做好次日的晨交班。

(7)临睡前仔细巡视手术室,负责手术间内所有物品及仪器、设备归于原位。认真检查手术室内所有门窗、消防通道、水、电、中心供气、中心负压、灭菌锅等开关的关闭情况,及时发现问题,处理解决。

(8)次日晨巡视手术间,检查特殊手术用物是否处于备用状态(如 C 型臂机、显微镜、腹腔镜、体外变温毯等)。开启室内恒温箱,调节至适当温度并放置0.9%的生理盐水。检查洗手用品(如手刷、洗手液等)处于备用状态。

(9)负责检查待灭菌器械的灭菌状况,保证次日第一台手术器械的正常使用。

(10)按照手术通知单顺序,安排接手术患者。迎接第一台手术患者入室,核对手术患者身份、手术信息、术前准备情况及所带入用物,正确填写《手术患者交接单》并签名。做好防坠床和保暖工作,进行心理护理。

(11)完成手术室护理值班交班本的填写,要求书写认真,字迹清楚,简明扼要,内容包括值班手术情况及手术室巡视结果、物品及手术标本清点结果、当天手术器械及特殊手术用物准备情况等。

(12)第一值班护士参加手术室晨间交班,汇报相关值班内容。

五、手术室感染监控护士

(1)每天对含氯消毒剂进行浓度监测。至少每周一次对戊二醛浓度进行监测。每月对手术室空气、无菌物品及器械、化学灭菌剂、物体表面和手术人员手进行细菌培养监测。每半年对紫外线灯管强度进行监测。

(2)负责收集、整理、分析相关监测数据和结果,将化验报告单按时间顺序进行粘贴保存;一旦细菌培养监测不合格,应及时告知护士长,查明原因,采取有效措施后,再次进行细菌培养监测,直至培养合格。

（3）负责将细菌培养监测的数据和结果报告护士长和医院感染控制部门。

（4）监督和检查手术室消毒隔离措施及手术人员无菌操作技术，对违反操作规程或可能污染环节应及时纠正，并与护士长一同制订有效防范措施。

（5）完成手术室及医院感染知识的宣传和教育工作。

六、手术室护理教学工作

（1）根据手术室护理教学计划与实习大纲及实习护生学历层次，制订手术室临床带教计划，包括确立具体教学目标、教学任务、考核内容与方法，并安排教学日程。

（2）完成手术室环境、规章制度、手术室工作内容、常用手术器械物品、手术体位、基本手术配合等手术室专科理论教学，达到手术室护理教学计划与实习大纲的要求。

（3）进行手术室专科操作技能教学，完成外科洗手、铺无菌器械台等基本手术室操作的示教与指导；带领实习护生熟悉各种中小手术的洗手及巡回工作，并逐步带教实习护生独立参加常见中小手术的洗手工作。

（4）带领实习护生参与腹腔镜、泌尿外科、脑外科、胸外科等大型疑难手术的见习教学。

（5）带领实习护生参与供应室工作，完成供应室布局、器械护士工作内容、常用消毒灭菌方法及监测等理论教学，并指导实习护生参与待灭菌器械及物品的包装等操作。

（6）开展手术室专科安全理论教育，防止实习护生发生护理差错和事故。

（7）及时与手术室护士、实习护生进行沟通，了解实习护生学习效果，反馈信息和思想动态，及时并正确解答实习护生提问，满足合理学习要求。

（8）负责组织实习护生总复习，完成手术室专业理论、专科技术操作考核；完成《实习考核与鉴定意见》的填写。

（9）对实习护生进行评教评学，征求实习护生对手术室护理教学及管理的建议和意见，提出整改措施，及时向护士长及科护士长反映实习期间存在的情况。

七、手术室护理管理工作

手术室护士长作为手术室的主要管理者，全面负责手术室的护理管理工作，保证手术室高质量的工作效率和有效运转。

（1）全面负责手术室的护理行政管理、临床护理管理、护理教研管理以及对外交流。

（2）制订手术室护理工作制度和各级各班各岗位护理人员职责、手术室护理操作常规、护理质量考核标准，督查执行情况，并进行考核。负责组织手术室工勤人员的培训和考核。

（3）合理进行手术室护理人员排班，根据人员情况和手术特点科学地进行人力资源调配。定期评估人力资源使用情况，负责向护理部提交人力资源申请计划。合理进行手术室人才梯队建设。

（4）每天巡视、检查并评估手术配合护理质量和岗位职责履行情况，参加并指导临床工作。检查手术室环境清洁卫生和消毒工作，检查工勤人员工作质量。

（5）定期组织与开展科室的业务学习并进行考核，关注学科及专业的发展动态。负责组织和领导科室的护理科研普及推广和护理新技术应用。

（6）对手术室护理工作中发生的隐患、差错或意外特殊事件，组织相关人员分析原因并提出整改措施和处理意见，并及时上报护理部。

（7）填报各类手术量统计报表，与手术医师及其他科室领导进行沟通和合作。

（8）负责手术室仪器设备、手术器械购置前的评估和申报。定期检查并核对科室物资、一次性耗材的领用和耗用情况，做好登记，控制成本。

（陈广燕）

第二节　手术室常见手术体位安置原则

一、手术体位概述

(一)手术体位的概念

1.定义

手术体位是指术中患者的体位状态，由患者的姿势、体位垫的应用及手术床的操作三部分组成。标准手术体位是由手术医师、麻醉医师、手术室护士共同确认和执行，根据生理学和解学知识，选择正确的体位设备和用品，充分显露手术野，确保患者安全与舒适。标准手术体位包括仰卧位、侧卧位、俯卧位，其他手术体位都在标准体位基础上演变而来。

2.体位设备

（1）手术床是一种在手术室或操作室内使用的、带有相关附属配件、可根据手术需要调节患者体位，以适应各种手术操作的床。

（2）手术床配件包括各种固定设备、支撑设备及安全带等，如托手板、腿架、各式固定挡板、肩托、头托及上下肢约束带等。

3.辅助用品

体位垫是用于保护压力点的一系列不同尺寸、外形的衬垫，如头枕、膝枕、肩垫、胸垫、足跟垫等。

(二)手术体位常见并发症

1.手术体位造成的皮肤损伤

手术中最常见的皮肤损伤是压疮。体位摆放不当是引起压疮等压迫性皮肤损伤的主要原因之一。由于麻醉药物作用和肌肉松弛造成动脉血压低于外界压力（体重），血液循环遭受强大干扰，以致造成严重的组织损伤。压疮的发生机制如下。

（1）压力：局部组织受到持续的垂直压力，当压力超过局部毛细血管压时血流阻断，引起组织缺氧。浅表组织的血液供应不足，持续时间过长时，就会引发组织破坏和压力性溃疡。

（2）压强：是作用力与受力面积的比值，作用力相同，受力面积越小，压强越大。如果毛细血管的内部压强小于体表压强就会阻断毛细血管内的血液流畅运行。

（3）剪切力：两层相邻组织间的滑行，产生进行性相对移位而产生的力。这种力会对组织造成损伤，是压疮的原因之一。

（4）内因：患者的年龄、体重、营养状况、感染及代谢性疾病。

2.手术体位造成的周围神经损伤

（1）因手术体位造成的周围神经损伤常发生于臂丛神经、尺神经、腓神经等。①臂丛神经：当

293

肩关节外展时,臂丛神经的牵拉负荷也越大,长时间保持 90°的外展状态,是导致臂丛神经损伤的直接原因。②尺神经:俯卧位时,当肘关节处于过度屈曲时,尺神经容易受到牵拉负荷,同时由于尺神经内侧的骨性突起,也容易受到压迫,因此,摆放手臂时需依照远端关节低于近端关节的原则,即手比肘低,肘比肩低。③腓神经:在摆放膀胱截石位时,托腿架位置不当容易压迫腘窝或者腓骨小头导致腓总神经受损。

（2）手术体位造成的周围神经损伤的 5 个主要原因为牵拉、压迫、缺血、机体代谢功能紊乱及外科手术损伤。

3.手术体位造成的组织器官损伤

（1）生殖器官压伤:摆放体位时,女性的乳房、男性外生殖器容易因受到挤压导致器官损伤。

（2）颈椎损伤:由于在全麻下颈部肌肉张力丧失,搬运患者时过度扭动头部,可导致颈椎脱位及颈椎损伤。

（3）组织挤压伤:多见于骨突出部位,如髂部、骶髂部、足跟等,因长时间受挤压而致皮肤及皮下组织损伤。在年老体弱、手术时间长、约束带过紧、手术床垫过硬时更易发生。

（4）眼部损伤:俯卧位头圈、头托位置不当或大小不合适均可导致眼球受压或擦伤角膜,严重者可造成失明。

（5）腰背痛:多发生于椎管内麻醉术后,由于腰背部肌肉松弛,腰椎生理前凸暂时消失,引起棘间肌和韧带长时间受牵拉所致。

（6）血管受压:约束带过度压迫及过紧可造成血液循环障碍。

（7）急性肺水肿、顽固性低血压:心肺功能低下的患者,术中过度抬高或快速放平双下肢时,可造成急性肺水肿和顽固性低血压。

4.骨筋膜室综合征

骨筋膜室综合征是因动脉受压,继而血供进行性减少而导致的一种病理状态。临床表现为肿胀、运动受限、血管损伤和严重疼痛、感觉丧失。

5.仰卧位低血压综合征

仰卧位低血压综合征是由于妊娠晚期孕妇在仰卧位时,增大的子宫压迫下腔静脉及腹主动脉,下腔静脉受压后导致全身静脉血回流不畅,回心血量减少,心排血量也随之减少,而出现头晕、恶心、呕吐、胸闷、面色苍白、出冷汗、心跳加快及不同程度血压下降,当改变卧姿（左侧卧位）时,患者腹腔大血管受压减轻,回心血量增加,上述症状即减轻或消失的一组综合症状。

6.甲状腺手术体位综合征

在颈部极度后仰的情况下,使椎间孔周围韧带变形、内凸而压迫颈神经根及椎动脉,而引起的一系列临床症状,表现为术中不适、烦躁不安,甚至呼吸困难,术后头痛、头晕、恶心、呕吐等症状。

（三）手术体位安置原则

在减少对患者生理功能影响的前提下,充分显露手术视野,保护患者隐私。

1.总则

（1）保持人体正常的生理弯曲及生理轴线,维持各肢体、关节的生理功能体位,防止过度牵拉、扭曲及血管神经损伤。

（2）保持呼吸道通畅、循环稳定。

（3）注意分散压力,防止局部长时间受压,保护患者皮肤完整性。

(4)正确约束患者,松紧度适宜(以能容纳一指为宜),维持体位稳定,防止术中移位、坠床。

2.建议

(1)根据手术类型、手术需求、产品更新的情况,选择适宜的体位设备和用品。

(2)选择手术床时注意手术床承载的人体重量参数,床垫宜具有防压疮功能。

(3)体位用品材料宜耐用、防潮、阻燃、透气性好,便于清洁、消毒。

(4)定期对体位设备和用品进行检查、维修、保养、清洁和消毒,使其保持在正常功能状态。

(5)根据患者和手术准备合适的手术体位设备和用品。

(6)在安置体位时,应当做好保暖,确保手术体位安置正确,各类管路安全,防止坠床。

(7)安置体位时,避免患者身体任何部位直接接触手术床金属部分,以免发生电灼伤。

(8)术中应尽量避免手术设备、器械和手术人员对患者造成的外部压力。压疮高风险的患者,对非手术部位,在不影响手术的情况下,至少应当每隔2小时调整受压部位一次。

(9)对于高凝状态的患者,遵医嘱使用防血栓设备(如弹力袜、弹力绷带或间歇充气设备等)。

二、仰卧位摆放规范

仰卧位是最基本也是最广泛应用于临床的手术体位,是将患者头部放于枕上,两臂置于身体两侧或自然伸开,两腿自然伸直的一种体位。根据手术部位及手术方式的不同摆放各种特殊的仰卧位,包括头(颈)仰卧位、头高脚低仰卧位、头低脚高仰卧位、人字分腿仰卧位等。特殊仰卧位都是在标准仰卧位的基础上演变而来。

(一)适用手术

头颈部、颜面部、胸腹部、四肢等手术。

(二)用物准备

头枕、上下肢约束带。根据评估情况另备肩垫、膝枕、足跟垫等。

(三)摆放方法

(1)头部置头枕并处于中立位置,头枕高度适宜。头和颈椎处于水平中立位置。

(2)上肢掌心朝向身体两侧,肘部微屈用布单固定。远端关节略高于近端关节,有利于上肢肌肉韧带放松和静脉回流。肩关节外展不超过90°,以免损伤臂丛神经。

(3)膝下宜垫膝枕,足下宜垫足跟垫。

(4)距离膝关节上或下5 cm处用约束带固定,松紧适宜,以能容下一指为宜,防腓总神经损伤。

(四)注意事项

(1)根据需要在骨突处(枕后、肩胛、骶尾、肘部、足跟等)垫保护垫,以防局部组织受压。

(2)上肢固定不宜过紧,预防骨筋膜室综合征。

(3)防止颈部过度扭曲,牵拉臂丛神经引起损伤。

(4)妊娠晚期孕妇在仰卧位时需适当左侧卧,以预防仰卧位低血压综合征的发生。

(五)特殊仰卧位

1.头(颈)后仰卧位。

(1)适合手术:口腔、颈前入路等手术。

(2)用物准备:肩垫、颈垫、头枕。

（3）摆放方法：肩下置肩垫，按需抬高肩部。颈下置颈垫，使头后仰，保持头颈中立位，充分显露手术部位。

（4）注意事项：防止颈部过伸，引起甲状腺手术体位综合征；注意保护眼睛；有颈椎病的患者，应在患者能承受的限度之内摆放体位。

2.头高脚低仰卧位

（1）适用手术：上腹部手术。

（2）用物准备：另加脚挡。

（3）摆放方法：根据手术部位调节手术床至适宜的倾斜角度，保持手术部位处于高位。

（4）注意事项：妥善固定患者，防止坠床；手术床头高脚低不宜超过 30°，防止下肢深静脉血栓的形成。

3.头低脚高仰卧位

（1）适用手术：下腹部手术。

（2）用物准备：另加肩挡。

（3）摆放方法：肩部可用肩挡固定，防止躯体下滑。根据手术部位调节手术床至适宜的倾斜角度。一般头低脚高（15°～30°），头板调高约 15°；左倾或右倾（15°～20°）。

（4）注意事项：评估患者术前视力和心脏功能情况；手术床头低脚高一般不超过 30°，防止眼部水肿、眼压过高以及影响呼吸循环功能。

4.人字分腿仰卧位

（1）适用手术：如开腹 Dixon 手术；腹腔镜下结直肠手术、胃、肝脏、脾、胰等器官手术。

（2）用物准备：另加床挡或脚挡。

（3）摆放方法：麻醉前让患者移至合适位置，使骶尾部超出手术床背板与腿板折叠处合适位置。调节腿板，使双下肢分开。根据手术部位调节手术床至头低脚高或头高脚低位。

（4）注意事项：评估双侧髋关节功能状态，是否实施过髋关节手术。防止腿板折叠处夹伤患者。两腿分开不宜超过 60°，以站立一人为宜，避免会阴部组织过度牵拉。

三、侧卧位规范摆放

侧卧位是将患者向一侧自然侧卧，头部侧向健侧方向，双下肢自然屈曲，前后分开放置。双臂自然向前伸展，患者脊柱处于水平线上，保持生理弯曲的一种手术体位。再在此基础上，根据手术部位及手术方式的不同，摆放各种特殊侧卧位。

（一）适用手术

颞部、肺、食管、侧胸壁、髋关节等部位的手术。

（二）用物准备

头枕、胸垫、固定挡板、下肢支撑垫、托手板及可调节托手架、上下肢约束带。

（三）摆放方法

取健侧卧位，头下置头枕，高度平下侧肩高，使颈椎处于水平位置。腋下距肩峰 10 cm 处垫胸垫。术侧上肢屈曲呈抱球状置于可调节托手架上，远端关节稍低于近端关节；下侧上肢外展于托手板上，远端关节高于近端关节，共同维持胸廓自然舒展。肩关节外展或上举不超过 90°；两肩连线与手术台呈 90°。腹侧用固定挡板支持耻骨联合，背侧用挡板固定骶尾部或肩胛区，共同维持患者 90°侧卧位。双下肢约 45°自然屈曲，前后分开放置，保持两腿呈跑步时姿态屈曲位。

两腿间用支撑垫承托上侧下肢。小腿及双上肢用约束带固定。

(四)注意事项

(1)注意对患者心肺功能保护。

(2)注意保护骨突部(肩部、健侧胸部、髋部、膝外侧及踝部等),根据病情及手术时间建议使用抗压软垫及防压疮敷料,预防手术压疮。

(3)标准侧卧位安置后,评估患者脊椎是否在一条水平线上,脊椎生理弯曲是否变形,下侧肢体及腋窝处是否悬空。颅脑手术侧卧位时肩部肌肉牵拉是否过紧。肩带部位应用软垫保护,防止压疮。

(4)防止健侧眼睛、耳郭及男性患者外生殖器受压。避免固定挡板压迫腹股沟,导致下肢缺血或深静脉血栓的形成。

(5)下肢固定带需避开膝外侧,距膝关节上方或下方5 cm处,防止损伤腓总神经。

(6)术中调节手术床时需密切观察,防止体位移位,导致重要器官受压。

(7)髋部手术侧卧位,评估患者胸部及下侧髋部固定的稳定性,避免手术中体位移动,影响术后两侧肢体长度对比。

(8)体位安置完毕及拆除挡板时妥善固定患者,防止坠床。

(9)安置肾脏、输尿管等腰部手术侧卧位时,手术部位对准手术床背板与腿板折叠处,腰下置腰垫,调节手术床呈"∧"形,使患者凹陷的腰区逐渐变平,腰部肌肉拉伸,肾区显露充分。双下肢屈曲约45°错开放置,下侧在前,上侧在后,两腿间垫一大软枕,约束带固定肢体。缝合切口前及时将腰桥复位。

(10)安置45°侧卧位时,患者仰卧,手术部位下沿手术床纵轴平行垫胸垫,使术侧胸部垫高约45°;健侧手臂外展置于托手板上,术侧手臂用棉垫保护后屈肘呈功能位固定于麻醉头架上;患侧下肢用大软枕支撑,健侧大腿上端用挡板固定。注意患侧上肢必须包好,避免肢体直接接触麻醉头架,导致电烧伤;手指外露以观察血运;保持前臂稍微抬高,避免肘关节过度屈曲或上举,防止损伤桡、尺神经。

四、俯卧位摆放规范

俯卧位是患者俯卧于床面、面部朝下、背部朝上、保证胸腹部最大范围不受压、双下肢自然屈曲的手术体位。

(一)适用手术

头颈部、背部、脊柱后路、盆腔后路、四肢背侧等部位的手术。

(二)用物准备

根据手术部位、种类及患者情况准备不同类型和形状的体位用具。如俯卧位支架或弓形体位架或俯卧位体位垫、外科头托、头架、托手架、腿架、会阴保护垫、约束带、各种贴膜等。

(三)摆放方法

(1)根据手术方式和患者体型,选择适宜的体位支撑用物,并置于手术床上相应位置。

(2)麻醉成功,各项准备工作完成后,由医护人员共同配合,采用轴线翻身法将患者安置于俯卧位支撑用物上,妥善约束,避免坠床。

(3)检查头面部,根据患者脸型调整头部支撑物的宽度,将头部置于头托上,保持颈椎呈中立位,维持人体正常的生理弯曲;选择前额、两颊及下颌作为支撑点,避免压迫眼部眶上神经、眶上动脉、眼球、颧骨、鼻及口唇等。

(4)将前胸、肋骨两侧、髂前上棘、耻骨联合作为支撑点,胸腹部悬空,避免受压,避开腋窝。保护男性患者会阴部及女性患者乳房部。

(5)将双腿置于腿架或软枕上,保持功能位,避免双膝部悬空,给予体位垫保护,双下肢略分开,足踝部垫软枕,踝关节自然弯曲,足尖自然下垂,约束带置于膝关节上5 cm。

(6)将双上肢沿关节生理旋转方向,自然向前放于头部两侧或置于托手架上,高度适中,避免指端下垂,用约束带固定。肘关节处垫放压疮体位垫,避免尺神经损伤;或根据手术需要双上肢自然紧靠身体两侧,掌心向内,用布巾包裹固定。

(四)注意事项

(1)轴线翻身时需要至少4名医护人员配合完成,步调一致。麻醉医师位于患者头部,负责保护头颈部及气管导管;一名手术医师位于患者转运床一侧,负责翻转患者;另一名手术医师位于患者手术床一侧,负责接住被翻转患者;巡回护士位于患者足部,负责翻转患者双下肢。

(2)眼部保护时应确保双眼眼睑闭合,避免角膜损伤,受压部位避开眼眶、眼球。

(3)患者头部摆放合适后,应处于中立位,避免颈部过伸或过屈;下颌部支撑应避开口唇部,并防止舌外伸后造成舌损伤,头面部支撑应避开两侧颧骨。

(4)摆放双上肢时,应遵循远端关节低于近端关节的原则;约束腿部时应避开腘窝部。

(5)妥善固定各类管道,粘贴心电监护极片的位置应避开俯卧时的受压部位。

(6)摆放体位后,应逐一检查各受压部位及各重要器官,尽量分散各部位承受的压力,并妥善固定。

(7)术中应定时检查患者眼睛、面部等受压部位情况,检查气管插管的位置,各管道是否通畅。

(8)若术中唤醒或体位发生变化时,应检查体位有无改变,支撑物有无移动,并按上述要求重新检查患者体位保护及受压情况。

(9)肛门、直肠手术时,双腿分别置于左右腿板上,腿下垫体位垫,双腿分开,中间以可站一人为宜,角度<90°。

(10)枕部入路手术、后颅凹手术可选用专用头架固定头部,各关节固定牢靠,避免松动。

五、截石位摆放规范

截石位是患者仰卧,双腿放置于腿架上,将臀部移至手术床边,最大限度地暴露会阴,多用于肛肠手术、妇科手术。

(一)适用手术

会阴部及腹会阴联合手术。

(二)用物准备

体位垫,约束带,截石位腿架,托手板等。

(三)摆放方法

(1)患者取仰卧位,在近髋关节平面放置截石位腿架。

(2)如果手臂需外展,同时仰卧。用约束带固定下肢。

(3)放下手术床腿板,必要时,臀部下方垫体位垫,以减轻局部压迫,同时臀部也得到相应抬高,便于手术操作。双下肢外展<90°,大腿前屈的角度应根据手术需要而改变。

(4)当需要头低脚高位时,可加用肩托,以防止患者向头端滑动。

(四)注意事项

(1)腿架托住小腿及膝部,必要时腘窝处垫体位垫,防止损伤腘窝血管、神经及腓肠肌。

(2)手术中防止重力压迫膝部。

(3)手术结束复位时,双下肢应单独、慢慢放下,并通知麻醉师,防止因回心血量减少,引起低血压。

(毛 媛)

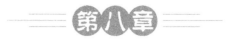

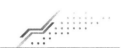

血液透析护理

第一节　血液透析护理操作

血液透析护理技术的专业性、技术性很强,随着透析技术的不断扩大和发展,血液透析专业护理的技术培训日益受到重视。合理规范的护理操作将不断提高护士工作能力,降低职业风险,加强护患、医护之间的沟通,提高专业护理人员的临床能力。

一、血液透析机使用前准备

现代血液透析机主要包括透析液自动配比系统、血液和透析液监视系统。在血液透析过程中,各种监控装置(包括操作人员对血液、透析液和患者的监控)及传感软件联合对血液透析各个环节进行监控和连续记录,保证整个透析系统及透析过程安全、持续的进行。在血液透析治疗前必须对透析机进行消毒、冲洗和检测,以保证血液透析治疗的安全性和有效性。

(一)上机前冲洗

在接受患者血液透析前对血液透析机进行前冲洗,目的在于防止消毒液的残留,防止透析液输送管道和排出道的污染。方法:①打开总电源和总水源,连接水处理设备。②打开血液透析机电源。③打开血液透析机冲洗键,根据机器说明书提供前冲洗时间。

(二)透析机自检

血液透析前,必须对透析机进行自检,为可靠、安全的临床治疗提供良好的基础。自检过程包含透析液供给系统、血液循环控制系统和超滤控制系统。透析液自检包括透析液的配比浓度和温度、透析液的流量、透析液的漏血探测、透析液的电导度等。血液循环控制系统自检包括动脉和静脉压力监测器、空气探测器、静脉夹、肝素泵等。超滤控制系统自检包括跨膜压监测、超滤平衡腔监测、压力传感器监测等。

二、血液透析机使用后的清洁、消毒

血液透析结束后,为防止患者透析过程中排出的废液对机器管道系统的污染或透析液本身对机器的物理反应,每次血液透析后,需对机器进行内部和外部的清洁、消毒,选择合适的消毒液和冲洗方法。

(1)机器的外部清洁、消毒:患者血液或体液污染透析机时,应立即用有效消毒剂对机器表面

进行擦洗、消毒。

（2）机器的内部清洁、消毒：血液透析结束后，按照厂家提供的方法，先反渗水冲洗，然后用柠檬酸或冰醋酸进行脱钙，再用化学或物理方法进行消毒，最后用反渗水冲洗干净。消毒、脱钙、冲洗过程按各类型机器的标准在机器内设置。常用的消毒方法可参考厂家提供的消毒方法，如化学消毒和热消毒。

（3）同日两次透析之间，机器必须消毒、冲洗。

（4）血液透析过程中如发生破膜、传感器渗漏，透析结束时应立即消毒机器。

（5）透析机应定期保养，保养内容包括机器内的除尘、机器管道的清洗（除锈、除垢）、电导度测试、平衡腔检测、血液泵保养等，并建立档案。

（6）如血液透析机闲置48小时以上，应消毒后再用。

三、透析液的准备及配制

血液透析液是一种含有电解质的液体，其溶质成分及离子浓度取决于临床需要，根据临床需求可含或不含葡萄糖。

在血液透析治疗过程中，透析液流动于半透膜的外侧，即患者血液的对侧，通过对流及溶质弥散等物理过程，达到纠正电解质失衡、酸碱平衡紊乱、清除体内代谢产物或毒性物质的目的。血液透析浓缩液是将血液透析干粉用透析用水配制而成，使用时按照血液透析浓缩液特定比例用透析用水稀释后使用。血液透析浓缩液包括酸性浓缩液（A液）和碳酸氢盐浓缩液（B液）两种。

（一）透析液应具备的基本条件

（1）透析液内电解质成分和浓度应和正常血浆中的成分相似。

（2）透析液的渗透压应与血浆渗透压相近，即等渗，为$280\sim300$ mmol/L。

（3）透析液应略偏碱性，pH $7\sim8$，以纠正酸中毒。

（4）能充分地清除体内代谢废物，如尿素、肌酐等。

（5）对人体无毒、无害。

（6）容易配制和保存，不易发生沉淀。

（二）透析浓缩液的准备

1.环境和设施准备

（1）浓缩液配制室应位于血液透析室清洁区内的相对独立区域，周围无污染源，保持环境清洁，每班用紫外线消毒一次。

（2）配制A液或B液应有两个搅拌桶，并有明确标识；浓缩液配制桶须标明容量刻度，保持容器清洁，定期消毒。

（3）浓缩液配制桶每天用透析用水清洗一次；每周至少用消毒剂消毒一次，并用测试纸确认无残留消毒液。配制桶消毒时，须在桶外悬挂"消毒中"警示牌。

（4）浓缩液配制桶滤芯每周至少更换一次。

（5）浓缩液分装容器应符合中华人民共和国药典和国家/行业标准中对药用塑料容器的规定。用透析用水将容器内外冲洗干净，晾干，并在容器上标明更换日期，每周至少更换一次或消毒一次。

2.人员要求

用干粉配制浓缩液(A 液、B 液),应由经过培训的血液透析室护士或技术人员实施,做好配制记录,并有双人核对、登记。

(三)透析浓缩液的配制方法

1.单人份

取量杯一只,用透析用水将容器内外及量杯冲洗干净,按所购买的干粉产品说明的要求,将所需量的干粉倒入量杯内,加入所需量的透析用水,混匀后倒入容器内,加盖后左右、上下摇动容器,至容器内干粉完全融化即可。

2.多人份

根据患者人数准备所需量的干粉。将浓缩液配制桶用透析用水冲洗干净后,将透析用水加入浓缩液配制桶,同时将所需量的干粉倒入配制桶内。按所购买的干粉产品说明书,按比例加入相应的干粉和透析用水,开启搅拌开关,至干粉完全融化即可。将已配制的浓缩液分装在清洁容器内。

(四)透析浓缩液配制的注意事项

(1)浓缩 B 液应在配制后 24 小时内使用,建议现配现用。

(2)浓缩 B 液在配制装桶后应旋紧盖子,防止 HCO_3^- 挥发。

(3)浓缩 B 液在配制过程中不得加温,搅拌时间不得大于 30 分钟。

四、透析器与体外循环血液管路准备

透析器是血液透析中最重要的组成部分,它基本具备两大功能:溶质清除和水的超滤。透析膜是透析器的主要部分,它将血液和透析液分开。常用的透析膜有铜氨纤维素、醋酸纤维素、聚丙烯腈、聚碳酸酯、聚砜、聚醚砜膜。其中以聚碳酸酯、聚砜、聚醚砜膜的合成膜透析器是目前国际上最流行的透析器,它的特点是通透性高,对中、小分子物质的清除率高,生物相容性好而不发生补体激活。体外血液循环管路由动脉管路和静脉管路组成,它的主要功能是将患者的血液通路、透析器进行连接,达到排气、预冲、引血、循环、监测的目的。

透析器常用消毒方法为环氧乙烷、γ 射线、高压蒸汽和电子束消毒。蒸汽、γ 射线和电子束消毒对患者危害性小,透析管路常规用环氧乙烷消毒。新的透析器和透析管路使用前应用≥800 mL的生理盐水进行预冲处理,以避免透析器中的"碎片"(可以进入身体的固体物质或可溶解复合物)进入体内,同时清除透析器生产过程中其他潜在的污染物和消毒剂。如怀疑患者过敏,增加预冲量,并上机循环。

(一)一次性透析器与体外循环血液管路的准备与预冲

1.物品准备与核对

(1)准备透析器、体外循环血液管路(含收液袋)、预冲液或生理盐水 1 000 mL、肝素液、输液器。

(2)检查物品使用型号是否正确,包装有无破损、潮湿,以及消毒方式、有效期等。

(3)操作前应仔细阅读透析器说明书,了解不同透析膜对冲洗的要求,并严格按要求操作。

2.透析器准备

(1)确认透析器已消毒、冲洗并通过自检。

(2)连接 A、B 液,透析器进入配制准备状态。

3.患者的核对

(1)体外循环血液管路安装前再次核对患者姓名,确定透析器型号。

(2)患者在血液透析过程中更换透析器型号时,应按照说明书选择厂方提供的预冲方法。

4.评估

操作前进行评估,内容包括患者姓名及透析器和体外循环血液管路的型号、有效期、包装情况、操作方法和物品准备。

5.操作方法

(1)确认透析器及体外循环血液管路的型号、有效期、包装有无破损,按照无菌原则进行操作。

(2)将透析器置于支架上。透析器的动脉端连接循环管路的动脉端(透析器动脉端向下),透析器的静脉端连接体外循环血液管路的静脉端。

(3)连接预冲液于动脉管路补液管处或动脉管路端口锁扣处,排尽泵前动脉管处的空气。

(4)启动血泵,流速≤100 mL/min(也可参照厂家提供的透析器说明书所建议的流速)。先后排出动脉管路、透析器膜内及静脉管路内的空气。液体从静脉管路排出至废液袋(膜内预冲),建议膜内预冲量≥600 mL。

(5)连接透析液,排出膜外空气(膜外预冲)。

(6)进行闭路循环,循环时间≥5分钟(过敏的患者可延长时间)。闭路循环时流速为250~300 mL/min,并设定超滤量为200 mL左右(跨膜预冲)。

(7)总预冲量也可按照厂家提供的说明书操作。

(8)停血泵,关闭补液管和输液器开关,透析器进入治疗状态,准备透析。

(9)注意不得逆向冲洗,密闭循环前应达到预冲量。建议闭路循环时从动脉端注入循环肝素。

(10)建议使用湿膜透析器时,先弃去透析器内保留的液体。

(二)重复使用透析器的准备与预冲

透析器重复使用(简称复用技术)始于20世纪60年代,20世纪70年代后期有不少报道。透析器重复使用涉及医学、经济、伦理、工程技术等多方面理论。透析器的重复使用是指在同一患者身上使用,不可换人使用。

1.物品的准备与检查

(1)可复用透析器、生理盐水1 000~1 500 mL、输液器、消毒液浓度测试纸和残余浓度测试纸。

(2)检查复用的透析器是否在消毒有效期内,检查透析器复用次数、有无破损,检查透析器内消毒液是否泄漏,测试消毒液的有效浓度。

(3)两人核对患者姓名及透析器型号。

(4)确认复用透析器的实际总血室容积(TVC/FBV)和破膜试验。

2.透析器准备

(1)确认透析器已消毒、冲洗。

(2)连接A、B液,并通过自检,透析器进入配置准备状态。

3.患者的核对

(1)核对患者的姓名与透析器上标注的姓名是否一致。

(2)核对透析器重复次数与记录是否一致。

4.冲洗方法

(1)再次检查透析器上姓名是否与所治疗患者一致。

(2)排空透析器内消毒液。

(3)将生理盐水1 000 mL接上输液器,连接于动脉管路补液管处。

(4)安装管路,启动血泵,流速≤150 mL/min,先后排出动脉管路、透析器及静脉管路内的空气,液体从静脉管路排出至收液袋。

(5)冲洗量1 000 mL(膜内冲洗)。

(6)冲洗量1 000 mL后,连接透析液,排出膜外空气(膜外冲洗),形成闭路循环,调节流速250 mL/min,超滤量200～300 mL,循环时间10～15分钟。

(7)密闭循环时从动脉端注入肝素10 mg(肝素1 250 U),循环时间结束后,从动、静脉端管路的各侧支管逐个排出生理盐水30～50 mL。

(8)检测消毒剂残余量,如不合格,则应加强冲洗和延长循环时间,直到合格。

(9)停血泵,关闭补液管和输液器开关,进入治疗状态,准备透析。

5.护理评估

连接患者前做好下列评估。

(1)确认患者姓名与透析器标识、型号、消毒有效期相同。

(2)确认透析器残余消毒液试验呈阴性。

(3)确认透析器无破膜,实际的总血室容积(TVC/FBV)和破膜试验在正常范围。

(4)确认循环血液管道内没有空气。

五、血液透析上、下机操作技术

以血液透析通路为动静脉内瘘为例,说明血液透析上机、下机操作技术。

(一)血液透析上机护理

患者在洗手、更衣后进入治疗室,由指定护士接诊,核对医嘱,评估后进行治疗。

1.物品准备

(1)透析器、体外循环血液管路、动静脉内瘘穿刺针、生理盐水、输液器、透析液、止血带等。

(2)治疗盘、皮肤消毒液。

(3)根据医嘱准备抗凝剂。

2.患者评估

(1)测量体温、脉搏、呼吸、血压,称体重并记录。

(2)了解患者的病史、病情,核对治疗处方。

(3)确认透析器的型号、治疗时间、血液流量、透析液流量、抗凝剂、治疗药物、化验结果等。

(4)血管通路评估:听诊及触诊患者动静脉内瘘有无震颤、血肿、感染或阻塞征象。

3.设备评估

(1)透析机运行正常,透析液连接准确。

(2)正确设定透析器报警范围。

(3)复用透析器使用前,消毒剂残留检测试验应为阴性。

4.操作方法

(1)血液透析机按常规准备并处于治疗前状态,透析器、体外循环血液管路预冲完毕,确认循环血液路内空气已被排去,动、静脉管路与透析器衔接正确,等待上机。

(2)根据医嘱设置治疗参数:超滤量、治疗时间、追加肝素用量、追加肝素泵停止时间、机器温度、电导度等。

(3)检查循环血液管路连接是否正确紧密,有无脱落、漏水,管路内有无气泡,不使用的血路管分支是否都已夹闭,动、静脉壶的液面是否调整好。

(4)检查透析液是否连接在透析器的动、静脉端,连接是否正确、紧密,有无脱落、漏水。

(5)建立血管通路。

(6)根据医嘱从血液透析通路的静脉端推注抗凝剂,应用常规肝素者,设定追加肝素。

(7)连接体外循环血液管路和血液透析通路的动脉端,打开夹子,妥善固定。

(8)调整血液流量<100 mL/min,开泵,放预冲液,引血(如患者有低血压等症时,根据病情保留预冲液)。

(9)引血至静脉壶,停泵,夹闭体外循环血液管路静脉端(注:停泵和夹闭体外循环管路同时进行,可减少小气泡残留),将其连接于血液透析通路的静脉端,打开夹子,妥善固定。

(10)再次检查循环血液管路连接是否紧密,有无脱落、漏水、漏血,管路内有无气泡。

(11)启动血泵,开始计时并进入治疗状态,打开肝素泵。

(12)准备500 mL生理盐水,并连接体外循环血液管路,以备急用。

(13)再次核对治疗参数,逐渐加大至治疗血液流量。

5.护理要点

(1)操作过程中,护士应集中注意力,严格无菌操作,特别注意保护动、静脉端连接口,避免污染。

(2)上机前和上机后应仔细检查体外循环血液管路安装是否正确、紧密,有无脱落、漏水,管路内有无气泡,管路各分支是否都夹闭。

(3)根据医嘱正确设置各治疗参数(超滤量、治疗时间、追加肝素用量、机器温度、电导度等)。

(4)引血时,血液流量≤100 mL/min。

(5)密切观察患者有无胸闷、心悸、气急等不适主诉。若患者出现不适主诉,应立即减慢引血流量,通知医师,必要时停止引血。注意观察血液透析通路引血时的流量状况,若流量不佳,应暂停引血,调整穿刺针或置管的方向,确定血液透析通路通畅的情况下,再继续引血。

(6)机器进入治疗状态后检查循环血液管路是否妥善固定,避免管路受压、折叠和扭曲。

(7)操作结束时,提醒患者如有任何不适,应及时告诉医护人员。

(8)护士结束操作后,脱手套,洗手,记录。

(二)血液透析下机护理

血液透析结束时,血液透析机发出听觉或视觉的提示信号,提示操作者治疗程序已经结束,需将患者的血液收纳入体内。

1.物品准备

(1)生理盐水500 mL。

(2)弹力绷带、消毒棉球或无菌敷贴。

(3)医疗废弃物盛物筒。

2.患者评估

(1)测量患者血压,如血压较低时应增加回输的生理盐水量。

(2)提示患者治疗将结束,指导患者共同对动静脉内瘘进行止血和观察。

(3)核对患者目标治疗时间和目标超滤量,并记录。

(4)询问患者有无头晕、出冷汗等不适。

3.操作方法

(1)调整血液流量≤100 mL/min,关闭血泵,分离体外循环血液管路动脉端的连接。

(2)动脉端管路连接生理盐水。

(3)用消毒棉球(纱布、敷贴)压迫穿刺点止血。

(4)开启血泵。在回血过程中,可翻转透析器,使透析器静脉端朝上,有利于空气和残血排出;也可用双手轻搓透析器,以促进残血排出。

(5)静脉管路内的液体为淡粉红色或接近无色时关闭血泵,夹闭静脉穿刺针。

(6)分离体外循环血液管路静脉的连接(若回血前患者出现低血压症状,回血后先保留静脉穿刺针备用,待血压恢复正常、症状明显改善后再拔除静脉穿刺针),消毒棉球或无菌敷贴压迫穿刺点止血。

(7)在回血过程中注意观察按压点有无移位、出血等情况。

(8)按要求处理医疗废弃物。

(9)总结、记录治疗单。协助患者称体重,向患者或家属交代注意事项。

4.护理要点

(1)回血时,护士注意力要集中,严格无菌操作。

(2)禁忌用空气回血。及时处理穿刺针,防止针刺伤。

(3)患者在透析过程中如有出血倾向,如不慎咬破舌头、牙龈出血等,在透析结束后,根据医嘱用鱼精蛋白对抗肝素。

(4)注意观察透析器和体外循环血液管路的残、凝血状况,并记录。

(5)穿刺点应用无菌敷料覆盖后,指导患者对穿刺点进行按压,防止出血;也可用弹力绷带加压包扎,松紧以能止住血、可扪及瘘管震颤和搏动为宜。

(6)告知患者起床速度不要太快,以防止发生直立性低血压,对伴有低血压、头晕、眼花者,再次测量血压。

(7)告知患者透析当天穿刺处敷料要保持干燥,穿刺侧的手臂不要用力,防止感染、出血。

(8)对老人、儿童和不能自理的患者,护士应协助称体重,并加强护理。

5.SOP 推荐的密闭式回血方法

(1)调整血液流量至 50～100 mL/min。

(2)打开动脉端预冲侧管,用生理盐水将残留在动脉侧管内的血液回输到动脉壶。

(3)关闭血泵,靠重力将动脉侧管近心侧的血液回输入患者体内。

(4)夹闭动脉管路夹子和动脉穿刺针处的夹子。

(5)打开血泵,用生理盐水全程回血。回血过程中,可双手揉搓滤器,但不得用手挤压静脉端管路。当生理盐水回输至静脉壶、安全夹自动关闭后,停止继续回血。不宜将管路从安全夹中强制取出,不宜将管路液体完全回输至患者体内,否则易发生凝血块入血或空气栓塞。

(向　静)

第二节 血液透析血管通路护理

一、经典临时性血管通路

经典临时性血管通路包括直接动脉穿刺、临时性的中心静脉留置导管（包括股静脉、颈内静脉、锁骨下静脉）。

临时性血管通路的适应证：①急性肾损伤患者需要紧急血液透析。②终末期肾脏病患者内瘘未成熟或未建立血管通路前出现各种危及生命的并发症，如高钾血症、急性左心衰、严重酸中毒等，需紧急血液透析。③动静脉内瘘失功能、血栓形成、流量不足、感染等。④其他疾病需行血液净化治疗，如血液灌流、免疫吸附、CRRT、血浆置换等。⑤腹膜透析患者出现紧急并发症，需血液透析治疗。

（一）直接动脉穿刺

临床常选择桡动脉、足背动脉、肱动脉。

1.穿刺技术

（1）穿刺前可先局部用利多卡因皮下少量注射，以减轻疼痛、减少血管收缩。

（2）充分暴露血管，摸清血管走向。

（3）动脉穿刺针可选用较细有侧孔的针（常规穿刺针为 16 号，动脉穿刺时可选用 14 号，以减少血管损伤）先进针于皮下，摸到明显搏动后再沿血管壁进入血管。

（4）见有冲击力的回血和搏动，固定针翼。

2.护理要点

（1）穿刺时尽量做到一针见血，如穿刺不成功、反复穿刺容易引起血肿。

（2）刚开始血液透析时血流量欠佳，大多因为血管痉挛所致，只要穿刺到位，血流量会逐渐改善。

（3）透析结束注意压迫，防止血肿和出血。穿刺点应先指压 30 分钟，然后用纱球压迫 30 分钟，再用弹力绷带包扎 2～4 小时。

（4）宣教和自我护理：注意观察局部穿刺点有无出血、血肿，如有出血即刻采用指压法；出现血肿当天冷敷，次日开始热敷或用多磺酸黏多糖乳膏（喜疗妥）按摩；局部保持清洁，防止感染；穿刺侧肢体不建议提重物、负重；建议穿刺部位 6～12 小时进行无菌包扎，不宜包扎过紧，注意肢体温度改变；穿刺前建议用温水清洗穿刺部位。

通过直接动脉穿刺进行血液透析是有争议的。绝大多数学者不主张选用动脉穿刺，特别是桡动脉和肱动脉是动静脉内瘘手术首选的血管，反复穿刺造成动脉血管狭窄，影响内瘘的成功及血液流量，会对手术产生影响。

（二）颈内静脉留置导管

对于熟练掌握置管技术的操作者，颈内静脉是首选的途径。

1.患者准备

（1）术前介绍置管的重要性，以取得配合。

（2）身体状况许可条件下，先洗头、清洁皮肤。

（3）体位：患者取仰卧位，头部略转向左侧（一般选右侧穿刺），肩下可放置一块软垫，使头后仰。

2.穿刺技术

以胸锁乳突肌的胸骨头、锁骨头和锁骨构成的三角形顶点为穿刺点，触到颈内动脉搏动后，向内推开颈内动脉，在局麻下用针头探测到静脉血后，再用连接 5 mL 注射器的 16 号套管针，对着同侧乳头方向与皮肤呈 45°向后稍向外缓慢进针，边进针边抽回血。刺入静脉后见回血，固定好穿刺针，嘱患者不要深吸气或咳嗽，卸下针筒，快速放入导引钢丝，退出穿刺针，用扩张管扩张皮下隧道后置入颈内静脉留置导管，抽出钢丝。见回血通畅时分别注入肝素生理盐水（临床上常用生理盐水 500 mL＋肝素 20 mg），夹闭管道。此时颈内静脉内的压力是负压，应注意不要将夹子打开，防止空气进入体内。当患者出现容量负荷过多时，静脉压力升高，血液会回流。缝针固定留置导管，覆盖无菌纱布。

3.优缺点

（1）优点：操作较锁骨下静脉置管容易，狭窄发生率低，可留置 3～4 周，血流量较好。

（2）缺点：头颈部运动可受限，往往影响患者美观。

（三）股静脉留置导管

股静脉留置导管是最简单、安全的方法，但是容易出现贴壁现象，导致血流量欠佳和感染，适合于卧床患者。

1.患者准备

（1）术前介绍置管的重要性，以取得配合。

（2）清洁局部皮肤，并备皮。

（3）体位：患者取仰卧位，膝关节弯曲，大腿外旋、外展，穿刺侧臀部垫高，充分显露股三角。

（4）注意隐私部位的保护。

2.穿刺技术

以髂前上棘与耻骨结节连线的中、内 1/3 交界点下方 2 cm 处、股动脉内侧 0.5～1.0 cm 为穿刺点。左手压迫股动脉，局麻后用穿刺针探测到静脉血后再用连接 5 mL 注射器的 16 号套管针与皮肤呈 30°～40°刺入，针尖向内向后，朝心脏方向，以免穿入股动脉或穿破股静脉。穿刺时右手针筒可呈负压状，见到强有力的回血后卸下针筒，快速放入导引钢丝，退出穿刺针，用扩张管扩张皮下隧道后置入股静脉留置导管，抽出钢丝。见回血通畅时注入肝素生理盐水，夹闭管道。缝针固定留置导管，覆盖无菌纱布。

3.优缺点

（1）优点：操作容易，方法简便，尤其是心力衰竭患者呼吸困难不能平卧时，应首选股静脉。

（2）缺点：由于解剖位置的原因，较颈内静脉容易感染，血流量较差，血栓发生率较高；同时股静脉置管会给患者行动带来不便。

（四）锁骨下静脉留置导管

锁骨下静脉留置导管操作难度和风险较大，易出现血、气胸等并发症。

1.患者准备

（1）术前介绍置管的重要性，以取得配合。

（2）身体状况许可条件下，先洗头、清洁皮肤。

(3)体位:患者平卧于30°～40°倾斜台面,肩胛间垫高,头偏向对侧,穿刺侧上肢外展45°、后伸30°,以向后牵拉锁骨。

2.穿刺技术

以锁骨中、内1/3交界处、锁骨下方1 cm为穿刺点。在局麻下进针,与胸骨纵轴呈45°、胸壁呈25°,指向胸锁关节,针尖不可过度向上向后,以免伤及胸膜。穿刺方法同颈内静脉置管。

3.优缺点

(1)优点:不影响患者行动及美观,可留置3～4周,血流量较好。

(2)缺点:置管技术要求较高,易发生血、气胸并发症,血栓和狭窄发生率也较高。

二、带涤纶套深静脉留置导管

经典临时性中心静脉留置导管简便、易于掌握,但保留时间短、并发症多。而一些需长期透析的患者因曾实施多次动静脉内瘘术或人造血管搭桥术,无法再用动静脉内瘘作为血管通路。因此,具有涤纶套的双腔留置导管就应运而生,临床上也称永久性(或半永久性)留置导管。

带涤纶套深静脉留置导管的适应证:①动静脉内瘘尚未成熟而需立即血液透析的患者。②一小部分生命期有限的尿毒症患者。③无法建立动静脉瘘管且不能进行肾移植的患者。④有严重动脉血管病的患者。⑤低血压而不能维持透析时血流量的患者。⑥心功能不全不能耐受动静脉内瘘的患者。

(一)材料特性

外源性材料进入血液可导致血小板黏附、聚集于导管表面,形成纤维蛋白鞘和凝血块,从而激活体内凝血机制。其中,导管的材料和硬度是两个重要因素。目前认为,最佳的导管材料是聚氨酯,尤其以聚矽氧烷生物材料较好。目前最常用的是带涤纶毡套的双腔导管,也有使用两根单腔导管进行透析的。近年来,临床上又出现了几种改良的导管,如抗生素(药物)外涂层和肝素外涂层的导管,可以减少导管感染概率和预防导管外纤维蛋白鞘的形成。

(二)体位

患者取仰卧位,颈部置于正中位。

(三)穿刺技术

置管可以在手术室或放射介入室进行。以右胸锁乳突肌内缘环状软骨水平、颈内动脉搏动最显著的右侧旁开0.8 cm处作为穿刺点。常规消毒铺巾后,局麻穿刺处及皮下隧道处,穿刺针与皮肤呈30°～45°,针头朝向同侧乳头方向,探及静脉后将导丝从穿刺针芯送入,固定导丝,在导丝出口处做一个1.5 cm长的皮肤切口,然后在同侧锁骨下3～4 cm做长约1 cm的皮肤切口,用隧道针在切口间做一皮下隧道,把双腔管从锁骨下隧道口放入,从另一隧道口拉出,管壁涤纶套距出口2 cm,扩张器从导丝处放入,扩张后把双腔管套在导丝外置入颈内静脉,边送边撤去双腔管外硬质层,拔出导丝。抽吸通畅,注入管腔相同容积的肝素钠封管液,肝素帽封管,缝合皮下隧道口(上口),无菌敷料覆盖,10天左右拆除缝线。

(四)特点

(1)手术相对简单,一般术后即可使用,不需成熟期。

(2)每次血液透析时不需静脉穿刺,减少了患者的痛苦。

(3)不影响血流动力学特性,心脏功能较差的患者适用。

(4)与临时置管相比较,留置时间长,而且涤纶套与皮下组织黏合,降低了感染发生可能,并使导管固定合理,减少了因牵拉等外界因素造成的导管移位和滑脱。

三、深静脉留置导管护理流程

(一)换药

1.物品准备

一次性无菌换药包(内含一次性换药碗、无菌棉球、无菌纱布、一次性镊子等)、无菌手套、无菌贴膜、消毒液、胶布。

2.患者准备

患者平卧,头侧向一侧,暴露导管穿刺部位皮肤。建议患者戴口罩。

3.工作人员准备

洗手、戴口罩、帽子。

4.核对

患者姓名、性别、年龄、透析号、床号、透析时间、治疗模式。

5.换药过程

(1)取下覆盖导管出口处的敷料和导管口的纱布。

(2)评估导管出口处有无红肿,局部有无渗血、渗液现象,导管周围皮肤有无破溃,导管有无脱出及破损情况。

(3)快速洗手液洗手。

(4)打开无菌换药包,倒入消毒液,戴无菌手套。

(5)以导管入口处为中心,用消毒剂由内向外进行皮肤消毒,消毒范围直径>10 cm。清除导管入口处血垢,正反各两遍。

(6)导管消毒:用消毒剂消毒导管的软管部分及动静脉外露部分,同时要彻底清除导管表面血迹及污迹,切忌反复涂擦。

(7)在导管入口处覆盖2~3块无菌纱布或贴膜,并给予妥善固定。

(二)上机

1.物品准备

一次性无菌上机包(内含一次性换药碗、无菌棉球、无菌纱布、一次性镊子等)、无菌手套、消毒液、无菌治疗盘(无菌注射器、抗凝剂)。

2.工作人员准备

洗手,戴口罩、帽子。

3.上机护理操作

(1)无菌治疗巾铺于穿刺处。

(2)分离动脉端的肝素帽(注意:动脉夹子必须在关闭状态),用消毒棉球消毒导管横截面和导管螺纹口,连接无菌注射器,抽出导管内的封管液及可能形成的血凝块(2~3 mL);注意纱布,观察是否有血凝块;导管口套上注射器。

(3)分离静脉端的肝素帽(注意:静脉夹子必须在关闭状态),用消毒棉球消毒导管横截面和导管螺纹口,连接无菌注射器,抽出导管内的封管液及可能形成的血凝块(2~3 mL);注意纱布,观察是否有血凝块;导管口套上注射器。

(4)在静脉端注入抗凝剂(遵医嘱)。

(5)取下动脉端的注射器,连接动脉血路管,打开夹子。

(6)调整血液流量≤100 mL/min,开泵,引血。

(7)引血至静脉壶,停泵,夹闭静脉端管路,连接于静脉端(注意排出空气),打开夹子。

(8)开泵,调整治疗参数。

(9)留置导管连接处用无菌纱布或治疗巾包裹,妥善固定。

(三)下机

留置导管下机护理操作可采用一人边回血边封管的方法;也可两人协作,一人回血,一人封管。

1.物品准备

一次性无菌下机包(内含一次性换药碗、无菌棉球、无菌纱布、一次性镊子等)、无菌手套、消毒液、无菌治疗盘(含 20 mL 生理盐水的注射器 2 支、肝素封管液 2 支)、肝素帽 2 个、500 mL 生理盐水。

2.工作人员准备

洗手,戴口罩、帽子。

3.下机护理操作

(1)评估患者生命体征及治疗参数是否完成。选择回血状态,血液流量≤100 mL/min,动脉端连接生理盐水,将管路内血液缓慢回输入患者体内。

(2)戴无菌手套,用消毒棉球消毒动脉端导管横截面和螺纹口,用脉冲式方法在动脉端侧注入 20 mL 生理盐水(注射器留于导管),夹闭动脉端夹子。

(3)回血完毕,停泵,夹闭管路静脉端与导管夹子后断离,消毒静脉端导管横截面和导管螺纹口,用脉冲式方法在静脉端侧注入 20 mL 生理盐水(注射器留于导管),夹闭静脉端夹子。

(4)在导管动、静脉端侧注入导管相应容量的肝素(肝素浓度视患者的凝血功能而定),夹闭夹子,连接无菌肝素帽。

(5)导管口用无菌敷料包裹妥善固定。

(四)并发症及护理

常见并发症有导管感染、血流不畅、出血。

1.导管感染

(1)常见原因:①深静脉留置导管感染分为导管出口部感染、隧道感染和血液扩散性感染或导管相关性菌血症。②感染的局部危险因素包括患者皮肤完整性受损和个人卫生习惯差、使用不透气敷料、伤口出汗、鼻腔及皮肤葡萄球菌定植等;感染的全身危险因素包括导管使用和管理不当。③感染的其他因素包括出口周围渗血、血液流量不畅或处理血液流量不畅过程中导管的反复开放及导管留置时间过长、创伤性重建手术(如取栓)等。另外,导管留置部位不同,感染发生率也不同,如股静脉置管较锁骨下静脉及颈内静脉置管感染发生率高。

(2)临床表现。①导管出口部位感染:导管出口处或周围皮肤红、肿、热,并有脓性分泌物。②隧道感染:皮下隧道肿胀,轻轻按压出口处可见脓性分泌物。③血液扩散性感染:血透开始15 分钟~1 小时,出现畏寒、发热。

(3)护理评估:①透析前、透析中和透析后观察患者体温变化,注意有否发冷、发热、寒战等症状。②观察穿刺伤口、隧道出口处有否红、肿或渗出物。③评估患者的自我护理及卫生习惯。

(4)干预:①常规消毒导管周围皮肤,更换无菌敷料,一般用消毒剂由内向外消毒,直径

＞10 cm,并清除局部的血垢,覆盖透气性较好的伤口敷料,妥善固定。②换药过程中应观察穿刺部位有无早期感染迹象,若导管不完全滑脱或感染,应拔除而不应推入;管腔不能暴露于空气中,操作中取下肝素帽应立即接上注射器。③告知患者应养成良好的卫生习惯,注意鼻腔护理,勤换内衣,伤口敷料保持清洁干燥。建议操作时患者戴口罩或头侧向一边。④工作人员规范洗手可使感染率下降,导管护理时应遵循无菌操作原则。

(5)护理:①轻微的出口感染不合并菌血症和/或隧道感染时,局部定时消毒、更换敷料,予局部抗生素治疗或口服抗生素,一般炎症即可消退。②隧道感染时临床上必须使用有效抗生素2～3周,严重者要拔管,在其他部位重新置管或新隧道换管。③血液扩散性感染时应予以拔管,并留取外周血标本和导管血标本进行细菌培养和药物敏感试验。可先予经验性抗生素静脉治疗,血培养阳性者根据药物敏感试验结果选用抗生素,抗生素治疗至少 3 周。

2.导管血流不畅

(1)常见原因:留置导管使用时间过长;患者高凝状态;抗凝剂用量不足;导管扭曲、移位;导管周围纤维蛋白鞘形成;静脉狭窄;血栓形成等。

(2)临床表现:血液透析开始抽吸不畅,血液透析过程中血液流量不畅或下降。

(3)护理评估:①血液透析过程不能达到理想的血液流速。②抽吸导管过程中,导管有"吸力",出现不畅。③推注通畅,回抽有阻力。

(4)预防和护理:①每次血液透析后准确的肝素封管可以最大限度地降低血栓形成。②变换体位或变换导管位置,可改善血液流量。③抽吸过程中出现血液流量不畅,切忌强行向导管内推注液体,以免血凝块脱落而引起栓塞。④血栓形成或纤维蛋白鞘形成时可采用尿激酶溶栓法。方法:生理盐水 3～5 mL＋尿激酶(5～15)×10^4 U,利用"负压吸引方法"缓慢注入留置导管,保留 15～20 分钟,回抽出被溶解的纤维蛋白或血凝块。若一次无效,可重复进行(注意:尿激酶溶栓法应在医师指导下进行,患者无高血压、无出血倾向方可使用),如反复溶栓无效,可使用生理盐水 100 mL＋尿激酶 25×10^4 U,导管内维持滴注 7 天,每天 4～6 小时。如溶栓仍无效,则予拔管。⑤当出现抽吸不畅时,建议血液透析结束时应用尿激酶加肝素封管。

3.导管出血

(1)常见原因和临床表现:①穿刺经过不顺利,血管因反复穿刺导致损伤,穿刺处局部出现血肿。②尿毒症患者由于造血功能障碍,红细胞和血小板大多低于正常,加之血液透析过程中应用抗凝剂等,留置导管伤口处出现渗血、皮下瘀血及血肿。③留置导管时间太长,造成出血和渗血。

(2)护理评估:①上机前进行换药时,观察导管局部有无出血倾向,如瘀斑、血肿、渗血、出血。②了解患者有否贫血、凝血功能障碍。③评估患者对留置导管自我护理的认知度。④透析前后检查导管的位置、伤口,并做好宣教。

(3)预防和护理:①穿刺过程如误穿动脉或反复穿刺,应充分按压,防止穿刺点出血;沿皮肤血管穿刺点进行有效按压,再用冰袋冷敷;如需立即透析,应减少或避免使用抗凝剂。②严重贫血及红细胞和血小板较低的患者,血液透析过程中少用或慎用抗凝剂,视病情可采用小剂量或无抗凝剂透析。③妥善固定导管,告知患者注意留置导管的自我护理,减少穿刺部位的活动,减少牵拉,预防导管的滑出。④每次透析应严格检查患者的导管固定、导管位置、导管出口的皮肤等,及时发现问题并解决。⑤穿刺部位出现血肿时,先指压、冷敷,待无继续出血时,再行血液透析,并严格观察抗凝剂使用后的出血并发症。⑥对长期留置导管的患者应加强观察和护理,防止导管滑脱,引起出血。⑦局部血肿较大难以压迫或症状严重者,可平卧后拔管止血,并严密观察。

(4)自我护理及宣教:①留置导管期间养成良好的个人卫生习惯,保持局部干燥、清洁。如需淋浴,一定要将留置导管及皮肤出口处用伤口敷料密封,以免淋湿后感染,如穿刺处出现红、肿、热、痛症状,应立即就诊,以防感染扩散。②除股静脉留置导管不宜过多起床活动外,其余活动均不受限制,但也不宜剧烈活动,以防留置导管滑脱;同时还要提醒患者,尽量穿对襟上衣,以免脱衣服时将留置导管拔出。一旦滑脱,应压迫止血并立即就诊。③血液透析患者的深静脉留置导管,一般不宜做他用,如抽血、输液等。

（刘国美）

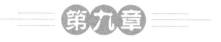

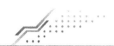

第九章

优生优育与出生缺陷

第一节 优生优育的概念

优生优育就是人类运用自己的智慧和才能生育抚养健康的孩子,有效地改进人类本身的遗传素质,实现生优、育优的目的。

一、什么是优生

所谓优生就是生优,这一概念由英国人类遗传学家高尔顿首次提出,其意源于希腊文,本意是"生好的"。他主张通过选择性的婚配,来减少不良遗传素质的扩散和劣质个体的出生,从而达到逐步改善和提高人群遗传素质的目的。

优生的"生"是指出生,"优"是优秀或优良,就是运用遗传原理和一系列措施,使生育的后代既健康又聪明。优生学研究遗传健康,探索影响后代的各种因素,从体力和智力方面改善遗传素质,从而达到提高人口素质的目的。优生学是一门综合科学,在社会、经济、文化、伦理的支持下,以预防性优生学为重点,以生物学、医学、环境学和遗传学为基础,采取遗传咨询、植入前或产前诊断、选择性植入或选择性流产的方法,减少或杜绝某些遗传性疾病或先天性缺陷儿的出生。

二、什么是优育

优育是指孩子出生后,为了使孩子体格发育正常,健康活泼,我们必须做到一系列优育措施,即在适宜的环境中对孩子进行良好的养育以及科学的教育,如饮食营养、体育锻炼、经济状况、功能开发及文化教育等,使其遗传潜力最大限度地发挥出来。优育主要包括保健和教育两方面,前者以促进小儿体格生长发育为主,如提供充足的营养、进行体格锻炼、防治疾病等。后者主要是促进儿童心理发展,进行智力开发,培养良好品德等。总之,优育应包括德育、智育、体育、美育等全面发展。

小儿的生长发育就是机体不断适应外界环境的过程,因此儿童的生长发育是在先天与后天因素、内部和外部因素相互联系、相互影响的过程中进行的。影响小儿生长发育的因素很多,如营养、教养、疾病、社会因素、遗传因素等。只有针对这些影响因素,因人制宜地采取保教相结合的措施才能实现优育。

优生优育倡导孕期、围产期和新生儿期的保健以及婴幼儿期的早期教育,从而达到提高出生人口素质的目的,同时积极探索和积累优生优育的方法,为将来控制和改善人类自身创造条件。

（蔡秀芬）

第二节 优生优育的影响因素

科学认为,人类的一切正常性状或疾病,除意外事故外,都是遗传、环境或两者相互作用的结果。而对精、卵质量产生影响的,也仍然离不开遗传和环境两大因素。据美国遗传学家魏尔啸统计,婴儿出生缺陷的原因,遗传因素占 25%、环境因素占 10%。

一、母体对胎儿发育的影响

（一）身高和体重

有关研究表明,孕妇孕前身高、体重及孕期体重增加与新生儿体质量密切相关。身高对胎儿的影响主要表现在母亲身高过矮,如果母亲的身高只有 140 cm 左右,就会影响胎儿发育。一般而言,过矮的母亲骨骼发育不完全,其过小的骨盆会使子宫发育受到限制,从而限制了胎儿的发育;另外,身高过矮及骨架过小的母亲还会有产出困难,当医疗技术水平较差时,会造成胎儿死亡,严重者造成母婴双双死亡。

母亲的体重也会影响胎儿的生长发育,整个孕期孕妇体重的增长应控制在 12.5 kg 左右。母亲体重超过正常体重的 25% 会影响胎儿发育,过于肥胖容易患高血压,而且她们的血压会随着怀孕月份递增而逐步升高,最终导致母亲无法再承受胎儿,胎儿不得不被提前取出;母亲体重超标、营养过剩也不益于新生儿的体格发育,可引起新生儿巨大,甚至引起新生儿糖尿病。

母亲往往因为没有补充足够的营养物质,导致体质消瘦、缺乏营养,使其怀孕后易引起胎儿宫内发育迟缓,常易出现以下三种疾病。①贫血:妊娠贫血症会影响胎儿体内的铁储备,从而造成胎儿出生后的缺铁性贫血。②肌肉痉挛:如果母亲经常出现这种情况,会使胎儿严重缺钙,导致新生儿患佝偻病、鸡胸以及抽风等症状。③甲状腺肿:严重时会影响胎儿智力发育以及体格发育,造成智力低下,体格矮小。

（二）母亲的孕史

一般认为,如果一个妇女有过四次以上孕史,她再怀孕会有更多的危险性,她的孩子更容易是低体重儿或死胎。有研究表明,非头胎生儿,如果其母亲有过相当密集的孕史,则此次出生的婴儿,其血液中荷尔蒙的水平比较低,而头胎生的男孩,他们血液中雄性荷尔蒙的水平比非头胎生的男孩高得多。母亲由于怀孕、生产等生理性原因对以后孩子的发展可能会产生影响。

根据遗传学研究多次的怀孕和流产(包括人工流产与药物终止妊娠等)不利于胎儿的生长发育。非意愿妊娠妇女的多次流产,可导致生殖系统炎症发生,造成不育和发育异常,这不仅影响妇女的生殖内分泌正常周期、导致生殖系统炎症发生,甚至还会造成不育的严重后果。

（三）ABO 血型和 RhD 血型

很多人认为血型与优生优育联系不大,如果深入分析他们之间的关系,就会知道到亲代血型不合可以导致新生儿患多种疾病,造成子代患新生儿溶血症。也就是说,血型、婚姻与优生优育三者有着紧密的相关性。

人类的血型系统常检查的有 ABO 血型系统和 Rh 血型系统。ABO 血型系统分为 A 型血、B 型血、AB 型血、O 型血,这几种型血的红细胞上分别含有 A 抗原、B 抗原、AB 抗原和无 A 和 B 抗原。而 Rh 血型系统则共有六种抗原 C、e、D、d、E、e,其中以 D 抗原性最强,如果红细胞膜上具有 D 抗原,即某人的红细胞能和抗 Rh 抗体凝集成块的称为 Rh 阳性,无 D 抗原者为 Rh 阴性。

一般患有胎儿溶血症孩子的母亲通常是 Rh 阴性,而孩子的父亲和孩子自己是 Rh 阳性。孩子的 Rh 阳性细胞,少量地从胎儿的循环中逸出,进入母体,刺激母亲产生抗体。这些抗体达到一定浓度时,就会进入胎儿体中,使胎儿的红血细胞凝集或破坏,造成胎儿的各种严重异常或死亡。Rh 阴性妇女第一胎孩子往往正常,因为第一次怀孕中很少发生致敏作用。新生儿溶血症往往在第二胎以后的胎儿中产生。我国新生儿 Rh 溶血症的发病率远较欧美低,但在美国,每 500～1 000 个新生儿中就有一个患此症。

我国新生儿 ABO 溶血症较 Rh 溶血症来说更为常见。按照孟德尔的基因遗传定律分析,假设母亲为 O 型血,父亲是 A 型、B 型或 AB 型,他们所生子女可为 A 型、B 型或 O 型。由于母体与胎儿的血型不合,一旦胎儿的红细胞进入母体血液,就会使母体产生抗 A 或抗 B 的 IgG 抗体,再通过胎盘导致胎儿或新生儿溶血症的发生。

患上新生儿溶血症的儿童主要表现有黄疸、贫血、肝脾大,重者可引起脑部基底核、下丘脑、苍白球等部位黄染,俗称"核黄疸",且患儿极易在生后不久便死亡,即使能够存活也会导致脑细胞受损、大脑麻痹、智力低下及终生耳聋。

可以通过婚前检查和产前检查来避免血型因素带来的危害,对有可能会引起新生儿溶血者给予肝细胞酶诱导剂治疗,重者可进行光照疗法,也可采用换血疗法,新的医疗技术可以透过母亲的子宫壁给胎儿换血,换出婴儿血液中的抗体和致敏的红细胞,使得生出的新生儿最终表现正常。

二、疾病对胎儿的影响

围妊娠期的孕妇的健康是不容忽视的问题,这些常见疾病的广泛传播和流行不仅危害孕妇的身体健康,对婴儿也会造成极大的危害。为确保优生优育、提高人口素质,我们应及早采取有效措施,并加强安全教育,使人们尤其是孕妇了解这些疾病对其母子健康乃至生命安全的影响。

(一)遗传性疾病

遗传病是指生殖细胞或受精卵中遗传物质发生畸变或突变所引起的一类疾病,通常具有垂直传递和终生性的特征。也就是说,遗传疾病是通过亲代传递给后代致病基因而引起的一类疾病。目前已知的遗传病有 3 000 多种,遗传病通过繁殖延续使各种遗传病患者以及携带者不断涌入社会,从而降低民族素质,影响国家的兴旺发展。因此,重视遗传病的预防和发展是十分重要的。

遗传类疾病主要分为三大类:染色体异常遗传病、单基因遗传病和多基因遗传病。

染色体是遗传物质——基因的载体,人类每个细胞中有 46 条染色体,无论是常染色体,还是性染色体,它们都携带着上千个基因。染色体数目或微小的结构异常,也都将引起许多基因的增加或缺失而产生多种畸形或异常的综合征。

常见的染色体病综合征主要有五种:

(1)唐氏综合征又名 21 三体综合征,在新生儿中发病率约为 1/750。21 三体占染色体异常的80％,其主要表现为婴儿的智力发育障碍或伴有各种畸形。存活时间较长,迄今仍没有根治的方法。

(2)18三体综合征是次于先天愚型的常见染色体三体综合征,在新生婴儿中的发生率为1:(3 500～8 000)。此类患者患有严重的智力低下,90％～100％有先天性心脏病,并伴有唇裂或腭裂、脏器、骨骼畸形等临床症状。

(3)13三体综合征的患者常有以下症状:严重的智力低下、肌张力异常、前脑发育差、多指(趾)、小头畸形、虹膜缺损、小眼或无眼、低位耳、唇裂或腭裂,以及各种类型的心脏病。

(4)特纳综合征又称为性腺发育不良综合征。临床特征是身材矮小,没有月经,子宫小,外阴发育不良,成年后仍呈幼稚状态,没有生育能力。

(5)克氏综合征即先天性睾丸发育不全。临床特征表现为身材高大,四肢细长,皮肤细嫩,男性特征不明显,睾丸组织活检无精子生成,无生育能力。无论孩子患哪种染色体疾病,都会给家庭和社会造成极大的精神负担和经济负担。

单基因遗传病可分为常染色体显性遗传、常染色体隐形遗传和性连锁(X连锁)遗传。在单基因遗传病中,婴儿的发病与父母双方的基因密切相关。若男女双方患相同隐性遗传病(AR),子女发病率为100％,二者可以结婚但不宜生育;若夫妻双方之一患AR时,其子女100％为该病携带者,发病风险低可以生育,但对子女今后的婚配应进行指导。多基因遗传病具有一定的家族倾向,即人们常说的"素质"或"体质"。由于受两对以上基因影响没有显性和隐形的差别。多基因遗传病的发病率是由环境和多种致病基因影响的,并且受到多种基因共同作用,并具有一定的累加效应。例如,Graves病是一种多基因遗传病,其典型表现为高代谢症状,不同程度的弥漫性甲状腺肿及多器官损害,与此病易感性有关的基因高达8种。与其他遗传病相比,多基因遗传病发病原因更复杂,在遗传因素所致的先天畸形中占发病率的75％。

因此,早期预防并进行遗传咨询,显得尤为重要。我们可以通过运用一些科学技术手段,改善人类遗传基因,提高人均素质,例如改善生存环境、防止和减少遗传性疾病患儿的出生等,从而降低人群中有害基因的频率。

(二)慢性病

患糖尿病导致最严重的后果是生产出死胎或新生儿夭折。一般情况下经过特别护理,糖尿病母亲所生孩子中有85％可以免于死亡,但可能伴随各种缺陷。例如,他们长得特别肥大,四肢无力,有时也会造成智力缺陷,这是因为他们在出生前的最后3个月积蓄了大量脂肪造成的。此外,慢性高血压也有可能造成流产和胎儿死亡。这和母亲高血压的严重程度直接相关,如果血压只是偏高,一般不会出现上述问题。

(三)传染性疾病

在抗生素换代频繁的今天,感染对优生优育的影响尤其是对胚胎的影响又重新引起了人们的高度重视。人们一直认为,胎盘是一个相当安全的屏障,它可以阻止任何有毒物质侵入胚胎或胎儿。而新的科学试验证明,即使许多疾病(如风疹、伤寒等)对母亲本人并无太大影响,对胎儿的危害却十分严重。这是由于胎儿的发育尚未成熟,他们的体内还没有产生足够的抗体以消灭外来病菌,致使有害物质和病毒仍然可以透过胎盘屏障,对胎儿造成损害。

许多研究表明,孕期感染如风疹、巨细胞病毒及单纯疱疹病毒可使胚胎发生致死性畸形,如先天性心脏病、脑瘫、聋哑、血液病等,有些是在婴幼儿甚至青少年时代发病,造成家庭的不幸。研究还表明,早孕时发生高热可造成胚胎小头畸形,智力障碍。若早孕出现感染、高热应及时终止妊娠，以免后患。

1.肝炎病毒

母亲为乙型肝炎病毒表面抗原携带者或乙型肝炎病毒，均可通过胎盘或分娩时发生母婴垂直传播。传染过程一般被认为主要发生在出生的时候，因为在胎儿经过产道的时候，他将被大量的母血包围，而母血中又有大量的肝炎病毒同时这时的孩子抵抗力很差，最终导致病毒感染。此外，整个孕期母血会不断渗透给胎儿，尽管有胎盘屏障，也很难把病毒完全阻断。

肝炎病毒对胎儿的危害很大，部分患儿十几年后可发展成慢性肝炎或肝硬化，其中约有5%转化为肝癌。

2.TORCH

TORCH是4种病原微生物英文名称的缩写，Nah-mias等把该类病原体宫内感染所引起的流产、死胎、死产、先天畸形及婴幼儿智力发育迟缓、听力障碍统称为"TORCH综合征"。其中TOX是弓形虫、RV是风疹病毒、CMV是巨细胞病毒、HSV是单纯疱疹病毒I/n型。

TORCH病毒可通过母婴垂直传播传染给胎儿，其感染的特点是孕妇患其中任何一种疾病后，多数自身症状轻微，甚至无明显症状，但却可能使胎儿、新生儿呈现严重症状，几年内患儿会出现明显的智力缺陷、神经肌肉功能障碍，或发生癫痫、麻痹、痉挛，25%~30%的患儿会出现视力或听力障碍，此后会遗留中枢神经系统障碍，甚至死亡。

从澳大利亚眼科医师Gregg发现并证实了孕妇感染RV对胎儿的严重危害，RV逐步引起人们的重视尤其是孕妇在妊娠头三个月感染RV。病毒可经血侵犯胎儿，导致自发流产、死产或胎儿感染，从而引起严重的出生缺陷，包括白内障、耳聋、胎儿先天性心血管畸形或智力低下，即为先天性风疹综合征（Congenitalrubella syndromes，CRS）。据统计，如果母亲在怀孕的第一个月患风疹，大约47%的孩子生后有严重缺陷；如果母亲在怀孕的第二个月患风疹，大约20%的孩子生后有严重缺陷；如果是在怀孕的第三个月患此病，大约7%的孩子有严重缺陷。

巨细胞病毒和单纯疱疹病毒都属疱疹病毒科，巨细胞病毒感染是引起先天性精神障碍的主要原因，多认为巨细胞病毒是TORCH感染中对胎儿危害最大的一种病毒，它可引起永久性的脑损伤。这两种病毒均有可能经胎盘垂直传播感染胎儿引起死胎、流产、早产，胎儿畸形及其他一些疾病。TOX是一种能寄生于造血组织的原虫，它是一种危害人类健康的人畜共患疾病。弓形虫是围产医学中的一个重要传染源，弓形虫的传播方式有两种：猫、犬粪便中的弓形虫卵囊、污染水或食物使人感染；人接触或进食含有污染包囊的生肉或不熟肉类。弓形虫病发病时的最初症状和感冒差不多，但对胎儿的危害却十分严重，可导致流产，早产，引起胎儿严重的眼、脑障碍或畸形，甚至使胎儿死亡。弓形虫感染与各个地区生态环境、生活习惯和优生优育的措施有关，如果孕妇没有弓形虫病抗体，她应远避免食用各种生肉，远离猫、狗等可能带有弓形虫的牲畜及其排泄物。

孕妇应在计划受孕及围孕产期间尽量少出入公共场所，避开风疹患者或接种减毒活疫苗。减少与猫犬等动物接触，不食不熟肉蛋类，而且孕妇还要避免与人巨细胞病毒及单纯疱疹病毒患者的密切接触。一旦确诊TORCH感染，我们应采取措施避免母婴垂直传播，必要时可以终止妊娠。

近年来科学研究发现人细小病毒B19与人类疾病也密切相关，孕期感染后可导致非免疫性胎儿水肿、流产和/或死胎，并可引起感染性红斑、关节病、血液系统疾病、全身性脉管炎、急性心肌炎、脑炎等。此外，脊髓灰质炎病毒、流行性腮腺炎病毒、流感病毒、水痘病毒、天花病毒等也可经胎盘引起先天畸形。霍乱、天花病毒也可经母亲与胎儿之间的血液交换及胎盘,直接伤害发育中的胚胎和胎儿,很容易造成胎儿死亡。

3.性传播疾病

性传播疾病是世界范围流行的传染病,它的病种多,流行范围广,危害程度大。性传播性疾病的流行关系到国民的健康素质和民族的健康繁衍,不仅危害患者本人,同时也危害子孙后代的健康成长。我国儿童性传播疾病发病率也在迅速上升,其中母婴垂直传播是一个重要方面。

(1)梅毒:梅毒是一种经典性传播疾病,病原体为苍白螺旋体,临床呈慢性进行性传播疾病程,国内文献报道孕妇梅毒感染有逐年上升的趋势且近期感染率高达4.76%,梅毒螺旋体可引起宫内感染,对妊娠危害极大,可通过胎盘传播给婴儿,引起流产、死胎、早产或分娩先天梅毒儿。

怀孕的前18周梅毒螺旋体不能透过胎盘,梅毒对胎儿的最严重危害主要发生在怀孕的中、后期。母亲梅毒感染的病程长短与胎儿感染成负相关,如果孕妇是在梅毒侵害的前几年中,可以引起胎儿严重的先天性缺陷,有可能产生牙畸形、听力障碍和贫血等症状;如果是在传染的后期,也可能生一个正常的孩子。相关报道指出,妊娠梅毒只要及时正规治疗,对胎儿的损害是可以降到最低限度的,梅毒一旦引起宫内感染,其危险性极大,对胎儿和婴儿有很大影响,因此妊娠期梅毒早期发现及时治疗至关重要。

(2)淋病:孕妇生产时淋球菌会通过产道侵入胎儿的眼睛,造成损害甚至失明。治疗方法是在孩子出生后立即用硝酸银滴入孩子的眼内,以达到清洗淋球菌的作用。如果胎儿在经过产道时感染了淋球菌,出生后又没有立即用药物清洗,出生后2天之内淋球菌就会导致新生儿失明。

(3)外生殖器疱疹:外生殖器疱疹对胎儿最严重的损伤是当他们通过母亲的产道时,感染了疱疹病毒。这种病毒可以使新生儿的眼睛受到严重损害,以及造成严重的脑损伤。通常采取的避免措施:不使胎儿经过产道,用剖宫产术把胎儿取出。

(4)艾滋病(HIV):近年来,我国的艾滋病发病率及HIV感染率呈逐年迅速增长趋势,现已成为威胁人们生命健康的重大社会公共卫生问题。迄今为止,已有上百万个婴儿一出生就检测出感染了艾滋病病毒,目前仍以每天1 500名婴儿受感染的速度在增加。几乎所有感染了HIV的儿童都是通过母婴传播,其中包括3种途径:妊娠、分娩和母乳喂养。感染HIV的孕妇极易流产、死胎、早产、生产低体重儿,此外,由于儿童的脑部正处于发育时期,HIV的侵入可能损害智力发育和运动神经功能,引起脑功能障碍,这些影响可能是永久性的。

三、药物因素对胎儿的影响

孕妇用药是一个值得人们慎重对待的问题,因为很多药物不仅仅作用于母体,正在发育中的胎儿同时成了被动用药者,药物通过胎盘直接影响胎儿,造成严重伤害。妊娠期用药对胎儿的影响分2个阶段。妊娠早期因某些药物可影响胚胎的基因和染色体突变,引起胎儿畸形,死胎,流产。妊娠中期药物对胎儿不再有致畸作用,但可引起各器官功能障碍或产生不可逆的损伤。以下药物用于妊娠期可对母体和胎儿造成不良影响。

(一)激素类药物

近年来,人们发现激素会影响发展中的胚胎或胎儿。如某些口服避孕药中含有的雌激素会导致胎儿畸形。一些孕妇在不知道的情况下继续服用这类避孕药物,结果造成未来孩子的心脏发育缺陷或其他心血管问题的概率增加;性激素、黄体激素可引起男胎女性化或女胎男性化,孕激素对女性的影响是其女婴有较大的阴蒂,肌肉发达等体征;肾上腺皮质激素可导致新生儿兔唇、腭裂、无脑儿以及生殖器异常;糖皮质激素在妊娠早期可引起死胎、早产儿;甚至胰岛素也会对一些胎儿产生致畸危害。

(二)镇静、催眠、安定药

日常生活中,人们熟知的地西泮、氯氮、甲丙氨酯等镇静催眠类药物以及阿司匹林类的解热镇痛药,都会导致胎儿的畸形、兔唇、腭裂、心脏病等严重危害。吗啡、哌替啶、苯巴比妥、司可巴比妥等麻醉剂在分娩时应用可对新生儿呼吸有抑制作用;一个用了海洛因的孕妇,她的孩子可能会在生后第一年中出现发育缓慢甚至突然死亡;分娩中母亲由于经受极度痛苦,可能会使用一些如止痛药剂、甚至麻醉针剂等药物来减轻疼痛,用后会发现新生儿在较短时间内有行为迟滞的表现。

(三)反应停(沙利度胺)

起初,西德新药反应停经常用于减轻孕妇的恶心、呕吐及无名状的难受等妊娠反应,同时它具有镇痛、止痛、平定神经、提高睡眠质量等作用。但是后来研究发现,此药在治疗剂量时就能产生畸胎。怀孕的前 2 个月尤其在 4~8 周的时候,服用沙利度胺最为危险,并导致各种畸形:发育不完全的眼睛、耳朵和鼻子;发育不完全的心脏;发育不完全的手指、脚趾等,有的甚至缺胳膊少腿,有的干脆没有四肢,有的只有一小部分四肢。

(四)消炎药

最近发现某些抗生素都会对胚胎及胎儿产生负作用,例如消炎药大剂量应用,妊娠 56 周后可引起胎儿动脉导管早期闭合、出现死胎,需慎用或禁用的药物有庆大霉素、卡那霉素、阿米卡星、四环素、氯霉素、万古霉素、磺胺类、呋喃类及甲硝唑等。由于四环素与钙有很强的亲和力,从而会影响胎儿骨骼和牙齿的发育,在妊娠 12 周内应用四环素族药物还可造成胎儿畸形、先天性白内障、脑假性肿瘤或死胎。链霉素、卡那霉素以及新霉素可引起前庭器官功能障碍,造成胎儿听神经损害。孕妇大量应用氯霉素可导致新生儿造血功能障碍以及呼吸功能不全,严重者可致死亡。

除了一些人们熟知的能影响胎儿生长发育的药物外,一些抗癌、抗癫痫、抗疟、抗组胺剂、抗凝剂、降血压药物、利尿药,甚至缺乏和摄入过量的维生素都是有害的。因此孕妇在妊娠期既不可乱用药物,也不要在生病时拒绝药物,不能因为害怕药物对胎儿的影响而拒绝治疗,这样会延误治疗造成更严重的后果。孕妇应该在医师的指导下用药,同时要控制好药物的剂量并选择作用类似、影响较小的药物,合理用药能有效地降低流产、早产、死胎以及新生儿疾病的发生率。此外,也不应盲目选用贵药、新药,以免因临床应用时限短,不良反应或长期影响还未发现,从而损害孩子的健康。

四、不良行为习惯对胎儿的影响

(一)吸烟和饮酒不良嗜好

孕妇饮酒、习惯性或被动性吸烟,不仅损害自己的身体,还波及胚胎的生长发育使之宫内生长迟缓。待婴儿出生后易发呼吸系统疾病,甚至影响大脑和神经系统的发育甚至会造成儿童的心理异常。因此,为了下一代的身心健康,父母应戒烟戒酒,并为孩子树立良好的生活榜样。

1.饮酒

喝酒过量的母亲其所生的孩子都易患上"胎儿酒精综合征",这是一种严重影响儿童心理发展、导致生理缺陷的病症,它会造成躯干畸形、中枢神经系统损害、心脏缺陷以及胎儿肌肉受损,如果酗酒发生在怀孕的前3个月,会导致胎儿心脏缺陷、小头、关节畸变、心理障碍及动作迟缓。此外,酒精还可引起染色体畸变,导致胎儿畸形和智力低下。严重酗酒者的孩子,有比正常多两倍的机会发生生理异常,如薄上唇和短鼻子等畸形。

2.吸烟

吸烟对人类健康的危害人尽皆知,烟草中的尼古丁、氢氰酸、一氧化碳等有害物质,不仅危害身体健康,而且对生殖细胞和胚胎发育也有不良影响,且主动吸烟和被动吸烟都会影响胎儿的生长发育。研究表明,吸烟的危害主要由于尼古丁和一氧化碳妨碍了给胎儿正常供氧,进而减慢胎儿的新陈代谢和正常发育。母亲吸烟怀孕最后三个月的胎儿影响最大,这一时期的胎儿脑部发育最快,一氧化碳会造成供氧量减少及尼古丁造成的血管缩小,从而使胎儿大脑得不到正常数量的氧供给,形成的脑细胞坏死和发育不完全,最终影响胎儿大脑发育、造成智力缺陷。严重吸烟者所生的孩子比正常的孩子小,因为这个时期也是胎儿获得体重的关键时期,缺氧会引起的营养不足,进而造成新生儿体重低下。吸烟母亲所生的孩子有各种情绪不稳,他们很容易变得极度紧张不安和活动过度(多动)。

由于我国吸烟人数众多,因而即使孕妇本人不吸烟,也会在被动吸烟的情况下对胎儿造成影响。有相关研究表明,妊娠妇女被动吸烟不利于胎儿的发育,可引起宫内发育迟缓。在这些被动吸烟孕妇的血中碳氧血红蛋白增加,导致低氧血症,组织器官供氧不足而产生一系列反应,如早产,新生儿窒息等发生率明显增高。

另外烟雾中的其他有害物质,如焦油、尼古丁酸、氰氢酸等物质可使胎盘血管形成下降,血管受损害;氟能降低胎盘对锌的运转能力,影响胎儿成长发育,成年后患癌的危险性增加。所以,为保护孕妇及胎儿的健康,吸烟的人应避开孕妇从而营造良好的环境,利于优生。

(二)吸毒

吸毒是指非医疗目的而滥用具有成瘾性的药物。目前世界上主要滥用的毒品有大麻、海洛因、可卡因和苯丙胺等。违规使用这些药物不仅危害吸毒者本人的身心健康,还将给子女造成无可挽回的影响,贻误后代。

孕妇吸毒可诱发遗传物质突变,诱发胎儿的大脑、心脏等器官的畸形,如阿片类的致畸作用会造成无脑婴儿、新生儿肢体缺陷等。由于胎儿血-脑屏障发育不全,肝和肾脏等器官的解毒和排毒能力也尚未健全,母体血中的游离型药物会进入中枢神经系统,导致中枢抑制,导致胎儿产生中毒症状,严重者可致死。

吸毒者长期滥用药物后,会出现焦虑、紧张和悲观抑郁等精神症状,而妊娠过程中的妇女因吸毒而导致的情绪不稳定也会对胎儿产生影响。母亲在怀孕期受到紧张刺激会影响儿童一生的行为。孕妇吸毒不足会导致胎儿就会出现躁动、剧烈胎动等戒断症状,母体若突然断药,除引起戒断症状外,还会造成死胎。新生儿出现戒断症状会表现在活动过度、尖声哭闹、打哈欠、出汗、心动过速、面部赤红、厌食、喂养困难等方面,严重者可四肢抽搐、强直或惊厥。毒品亦可经乳汁排泄,婴儿长时间吸吮带有毒品的乳汁,一旦停止母乳喂养也会出现戒断症状。吸毒的父母因大脑受到了毒品的刺激,心理与人格扭曲,他们不能履行家长职责,孩子由于缺少家庭关怀与爱护,他们常伴有不健康的早熟及攻击性行为。

滥用成瘾性毒品严重危害妊娠妇女、胎儿、婴儿及儿童的身心健康,现已受到越来越多的家庭以及社会的普遍关注。因此,广泛开展积极的预防药物滥用教育,特别是针对育龄妇女的预防教育工作显得尤为重要。

五、环境对优生的影响

随着社会发展、科技进步以及工业化程度的提高,人类的物质资源极大丰富,生活条件也发生了翻天覆地的变化。然而,在这些高科技给我们带来实惠的同时,也给生存环境造成了多方面负面影响。如今,我们生存的环境里充斥着大量的放射线、污染的空气、噪声、辐射、核工业化学废料,还有农业化肥、杀虫剂及食物添加剂等有害物质,这些不良环境因素都会不同程度上影响身体健康,甚至危及下一代的健康成长。人类渴望自己的后代聪明、健康,然而这些不利的环境因素直接影响着人类的优生优育,我们应采取有效措施,消除不利因素,保护胎儿及婴幼儿免受环境因素造成的伤害。

(一)化学物质对胎儿的影响

现代工、农业生产活动能产生很多有毒的化学物质,如磷、铅、汞、砷、铅、亚硝酸盐等。随着农药的滥用、工业三废的大量排放、食品化学添加剂的广泛应用,使有害物质在周围环境中的积累越来越多,大气、水土、食物受到污染的程度日趋严重,这些污染物都能经母体吸收入血,并危害胎儿的生长发育,引起染色体畸变,胎儿畸形。

有的化学物质可能损伤遗传物质,有的虽然不损伤遗传物质,但可影响发育中的胎儿。一些硫化物(主要是二硫化物),如二氧化硫是空气污染的主要元凶之一;硫酸氢盐是一种食物防腐剂;以及一些种类的头发染料都可损伤遗传物质本身。有研究表明,化工农药行业的女工在操作中过多接触、吸收有毒物质,胎儿宫内生长迟缓,畸形的发生率较高。许多研究也表明,食品添加剂如人造色素等能诱发人染色体畸变,造成遗传性疾病和胎儿畸形。

其他某些化学物质可以使发育中的胎儿受损伤。如汞(水银)常被用于植物种植,以防止真菌在地面生长,孕妇接触了大量的汞,她的孩子可能会产生心理迟钝;一些有机碳氢化合物,常用来制作杀虫药剂和除莠剂,它们会导致流产、死胎及生出有缺陷的后代;二氧化物会使人类及动物生出畸形儿;城市环境中由于汽车尾气的排放,空气中的含铅量增加,以及常用的化妆品里也含有不等量的铅,血铅水平与儿童的认知能力及心理发育呈负相关。

如果孕妇、胚胎及婴幼儿吸收了大量的铅,还会发生造血功能障碍等疾病。在严重铅中毒的情况下,会使儿童身心受到损伤,产生学习问题、活动过多(多动症)等。吃油漆涂料中的铅屑和呼吸机动车的气味,是1~5岁儿童铅中毒的重要原因。

此外,生活条件的改善使得大量化学材料(苯、酚、甲醛等)装修及制作的家具也填满了居室,这都会影响胎儿的生长发育,因此孕妇应避免接触苯、酚、甲醛等化学试剂,还有一些农药、化肥、杀虫剂等化学物质,这些物质不仅影响胎儿正常发育,而且接触时间越长、量越大,对胎儿危害性就越大。

目前,怎样保护和改善人类自身生存的环境是全社会所面临的重要课题,因此孕妇和婴幼儿加强自我保护的意识十分必要。孕妇在工作环境中应注意劳动保护,做好防护工作,避免和减少有害物质的侵袭;常食用新鲜、去皮的瓜果蔬菜;不吃或少吃含防腐剂、无营养价值的食品;路上行走时如有汽车过往,应及时将小儿抱起,以免过多吸入有毒的汽车尾气;避开人口繁杂的闹市区,到郊外呼吸新鲜的空气。

(二)辐射对胎儿的影响

随着人们生活水平的大幅度提高,一些高级家电如耳机、音响、电视、电脑、游艺机以及生活用品微波炉进入了家庭,这些都对人的优生优育有不可低估的影响。电视、电脑、游艺机使人的户外活动减少了，同时接受电离辐射的机会也增加了，质量不佳的微波炉微波的泄漏，使胚胎及婴幼儿受到照射，影响胚胎及婴幼儿身心发育，发生流产、死胎、畸形甚至性腺受损。

日本广岛核爆炸事件是典型的辐射污染案例。幸存者相继出现了各种癌症，他们的子代的畸形儿发生率高得惊人，距核爆炸中心较近的孕妇，她们几乎没有可能生一个正常孩子；即使离核爆炸中心较远的孕妇，她们的孩子发生心脏缺陷、先天性髋关节脱位、畸形眼和各种心理缺陷的概率也比正常者高许多倍。

放射线可以损害精子和卵子的染色体，某些由射线带来的损伤几乎是在受孕发生之前的遗传物质受破坏所致。有研究表明，医院化学治疗（简称化疗）病房中常接触化疗药物的护士，其流产、畸形率较高；放射科医师经常接触放射线会造成胎儿脊柱裂、无脑儿的发病率增高。

射线辐射研究表明，X射线、同位素等其他射线不仅可以危害发育的胚胎，也可造成流产、死胎，存活下来的也会造成畸形，即使治疗剂量的射线也可能伤害胎儿，故妊娠早期应避免X线照射。没有绝对安全的辐射水平，甚至自然射线的各种水平也会引起问题。如太阳光线对地球不同地区照射强度不同，也会使某些地区婴儿的认知发生影响。

所以，在妊娠早期孕妇应远离放射线和电离辐射，不宜在有放射性的环境中工作和生活。目前，电脑和手机对胎儿的影响尚无明确的定论，但为防患于未然，减少畸形胎儿的出生，孕妇应避免长期使用电脑并远离手机，尤其在怀孕早期。

(三)高空飞行对胎儿的影响

妇女在怀孕的最后三个月乘坐飞机，可能会在高空缺氧的情况下患高空缺氧症。严重缺氧会伤害腹中的胚胎或胎儿。有专家更进一步指出，孕妇在整个孕期都不应当飞行超过3 000米的高空。如果高空飞行是必需的，孕妇应当在怀孕的最后一个月之前完成，高度不应超过2 000米。

调查表明：长年生活在高原地区的妇女，当她们的小孩出生时很容易患各种慢性缺氧症；出生在海拔4 000米高原地区的儿童，常常发生体重过轻、过小、低活动性和过敏等症状；"高空"婴儿有时也表现为神经、肌肉活动能力差。

(四)其他因素影响

有研究表明，噪声对人中枢神经系统有强大的干扰作用，轻者出现头晕，精力不集中，血压升高，心律不齐；重者可以导致失聪甚至精神失常。孕妇宜听柔和的音乐，小儿不宜戴耳机收听，以免损伤听力神经造成终生耳聋；孕期下腹局部处于过热环境如热敷腹部、洗桑拿浴或热水澡，同样可以造成胚胎异常，孕期应增强体质，提高抗病能力，避免生活和工作环境的噪声以及避免洗水温过热的热水澡或桑拿浴等。

综上所述，在早孕期防止受到各种有害的环境因素的影响，改善人类生活环境，使胎儿有一个良好的发育环境是至关重要的。可以说，消除公害、净化环境是人类优生能有效实施的重要基础条件之一。

（蔡秀芬）

第三节 围孕产期优生的实施

怎样才能避免不良危害,生一个健康聪明的宝宝,这绝不是一件容易的事,任何一个环节的疏忽都可能造成胎儿异常和智力低下。优生是一个漫长的、严密的系统生物学工程,应重视婚前检查、遗传史、最佳受孕时机、孕期保健及产前检查。每一对即将做父母的夫妻必须依靠科学,从点滴做起,实行优生优育。

一、婚前检查

婚前检查是提高孕产妇系统管理率,降低出生缺陷率的有力措施,有利于促进优生优育、提高民族素质。但是自新的《婚姻登记条例》实施婚前医学检查不再作为婚姻登记的强制性规定以来,婚检率大幅度下降、出生缺陷率、早产儿发生率显著提高。超过半数的育龄青年认识不到婚前检查的重要性,认为自己身体健康,没必要进行"婚检";也有一些人以工作太忙,没时间检查为由而忽略了"婚检"。

事实上,一些看起来身体非常健康的男女青年,实际上是致病基因的携带者。假如男女双方恰巧都是某种致病基因的携带者,其后代的发病的概率极高。这种情况只有依靠专业医师通过家族病史调查,以及系谱分析来断定。克氏综合征是一种男性的先天性疾病,常无生育能力,但这个病本人可能并不知晓,只有通过染色体检查才能确诊;乙肝病毒携带者只有通过血化验才能诊断。所以说婚前保健有很重要的意义。

因此,虽然婚检由强制改为自愿,但为保障后代的身体健康建议年轻人仍应主动进行婚前检查。

二、孕前保健和遗传咨询

孕前保健是降低出生缺陷、低出生体重等不良妊娠结局发生风险的一级预防措施,目前已成为国内外生殖健康优先考虑的项目,由孕前危险因素评估、孕前健康咨询和有效干预三部分组成。孕前保健可使人类遗传基因的潜在优势得到最好的发挥,其方法是对影响优生的可控制因素进行孕前干预,如避免接触有毒的工作和生活环境;避免使用致畸药物;纠正不良的行为和习惯;指导孕前营养;孕前注射风疹疫苗,预防先天性白内障、耳聋和心脏病;预防乙肝、梅毒、艾滋病等母婴垂直传播性疾病等。

孕前双方进行健康检查是降低出生缺陷,保证优生后代的必要条件之一。与以往的婚前检查相比,孕前检查可自愿选择的项目更全面,更灵活,包括了染色体检查、致畸五联及支原体、衣原体检查、阴道妇检等与优生优育密切相关的检查项目,故孕前医学检查是对婚前检查流失的有效弥补。

此外,孕前进行遗传咨询也是十分重要的。本身具有遗传病家族史及不良孕育史者都需在计划受孕前进行遗传咨询,从而防止和减少遗传性疾病患儿的出生,降低人群中有害基因的频率。三代以内的旁系亲属禁止结婚,也是降低遗传疾病发病率的有效手段。近亲结婚的害处是其生出的后代身材矮小、体重低、头围小、畸形多且死亡率高。遗传学上讲的兔唇近亲婚姻引起的发病率 4%,比一般人发病率高达 23 倍。

通过孕前保健和遗传咨询,育龄青年可以了解孕前健康状况,对查找出的高危因素及时进行纠正、治疗和预防,从而能有效减少流产、胎儿畸形、妊娠期合并症及高危妊娠。对降低出生缺陷率,提高出生人口素质有着十分重要的意义。

三、选择最佳的受孕时机

计划怀孕的新婚夫妇最好暂时避孕,待共同生活一段时间,思想上充分做好为人父母的准备,物质上也为抚育下一代创造一定条件时,再有计划地安排受孕和生育,为新生命的诞生创造最好的起点。一般认为,婚后 3 个月以后受孕条件比较成熟。

从生理学上讲,女性 23 岁,男性 25 岁以后生殖器官才发育成熟,这时的男、女青年身体强壮,精力旺盛。23 岁以后的女性体内心脏、肺、肾、肝等能经得起怀孕的"超重负荷",内分泌系统和神经系统也能承受住妊娠的考验,且卵细胞的质量最高,骨盆韧带和肌肉弹性较好。根据我国的《婚姻法》中的法定婚龄,晚婚年龄和晚育的年龄限,女性选择 24~29 岁是最佳生育年龄,男性在 30~35 岁是最佳生育年龄,这个年龄生育的新生儿,体格发育指标是最优秀的。

四、营造健康的生活环境

胎儿生存营养供给及环境条件都是靠母体来提供的,有利的环境条件与胎儿的生长发育呈正相关。孕妇整个孕期的 280 天中,为防止外界有害因素影响母体的子宫环境,应远离生活环境中的有毒有害物质,如高温、放射线、化学溶剂、农药;远离猫狗等可能传染弓形虫病的宠物,家有宠物者应在计划受孕时就将宠物寄养出去;避免烟、酒刺激,主动吸烟和被动吸烟都会影响胎儿的生长发育。酒后受孕可以导致胎儿发育迟缓,智力低下,酒精还可通过胎盘进入胎儿体内,使胎儿发生酒精综合征,引起染色体畸变和智力低下;不要经常喝浓茶或咖啡,因为咖啡因可通过胎盘进入胎儿体内,使胎儿畸形;避免出入舞厅、卡拉 OK 厅、电影院等有空气和噪声污染的环境,这些均不利于胎儿的发育;衣着要宽松舒适,不要穿紧身衣裤,紧身衣裤可限制胎儿的生长;同时要保持心情舒畅,精神愉快,多听优美、明快的轻音乐,经常到风景秀丽的大自然中去,观赏高山、流水、草木、鲜花,呼吸新鲜空气。使产妇产生一种心旷神怡的感觉,通过神经体液调节给胎儿提供一个良好的生长环境,促进先天素质和潜意识的发展。

五、合理饮食均衡营养

目前,孕妇及婴幼儿营养问题已得到公众的广泛重视。"聪明是吃出来的",此话有一定道理,在妊娠的 280 天中,从微小的受精卵发育成几斤重的新生儿,合理均衡的营养是保证胚胎及婴幼儿生长发育必备的物质基础。

母亲的营养状况与胎儿发育密切相关,妊娠期母亲营养不良,可能引起胎儿智能发育低下,形成生理缺陷。怀孕后期营养不良,可能生出低体重、差体质的儿童;其次,母亲的营养除了满足胎儿的生长发育,还要供给影响胎儿发育的子宫、胎膜、脐带和胎盘的需要,这些与胎儿的发育密切相关;另一方面,为了提高母亲对各种疾病的抵抗能力,保持一定水平的营养摄入也是十分必要的。研究表明,那些子宫内和出生后很快死亡的婴儿,多数情况下是由于他们缺乏正常数量的脂肪组织,而正常数量脂肪组织的多少和母亲的营养状况直接相关;非常瘦的母亲常经历出生并发症,在她们的孩子中早产儿和低体重儿偏多,低体重儿与新生儿死亡有较高的相关性;某婴儿的智力测验表明,怀孕期间的母亲严重营养不良,其婴儿的智商会明显低于其他儿童。可以说,孕妇缺乏足够的营养物质,对胎儿乃至出生以后的智力影响是非常严重的。

围妊娠期的妇女摄入多少营养物质才最理想?据调查,80％以上的农村家庭是有条件每天给孕妇补充一些营养食物的。但孕妇不能达到营养均衡者多是由于缺乏营养知识,不会调整饮食结构和饮食量造成的。有些人不重视妊娠期的营养摄入,而有些认为妊娠期的母体只要鸡、鱼、肉、蛋、奶吃得多,胎儿的生长发育就越好。这些想法都是错误的,只有均衡营养才能有效促进孕妇及胎儿的生长发育。偏食肉、蛋类食物会导致蔬菜、水果等其他必需的食物达不到所的摄入量,维生素、矿物质和微量元素等营养物质相应缺乏,胎儿就会因营养不良而导致发育迟缓。因此,通过对孕妇的科学营养指导,消除孕妇一味追求高营养的传统观念,保证孕妇在孕期合理营养是非常必要的。

妊娠期的妇女应多摄入胎儿需要的各种营养素,三大营养(蛋白质、脂肪、糖)物质占摄入总量的比较大:糖60％～65％,脂肪20％～25％,蛋白质15％,还有足够的维生素、矿物质及微量元素都是必需的营养物质。怀孕前3个月及怀孕后3个月还应注重适量补充叶酸,它可以有效地预防因叶酸缺乏而导致的胎儿神经管畸形。

早孕阶段是胎儿各个器官分化形成的重要阶段,而此时又常常因为早孕反应出现厌食和偏食等症状,因此该阶段的营养摄入应注重质量,多吃一些适合口味、易消化、清淡富有营养的食物,同时纠正偏食。摄入含维生素矿物质较丰富的食物,菠菜、胡萝卜、番茄、水果。在食物的制作上应避免蔬菜切后再洗的做法,不吃或少吃油炸的食物,以防止维生素和矿物质的丢失。怀孕晚期是胎儿肌肉、骨骼、脂肪及大脑等发育和功能完善的时期,应增加蛋白质、钙、铁、锌等微量元素的摄入,适当限制粮食和脂肪的摄入。

六、保持良好情绪状态

临床资料调查证实,孕妇的心理状态对胎儿的生长发育,尤其是胎儿中枢神经系统的发育影响较大,并直接影响胎儿出生后的性格、智力等。有人调查过两次世界大战中战区诞生的婴儿,由于他们的家庭都经历了战争中的严重饥荒及心理压力,使得他们比正常婴儿小,同时有很多死胎。

不良的情绪及重大精神刺激,如焦虑、抑郁、惊吓、悲伤、恐惧会直接影响到胎儿的发育。母体所释放出的神经激素将自己的情绪通过血液传给胎儿。母亲在受到恐吓或精神的极度刺激时,会首先作用于大脑皮层,经下丘脑把刺激转化为情绪,使母亲脉搏加快、瞳孔扩大、手心出汗、血压升高;同时下丘脑立刻把这种信号传给内分泌系统和自主神经系统,加剧神经激素的分泌。神经激素会首先进入母亲血液,并经血液进入胎儿体内,使胎儿血中神经激素的量骤然升高,这种神经激素使母体与胎儿体内发生化学变化,并作用于胎儿的下丘脑、自主神经系统和内分泌系统,使胎儿产生与母亲类似的情绪反应。一般认为,母亲产生的强烈情感体验会对胎儿产生影响的时间是在母体怀孕3个月以后。在此之前,影响只是身体方面的,不会产生更高级的反应。因为胎儿大脑的形成是在怀孕后期,未经过大脑的调节,这些神经激素就不会进一步转化为情感体验。

母亲的情绪和胎儿的情绪并不存在一一对应的关系,母亲的激动情绪对胎儿的影响是长期累积的结果。母亲所受到的暂时的、短期的恐惧不会对胎儿的身体和精神产生很大危害。如果母亲所产生的情感体验是长期的,神经激素的分泌会持续增加,并对下丘脑产生刺激,最终改变胎儿的正常生物节律,使新生儿先天带有情绪障碍。

长期精神压力、精神刺激与胎儿的先天畸形发生密切相关。精神压力来自许多方面,有些母亲由于担心胎儿的健康、智力、性别、相貌、家族遗传病史等产生心理压力;还有些则遭遇意外的、重大的精神刺激,比如亲人亡故或怀孕期间遭丈夫遗弃等事件。她们体内不断产生大量的儿茶酚胺,这种激素会穿透胎盘,使胎儿长期受儿茶酚胺的作用,产生类似于母亲的情感体验,影响其神经和躯体的发育。

研究发现,儿茶酚胺存在于受到惊吓的动物和人的血液中,这种激素能够刺激自主神经的传导。如果儿茶酚胺在胎儿体内长期积累,会导致其出生后患有各种精神症状,如偏执型人格变态、妄想型人格变态、精神抑郁症,精神分裂症、强迫型神经症等。在怀孕期间过度担心和焦虑的妇女会患有高血压,常发生于怀孕的最后 3 个月。它会使肾功能受阻,从而造成孕妇手、脚、关节肿胀,严重时会使母亲处于危险中,使胎儿不得不提前取出。

孕期精神压力、吸烟酗酒、吸毒都影响胎儿的正常生长发育,有的国家把社会支持的多少作为预测个体身心健康的一个重要标志。

家庭关系和夫妻感情也会影响胎儿的发育。夫妻双方的感情基础的好坏,能够对胎儿造成巨大影响。夫妻双方的认识、思维方式、性格爱好、志向等应保持协调,从而保持一个良好的心境。调查结果发现,夫妇感情不和,争吵甚至动手打架,他们所生的孩子出现身心障碍的概率要比其他夫妇所生的孩子高得多。这类孩子最常出现的生理问题:格外的矮小、瘦弱、身体抵抗力差,以及出现神经质、抑郁症等心理问题。因此,孕妇在妊娠期间应心情舒畅,保持稳定的情绪状态,多和腹中的胎儿交流也可曾进母子之间的亲切感,稳定母体的情绪,并避免忧虑、焦躁、生气和恐惧等不良的情绪对胎儿的刺激。

七、胎教

近十几年来,我国关于胎教方法的研究发展十分迅速。胎教是优生优育的重要内容,其中通过音乐、语言、爱抚等方法的成功实例不胜枚举,为早期开发孩子的潜能做了有益的尝试。许多研究结果表明,受过胎教的婴儿,智商高于未受过胎教的婴儿。经过胎教训练的婴儿蒙期短,智力发育快,语言能力强,动作协调敏捷。一般来说,从胎龄 5 个月开始就可以实施定期定时的胎教。声音和触摸的刺激经胎儿感受,能促进胎儿感觉神经和大脑皮层中枢更快发育,这对孩子的智力开发极为有利。孩子出生后,其听觉和记忆力较未经过胎教的孩子更加灵敏。值得注意的是,胎教训练也应该在心理学家、早教专家及妇产科医师指导下完成。以免盲目执行、操之过急、违背了自然发展规律。胎教大体分为三类:音乐胎教、语言胎教、抚摸胎教。

(一)音乐胎教

胎儿听的胎教音乐要选择经过医学、音乐学设计和声波学规定的胎教音乐,不宜用迪斯科、摇滚乐以及噪声等不良刺激。科学研究显示,优美悦耳的音乐,可使孕妇产生恬静的美感和愉悦的情绪,它们就像看不见的特殊养分,流淌在胎宝宝的血液中,渗透到每一个细胞里,与此同时,孕体本身也会产生有益的激素,从而促使胎宝宝的大脑和感官发育。

(二)语言胎教

父母用优美的语言和胎儿对话,反复进行,可以促进胎儿大脑的发育。怀孕第 7 个月的婴儿有明显的听觉和感受能力,不仅能对父母的言行作出一定的反应,还能在脑子里形成记忆。给腹中的宝宝进行语言胎教,就是要使胎儿不断接受语言波的信息,训练胎儿在空白的大脑上增加语言的"音符"。可以和孩子说话、唱歌、父亲也可以隔着腹壁给宝宝讲故事。孕妇在怀孕期,心情要平和,情绪要愉快,要尽量避免抑郁、悲伤、烦躁、惊恐和愤怒。胎儿最不喜欢听尖锐的铃声、汽车的急刹车的声音和父母吵架的声音。对这些不良的刺激,胎儿的反应是在妈妈腹中踢脚、皱眉和吮吸手指等。

(三)抚摸胎教

胎儿不仅需要优美的音乐和父母亲昵的语言,还需要父母的肢体接触。接触的方法就是抚摸胎儿。孕妇平卧在床上,全身放松,先用手来回在腹部抚摸胎儿,然后做一些轻压和拍打的动作,给胎儿以在触觉上的刺激,胎儿会渐渐对动作作出反应,如身体移动、手脚转动及踢脚等。抚摸胎教每天可以做 2～4 次。合理的抚摸、拍打就好像每天给胎儿做体操,对胎儿的身心发育很有益。

八、产前检查和诊断

怀孕期间为了保证孕妇和胎儿的安全,孕妇应定期到专科医院进行产前检查。其中包括早孕检查、产科初查、产科复查、孕期其他的必要检查,如唐氏综合征筛查、B超筛查、糖尿病筛查以及胎儿监护。产前检查是针对胎儿有发生某种遗传病的高风险,而产前诊断是指在胎儿出生前用各种诊断技术对其先天性疾病做出诊断,以便进行选择性流产或宫内治疗,减少严重出生缺陷儿的出生。它是预防出生缺陷的二级措施,是提高我国出生人口素质不可缺少的技术手段。

并不是所有的产妇都要进行产前诊断,如果满足其中孕妇年龄超过 35 岁、生育过染色体异常或先天性严重缺陷儿、有遗传病家族史、夫妇一方患先天性代谢疾病、孕早期接触过致畸物质或严重病毒感染、有过原因不明的流产、新生儿死亡史或胎儿可疑畸形等情况中的任意一项就要进行产前诊断。产前诊断的常用方法可分为两大类,即创伤性方法和非创伤性方法。前者包括羊膜腔穿刺、绒毛取样、脐血穿刺、胎儿镜和胚胎活组织检查等,后者包括超声波图像,以及母体外周血、胎儿细胞检测。

(蔡秀芬)

第四节　出生缺陷概述

一、出生缺陷定义

(一)出生缺陷概念

出生缺陷也称先天畸形或先天异常,是指胚胎发育紊乱引起的形态、结构、功能、代谢、精神、行为等方面的异常,即指出生时就存在的一个永久性的不可逆的解剖学、组织学、生化学和功能方面的异常或生长发育障碍等。广义的出生缺陷还包括低出生体重、死产或流产等。体表结构异常可在出生时就能发现,通过临床观察即可确诊。但代谢异常或内脏畸形等需在出生后经一段时间,或在人生中的任何一个时期,需通过某些特定的实验室或仪器检查才能发现和确诊。轻微的出生缺陷可伴随人的一生,但严重者可导致胎儿死胎、死产、流产或新生儿死亡。

(二)研究出生缺陷的目的意义

(1)出生缺陷是当前危害人群,特别是儿童生命健康的主要疾病。出生缺陷的发生率在20‰～30‰,1岁以内婴幼儿死亡中有20%～40%由此引起。自然流产中有50%～60%归因于此。

(2)是关系到提高人口素质,保障计划生育政策贯彻落实的关键所在。据推测,我国当前约有200万例精神分裂症患者;约有100万例先天缺陷患者,约有150万例不同程度的先天愚型患者和400万～500万例多基因智能低下患者。这些均严重影响到我国人口素质的提高和计划生育政策的顺利贯彻落实。

(3)给家庭、社会造成严重经济负担及精神、道义上的负担。

(三)出生缺陷的特征

1.疾病的复杂性

出生缺陷可发生于全身任一器官或系统;有些是体表的,有些是体内的;有些是单发的,有些是多发的,如综合征、联合征或多个畸形;如前所述,有些可用肉眼或凭临床观察即可确诊,有些需要特殊技术才能诊断,如先天性代谢病;有些是一出生即表现出症状,有些则需到出生后几个月或几年才发病。

2.病因的复杂性

出生缺陷的病因复杂,或可由遗传因素引起,其中包括染色体异常、基因异常等;也可由环境因素所致,以及遗传因素和环境因素共同作用所致。据美国出生缺陷研究和预防中心估计:10%的出生缺陷归因于环境因素,20%的出生缺陷归因于遗传因素,而70%的出生缺陷则是因环境和遗传交互作用或其他因素所致。

3.严重的疾病负担

出生缺陷不但引起死亡,而且大部分存活下来的出生缺陷儿带有各种残疾,给患者的生活、学习、工作和发展带来极大影响,同时也给家庭造成极大的心理压力和精神痛苦,给家庭和社会带来沉重的经济负担。对出生缺陷的预防与控制已成为当前世界各国卫生保健的亟待解决的研究热点。

二、出生缺陷的危害

严重的出生缺陷可以导致围产儿和婴幼儿死亡,或造成终身残疾,严重影响生命和生活质量,成为家庭和社会的沉重负担。

(一)出生缺陷可导致死亡率大幅升高

据世界卫生组织(WHO)报道,在全球范围内,出生缺陷是导致婴儿死亡率和儿童发病率升高的主要原因,其发生数占每年出生人口数的2%～3%。

据美国卫生部和疾病预防控制中心(CDC)的报道:在美国,出生缺陷是导致婴儿死亡的首要原因,约占婴儿死亡数的20%;出生缺陷存活儿中,约5%在1岁前死亡;出生缺陷是导致潜在生命损失的第五大原因,同时也导致儿童各类疾病发生率和残疾(伤残)率增高;出生缺陷占各类儿童住院人次数的30%。

出生缺陷常常导致早期死亡,从而导致人类寿命损失,影响人群的人均寿命。以匈牙利为例,假定人群中活产的平均寿命是70岁,匈牙利出生缺陷总发生率估计为600/万,即6%,其中致死性畸形为0.6%,严重畸形为1.9%(两者合计为2.5%),轻微缺陷为3.5%。

一般认为,当一个国家或地区的婴儿死亡率降到40‰左右时,出生缺陷就成为很重要的社会公共卫生问题。随着传染性疾病和感染性疾病逐渐得到控制或消灭,出生缺陷就逐渐成为导致婴儿死亡的一个重要原因,而婴儿死亡率是衡量国民健康、卫生服务和社会进步的重要指标之一。根据美国最新资料显示:美国婴儿死亡率为7.2‰,其中出生缺陷占婴儿死亡的22.0%,位居死因的第一位。我国婴儿死亡率为32.2‰。尽管婴儿死亡的死因仍然以出生窒息为主,但死因的疾病谱逐渐发生变化,先天异常所占比例出现上升,特别是城市更为明显。在我国,大城市出生缺陷已占婴儿死亡的1/5~1/4,可造成人均期望寿命减少3.5岁。先天异常占5岁以下儿童死因的14.5%,位居第四位,其中城市占24.6%(仅次于新生儿疾病),农村占14.5%。由此可见,出生缺陷已逐渐成为我国的主要公共卫生问题之一。

(二)出生缺陷是导致儿童和成人残疾的主要原因

出生缺陷可发生于人的整个时期,但出生缺陷出现或发病越早,对人的生存、生活质量影响就越大。因此,在所有类别的疾病中,由于出生时即存在的出生缺陷导致寿命损失和不可恢复的损失是最高的,这也是出生缺陷受到公共健康关注的一个重要方面。虽有少部分畸形儿可存活,但后遗症使其生活难以自理,给家庭、儿童带来难以挣脱的苦难,严重影响人口素质及社会文明的发展,大大降低民族素质水平和造成沉重的社会负担。

(三)出生缺陷可导致严重的疾病负担

出生缺陷不仅对母亲和家庭是个巨大的打击,造成严重的心灵创伤,还可造成物质上的损失和经济上的浪费,特别是可给社会带来沉重的负担,造成无法估量的经济损失和疾病负担。

例如,美国有2亿多人口,每年有3 500~4 000例脊柱裂发生,平均每例脊柱裂患儿每年要花费29.4万美元,加在一起为1亿~2亿美元。又如美国每例Down综合征患儿每年平均花费45.1万美元,一年要花费3亿~4亿美元。如果出生缺陷按5%的发生频率计算,我国一年大约有100万新生儿患出生缺陷,那么其经济负担是难以想象的。

三、出生缺陷种类

常见出生缺陷种类如下。

(一)形态结构异常

包括大体的和细微的形态结构异常,前者如常见的大脑畸形,脑积水,脊椎裂等,后者如指(趾)畸形,耳前赘状物、唇腭裂等。

(二)细胞异常

如先天性白血病、恶性肿瘤。

(三)代谢异常

如苯丙酮尿症、高苯丙氨酸血症,新生儿甲状腺功能低下等。

(四)染色体异常

目前发现约有300多种染色体病,可因染色体数目或结构畸形形成。如先天愚型即21三体综合征;先天性睾丸不全症或先天性卵巢发育不全症。

常见的出生缺陷:①无脑畸形;②脊柱裂;③脑膨出;④先天性脑积水;⑤腭裂;⑥唇裂;⑦唇裂合并腭裂;⑧小耳(包括无耳);⑨外耳其他畸形;⑩食管闭锁或狭窄;⑪直肠肛门闭锁或狭窄;⑫膀胱外翻;⑬马蹄内翻足;⑭多指(趾);⑮并指(趾);⑯短肢畸形(包括上、下);⑰先天性膈疝;⑱脐膨出;⑲腹裂;⑳联体双胎;㉑唐氏综合征;㉒先天性心脏病;㉓其他。

(蔡秀芬)

第五节 出生缺陷发生的原因

众所周知,诞生一个优质的孩子,必须具备3个基本条件,即父亲的优质精子和母亲的优质卵子及其一个适合胎儿健康发育的内外环境。除遗传因素能影响精子和卵子的质量外,一切能伤害精子和卵子及胎儿的生物因素、理化因素、精神因素均可造成出生缺陷。

一、出生缺陷发生原因

通常可分为三大类。

(一)遗传因素

包括染色体异常、基因异常等。这种缺陷在受精时既已形成。医学遗传学迅速发展,已经发现和遗传有关的疾病达4万余种,几乎包括所有的疾病,这些疾病绝大多数是遗传因素、环境等因素及其互相作用的结果。

1.染色体异常

染色体是人类遗传的基本体单位。正常人的细胞中有46个染色体,其中除了性别的2个染色体(XX或XY组合)称之性染色体外,其余的44个配对形成22对的体染色体。而染色体的异常又包括数目异常、结构异常和嵌合体三种形式。据报道,每120～150个新生儿中就有一个为染色体异常者。最常见的数目异常是三体征,21三体是最有临床意义的常染色体三体征。细胞遗传表现为第21号染色体多了一条来自母亲的染色体,由细胞分裂时染色体不分离导致。染色体结构异常包括染色体的缺失、异位、倒位、等臂染色体、环染色体等。嵌合体是指同一个体中有两个以上的细胞系并存,依据这些异常细胞系最终"命运"的不同,嵌合体可累及胎盘、胎儿或二者均有,某些细胞异常但能生存的胎儿与胎盘嵌合体有关,由于正常细胞可补偿异常细胞的功能,可无临床表现。相反地,由于存在胎盘染色体异常,某些细胞遗传正常的婴儿可有严重的生长发育受限。

"先天愚型儿"即Down综合征,是由携带遗传基因的染色体数量出现异常而造成的,发生具有偶然性、随机性,每一对健康夫妇都不能排除这种潜在危险,发生毫无征兆,没有家族史、没有明确的毒物接触史。其发生率最高为1.2‰～1.7‰。"先天愚型儿"在生产时可能有新生儿窒息或死亡;在婴儿期,不会喝奶,易发生呼吸道感染因高热而夭折,即使成活通常也为先天性智力障碍,且常伴有先天性心脏病、小头、兔唇、裂腭、无肛等多种先天性畸形。该病目前无有效的治疗方法。先天愚型是一种最常见的导致先天痴呆的常染色体三体征。它是由于第21号染色体比正常人多了一条所引发的,故又称"21三体综合"。"先天愚型儿"通常为先天性中度智力障碍。其特征主要表现严重的智力低下,智商(IQ)多为20～60,只有同龄正常人的1/4～1/2。它有独特的面部和身体畸形,如小头,枕部扁平,项厚,眼裂小,外侧上斜,内眦深,眼距宽,马鞍鼻,口常半开,舌常口外,手指短粗,掌纹有通贯,小指内弯等。50%合并先天性心脏病、消化道畸形、白血病等。

Edward首先发现18三体综合征的病因是多了一条E组染色体,但未能确定属于哪一条染色体。Patat证实这一染色体为18号染色体后,始定为18三体综合征。

18 三体综合征症状较复杂,据 Smith 观察,其症状多达 115 种以上,主要症状有患者头有后突的枕部,眼裂狭小,耳朵畸形,耳位低下,小颌,胸骨短小,手以特殊姿势握拳,拇指紧贴掌心等。其出生发病率 1/8 000～1/6 000。预产期存活率:16％存活到孕中期;5％存活到预产期。总是在出生一年内死亡,通常只有几天存活期。

2.DNA

DNA 是遗传的物质基础,其本身就是一遗传资料库,保存着生物的一切特征与性能,能自我复制,通过性细胞的染色体(藏在染色体里面),将父母双亲所有的遗传特征,结合后传给下一代。所以下代就能表现出与上代很相似的各种个体特征,如一个人的外形、面貌、动作、行为、性格以及声音、嗜好等,都很像父母,这就是种瓜得瓜种豆得豆的道理。但是,这脱氧核糖核酸在诸多环境因素的影响下,会发生变异,称为后天获得性遗传,有出现良性改变的一面,如一代比一代聪明。

性细胞在成熟发展过程中,原来成对的染色体各分为 2 份,(这里指常染色体)各自进入一个性细胞,当雌雄性细胞结合形成新生命后,就具备了双亲的遗传特征,由于染色体在一分为二时是随机的,DNA 所携带的遗传特征也是随机的,因此,几个子代间的遗传特征也就不完全相同了,有的像父亲多一点,有的像母亲多一点。也有出现恶性改变的另一面,如某些高血压、白发病、肿瘤、先天性心脏病,上几代没有显性出现的遗传病,在这一代身上发生,就是和环境因素造成 DNA 变异而遗传有关。

3.常见遗传性疾病

遗传疾病是指由上一代遗传给下一代的疾病,不同类的遗传病向子代的传递方式不同,其发病率亦不同。由单个基因引起的疾病称为单基因遗传病,是指父母一方有显性遗传基因,传给子代就能引起发病,所以,父母中有一个带致病基因,子女中就有 1/2 患这样的遗传疾病;若父母亲都带有显性遗传基因,则子女中就有 3/4 患该病;若父母亲都正常,则其子代就不会发生遗传病。常见的常染色体显性遗传病有遗传性进行性舞蹈病,蜘蛛脚样指(趾)症,萎缩性肌强直,进行性脊柱肌萎缩症等,目前已经认识的常染色体显性遗传病有 2 000 多种。

隐性遗传是父母亲自己都不发病,而只是携带有致病基因,所生的子女中,有 1/4 的概率发病,1/4 的概率正常,还有一半与父母一样,也是致病基因携带者,还要将这种遗传性疾病继续传下去。常见的有白化病,肝豆状核变性,进行性肌营养不良(肩带型),垂体性侏儒症等一千多种。

连锁隐性遗传病是致病基因隐性在 X 染色体里,随着 X 染色体而遗传下一代,多为儿子,双亲自己不发病;女性携带者与正常男性结婚后,其儿子有一半要生病,女儿不发病,但女儿中有一半是隐性携带者,她将其隐性致病基因继续传递给再下一代,又一代;连锁隐性遗传病:不同程度的精神障碍症(此病发病率很高)、假性肥大性肌营养不良,鳞皮病,血友病等 300 余种。

4.家族史

有患病家族史者,易患性就高。如直系家属中易患性高,亲属关系越近发病率越高,病情越重发病率越高等等。如精神病,先天性心脏病,糖尿病,高血压、近视等。家族性疾病无疑很多是遗传的,但由于家族成员所处环境和生活习惯相似,某些由环境引起的疾病如结核病等也可能在家族中多发,虽不能排除有遗传因素的影响,但家族性疾病并不意味着就是遗传性传播疾病。

(二)环境因素

环境因素是指与人类生存有直接关系的周围自然状态和人为状态的总称,包括物理、化学、生物、社会经济及人类自身行为、状况等,是一个非常复杂的体系。有害的环境因素可对精子、卵子或受精卵发育的不同阶段产生影响,如干扰精子的发育,减少精子的数量,造成精子畸形,活动力、质量下降,是几代人连续循环地进行下去的。男女生殖器官、生殖细胞、孕妇对各种有害的环境污染物质尤为敏感,因此环境有害因素严重影响着人类的生殖健康和生育能力。

1.化学、物理因素

环境有害因素对人体生殖功能及妊娠造成的危害,其隐蔽性、严重性、长期性与难以恢复性都是远远超过预料的程度。重工业,化学工业及汽车尾气、塑料垃圾等所带来的大气污染和水源污染;农业化肥和杀虫剂的广泛使用,对农作物的污染;环保措施较差的企业对水源和食物链造成的污染;药物的滥用、用添加剂催化饲养的禽、畜及水产品;环境污染物等均可造成流产、死胎或畸形。

(1)高温对睾丸的影响:众所周知,位于阴囊,悬于体外的睾丸,其温度低于体温,精子的发生和成熟就是需要比体温低的 35 ℃。因此,工作于高温环境(炼钢、浴室),某些生活习惯(喜欢长时间泡热水澡、穿厚紧身裤)以及长期高热或某些阴囊皮肤病,均可使睾丸温度升高,影响精子的正常发育和健康。

(2)化学污染物对胎儿发育的影响:空气中有害化学污染物如二氧化硫、一氧化碳、氮氧化合物、氯化物、香烟排出的焦油和苯并芘及可吸入颗粒等可以通过母体,进入胎体,干扰胎儿发育。

(3)放射线、微波的危害:放射线或同位素、电磁波、微波都会损害性功能,使精子存活力降低、数量减少、畸形增加;损害受精卵及胎儿会造成流产、死胎、畸形儿等;因此,从事医院、无损探伤 X 线工作的、核工业工作的人员要特别注意个人防护。

(4)重金属的危害:重金属如从事与铅有关的如冶金、铸造、蓄电池等工作,接触铅污染环境或摄入过量铅污染的食物,对睾丸组织损害最为严重,精子成熟受到抑制,精子数量减少,活动能力减低,畸形率增高,造成男性不育症。母体接触过量的铅,可造成胎儿(哺乳婴儿)铅中毒,导致儿童智力低下,发育不良。如果水源和食物被汞污染,可引起水俣病和先天性水俣病,大脑出现永久性的损伤,造成终身残疾。

(5)碘缺乏的危害:碘缺乏是因地理分布之故,地域范围非常广泛,即使我国的东南沿海,也存在缺碘现象,长期居住在缺碘地区的人,摄入碘就不足,更容易发生缺碘,可引起孕妇早产、流产或死胎,胎儿期可引起大脑发育障碍、智力低下、听觉器官发育不良、聋哑、甲状腺功能低下、先天性畸形,婴儿期可使大脑发育障碍继续延续,体格发育落后、甲状腺肿、甲状腺功能低下、克汀病,死亡率高;青少年缺碘则表现为智力低下、发育不良;成人缺碘就会出现甲状腺功能低下,表现为学习、工作、创造能力下降,生殖功能障碍等诸多上代和子代的各种疾病。这些都是环境碘缺乏引起机体不同程度缺碘,对人体不同发育时期造成的一系列损伤,故总称为碘缺乏病。对人类最大的危害为使脑发育落后,直接影响人口素质。碘缺乏是世界性问题,估计全世界有 16 亿人生活在缺碘地区,我国有近 4.25 亿人口居住在缺碘地区。

(6)氟缺乏的危害:氟是人体必需的微量元素之一,我国居住在高氟地区约有 3 亿人,过量氟可影响细胞酶的功能,破坏钙磷代谢平衡,并通过胎盘造成氟中毒。氟缺少也可引起骨密度减低、骨质疏松,牙齿发育不良、龋齿。

(7)化学污染物的危害:环境污染物中特别是有机汞、杀虫剂、去锈剂也应引起人们注意。家庭的杀虫剂、洗涤剂、化妆品,家居装潢中的甲醛等有害成分,都能影响人体的健康和影响胎儿的发育。

(8)某些药物的危害:抗肿瘤药、抗病毒药、部分抗菌药、精神药、激素、抗炎药等化学药物及雷公藤、木通、木鳖子等多种中药材及其中成药,都有明显的致畸作用与阻碍胎儿的正常发育。

2.生物因素

各种致病微生物及其引起的性传播疾病、女性生殖道感染,尤其是病毒的感染,均可致病和影响胎儿的正常发育、引起不孕。妊娠早期感染病毒的致畸率较高,主要有风疹病毒、巨细胞病毒、单纯疱疹病毒、弓形虫等。妊娠早期感染风疹病毒可以导致流产或死胎和"先天性风疹综合征",主要畸形有小头、小眼、白内障、青光眼、耳聋、心血管畸形和智力迟缓等。

3.营养因素

孕期微量营养素缺乏,主要指碘缺乏叶酸缺乏。碘缺乏造成地方克汀病,叶酸缺乏造成神经管缺陷。后者已经取得突破性进展,已为大多数研究所证实。

4.不良的行为习惯或嗜好的危害

酗酒、吸烟、吸毒、长时间桑拿浴等不良生活习惯,以及家庭房间里养猫、狗、禽鸟或盆花,也都有影响胎儿发育的可能。目前已经知道孕妇饮酒可以导致胎儿发生"胎儿酒精综合征"。

5.慢性疾病

如患糖尿病的孕妇其子代出生缺陷(如 NTDs、先天性心脏缺陷、小头畸形、肾积水、泌尿系统缺陷、消化系统缺陷)的发生率比非糖尿病妊娠者高 2~3 倍。巨大胎儿的发生率可高达 25%~40%。早产发生率为 10%~25%。

6.严重精神刺激

精神心理因素孕期心理应激不仅可影响胎儿大脑的生长发育,且可造成子代的远期的器官功能的损害。孕早期遭受严重心理创伤,可导致胎儿颅骨畸形和心脏结构上的缺陷。

(三)遗传因素与环境因素相互结合发生作用

出生缺陷中大部分异常均是在遗传和环境因素双重的作用下造成的。据美国学者统计,在引起人类先天异常的因素中,遗传因素占 25%(染色体异常占 5%~10%,基因突变占 10%~15%)、环境因素占 10%、两种因素相互作用及不明因素占 65%。

决定个体是否易于患病,称为个体的易患性,当易患性超过一定程度后就能引起发病。值得注意的是这种分类只是相对的,因为遗传因素起决定性作用时,基因突变与染色体畸变,往往是由于受环境因素的作用而诱发的,基因性状的表现也受环境的影响。在环境因素起决定性作用时,缺陷的发生也与母体和胎儿的基因型有关。因而遗传与环境两种因素常是相互结合,相互影响而起作用。

二、出生缺陷发生的敏感期

胚胎发育的各个阶段,对环境有害的致畸形因素的作用有不同的敏感期(或称临界期),即是引起胎儿发生某种缺陷的胎龄范围。受精开始到受精后 2 周内,胚胎主要是进行分裂增殖时期,致畸因素作用后,一般出现两种状况。一种情况是致畸因素只是杀伤少量细胞,而其他细胞照常分裂增生,由于此时期的细胞具有多功能,代偿能力强,使整个胚胎继续发育,不发生异常。另一种情况是整个胚胎受到影响,导致胚胎死亡,从而发生流产。据统计,有 50%的胚胎在这个时期被致死,因此又称为最大毒性期。

妊娠 3~8 周为胚胎细胞高度分化时期,是胚胎主要器官、系统基本形成期,对环境致畸因素的作用最为敏感,最容易受致畸因素的作用而产生畸形。因该时期器官细胞分裂繁殖旺盛,且在分化过程中,有害物质的作用阈值较低,对致畸物的敏感性高,因此称为敏感期。

敏感期也可扩展到妊娠3～4个月,美国风疹大流行时的观察资料:妊娠第一个月感染风疹时的致畸率为93.3%,第二个月致畸率为95.2%,第三个月为78%,第四个月为51.1%,四个月后感染的致畸率大大下降,为6.3%,表明胚胎对风疹病毒的敏感期是妊娠的前四个月。

妊娠第3个月至分娩为胎儿期,各器官系统进入生长发育期,受到外因作用时,一般虽不形成大的畸形,但这个时期小脑、大脑皮质及泌尿生殖系统仍继续分化,因而这部分结构仍保持对致畸因子的敏感性,可以出现中枢神经组织损伤,发育障碍(如母亲接受链霉素可致胎儿听力障碍)。许多资料证明,在整个妊娠期间致畸因素均可使正常胚胎发展成畸形。分娩后的哺乳期,有些物质(如甲基汞)可通过母乳输送给胎儿,使婴儿在后天仍在继续积累某种毒物损害生长发育。

(蔡秀芬)

第六节　出生缺陷发生的预防

如前所述,出生缺陷的病因是多种多样的,而且大多数目前还不知道或者是知之甚少,但这并不影响人们对出生缺陷的积极防制。随着人类科学技术的发展,对出生缺陷认识的逐渐深入,预防措施将会越来越多,并行之有效。世界卫生组织曾提出有关出生缺陷的三级预防概念,主要包括以下内容。

一、出生缺陷防制的三级干预措施

(一)一级干预措施
目的在于减少危险因素,防止出生缺陷的发生。主要针对怀孕前及怀孕期的育龄妇女、怀孕妇女、整个社会。

(二)二级干预措施
目的在于减少出生缺陷儿的出生。主要针对整个怀孕期间的所有怀孕妇女。

(三)三级干预措施
目的在于对出生后的全部新生儿进行新生儿筛查,以期减轻疾病病情,进行康复治疗。

二、出生缺陷监测

出生缺陷监测是运用试验、临床、流行病学、发育药理学、发育毒理学、分子生物学、遗传学等手段和方法,通过对人群中出生缺陷的长期、持续动态地观察,研究人群中出生缺陷的成因、形成机制、临床表现、治疗和预防及其干预措施效果的评价。通过出生缺陷监测的研究,可及时获取出生缺陷突然增多或减少及出现新型出生缺陷的信息,以期探讨其消长的原因,及时发现致病原因,为有针对性地提出有效的防制措施,降低发病水平,提高人口素质提供科学依据。并用于评价出生缺陷致死、致残的影响和其影响程度,用于医疗、卫生服务的预算和评估及其用于疾病负担等有关医学和社会学的研究。

国外出生缺陷监测工作始"反应停"致畸形事件。此后便引起了许多国家对这一工作的极大关注。此后,在挪威、瑞典、匈牙利以及其他地区便开展了出生缺陷监测项目,建立了出生缺陷监测网,收集出生缺陷发生的相关资料。国际出生缺陷监测信息交换所专门负责各出生缺陷监测系统间的信息交流,以便使当时彼此独立的监测网有一个信息交流的平台。目前,全世界有42个国家或地区成为其信息交换所的成员。

目前,国际出生缺陷监测信息交换所42个成员中有31个成员开展人群监测。从监测开始的期限看,多个国家的监测期限开始的时期提前,而结束的时间延后,因而整个监测期限扩大。从监测病种来看,国际出生缺陷监测信息交换所监测病种由22种扩展至39种。除常见的体表畸形外,还扩大了部分内脏畸形和染色体综合征,如18三体综合征和13三体综合征。说明随着诊断水平的提高,监测能力和监测病种在不断提高和扩大。

当前,国外出生缺陷监测研究主要集中于:①提供出生缺陷监测的技术支持,进行出生缺陷监测系统标准化的研究。统一监测方法、统一监测标准、使监测过程程序化。②发展新的监测和技术分析手段。应用多学科理论和技术,探讨其分布特征和卫生资源的有效利用,合理利用和分配有限的卫生资源。③开展多学科、多部门和多领域的合作,进行干预措施效果评价及其疾病负担的研究。

我国出生缺陷监测协作领导小组经对全国29个省、自治区、直辖市的945所医院,妇幼保健院(所)进行了围产儿出生缺陷监测,初步摸清了我国围产儿素质的现状。共监测围产儿1 243 284人,其中出生缺陷儿16 172例,总出生缺陷率为13.07‰。山西省最高,为20.59‰,湖北省最低,为8.83‰。全国共查出101种出生缺陷,其中严重的前五位出生缺陷:无脑畸形、脑积水、开放性脊柱裂、唇裂合并腭裂、先天性心脏病,双胎及多胎出生缺陷发生率(19.70‰)高于单胎(12.86‰)。男婴出生缺陷率为13.10‰,女婴为12.55‰,两者存在着显著差异。近年来,中国出生缺陷率有增多的趋势,监测调查结果显示,从10.49‰有缺陷增至14.55‰。

出生缺陷监测最初的目的是发展一个强制性提供出生缺陷流行的及时预警系统,通过分析发生率的变化趋势,发现致畸因素的线索,及时提出干预措施,防止新的出生缺陷的发生,从而使监测功能充分发挥干预的作用。因此,出生缺陷监测传统意义上的作用主要是监测发生率和其变化趋势,收集的资料也用于评价一些明显的出生缺陷聚集的影响。

随着科学的发展以及对出生缺陷监测需求的增加,出生缺陷监测功能也逐渐从单一功能进一步扩展,进而发展到包括一些公共卫生功能,如评价出生缺陷对致死、致残的影响及影响程度,将数据应用于卫生服务预算和评估,用于预防目标的发展与评估,用于了解可以获取的医疗资源,用于研究出生缺陷带来的社会负担,用于帮助那些需要医疗服务及医疗资源的家庭转诊和用于医学研究。同时,随着社会、政治和经济等方面的发展和变化,出生缺陷监测功能也不断面临新的挑战,如产前诊断和终止妊娠的提高以及健康保健策略在许多国家的变化。

出生缺陷监测资料可以用于研究出生缺陷发生率,以及与出生缺陷相关的致残率和致死率,分布情况如地域差异和种族差异,人群变迁如自然变化史等情况。同时,可以检测流行病、发现和监测问题、产生理论,启动研究、评价干预和预防措施,检测健康措施变化。监测系统收集的资料有助于评价出生缺陷相关的致死率和致残率,并随着时间的变化对出生缺陷患儿进行随访。此外,将地理信息系统引入到疾病特异性的资料中,将有助于确认需要加强干预措施的地区。这些新的研究手段为出生缺陷监测资料的进一步开发利用提供了新的思路。

三、禁止近亲婚配

我国的婚姻法已明确规定禁止近亲婚配。近亲分为直系血亲、旁系血亲、三代以内旁系血亲。直系血亲是指有直接血缘关系的亲属,即生育自己和自己所生育的上下各代亲属,如父母、祖父母、外祖父母、子女、孙子女、外孙子女等。旁系血亲是指非直系血亲而在血缘上和自己同出一源的亲属,如姨表亲、姑表亲等。三代以内旁系血亲是指上至祖父母、外祖父母一代,下至孙子女、外孙子女一代的旁系血亲。

如果父母中一方有遗传病基因,另一方基因正常时,则不容易表现为遗传病。而近亲婚配所生子女,父母双方给予子女的可能都是缺陷基因,遗传病的发生率明显升高。据统计,近亲婚配下一代遗传病的发生率比非近亲婚配的约高出 150 倍,所生子女的死亡率也高出 3 倍。大量的科学论据说明,不论是动物还是植物,世界上一切生物远亲繁殖、杂交繁殖,都更有利于物种的优化和进化。

从优生角度认为,血缘关系越远,孩子越聪明、越健康。早在百年前,进化论的奠基人达尔文研究发现,遗传性状差异较大的个体杂交,其后代在适应性和生活能力方面明显优于性状相近的个体杂交后代。这说明任何个体的遗传性状,总是有的优良,有的低劣。如果婚配双方的遗传差异越大,就越利于互补,后代的优势也越明显。这就是扩大通婚范围有利优生的道理。

根据遗传病的发病原理,在一个有遗传病个体的家族内随着家族内个体数的一代比一代增加,致病基因有扩散的趋势,近亲婚配将使患病个体数增加。所以,尽量避免近亲结婚对预防遗传病是一条很重要的途径,从根本上来说,避免近亲婚配就是预防形成生长发育为患病个体的受精卵。有资料说明近亲婚配和非近亲婚配对子女健康的影响有明显的区别。

如苯丙酮尿症是常染色体隐性遗传病,人群中致病基因的携带率为 1/50,在随机婚配的情况下,子女患病的可能性为 $1/50 \times 1/50 \times 1/4 = 1/10\ 000$;如携带者与一般人群婚配,其子女患病的可能性为 $1/50 \times 1/4 = 1/200$;如果携带者与一个表型正常的近亲婚配,其子女患病的可能性明显增加为 $1/8 \times 1/4 = 1/32$。这是由于表亲婚配有 1/8 共同基因来自同一祖辈,而且他们共同缺陷的基因不止一个,所以婚配后子代患有各种不同的遗传病。另外,在多基因遗传病中,近亲婚配子代受累的机会也比随机婚配增加,因此应尽量避免近亲结婚,提倡优生。

四、婚前体检

婚前身体检查,就是在结婚登记前在指定的医疗单位进行的健康检查,包括询问家族史和个人患病史、全面体检、生殖系统检查及有关化验等。通过检查可以获得一些男女双方遗传学方面的资料,从而避免"同病相婚"或近亲结婚,阻断遗传病的延续,减少先天性畸形儿与智力低下儿的出生。对于某些有生出遗传病后代风险的夫妇,医师还可提出预防的建议。国际上一些重视优生的国家,将婚前遗传咨询定为制度。如日本公布了现行的优生保护法,并规定在结婚前男女双方需交换健康证书,除一般健康检查及确诊有无遗传性疾病外,还要鉴定血型,以防母子血型不合所造成的危害;美国某些州和北欧某些国家禁止癫痫患者结婚;加拿大、朝鲜等国也都有优生法律。我国政府也十分重视优生问题,婚姻法中有"直系亲属和三代以内旁系血亲禁止结婚"的规定。各地医疗卫生部门正陆续开设了各种婚前检查和遗传咨询门诊及产前诊断门诊,为提高个体素质及优生做了不少工作。但是婚前检查及遗传咨询工作尚未引起普遍的重视,如能把住这一关,无疑将对优生工作更为有益。

及早发现男女双方不适于结婚或生育的疾病和生理缺陷。如青年男女患有高血压、糖尿病、肝炎、结核病、甲亢、性传播疾病等疾病,如不治愈就结婚,婚后怀孕将影响下一代的健康。如果女方患有心脏病,一旦妊娠,不仅胎儿的生长发育会受到不良影响,还会加重母体的心脏负担,分娩时引起心力衰竭,严重者造成母子生命危险。此外,某些生理缺陷不经检查是很难发现的。例如男性隐睾症、小睾丸症,女性的卵巢发育不良、先天性阴道闭锁等。如果带着这些缺陷结婚,势必影响婚后性生活或生育,久而久之则影响夫妻感情和家庭幸福。如果在婚前检查时及时发现了这些疾病,便可得到及早治疗。

婚前检查及遗传咨询是避免出生劣质儿童的重要措施。通过检查可以了解双方的健康状况,生殖系统是否有疾病或缺陷;是否患有重要脏器的疾病或某种传染病,以及不宜立即结婚或生育等方面的问题。凡患有对婚后性生活和后代健康有影响的疾病,都应忠实坦白地告诉医务人员,并认真地听取医师的指导和劝告,发现的疾病和缺陷要及时治疗,不宜结婚或生育的不要勉强,否则会对婚后夫妻生活和精神上造成许多不必要的痛苦和麻烦。

进行婚前检查还可接受医务人员的有关婚前指导。如有的男青年外生殖器不卫生,包皮垢堆积,不仅易引起包皮炎、包头炎,婚后还可引起女方尿路感染及生殖器炎症等。并可对新婚夫妇进行性生活和性生理的卫生知识,以及婚后有关避孕、生育等方面的指导,这对男女双方婚后的幸福生活是十分有利的。

对有遗传病或有遗传病家族史的待婚青年,要详细询问遗传病史,进行家系调查,至少三代。通过家谱分析,结合体检和特殊检查,确定是否有遗传病或先天性畸形,并给予婚配和生育等方面的指导。进行婚前遗传咨询是阻断遗传病在人群中延续的有效办法。

五、孕前准备

提前做好怀孕的准备,对于优生受孕是不可缺少的。夫妇双方在孕前需要调整好生理、心理状态,为孕育优良的胎儿作出努力。主要包括以下几项。

(一)慎饮食,调起居,养成良好的生活习惯

在孕前 3 个月,首先要注意饮食多样化,加强合理营养,养精蓄锐,为男女双方生成良好的精子和卵子创造有利的物质条件。其次尽量不熬夜,早睡早起。根据自己的喜好,因地制宜地进行必要的体育锻炼,呼吸新鲜空气,以增强体质,保持并养成良好的生活习惯。

(二)继续深化夫妻感情

婚姻是双方感情的新的里程碑,夫妻间经常加强感情交流,家庭的祥和快乐的氛围可使爱情不断深化,使妻子有一种幸福感、安全感和归宿感。这对稳定妻子的情绪,培养良好的心境是十分有益的;再加上和谐美满的性生活,使得妻子的精神、情绪等都处于放松愉悦、乐观舒畅的状态,有利于其产生高质量的卵子。

(三)预先测定排卵期

掌握排卵的规律,对以后安排夫妻性生活,获得性快感都会带来相当的益处。

(四)重视提高性生活的质量

排卵期前,应有计划地减少性交次数,以保证精子的数量和质量。并且,在排卵期前后尽量争取性生活时双方有个好心情,并全身心地投入,使女方能更顺利地达到性高潮,以促使子宫收缩上提,阴道后穹隆形成较大的精液池,使宫颈口与精液池有更多的接触,有更多的、优质的精子游向子宫、游向输卵管。

(五)避免不良干扰因素的伤害

在卵子从初级卵细胞到成熟卵子的 14 天内最易受药物等因素的影响,所以女方在怀孕前20 天内不宜服用一般药物,不宜大量饮酒,也不宜接受 X 线检查及有毒化学品等不良因素的刺

激。由于内服避孕药物的排泄速度较为缓慢,采用避孕药避孕,或夫妇一方因病长期服药的女性应在孕前 6 个月时开始停药。特别是那些在物理、化学等重度污染环境下工作的男女应提前离开这样的环境,或做好防护,以免对生殖细胞造成伤害。

(六)如果刚经历过流产或早产,则应停一年后再怀孕,

以便使子宫有一个休养生息的机会;如果原来使用节育环避孕,则应于怀孕前 3 个月取环,使子宫内膜得到恢复,以便能更好地孕育胚胎。

(七)学习有关孕育的性知识

夫妻双方共同学习相关孕育的性知识和胎教知识,要相信科学,向有经验者求教。

六、适宜受孕时间

(一)适宜受孕年龄

生育年龄对胎儿有较大的影响。从生理上看,女性的生殖器官一般在 20 岁以后才能逐渐发育成熟,而全身骨骼如牙齿钙化,出齐智齿等都要到 23 岁以后才能完成。男性生殖功能的发育和成熟比起女性则还要晚一些。因此,如果过早地结婚生育,正在急速发育中的母体就不能及时供给胎儿生长发育所需要的大量营养物质,如蛋白质、碳水化合物、维生素、无机盐、微量元素等,以致影响胎儿体质和智力发育。同时,早婚早育的男性所产生的精子数量少,质量低,并容易发生精子残缺、染色体异常等情况,显然也不利于胚胎发育,影响优生。

最佳的妊娠年龄为 23~29 周岁,配偶年龄为 25~30 周岁。20 岁前后一旦妊娠问题较多,女性因年幼,缺乏做母亲的能力,既不会自我保护,又不会带孩子;此外由于经济还未独立,要依靠父母。如果未婚先孕就更加困难,往往不敢暴露实情争取帮助,常导致营养不足,致使新生儿出生体重下降而影响身体及智能发育,或者由于保养不善而出现各种意外问题。

初孕年龄最好不要超过 30 岁。因为怀孕时间过晚,则卵子受环境污染的影响较多,容易发生卵子染色体的老化,导致畸胎率增高。同时,由于高龄产妇的产道弹性降低,容易发生延长产程和手术助娩等情况,势必也在一定程度上影响了胎儿的健康。据统计,先天愚型胎儿的发病率 25~29 岁的产妇中为 1/5 000;在 30~40 岁的产妇中为 1/1 800;在 35~39 岁的产妇中为 1/900;而在 45 岁以上的产妇中竟高达 1/120,足以说明妇女的生育年龄与胎儿的健康是有一定关系的。

同样,男性年龄过大婚育时,精子的基因突变率也相应增高,精子的数量和质量都得不到较好的保证,对胎儿的健康也是十分不利的。有人认为父亲的生育年龄与先天愚型的发生有关系,甚至认为先天愚型患者 25% 是由父亲方面的原因造成的。因此,从优生的角度来看,过早或过晚生育都是不适宜的。

从有利于未来父母的工作、学习、健康、经济实力、体力、精力等多种因素考虑,女子在 23 岁以后结婚、育儿最为有利,是最佳婚育年龄。

(二)适宜受孕季节

人类与动物不同,动物常利用春、秋两个最佳季节来繁衍后代。人类则在这方面没有明显的"季节性",一年 365 天,除了有特殊情况外,都可进行性活动,都有可能怀孕。把生孩子的时间选在所需的各种条件都处于最佳状态的时间是最理想的。这不论对父母还是对孩子都有很大的好处。对于孩子最佳出生时间的选择,应该从能促进体智发育这两方面来考虑。从优生、优育的角度来看,选择合适的出生季节,把温度变化、疾病流行等不利因素降低到最低限度,以保证最大限度地发挥利于胎儿生长发育的有利因素,却是十分可能的。

从医学角度看,胚胎发育有三个关键时期:一是大脑形成期,即受孕第3个月;二是脑细胞分裂期,受孕第6个月以后;三是神经细胞发育协调期,受孕第7～9个月。如果选择8、9月份之间受孕,妊娠的第3、第6个月,以及分娩期都处在气候适宜、营养便于调配的晚秋、仲春季节,胎儿的神经系统可以得到良好的发育。

有资料显示,每年7～12月为分娩高峰季节,4～6月则为淡季,这与人们婚期的选择有密切关系。受传统观念的影响,不少人安排在元旦、春节、国庆节结婚,婚后又马上怀孕。此时正值乍暖还寒或秋末冬初之时,气温变化大,是病毒性疾病的多发季节,在孕期,特别是孕早期,病毒感染容易导致胎儿畸形。比如母亲在孕早、中期患了风疹,病毒可通过胎盘进入胎儿体内并繁殖,引起眼、耳、脑、心脏和神经系统的损害(医学上称为先天性风疹综合征);流行性感冒病毒可导致胎儿无脑、脑积水等中枢神经系统畸形和病变,以及唇、腭裂和先天性心脏病等;若孕妇伴有发热,还易早产或流产。

医学专家认为怀孕的最佳季节是8月前后,约7月下旬到9月上旬近两个月的时间,这是有道理的。因为在妊娠初期40～60天发生妊娠反应时,正好处在9月或10月,孕妇大多胃口差,爱挑食,但此时蔬菜、瓜果品种繁多,可以调节增进食欲,保障胎儿的营养需求。2～3个月后正值晚秋,气候凉爽,孕妇食欲渐增,对胎儿的生长发育十分有利。此时日照充足,孕妇经常晒晒太阳,体内能产生大量维生素D,促进钙、磷吸收,有助于胎儿的骨骼生长。且8～9月份之间正值夏去秋来,孕妇夜间睡眠受暑热的影响小,孕妇的休息、营养和各种维生素的摄入都比较充分,均有利于胎儿大脑的发育和出生后的智力发展。待多雪的冬天和乍暖还寒的初春携带着流行性感冒、风疹、流脑等病毒姗姗而来时,胎儿胎龄已超过了3个月,平安地度过了致畸敏感期。而且,相应的预产期为次年的5月前后。分娩之时正是春末夏初,气温适宜,母亲哺乳、婴儿沐浴均不易着凉,蔬菜、鱼、蛋等副食品供应也十分丰富,产妇食欲好,乳汁营养也丰富,应是"坐月子"的最佳季节。保证母乳质量的同时,初生婴儿轻装上阵,衣着甚少,便于四肢自由活动,有益于大脑及全身的发育。孩子满月后,时令已入夏,绿树成荫,空气清新,阳光充足,便于进行室外日光浴和空气浴。孩子半岁前后正好处在金秋10月,该增加辅食时又已顺利地避过夏季小儿肠炎等肠道疾病的流行季节。到了孩子学习走路,开始断奶的周岁,则又是春夏之交,气候温和,新鲜食品充足,为孩子的生长发育提供了有利的条件。而且,春夏之交,肠胃易于适应,断奶也易于成功。

要注意避开5～6月份怀孕,因为7月份天气湿热,食欲本来不旺盛,再加上妊娠反应,使得营养摄入不足,容易影响胎儿的发育。同时也要避开10月怀孕,7月盛夏分娩。产妇的褥汗本来就多,如果在盛夏酷暑分娩,气候闷热、潮湿就容易发生中暑,轻者头晕、胸闷、体温升高;重者高热、昏迷,甚至死亡。此时,也是皮肤感染、腹泻等疾病的多发季节,所以最好避免在盛夏分娩。

冬季则不宜受孕,因冬季新鲜蔬菜和水果都较缺乏,使微量元素和维生素相对摄入较少,容易影响胎儿的生长发育。而且,冬季北方气候十分寒冷,另外,发生病毒感染的机会比较多。大家知道怀孕早期的8周内为胚胎期,此期孕妇如被病毒感染,将直接影响胎儿,导致胎儿智力低下或致畸形。

此外,冬季外出活动机会相对较少,门窗紧闭,室内空气不新鲜,如在室内生炉子取暖,则空气中二氧化碳含量较高,使初孕的胎儿的致畸率上升,因而增加缺陷儿出生。因此,婚后夫妇应该避免在寒冬受孕。寒冬时节也不适宜分娩。产妇在哺乳、给婴儿沐浴或更衣时,如没有很好的条件防寒保暖,容易着凉感冒。新生儿对寒冷的适应性也较差,上呼吸道感染、肺炎等疾病也可能随之而来。所以不宜在 4 月份怀孕。

当然,每个人都有自己的想法和实际情况,只要注意了选择最佳生育时机,不一定非按上述建议办不可。

七、遗传咨询

遗传咨询亦称遗传指导或遗传劝告。是由临床医师或遗传学工作者就遗传病患者及家属提出的某病的病因、遗传方式、诊断、治疗、预防或预后和对同胞、子女发病复发风险等问题给予科学的答复和进行估计,并提出建议或指导性意见,以供询问者参考。遗传咨询是预防遗传病和提倡优生的重要措施之一。

遗传咨询是在一个家庭范围内预防严重遗传病患儿出生最有效的程序。通过广泛开展遗传咨询,配合有效的产前诊断和选择性流产的措施,就能降低遗传发病率,从而减轻家庭和社会的精神负担和经济负担,从根本上改善社会人口素质,因而是我国目前一项十分重要而急需开展的工作。

遗传咨询包括如下一些内容:遗传病的诊断和治疗,预防发病的措施;预后估计,本人、配偶、婚约者及他们的近亲中发现有遗传性异常者时,指明未来子女可能发病的危险程度(遗传预测),不良基因携带者的检出,产前诊断,结婚,妊娠,生产和婴儿保健的指导,近亲婚姻的危险性,放射性对遗传的影响,亲子鉴定等。

建立遗传咨询门诊、有合格的遗传咨询医师、配备有一定条件的实验室及辅助性检查手段(包括 X 线、超声诊断、心电图、脑电图、肌电图、各种内镜、造影技术、断层扫描等),除能常规化验外,还要设立产前诊断必要的绒毛、羊水、胎血采集技术,应具有细胞遗传学、生化遗传学及分子遗传学等方面的检测能力。以及避孕、流产、节育、人工授精等手段。之外,还要做好病案的登记,特别是婚姻史、生育史、家族史(包括绘制系谱图)的记录和管理等工作,这些都是做好遗传咨询的保证。

(一)遗传咨询中常见的问题

(1)双亲中一方或家属有遗传病或先天畸形,所生子女患病的风险有多大。

(2)已生育过一个遗传病患儿,如再生育,是否会患同种病,其风险多大。

(3)双亲正常,为何生出有遗传病的患儿? 如何治疗和预防。

(4)孕期妇女接触过射线或某些化学物质,会影响胎儿的健康发育吗。

(5)有遗传病的人能否结婚,其生育的子女是否一定有病。

(6)可否近亲结婚。

(7)某些畸形可否遗传。

(8)遗传病的预防和治疗方法是什么。

(二)遗传咨询的步骤

(1)对所询问的疾病作出正确诊断,以确定是否为遗传病。遗传病的确定方法以家系调查和系谱分析为主,并结合临床特征,再借助于染色体、性染色体分析和生化分析等检查结果,共同作出正确诊断。如确定为遗传病,还须进一步分析致病基因是新突变产生还是由双亲遗传而来,这将有助于预测发病风险。

(2)确定该遗传病的遗传方式是属于单基因遗传病、还是多基因遗传病或染色体病。

(3)推算疾病复发风险率。按风险程度,可将人类遗传病分为三类:一类属一般风险率,指主要是由环境因素引起的疾病。第二类属轻度风险率,指多基因遗传病,它是由遗传因素和环境因素共同作用引起的。第三类属高风险率,所有单基因遗传病和双亲之一为染色体平衡易位携带者,其复发风险较大。

1)如唐氏综合征是一种较常见的常染色体畸变疾病,为了预防患儿的出生,应详细了解母亲的年龄,先前是否生育过唐氏综合征的患儿及有关的染色体核型等。在唐氏综合征患儿的染色体核型中,约95%为21三体型。3%为易位型,可表现为D/G易位和G/G易位。约1%的患儿为症状不典型的嵌合型,即含有46个染色体和47个染色体的混合细胞。21三体型的唐氏综合征发病率和母亲年龄有密切关系。30岁以下的母亲如已生育过一个唐氏综合征的患儿,其第二个孩子发病的可能性约为3%。易位型的唐氏综合征与母亲年龄无关,大量资料证明,在各种类型唐氏综合征的患者中,大约1%的双亲为易位杂合子,就D/G易位来说,当母亲为平衡型杂合子时,子女患病的可能性为10%。当父亲是D/G平衡型杂合子时,则子女患病的可能性为5%,而在D/G易位杂合子的双亲,其子女患病的可能性为100%。

2)常染色体显性遗传病的遗传特征:①致病显性基因在常染色体上,遗传与性别无关;②患儿双亲中往往有一个患者;③子代中有50%机会得病。

常染色体稳性遗传:常染色体隐性遗传病常见有白化病、苯丙酮尿症、半乳糖血症、婴儿黑性白痴、肝豆状核变性、糖原累积病、黏多糖增多症Ⅰ型等绝大多数先天性代谢异常疾病。常染色体隐性遗传病的遗传特征:①致病隐性基因在常染色体上,遗传与性别无关;②患儿双亲是表现型正常的致病基因携带者;③子代中有25%机会得病,50%为表现型正常的致病基因携带者,25%完全正常;④近亲婚配,子女得病的机会明显增加。

3)多基因遗传病再发危险率:多基因遗传病有一定的遗传基础,且往往有家族性的倾向,但是他们的遗传形式不是取决于一对基因,而是几对基因或环境因素共同作用的结果,因而这些遗传特征中往往出现累积作用,同一家族中与一般的群体相比有较高的再发率。

多基因遗传受环境因素的影响较大,用遗传度表示遗传因素和环境因素的相互作用,以%表示之。如果遗传度小,则表示遗传因素作用少,而主要是环境因素在起作用,当遗传度为零时,则遗传因素不起作用。反之,如果遗传度大,则表示主要是遗传因素在起作用。当遗传度大于60%时,则一般认为该病的遗传作用大,否则认为小。围产期中常见的多基因遗传病的遗传度分别如下:唇裂+腭裂76%、先天性幽门狭窄75%、脊柱裂和无脑儿60%、先天性心脏病35%。其他的一些多基因病遗传度如哮喘80%、早期糖尿病75%(晚期35%)、胃溃疡37%。

多基因遗传有下列特征:①多基因遗传,在新生儿中发病率约为1%,其再发病率较低,多在10%以下,常为5%或更少,但其受累同胞的再发率约为人群发病率的平方根,如人群中的发病率为1/1 000(先天畸形足、唇裂、腭裂),则其同胞再发的危险性为1/1 000,即3%左右。②一个家庭中如果已有两个小孩受累,则以后再发生畸形的危险性明显增加,如一个患者发病,其以后再发的危险性仅为5%,而当这个患儿受累后,则再发的危险性增加到12%~15%。而且畸形越严重,则其再发的危险性越大。③先天畸形,往往多见于一个性别,如70%的无脑儿见于女性,80%以上的幽门狭窄见于男性。

(4)向患者或家属提出对策和建议,包括劝阻结婚、避孕、停止生育、终止妊娠或进行产前诊断后再决定终止妊娠或进行治疗,节育、人工流产、人工授精、积极治疗改善症状等措施。

(5)随访和扩大咨询为了确证咨询者提供信息可靠性,观察遗传咨询的效果和总结经验教训,有时需要对咨询者进行随访,以便改进工作。咨询医师还应主动追溯家属中其他成员患该病的情况,特别是要查明家属中携带者,以期扩大预防效果。

(三)遗传咨询的对象

(1)夫妇双方或家系成员有某些遗传性疾病或先天畸形者。

(2)曾生育过遗传病患儿的夫妇。

(3)不明原因智力低下或先天畸形的父母。

(4)有不明原因的习惯性流产、死胎、死产者。

(5)原因不明的不育不孕夫妇。

(6)35岁以上的高龄孕妇。

(7)长期接触不良环境因素的育龄男女。

(8)孕期接触不良环境因素及患有某些慢性疾病的孕妇。

(9)常规检查或常见遗传病筛查发现异常者。

(10)近亲婚配者。

八、控制不良习惯

(一)孕前忌烟

香烟中的尼古丁有致血管收缩的作用,妇女子宫血管和胎盘血管收缩,不利于精子着床。香烟在燃烧过程中所产生的有害物质有致细胞突变的作用,对生殖细胞有损害,卵子和精子在遗传因子方面的突变会导致胎儿畸形和智力低下。不吸烟的妇女如果与吸烟的人在一起也会受到影响,妻子与吸烟的丈夫在一起,她便会吸入飘浮在空气中的焦油和尼古丁。如果夫妇计划生孩子,就应该在怀孕前戒烟,怀孕后再戒烟则为时过晚。研究表明,妇女在怀孕20周以前减少吸烟支数或停止吸烟,所生婴儿重量可接近于非吸烟者的婴儿,但仍有先天性异常的危险,这是由于在孕早期阶段或者甚至怀孕前吸烟所引起的。因此,在准备要怀孩子时,夫妇方应提前停止吸烟。当然,最好是夫妇双方都不吸烟。

(二)孕前忌酒

正常人经常或大量饮酒或酗酒,均会影响个人的健康。结婚后的夫妻,一方或另一方经常饮酒、酗酒,不仅影响精子或卵子的发育,造成精子或卵子的畸形,使孕妇一开始在体内获得的就是异常受精卵,而且影响受精卵的顺利着床和胚胎发育,出现流产。同时,酒精可以通过胎盘进入胎儿血液,造成胎儿宫内发育不良、中枢神经系统发育异常、智力低下等,称为酒精中毒综合征。

酒精被胃、肠吸收进入血液运行全身以后,除少量从汗、尿及呼出的气体中以原来的形式排出外,其余大部分由肝脏代谢。肝脏首先把酒精转化为乙醛,进而变成醋酸被利用,但这种功能是有限的,所以,随着饮酒量的增加,血液中的酒精浓度也随之增高,对大脑、心脏、肝脏、生殖系统都有危害。

酒后受孕,可造成胎儿发育迟缓,出生后智力低下,甚至成为白痴。因此,为了使后代健康成长,发育正常,女性孕前不宜饮酒。酒精可在人体内潴留一段时间,因此,受孕前1周就不宜饮酒。而对于常年饮酒的女性来说,即使受孕前1周停止饮酒仍有一定的危害。美国科学家发现,孕前1周内即使适量饮酒,也会抑制胎儿生长,使新生儿体重减轻。他们观察了144名孕妇,发现在怀孕确定前1周每天少量饮酒,娩出的胎儿体重平均少225 g,尤其对男婴影响更大。常年饮酒的妇女,如果能在受孕前半年不饮酒则更好一些。据丹麦国家大学医学院的一项研究发现,每周喝酒 5 杯以下的妇女在婚后半年中怀上第一胎的机会比每周饮酒 10 杯以上的妇女要高出 2 倍。希望怀孕的妇女最好减少饮酒数量,因为酒喝得过多会影响妇女的生育能力。

酒精会导致胎儿正在发育的大脑中的神经细胞自动凋亡,这可能导致胎儿出现酒精综合征或成年后患上精神分裂症等。即使是少量、短期的作用,酒精也会使神经系统受损。酒精能阻碍发育中的神经细胞的突触的功能,从而导致神经细胞自动死亡。

为了能够孕育一个健康而聪明的宝宝,准备怀孕的夫妻双方,务必在计划怀孕前的 6 个月甚至 1 年内,停止大量饮酒或酗酒的嗜好。

九、防止 TORCH 感染

近年来,随着卫生事业的发展,患传染病死亡的新生儿数大幅下降,而先天感染所致的新生儿畸形和死亡的比例却日渐上升。先天性感染即宫内感染,它是由一组病原体组成的先天性感染,这组病原生物体的首字母缩略词:TORCH,TORCH 包括了弓形虫(TOX)、其他(如梅毒、淋病、衣原体、支原体、水痘、麻疹、腮腺炎、流感、HBV、HCV、HIV 等)、风疹(RV)、巨细胞病毒(CMV)、单纯疱疹病毒(HSV)。

宫内感染的途径主要是病原生物体经胎盘传给胎儿或通过孕妇生殖道传播引起胎儿、新生儿感染,导致胎儿出生前流产、早产。死产、宫内生长缓慢,出生时乃至出生后的瘀斑、紫癜、苍白、斑丘疹、黄疸、肝大、脾大、心脏病、白内障、青光眼、脉络膜视网膜炎、角膜炎、小眼、智力障碍、耳聋、颅内钙化、脑积水、小头畸形等症。这些临床症状统称为先天性的 TORCH 综合征。因此孕早期要常规筛查 TORCH 感染,并及时处理,防止缺陷儿出生。

孕妇感染弓形虫病后,极易引起流产、早产或死胎,接近一半的婴儿可能耳聋、失明、畸形、智力低下甚至死亡。

十、加强孕期营养

从一个直径不到 0.2 mm 的受精卵,发育成长为 3 kg 重的婴儿,其营养全靠母体供给。而孕妇的营养对胎儿的成长又是至关重要的。孕妇营养不足,就容易发生流产、早产、死胎或胎儿畸形,还会使胎儿发育不成熟、胎儿体重偏低、出生后易得病,死亡率高,长到上学年龄有 30% 表现为智力落后。要达到优生,孕期就必须加强营养。大脑发育有两个高峰期,在怀孕的 26 周左右,是胎儿脑细胞增殖的第 1 个高峰,出生后第 1 年是婴儿脑细胞增殖的第 2 个高峰,出生后 2 年,大脑神经细胞总数才基本固定。故脑的生长发育,最重要的时期在孕期及出生后 1 年以内。在怀孕期及出生后半年到 2 年内,供给大量蛋白质食品,能促进脑的发育,使婴儿更聪明。所以要生个健康聪明的孩子,就要加强孕妇的营养。孕期需要给孕妇补充的营养食品有哪些呢?

首先,要注意补充蛋白质,以保证胎儿脑细胞发育的需要。蛋白质有动物蛋白与植物蛋白之分:动物蛋白有鸡蛋、鸡肉、瘦猪肉、牛肉、鱼、动物肝肾等,植物蛋白有豆类及豆类制品等。其次,要注意补充维生素,多吃新鲜的蔬菜和水果等。另外,要补充富含钙、铁、磷、碘、锌等矿物质的食物。因为妊娠期胎儿发育时会需要大量的微量元素和矿物质。总之,要达到优生,妊娠期一定要加强营养,孕妇的饮食要选配得当,不要偏食,要吃些易消化、刺激性少而富含营养的食物。

十一、孕期合理用药

为减少和避免药物致畸的危害,需要医师和孕妇密切合作,合理用药。妊娠头 3 个月,最好不用药,或尽量少用药。凡属可用可不用的药物,尽量不用,特别是避免滥用抗生素、解热镇痛药、抗肿瘤药等,必须用药时遵医嘱。摄入过量鱼肝油(维生素 A、维生素 D),可造成胎儿腭裂、脑畸形、智力发育迟缓等。

叶酸作为一种维生素,可对红细胞分裂、生长,核酸的合成具有重要作用,是人体的必需物质。怀孕早期缺乏叶酸是引起胎儿神经管畸形的主要原因。叶酸不但对早期妊娠非常重要,在整个怀孕期也同样必不可少。孕期随着胎儿身体组织迅速成长,孕妇需要大量叶酸(是平时需要量的 1.5 倍)来满足胎儿的需要。叶酸缺乏可使妊娠高血压症、胎盘早剥的发生率增高,更会导致孕妇患上巨幼红细胞性贫血,出现胎儿宫内发育迟缓、早产及新生儿低出生体重。孕妇缺乏叶酸,可导致胎儿发生神经管畸形,如常见的无脑畸形和脊柱裂等。新生儿的唇腭裂畸形与先天性心脏病,也与叶酸缺乏有关。研究表明,从计划怀孕时起到孕后 3 个月每天服用小剂量叶酸,可以减少 70% 以上的神经管畸形病例的发生,可以减少 70% 唇腭裂和 35.5% 的先天性心脏病。除此之外,还可减少自然流产率,减轻妊娠反应,促进胎儿生长发育,纠正孕妇贫血。叶酸缺乏的孕妇畸胎发病率是无叶酸缺乏的孕妇的 5 倍。据调查研究,由于中国妇女在计划怀孕和怀孕期间普遍缺乏叶酸,在怀孕前开始每天服用 400 μg 的叶酸,可降低 70% 的新生儿神经管缺陷(NTDS)发生概率。若于孕前 1 个月至早期 3 个月内每天增补 680 μg 叶酸适量,可有效降低我国出生缺陷高危人群中神经管畸形的发生率达 85%。

除此之外,还应避免接触有害物质。如避免接触油漆(含苯)、农药(含铅汞、砷等)、化学溶剂、增塑剂、染料等,不宜过多接触洗涤剂。居室或工作场所注意空气新鲜。避免从事放射、化工试验等工作,暂停烫发、染发工作。避免和减少辐射量,远离低频电磁场。避免接触微波。避开高热、噪声。减少精神刺激,避免精神创伤。

(蔡秀芬)

第七节　婚前保健与优生优育

一、婚前保健

婚前检查不仅是生殖保健的重要组成部分,还是提高人口素质的重要保障。我国智力低下、畸形、聋哑、残疾人有 1 400 万(1.3%),每年增加 35 万。中、重型痴呆儿 300 万。自然流产占妊娠的 7%,50% 为染色体病,即至少有 70 万以上是遗传病引起。据我国早期统计,在城市儿童死因中,遗传病、先天畸形和癌症占第一位,约占全部死因的 30%。通过婚前保健,可以尽早发现影响结婚、生育的疾病,医师能给予矫治,并根据疾病情况和优生学的原理提出医学指导意见;通过婚前保健,医师还可以帮助制订计划生育方案,选择最佳受孕期,所以,婚前保健是提高人口素质的第一关。

婚前检查有以下三大意义:①有利于双方和下一代的健康。通过婚前全面的体检,可以发现一些异常情况和疾病,从而达到及早诊断、积极矫治的目的,如在体检中发现有对结婚或生育会产生暂时或永久影响的疾病,可在医师指导下作出对双方和下一代健康都有利的决定和安排。②有利于优生,提高民族素质。通过家族史的询问,家系的调查,家谱的分析,结合体检所得,医师可对某些遗传缺陷作出明确诊断,并根据其传递规律,推算出"影响下一代优生"的风险程度,从而帮助结婚双方制定婚育决策,以减少或避免不适当的婚配和遗传患儿的出生。③有利于主动有效地掌握好受孕的时机和避孕方法。医师根据双方的健康状况、生理条件和生育计划,为他们选择最佳受孕时机或避孕方法,并指导他们实行有效的措施,掌握科学的技巧。对要求生育者,可帮助其提高计划受孕的成功率。对准备避孕者,可使之减少计划外怀孕和人工流产,为保护妇女儿童健康提供保证。

开展婚前医学检查是促进生殖健康,确保婚姻质量及优生优育的重要环节。对社会和家庭都是有利的,尤其是优生优育方面,起着重要的作用。因此,在基层及农村,应重视婚前检查,树立正确的婚姻观、健康观和生育观。婚前医学检查是优生优育的第一步。

通过婚前检查使一些疾病得到早诊断、早治疗。有些疾病可直接影响婚育,如包茎、包皮过长、隐睾、尿道下裂、先天性子宫缺陷、阴道闭锁等都必须尽快到医院治疗,从而降低不育症的发生率。其中,隐睾对健康危害较大,不但影响生育还容易发生恶变,有资料表明其恶变率为25%,宜及早就医治疗。对于女性阴道炎,其中滴虫性、真菌性多具传染性,应及时治疗。先天性、遗传性疾病可直接影响下一代的健康,宜选择性或限制生育。对于传染性疾病(主要是乙肝和性传播疾病)处于传染期应暂缓结婚,隔离治疗。婚前保健包括婚前卫生指导、婚前卫生咨询和婚前医学检查。婚前医学检查侧重发现影响结婚和生育的严重疾病,并提出医学意见。尤其是遗传病及传染病。

(一)遗传疾病

遗传疾病是指生殖细胞(精子或卵子)或受精卵的遗传物质(染色体和基因),发生了变化所引起的疾病。特点:①呈垂直传播,只传给有血缘关系的人;②只有生殖细胞或受精卵的遗传物质变化才可遗传给下一代,体细胞突变是不能遗传的;③同卵双生患同一病的概率远大于异卵双生,亲缘关系越近发病率也越高。遗传病常为先天性,但先天性疾病不全都是遗传病,如母亲早孕感染风疹病毒使胎儿有先天性心脏病或耳聋等,但不是遗传病,不会发生垂直传播。遗传病可以在后天才出现症状,故也不能认为凡是后天发病就不是遗传病,如舞蹈病要30岁以后才发病。遗传病种类繁多,数发病率在1/100 000～1/10 000,如何预防,抓住主要的、严重的、多发的遗传病进行预防是可行的。

1.地中海贫血

广东地区为地中海贫血及葡萄糖6磷酸脱氢酶缺乏的高发地区,患病人数在人群中占一定比例。地中海贫血(简称地贫)广东地区为地中海贫血及葡萄糖-6-磷酸脱氢酶缺乏的高发地区,患病人数在人群中占一定比例。目前尚无法根治,预防重型地中海贫血患儿出生为首要任务,必须扩大宣传,使群众和医务人员认识到地中海贫血的重要性、迫切性和可能性。地中海贫血α型地中海贫血和β型两种,若夫妇双方均为α轻型地中海贫血者,则有1/4机会生育Barts水肿胎,列入高危妊娠,应进行产前诊断。夫妇双方均为β轻型地中海贫血者,则有1/4概率生育重型患儿,一般在5岁以内死亡,尚无活过20岁的先例。所以,预防显得特别重要,对检出双方地中海贫血者,作相应的指导,怀孕后作产前诊断,杜绝畸胎及重型患儿的出生。

2.葡萄糖-6-磷酸脱氢酶(G6PD)缺乏症

G6PD 缺乏症是 X 连锁不完全显性遗传病。一般无症状,但在吃蚕豆或伯氨喹啉等药物后发生急性溶血,出现贫血、黄疸、血红蛋白尿等症状和体征,严重者不输血可致死。新生儿黄疸是 G6PD 缺乏对优生影响最为严重的问题,患儿出生后出现病理性黄疸、血中胆红素浓度超过 100 mg/L,可透过血-脑屏障,进入大脑,引起核黄疸,导致患儿智力低下、甚至死亡。其遗传规律为如果父亲有这种致病基因,而母亲正常,则他们的全部女儿都会遗传获得这种基因,但女儿只是这种基因的携带者,在一般情况下,他们不会发病,但他们的子女有一半的机会可遗传获得这种基因,这对夫妇的儿子则完全正常;如果母亲是致病基因的携带者,父亲正常,则他们的子女各有一半的机会获得这种基因,根据遗传规律,可给予适当的指导。

(二)传染性疾病

传染病的病原是病原微生物,呈水平传播,可传播给毫无血缘关系的人,包括法定传染病及性传播疾病,如梅毒,可通过性接触传染,也可通过胎盘传染给胎儿,导致流产、早产、死胎或分娩先天性梅毒儿。淋病虽不胎传,但可发生胎膜早破致羊膜腔内感染,引起胎儿发育迟缓,发生流产、早产、新生儿败血症等。分娩过程中可通过产道感染胎儿,引起新生儿淋菌性结膜炎,治疗不及时可致失明。其他如支原体及衣原体感染,可致不孕。

(三)生殖系统疾病

通过检查,可及时发现生殖道的疾病及肿瘤,并得以及时治疗。

二、优生与优境

优生学是研究使用遗传学的原理和方法以改善人类遗传素质的科学,而与此有关的优境学即为环境优生,是研究以改善环境促进优生的学科。主要是从环境因素等方面进行对优生的研究。其重要的任务是以消除公害,保护环境,消除不良环境因素的影响,防止避免各种有害物质对母体、对胎儿产生的不利影响,提高后代身心健康为重点的科学。

现在提倡的围生医学、优育、优教就是优境学的体现。这两门学科服从于同一目的,即改善人口素质。为达到此目的,还需要胚胎学、实验生物学、妇产科学、儿科学、卫生学、社会学、人口学、伦理学等协作研究以及社会各部门的密切配合。随着优生学研究的深入以及现代工业的发展,环境与优生关系的重要性越来越为人们所认识。

优生学的目标是改善人类的遗传素质以提高人口质量,为达此目的,首先必须从宏观和进化的角度判定人类性状的优劣,决定取舍,然后,提出改进整个国家和社会人口遗传素质的途径和措施。

根据采取的策略不同,优生学可分为正优生学或演进性优生学和负优生学或预防性优生学正优生学是研究维持和促进人群中有利(优良)基因频率的增长。①提倡优选生育,即鼓励在体格和智力上优秀的个体生育更多的后代,某些国家已在优生法中加以规定;②人工授精;③试管婴儿;④单性生殖,由于某些动物卵子未经受精,能自动发育为个体(自然单性生殖),高等动物在体外也能诱发卵子发育成个体(人工单性生殖),人们设想,人类如果实现单性生殖,可以避免男方致病基因传至后代,也是优生的一种手段。⑤遗传工程,人们设想将来可将健康人胞核移植给遗传女性患者的去核卵子中,甚至将正常基因转移到带有致病基因的卵细胞基因组中,达到治疗和优生的目的。

负优生学是研究如何减少群体中有害的基因频率,减少遗传病的发生,这就涉及遗传病的防治问题。

三、优育与保健

孩子出生到 6 岁是儿童身体器官及神经系统发育的重要阶段,也是认识世界、发展智力、形成情感与个性的最重要的时期。为了使孩子正常,健康活泼,我们应对孩子进行科学的养育,使遗传素质健康的儿童,经过后天科学的抚养和保育,成为卓越人才的资源;使某些遗传素质差的儿童,经过良好科学地培养,也能有所改善。

(一)实施科学接生

"十月怀胎,瓜熟蒂落"是老百姓的一句俗语,住院分娩保平安是实施的主要预防措施,可根据孕妇情况,科学地采取对母儿最安全有效的分娩方式,保证母婴健康平安。

应该选择什么样的方式出生? 一般来讲,分娩的方式可分为两类,自然生产和剖宫产。自然生产是指经过"十月怀胎",随着子宫有节律的收缩,使胎儿通过阴道娩出,自然生产是人类繁衍生息必然的生理过程,是产妇和胎儿都具有潜力能主动参与并完成生产过程。从宝宝的利益出发,医师都会建议准妈妈们自然生产,但由于社会上对生产方式的选择有一些误区,使本可自然生产的准妈妈们都做了剖宫产。调查结果显示,采取自然分娩占 46%,剖宫产占 54%,可见选择剖宫产的比例在逐步增加,原因主要来自母婴方面,这可能与社会经济、文化的发展、优生优育等多种因素有关,从而导致剖宫产率迅速增加。

分娩是一种自然的生理过程,能否正常分娩取决于产力、产道、胎儿及精神心理因素。在第一产程中应用自由体位,腹式呼吸等技巧来应对分娩时的不适,保证有效的体力,可促进自然分娩。自然分娩对胎儿的身体素质发展有很多好处:①胎儿在自然分娩时,头部受到的挤压会加强脑部血液循环。②经过子宫收缩与骨盆底的阻力,可将积存胎儿肺内以及鼻、口中的羊水和黏液挤出,有利于防止吸入性肺炎的发生,不易出现新生儿并发症,并使其有很强的适应外界的能力。③为胎儿提供了第一次大脑和身体相互协调的抚触机会,使胎儿有了"第一次感觉综合",即胎儿在自然分娩的过程中,受到宫缩、产道适度的物理张力改变,身体、胸腹有节奏地被挤压,这种刺激信息被外周神经传导到中枢神经,形成有效的组合和反馈处理,使胎儿能以最佳的姿势,最小的径线,最小的阻力顺应产轴曲线而下,最终娩出。④孩子长大后不易发生"感觉统合失调"。同时,做好优质的分娩监护,避免由产伤以及产道感染引起的婴儿出生缺陷。

(二)婴儿出生后检查

为降低婴幼儿死亡率和缺陷率,我们应积极组织开展新生儿疾病的筛查,做到早发现、早诊断、早治疗。对已出生的先天性缺陷儿要采取有力措施,减轻其残疾的程度,从而防止疾病的进一步发展。

新生儿要进行常规体格检查,这样能及时发现新生儿先天疾病和畸形;对危重儿应积极抢救,减轻因新生儿窒息,产伤,感染给新生造成的不良影响;密切观察新生儿情况,及时发现新生儿疾病并进行治疗;新生儿出生后 3 天应常规进行足跟血筛查,检出可治性疾病如甲状腺功能低下,苯丙酮尿症等,一旦发现异常应及早治疗,避免婴儿智力障碍。

(三)母婴交流

出生后新生儿对胎教还会留有"记忆"。此时若持续进行胎教时的内容(如胎教音乐、父母的呼唤或故事录音、母亲的心跳声等),都是给初来人世的小宝宝一种熟悉、亲切的安慰。儿科专家主张在胎儿一出生应生活在母亲身旁,与母亲有亲密接触,并开始生后的连续教育。目前各妇产医院的"母婴同室"正是基于对新生儿身心理健康的考虑。日本儿童心理学家高桥悦二朗在其所著《胎教与育英》一书中,提出一个新的观点,即正规的优育应始于母婴间的四种交流,良好的母婴交流可以促进孩子的身心协调发展。

1.触觉交流

母婴间的触觉交流主要形式是为婴儿授乳和爱抚。母乳喂养不仅仅是为婴儿提供生长发育所必需的营养,还是母子最初的触觉产生和发展的必备条件。当婴儿依偎在母亲怀中,伴随着吸吮乳房等接触,一种安全静谧的刺激信号会作用于婴儿的大脑,这种信号能促进大脑的神经发育和智力开发。从心理健康角度讲,如果婴幼儿期缺乏母爱与适宜刺激,对孩子将来的情感、认知和人格形成,将埋下不可弥补的隐患。一生下来很少有母婴接触的孩子,在成长过程中会出现表情淡漠、发声迟缓、性格孤僻等人格缺陷。因此,母乳喂养和爱抚可提供充足母爱,满足婴幼儿身心发展的需求。

2.视觉交流

出生一个月左右的婴儿,视网膜虽然已经形成,但视力仍然未发育完全,可见距离不超过40 cm,可见区限于45°。当母亲为婴儿授乳时,会发现婴儿边吃边用眼睛直视母亲的眼睛,这会促进幼儿视力的发育,同时也是婴儿情感发育过程中的视觉需要。

3.嗅觉交流

有生物研究证实,一个月的婴儿嗅觉相当敏锐,他会根据细微的气味变化来确定自己是否需要这种气味。有人在实验中把浸着母乳的布片靠近婴儿,他会顿时止啼而作出寻乳动作。因此,婴儿由母亲陪睡,能在良性嗅觉刺激中获得愉悦促进心理健康发育。

4.听觉交流

婴儿刚出生一周就能能辨别出母亲的声音,多与婴儿"对话"不但能够增加婴儿的愉悦感,且能使大脑急剧发育的婴儿提前获得更多信息而很快咿呀学语,为其语言发展奠定良好的基础。

四、科学的哺育

要使小儿体质和智力健康的发育和成长,必须加强婴幼儿的营养,保证质与量。首先,要定时、定量的充分供给营养。婴儿时期生长发育较快,但由于婴儿胃肠的消化功能还不强,所以在喂养上要倍加注意科学性和合理性。经验证明,母乳是婴儿最理想的食物,新生儿以母乳喂养最好。母乳中含有大量水分、蛋白质、脂肪、碳水化合物、矿物质和维生素等丰富的营养成分,最适合婴儿生长发育的需要。此外,母乳中的酶和抗体不但能帮助婴儿消化,还能增加婴儿抵抗疾病的能力。母乳的温度适宜,既新鲜无菌又很方便。如果母亲因患病或其他原因不能用母乳喂养时,最好选用新鲜的牛奶或羊奶喂养。但是,不管采用哪种食物喂养,一定要保证量足,并且要定时、定量给予喂养。

其次,要根据年龄特点加以喂养。随着婴儿的逐渐长大,母奶中的营养成分已不能满足婴儿生长发育的需要,必须逐渐添加一些其他的辅食。添加辅食应根据婴儿的月龄而定。一般可从4个月后逐渐添加。开始,因小儿消化道和肝细胞未发育好,各种消化酶活性弱,可先加流质,然后半流质,最后加固体食物,食量由少到多逐渐地增加。不宜吃过甜或脂肪过多及刺激性食物。食物最好要细、软、碎、烂。如新鲜水果汁、豆浆、菜汤、蛋羹、米粥、蛋黄、豆腐、肝泥等。

除此之外,还应注意各种营养素的全面平衡和科学搭配,小儿在生长发育过程中,需要多种营养素。例如,蛋白质是构成身体细胞原浆和体液的主要成分;脂肪是制造组织成分和细胞所需脂类性维生素的主要成分及热量来源;碳水化合物是人体所需热量的主要来源;维生素是维持人体正常代谢不可缺少的营养素;矿物质钾、钠是保持身体内体液平衡不可缺少的成分;碘是甲状腺素结构中必要物质;钙、磷、镁都是骨和牙齿的主要组成成分;铁、铜是红细胞生长不可缺少的原料;锌是性腺的主要组成物质。各种营养素必须保证供给并确保均衡。

五、加强保健和防治疾病

儿童的生长发育是在先天与后天因素、内部和外部因素相互作用的过程中进行的。因此婴儿体格的发育与环境、卫生保健也有很大的关系。加强保健和防治疾病是优育的重要保障,婴儿出生后,要定期进行健康检查。一周岁以内每3个月检查一次,3周岁以内半年检查一次;6周岁以内1年检查一次。如发现异常或患有某种疾病,应及时采取相应的保健和治疗措施。不同年龄的小儿具有不同的基本特征。每一年龄段中其身体和智力发育的特点不同,从而保健的重点也不同。

(一)新生儿期保健

从出生到28天,称为新生儿期。此时期胎儿刚刚脱离母体独立存活,靠肺呼吸交换氧气与二氧化碳,自主调节体温,皮下脂肪薄、易散热。如果环境温度过低,易发生硬肿病,若环境温度过高,且喂水不足易发生"脱水热"。因此,要保持室内适宜的温度、湿度和新鲜的室内空气。新生儿出生后,可以从母乳中获得抗体。但出生后半年左右,由于从母体中获得的抗体逐渐减少消失,对麻疹、水痘、猩红热、白喉等免疫力也逐渐消失,此时应进行人工预防接种。此外还要对易被病原微生物侵入的皮肤、破损的脐带、呼吸道和消化道黏膜、泌尿管道等应注意保护,以及按时给新生儿洗澡。目前研究认为,抚触可促进食物的消化、吸收,减少新生儿哭闹,促进婴儿的生长发育,有利于优育优教,会给婴儿带来欢快、健康和聪明,抚触是优育优教的最初阶段。

(二)婴儿期(乳儿期)保健

从出生后28天到满1岁为婴儿期。此期婴儿的生长发育均很快,许多脏器的功能日趋完善,但被动免疫力逐渐消失,抵抗力弱易患感染性疾病。因此,保健的重点是提倡母乳喂养,及时增加辅食,正确护理,预防感染。按计划进行各种预防注射,以便增强特异免疫力。

(三)幼儿期保健

1岁至3岁为幼儿期。此期小儿体格发育较出生第一年减慢,会独立行走,活动范围增大,接触外界环境机会增多,语言、思维和观察能力提高很快。这一阶段要注重发展语言和培养兴趣,养成小儿良好的生活和卫生习惯,同时应按计划完成预防接种的复种,以加强免疫。

(四)学龄前期保健

4岁到入小学前为学龄前期。这一时期是人格、情感和意志发展的关键期,这阶段注重培养孩子良好的生活习惯、自理能力、意志力以及与人交往的技巧和良好的人格品质,这些将使孩子受益终生。此期小儿体格发育进入稳速增长阶段,语言发育也很快。此期小儿与外界接触机会增多,易患各种传染病和发生意外伤害,因此这个阶段的保健重点是预防各种传染病和意外伤害。如在胎儿后期及出生后有窒息或脑出血等轻微脑损伤的小儿,此时可能出现智力低下、癫痫或聋哑等。因此,对这类小儿更要多加护理和照料,使其健康地步入学龄期。

六、社会影响与优生优育

"父母是孩子的第一任教师",我国多数孩子在入幼儿园之前,三年之内多是在家庭中成长的。这段时间孩子判别能力不强,但与生俱来的观察和模仿能力使他们对父母的一举一动都感兴趣以及没有选择性的模仿。因此,父母一定要注意自己的言传身教作用。如果父母有空就"娱乐""赌博",又口口声声教孩子"努力学习""关心国家大事",孩子会感到迷茫和矛盾。父母教育不一致,会令孩子无所适从、感到焦虑和困惑,只有父母共同创造一个民主、和睦的家庭气氛,才能使孩子愉快生活、发展才能、形成良好的个性。此外,教师在幼儿心中也是至高无上的。

在入幼儿园和小学以后,孩子的心目中老师将逐渐取代父母地位,因此老师的言行对孩子的影响是十分重要的。教师应懂得儿童心理,自觉地维护"教师"在孩子心目中神圣、高尚的形象。

目前,人们对优生优育知识还未广泛普及和深入了解,社会调查发现,在科普教育相对薄弱和信息来源相对闭塞的私营工厂和偏远地区,人们的优生优育意识更加淡薄。尤其在强制婚检变为自愿婚检后的最近几年,出生缺陷发生率明显增高。卫生行政部门统计资料显示,我国人口出生缺陷呈上升趋势,这组数据恰好与同时的婚前检查率成正比,婚检率下降是新生儿出生缺陷上升的重要原因之一。

据我国现阶段自愿婚检后婚检工作情况和生育现状,我们呼吁广泛开展调研工作,并及时反馈政府部门,努力提高婚前医学检查率。广泛开展优生优育工作,加大知识普及和宣传的力度,利用当地电台、报纸等新闻媒体进行宣传,使优生、优育科普知识家喻户晓,深入人心;让每一对育龄夫妇了解优生优育的重要性,转变传统观念,熟知出生缺陷的危害性和预防出生缺陷发生的有效措施,自觉养成良好的卫生和保健习惯,主动参与婚前检查和产前筛查。

可以说,优生优育普及是一项长期细致的工作,其关系到整个民族的素质,关系到国家的兴衰和民族的未来。优生优育工作的开展应得到社会广泛的关心和支持,通过社会、政府及家庭的共同努力,我们相信优生优育的实施将对国家、民族乃至每一个人都具有深远的跨世纪的意义。

(蔡秀芬)

参 考 文 献

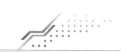

[1] 徐凤杰,郝园园,陈萃,等.护理实践与护理技能[M].上海:上海交通大学出版社,2023.

[2] 张翠华,张婷,王静,等.现代常见疾病护理精要[M].青岛:中国海洋大学出版社,2021.

[3] 窦超.临床护理规范与护理管理[M].北京:科学技术文献出版社,2020.

[4] 张晓艳.临床护理技术与实践[M].成都:四川科学技术出版社,2022.

[5] 刁咏梅.现代基础护理与疾病护理[M].青岛:中国海洋大学出版社,2023.

[6] 石晶,张佳滨,王国力.临床实用专科护理[M].北京:中国纺织出版社,2022.

[7] 崔杰.现代常见病护理必读[M].哈尔滨:黑龙江科学技术出版社,2021.

[8] 吴欣娟.临床护理常规[M].北京:中国医药科技出版社,2020.

[9] 于翠翠.实用护理学基础与各科护理实践[M].北京:中国纺织出版社,2022.

[10] 赵衍玲,梁敏,刘艳娜,等.临床护理常规与护理管理[M].哈尔滨:黑龙江科学技术出版社,2022.

[11] 李秋华.实用专科护理常规[M].哈尔滨:黑龙江科学技术出版社,2020.

[12] 杨春,李侠,吕小花,等.临床常见护理技术与护理管理[M].哈尔滨:黑龙江科学技术出版社,2022.

[13] 张苹蓉,卢东英.护理基本技能[M].西安:陕西科学技术出版社,2020.

[14] 吴雯婷.实用临床护理技术与护理管理[M].北京:中国纺织出版社,2021.

[15] 刘爱杰,张芙蓉,景莉,等.实用常见疾病护理[M].青岛:中国海洋大学出版社,2021.

[16] 高淑平.专科护理技术操作规范[M].北京:中国纺织出版社,2021.

[17] 王玉春,王焕云,吴江,等.临床专科护理与护理管理[M].哈尔滨:黑龙江科学技术出版社,2022.

[18] 王林霞.临床常见病的防治与护理[M].北京:中国纺织出版社,2020.

[19] 王美芝,孙永叶,隋青梅.内科护理[M].济南:山东人民出版社,2021.

[20] 肖芳,程汝梅,黄海霞,等.护理学理论与护理技能[M].哈尔滨:黑龙江科学技术出版社,2022.

[21] 孙立军,孙海欧,赵平平,等.现代常见病护理实践[M].哈尔滨:黑龙江科学技术出版社,2021.

[22] 于翠翠.实用护理学基础与各科护理实践[M].北京:中国纺织出版社,2022.

[23] 孙慧,刘静,王景丽,等.基础护理操作规范[M].哈尔滨:黑龙江科学技术出版社,2022.

[24] 潘红丽,胡培磊,巩选芹,等.临床常见病护理评估与实践[M].哈尔滨:黑龙江科学技术出版

社,2022.

[25] 万霞.现代专科护理及护理实践[M].开封:河南大学出版社,2020.

[26] 孙善碧,刘波,吴玉清.精编临床护理[M].北京:世界图书出版北京有限公司,2022.

[27] 梁艳,甄慧,刘晓静,刘艳.临床护理常规与护理实践[M].上海:上海交通大学出版社,2023.

[28] 马英莲,荆云霞,郭蕾,等.临床基础护理与护理管理[M].哈尔滨:黑龙江科学技术出版社,2022.

[29] 郑玉莲,刘蕾,赵荣凤,等.内科常见病护理规范[M].上海:上海科学技术文献出版社,2023.

[30] 顾宇丹.现代临床专科护理精要[M].开封:河南大学出版社,2022.

[31] 李阿平.临床护理实践与护理管理[M].上海:上海交通大学出版社,2023.

[32] 王婷,王美灵,董红岩,等.实用临床护理技术与护理管理[M].北京:科学技术文献出版社,2020.

[33] 王燕,韩春梅,张静,等.实用常见病护理进展[M].青岛:中国海洋大学出版社,2023.

[34] 贾爱芹,郭淑明.实用护理技术操作与考核标准[M].北京:北京名医世纪文化传媒有限公司,2021.

[35] 王佩佩,王泉,郭士华.护理综合管理与全科护理[M].北京:世界图书出版北京有限公司,2022.

[36] 胡璐璐,孙琳,牛洪艳,等.血液透析上机阶段护理中断事件现况调查分析[J].护理学杂志,2023,38(2):39-43.

[37] 李苗苗,周彬,高晶晶,等.血液透析病人自体动静脉内瘘自我护理现状及其影响因素[J].护理研究,2021,35(19):3534-3537.

[38] 刘丽,蔡云霞,谢美英.基于SBAR模式构建多媒体可视标准化交接管理系统及其在手术室护理工作交接中的应用[J].护理学报,2023,30(8):39-43.

[39] 肖万莲,李娜,陈晓玲,等.集束化护理在高龄髋部骨折患者围手术期的应用[J].中华护理杂志,2023,58(22):2734-2740.

[40] 程茜,赵体玉,张诗怡,等.手术室护理工作量评价方法的研究进展[J].护理学杂志,2022,37(16):103-105.